国家卫生和计划生育委员会"十三五"规划教材

全国高等中医药院校研究生教材

供中医药、中西医结合等专业用

针灸学临床研究

第2版

U0208218

主　编　梁繁荣　许能贵

副主编　方剑乔　冀来喜　赵吉平　阳仁达　成泽东

编　委（按姓氏笔画为序）

王建明（云南中医学院）　　　　张会珍（河北中医学院）

方剑乔（浙江中医药大学）　　　赵吉平（北京中医药大学）

付　勇（江西中医药大学）　　　赵　凌（成都中医药大学）

成泽东（辽宁中医药大学）　　　姜劲峰（南京中医药大学）

刘存志（首都医科大学）　　　　郭太品（云南中医学院）

衣华强（山东中医药大学）　　　唐纯志（广州中医药大学）

许能贵（广州中医药大学）　　　黄银兰（宁夏医科大学）

阳仁达（湖南中医药大学）　　　龚　标（重庆医科大学）

杜　旭（陕西中医药大学）　　　崔　瑾（贵阳中医学院）

杜艳军（湖北中医药大学）　　　梁繁荣（成都中医药大学）

李　璟（上海中医药大学）　　　冀来喜（山西中医学院）

杨旭光（河南中医药大学）　　　冀雨芳（山西中医学院）

秘书　赵　凌（兼）

人民卫生出版社

图书在版编目（CIP）数据

针灸学临床研究/梁繁荣，许能贵主编 . —2 版 .
—北京：人民卫生出版社，2016
ISBN 978-7-117-23687-4

Ⅰ.①针⋯　Ⅱ.①梁⋯　②许⋯　Ⅲ.①针灸疗法－临
床应用－医学院校－教材　Ⅳ.①R245

中国版本图书馆 CIP 数据核字（2016）第 270726 号

| 人卫智网 | www.ipmph.com | 医学教育、学术、考试、健康，购书智慧智能综合服务平台 |
| 人卫官网 | www.pmph.com | 人卫官方资讯发布平台 |

针灸学临床研究
第 2 版

主　　编：梁繁荣　许能贵
出版发行：人民卫生出版社（中继线 010-59780011）
地　　址：北京市朝阳区潘家园南里 19 号
邮　　编：100021
E - mail：pmph @ pmph.com
购书热线：010-59787592　010-59787584　010-65264830
印　　刷：三河市宏达印刷有限公司
经　　销：新华书店
开　　本：787×1092　1/16　印张：23
字　　数：560 千字
版　　次：2009 年 1 月第 1 版　2016 年 12 月第 2 版
　　　　　2016 年 12 月第 2 版第 1 次印刷（总第 2 次印刷）
标准书号：ISBN 978-7-117-23687-4/R·23688
定　　价：59.00 元

打击盗版举报电话：010-59787491　E-mail：WQ @ pmph.com
（凡属印装质量问题请与本社市场营销中心联系退换）

出版说明

为了更好地贯彻落实《国家中长期教育改革和发展规划纲要（2010—2020 年）》和《医药卫生中长期人才发展规划（2011—2020 年）》，进一步适应新时期中医药研究生教育和教学的需要，推动中医药研究生教育事业的发展，经人民卫生出版社研究决定，在总结汲取首版教材成功经验的基础上，开展全国高等中医药院校研究生教材（第二轮）的编写工作。

全套教材围绕教育部的培养目标，国家卫生和计划生育委员会、国家中医药管理局的行业要求与用人需求，整体设计，科学规划，合理优化构建教材编写体系，加快教材内容改革，注重各学科之间的衔接，形成科学的教材课程体系。本套教材将以加强中医药类研究生临床能力（临床思维、临床技能）和科研能力（科研思维、科研方法）的培养、突出传承，坚持创新，着眼学生进一步获取知识、挖掘知识、提出问题、分析问题、解决问题能力的培养，正确引导研究生形成严谨的科研思维方式和严肃认真的求学态度为宗旨，同时强调实用性（临床实践、临床科研中用得上）和思想性（启发学生批判性思维、创新性思维），从内容、结构、形式等各个环节精益求精，力求使整套教材成为中医药研究生教育的精品教材。

本轮教材共规划、确定了基础、经典、临床、中药学、中西医结合 5 大系列 55 种。教材主编、副主编和编委的遴选按照公开、公平、公正的原则，在全国 40 余所高等院校1200 余位专家和学者申报的基础上，1000 余位申报者经全国高等中医药院校研究生教育国家卫生和计划生育委员会"十三五"规划教材建设指导委员会批准，聘任为主编、主审、副主编和编委。

本套教材主要特色是：

1. 坚持创新，彰显特色　教材编写思路、框架设计、内容取舍等与本科教材有明显区别，具有前瞻性、启发性。强调知识的交叉性与综合性，教材框架设计注意引进创新的理念和教改成果，彰显特色，提高研究生学习的主动性。

2. 重难热疑，四点突出　教材编写紧跟时代发展，反映最新学术、临床进展，围绕本学科的重点、难点、热点、疑点，构建教材核心内容，引导研究生深入开展关于"四点"的理论探讨和实践研究。

3. 培养能力，授人以渔　研究生的培养要体现思维方式的训练，教材编写力求有利于培养研究生获取新知识的能力、分析问题和解决问题的能力，更注重培养研究生的思维方法。注重理论联系实际，加强案例分析、现代研究进展，使研究生学以致用。

4. 注重传承，不离根本　本套研究生教材是培养中医药类研究生的重要工具，使浸含在中医中的传统文化得到大力弘扬，在讲述现代医学知识的同时，中医的辨证论治特色也在教材中得以充分反映。学生通过本套教材的学习，将进一步坚定信念，成为我国伟大的中医药事业的接班人。

5. 认真规划，详略得当　编写团队在开展工作之前，进行了认真的顶层设计，确定教材编写内容，严格界定本科与研究生的知识差异，教材编写既不沿袭本科教材的框架，也不是本科教材内容的扩充。编写团队认真总结、详细讨论了现阶段研究生必备的学科知识，并使其在教材中得以凸显。

6. 纸质数字，相得益彰　本轮教材的编写同时鼓励各学科配备相应的数字教材，此为中医出版界引领风气之先的重要举措，图文并茂、人机互动，提高研究生学以致用的效率和学习的积极性。利用网络等开放课程及时补充或更新知识，保持研究生教材内容的先进性、弥补教材易滞后的局限性。

7. 面向实际，拓宽效用　本套教材在编写过程中应充分考虑硕士层次知识结构及实际需要，并适当兼顾初级博士层次研究生教学需要，在学术过渡、引导等方面予以考量。本套教材还与住院医师规范化培训要求相对接，在规培教学方面起到实际的引领作用。同时，本套教材亦可作为专科医生、在职医疗人员重要的参考用书，促进其学术精进。

本轮教材的修订编写，教育部、国家卫生和计划生育委员会、国家中医药管理局有关领导和相关专家给予了大力支持和指导，得到了全国 40 余所院校和医院、科研机构领导、专家和教师的积极支持和参与，在此，对有关单位和个人致以衷心的感谢！希望各院校在教学使用中以及在探索课程体系、课程标准和教材建设与改革的进程中，及时提出宝贵意见或建议，以便不断修订和完善，为下一轮教材修订工作奠定坚实的基础。

人民卫生出版社有限公司

2016 年 6 月

全国高等中医药院校研究生教育
国家卫生和计划生育委员会
"十三五"规划教材建设指导委员会名单

主任委员

张伯礼

副主任委员（以姓氏笔画为序）

王永炎　王省良　匡海学　胡　刚　徐安龙
徐建光　曹洪欣　梁繁荣

委员（以姓氏笔画为序）

王　华　王　晖　王　键　王　滨　孔祥骊
石　岩　吕治平　乔延江　刘宏岩　刘振民
安冬青　李永民　李玛琳　李灿东　李金田
李德新　杨　柱　杨关林　余曙光　谷晓红
宋柏林　张俊龙　陈立典　陈明人　范永昇
周永学　周桂桐　郑玉玲　胡鸿毅　高树中
唐　农　曹文富　彭　成　廖端芳

秘书

李　丽　周桂桐（兼）

国家卫生和计划生育委员会"十三五"规划教材
全国高等中医药院校研究生教材目录

四、中药学系列

五、中西医结合系列

前　言

　　针灸防治疾病已有数千年历史，至今仍然在中医临床中发挥着广泛而重要的作用，并已在全球 183 个国家和地区得到临床运用。针灸临床疗效是针灸价值的体现，也是针灸学赖以生存和发展的根本所在。本教材的编写是在充分吸取上版教材编写经验的基础上，坚持以"针灸临床研究最新进展"为核心，以"针灸临床科研最新方法介绍"及"常见疾病最新治疗经验集锦"为两翼，注重针灸临床经验的介绍和临床思维能力培养，突出临床实用性；注重临床研究成果的引入，体现学科发展前沿性。旨在培养针灸研究生临床辨证施治能力和科研创新能力。拟借助针灸临床研究专题讲解，使读者系统了解针灸临床研究方法，熟悉针灸临床治疗原则与效应特点、掌握针灸临床的特色和优势。本教材力求体现思想性、时代性、科学性、先进性与实用性，充分体现启发式的教育理念和创新能力、科研能力的培养。

　　全书分绪论、上篇和下篇三部分。绪论介绍了针灸治疗作用与原则，针灸效应特点及影响因素以及针灸临床辨证施治体系。上篇主要介绍针灸临床研究方法，注重将现代临床研究方法与针灸临床特点相结合，突出针灸临床研究方案设计中的实用性，内容包括：针灸临床研究的目标、特点和人员分工等；针灸临床研究的选题原则、选题步骤和选题类型；研究方案的设计原则和方法、设计类型和设计要点；针灸临床研究的质量控制方法。下篇针灸临床研究进展中以针灸临床的常见病谱为依据，选择了头面躯体痛证、内科、妇儿科、皮外科、五官科等临床各科共计 40 个病症，详细介绍了针灸临床辨治要点，古今临床治疗经验集锦和临床研究进展。其中，临床辨治要点中除了巩固学生在本科阶段学习中的重点难点外，编者特别加入了临证要旨以阐明临床治疗中的关键技术和要点；古今临床治疗经验集锦既总结提炼了古代针灸治病的选经用穴特点，又汇集了当代针灸名家的代表性治疗经验；在临床研究进展的内容中，结合当前针灸临床研究类型，分别从临床治疗文献数据挖掘与系统评价、临床疗效研究、卫生经济学研究和临床机制研究等方面进行介绍，并精选了国内外有代表性的研究成果作为实例。此外，本书还选取了九个现代针灸学临床研究中的关键问题进行了专题论述，集中呈现了该领域国内外研究的思路、方法技术、研究现状和存在的不足，希望起到抛砖引玉的作用，拓展学生的研究思路，指引学生的研究方向。

　　本教材具有良好的启发性、实用性和可读性，能让教师好教，学生好学，临床科研好用。将为针灸专业的研究生、高年资针灸临床医生进行临床课题的选题和研究提供思路和方法，为他们从事临床医疗、科研和教学奠定高起点。

本教材的绪论由梁繁荣编写，上篇由梁繁荣、方剑乔、阳仁达、刘存志和杨旭光编写；下篇由许能贵、冀来喜、崔瑾、赵吉平、成泽东、付勇、赵凌、杨旭光、黄银兰、衣华强、龚标、李璟、杜旭、杜艳军、张会珍、唐纯志、姜劲峰、冀雨芳、郭太品、王建明编写。

在编写过程中，虽然我们强调精品意识，注重突出针灸临床研究特点和创新性、实用性，但由于时间仓促，加上编写人员较多，教材内容或许存有不足之处，恳请各位读者提出宝贵意见，以便修订提高。

编委会

2016 年 3 月

目 录

上篇　针灸临床研究方法

下篇　针灸临床研究进展

附篇 针灸临床研究管理规范

绪　论

针灸学是中医学的重要组成部分，是中医学体系中最具特色的学科之一。它不仅为中华民族的繁衍昌盛发挥了巨大作用，而且为世界医学的发展作出了重要贡献，现已成为世界医学的重要组成部分。针灸临床应用广泛，WHO 于 1980 年和 1996 年先后推荐 43 种和 63 种针灸适应病症，涉及内、外、妇、儿、五官、皮肤等各科疾病的治疗。针灸之所以具有广泛的适应证和明显的疗效，是由于针灸对人体具有疏通经络、扶正祛邪、调整阴阳等作用。

第一节　针灸治疗作用与原则

针灸防治疾病的作用不同于药物。内服药物对机体的作用主要是基于外源性化学成分的干预，并不依赖于感知性刺激；针灸的治疗作用是在经络之气的激发与调动的基础上产生的，依赖于针灸造成感知性的刺激。针灸产生效应之前首先会引起经气的反应，会对刺灸部位的感受装置与外周神经或其他传入途径产生影响。药物对机体内环境的影响偏重于化学成分直接的参与或干扰，针灸作用则偏重于间接的干预，并不是以外源性化学成分直接影响内环境，而是通过针刺或艾灸，来调动机体本身固有的调节功能，使失调紊乱的机体功能得到调整，运行不畅的气血得到疏通，正气得到恢复，从而使病理变化朝着正常的状态转化，综合平衡机体内部各脏器之间，机体和环境之间的协调，达到防治疾病的目的。针灸调整阴阳、疏通经络、扶助正气的诸种作用相互密切联系，通过多靶点、多途径的整合作用而达到防治疾病的效果。

一、疏通经络

经络是全身气血运行的通道，针灸能疏通经络，是指针灸可以改变经络郁滞的状态，恢复气血通道的正常功能，同时也能纠正气血失和的状态。

人的生命活动离不开经络运行气血的功能。由于经络内连脏腑，外络肢节，脏腑、肢节的生理功能要以经络气血为基础，气血作为脏腑功能化生的精微产物形成以后，就成为生命活动的动力与源泉，同时人体各脏腑组织器官一刻也离不开气血的温养。气血周流全身，处于运动不息的状态是生命最根本的特征。人体气血调和又与阴阳平衡密切相关，全身气血运行正常，人体局部与整体阴阳的平衡才有基础和保证。因此，"行气血，营阴阳"

1

是经络维护生命活动最基本的功能。运行于经络的气血相互依存、相互制约，相互为用，故血活则气行，气动则血通，血旺则气充，血盈则气有载而行。

经络气血郁滞是一个基本的病理状态。经络气血运行的异常可由多种原因造成，无论六淫外侵，或七情内扰，都可能改变气血的状态，使气血运行滞塞，疾病乃生。由于经络分布于机体内外表里，因此气血郁滞而致病无处不有。寒热虚实的病理变化也可以进一步影响气血充盈和流动的状态而造成气血郁滞。寒则血凝、寒则气收，热盛津伤则血滞，邪盛或正虚都可造成经络气血运行不畅。治理气血的运行状态，就能使其他的病理状态得到改善，因而疏通经络气血就能使气血冲和，经络通利，脏腑肢节生理功能得到恢复。

疏通经络就是调理经络气血的状态。针灸疏通经络的作用，其含义较广。《素问·至真要大论》说："疏其血气，令其调达，而致和平。"指出对疾病的治疗，应注重于疏通经络脏腑气血，使机体无壅滞之弊，令上下无碍，气血通调，则寒热自和，阴阳调达。针灸由于能直接作用于经络腧穴，因而具有疏通经络、调理气血的作用与优势。对于经络气血虚弱，脏腑功能减退者，针灸可以扶助正气而疏通经络；对于经络气血偏盛、脏腑功能亢进者，针灸可以通过调配平衡气血而抑制过亢功能；对于经络气血逆乱者，或因于气血偏盛偏衰，或由于脏腑功能失调，针灸均可据其虚实而调之。

由于针灸能直接疏通经络气血，因而对脏腑肢体病症，针灸不仅能调整其功能，而且显示了良好的镇痛作用。中医学认为：大凡疼痛，多由经络闭阻不通、气血郁滞不行所致。针灸治疗通过刺激经络、腧穴，使经络通畅、气血调和，变"不通则痛"为"通则不痛"。针灸疏通经络的作用要通过选用适当的腧穴和针灸方法才能实现，一般多采用循经远取与局部选穴相结合，在此基础上，选配某些特定穴，如《标幽赋》所说："住痛移疼，取相交相贯之经。"选交会穴百会治疗多种痛症，用俞募配穴、郄俞配穴、五输穴、下合穴等治疗内脏疼痛均是有效方法。针刺操作除常规方法外，对于针感较差、得气缓慢，或经气未至病所者，欲达疏通经络之目的，或增加刺激量，或施行循经按压、循经透穴、循经施灸及某些特殊方法，以通经接气，目的都在于控制针感方向，调节针感的强度和针感传导的速度，促使气至病所，更好地发挥针刺疏通经络的作用。也可以采取久留针的方式，候气来至，如《素问·离合真邪论》所言"静以久留，以气至为故"。近代的"热敏点灸"，通过寻找对艾灸温热刺激敏感的穴位施灸，而使温热刺激更明显地透达深部和远部，产生了"小刺激大反应"的效应，因而更明显地提高了艾灸疏通经络的作用。当血气凝结阻滞比较严重，如同泥淤渠道，非毫针、温灸微通所及之时，刺络放血法则可通过"以血行气"、"以血带气"，而起到更明显和持久的疏通经络作用。

二、扶正祛邪

扶正就是扶助人体正气，补益脏腑气血，增强抗病能力，有利于抵御病邪；祛邪就是消除致病因素，减轻疾病症状和对正气的损伤。针灸扶正祛邪不仅可达到治病的作用，还能维持机体动态平衡的自稳状态，达到保健防病的目的。

中医认为疾病的过程实质上是人体正气与致病邪气之间矛盾双方相互斗争的过程。正，即正气，是指机体对疾病的防御、抵抗的能力，以及对病理损害的修复与再生能力。邪，即邪气，主要是指各种致病因素及其病理损害。正与邪是矛盾对立的两个方面，疾病的发生、发展及预后是由正邪双方力量的消长而决定的。正复则邪退，邪盛则正伤。治疗的最终目的是使正气复，邪气祛，重新恢复人体正常的阴阳平衡。因此，扶正祛邪既是中医治病求本的体现，又是针灸防治疾病的基本作用之一。针灸防治疾病的作用是在人体自组织能力基础上产生的，针灸作用的效果也在于恢复和提高机体的自组织能力。

针灸扶正祛邪的作用不仅体现在针灸对外感六淫病症的治疗，同时也体现于内伤七情病症的治疗。针灸作用的本质在于提高机体的自调节、自组织、自适应的自稳能力。从理论上讲，除少数由毒性极强的微生物所引发的烈性传染病外，针灸对大多数传染病都有较好治疗作用。从《内经》到清代的《温病条辨》都有过针灸治疗外感热病的经验总结。长期的临床实践证明，针灸对许多细菌、病毒、真菌、原虫等引起的感染有较好疗效。在传染性疾病中，尤其对病毒所致病症具有防治优势，如针灸治疗病毒性感冒、流行性乙型脑炎、病毒性肝炎、带状疱疹等。实践表明，针灸通过激发人体免疫力，扶助人体正气，从而间接杀灭病原体或减轻并抑制病原体对人体的损伤。针灸对内伤脏腑病的治疗作用也是通过扶正祛邪而达到治疗效果的。随着现代生物—心理—社会医学模式的到来，防治与社会心理关系密切的心身疾病得到越来越多研究者的重视。针灸能够增强机体对应激反应的调整能力及应激损伤的修复能力，说明针灸对心身疾病的治疗效应，也是在扶正祛邪基础上而达到形神同治的。

大量实践表明，针灸能有效地调整亚健康、预防疾病、延缓衰老，这正是针灸扶正祛邪作用的表现。针灸可以激发人体正气护卫肌表的作用，从而抵御外邪入侵；针灸可以调动机体阴阳消长、内环境平衡的调节机制，从而保持体内微生态的平衡；针灸可以加强正气输布水谷精微的作用，从而防止瘀血痰湿形成积聚。现代研究也表明，针灸防病保健作用与针灸激发人体免疫防御、免疫自稳、免疫监视等功能有关。

针灸治病的过程，就是不断发挥扶正祛邪作用的过程。凡邪盛而正气未衰，治宜祛邪为主，邪去正自安；凡正虚而邪不盛，治宜扶正为主，正复邪自除。凡正已虚而邪未衰，单纯扶正则难免助邪，一味祛邪，将更伤正气，故治宜攻补兼施。凡正虚为主，则在扶正基础上兼以祛邪，或先补后攻；凡邪实为主，则在祛邪基础上，兼以扶正，或先攻后补。

针灸扶正祛邪作用的实现，除了与补泻手法有关外，还与部分腧穴偏补偏泻的相对特异性有关，如气海、关元、命门、肾俞、膏肓，多在扶正时用之；曲泽、委中、水沟、十宣、十二井，多在祛邪时用之。更多情况下针灸补泻效果与患者功能状态有关，与腧穴的双向调节作用有关，如中脘、内关、三阴交、合谷、太冲、足三里，临床既可用于扶正，又可用于祛邪。在特定穴中，背俞穴、夹脊穴偏于扶正，适用于慢性虚弱性久病；郄穴、募穴、下合穴偏于祛邪，适用于急性发作性痛证；原穴则具扶正祛邪双重性能，急慢虚实证均可选用。

总体而言，针刺、艾灸、拔罐、刺络放血对人体都具有既扶正、又祛邪的调整作用。但临床实践又表明，针刺补法和艾灸，其兴奋作用大于抑制作用，偏于扶正，适用于慢性久病或虚寒证。针刺泻法和刺血，其抑制作用大于兴奋作用，偏于祛邪，适用于新病、急证和实热证。由于神气即正气的外在反应，因此针灸强调"治神"为治病基本原则，就是为了使针灸扶正祛邪的作用发挥得更好。古人所总结的针刺禁忌事项也是为警示针灸操作必须顾护正气而设立的。

三、调整阴阳

针灸调整阴阳的作用，是指针灸能够使病理状态下的阴阳气血状态得到调整，并恢复到健康的状态。中医学用阴阳理论认识人体，认为生命是阴阳对立双方在矛盾运动中达到动态平衡的过程。疾病的发生、发展皆为阴阳失调所致，协调阴阳是中医治疗的基本原则和最终目的。《素问·至真要大论》所说："谨察阴阳所在而调之，以平为期。""平"即达到新的阴阳平衡以获得人体状态的协调。人体是一个开放的复杂巨系统，人体"阴平阳秘"有赖于形与神、脏与腑、气与血之间的协调，而达形神合一，脏腑和调，气血冲和，经络通畅。

当人们把健康作为医学研究的方向时，健康的标志就是稳态，人体通过稳态调节保持健康。在机体的稳态调节能力较弱时，就会发生疾病，而疾病得到治愈的唯一标准就是机体自我稳态调节功能的恢复。西医学认为维持人体正常生理功能，依靠的是人体神经、内分泌和免疫系统共同形成一个复杂广泛的调节系统，并与周围环境的变化相适应。决定疾病产生、发展的不仅仅在于器官、组织、细胞、基因等各种要素本身的性能状态，更重要的是各要素之间、各要素与系统之间、系统与环境之间的相互作用与联系的状态。

基于人体固有的调整功能，针灸防治疾病着眼于体质方面不同的生理反应类型与病理方面不同的反应状态，以调整阴阳为原则，在相应的经络腧穴，运用适宜的针灸方法，消除异常的、失调的病理状态，使之恢复到正常的、协调的生理状态。在阴阳一方偏盛、另一方尚未虚损的情况下，应泻其有余，而防损伤对方，如用清泻阳热或温散阴寒的方法，以防阳热太盛而耗伤阴液，阴寒太盛而耗损阳气；而当一方偏盛，另一方已见虚损的情况下，在泻一方有余的同时，当兼顾一方之不足，配合扶正而益其不足；在阴阳偏衰的情况下，应补其不足。根据机体状态，或滋阴潜阳，或益阳消阴，或阴阳双补。

针灸调整阴阳平衡是在特定的功能状态下，通过在一定的经络腧穴上施以适当的针灸方法而实现的。古人所总结的调和阴阳的选穴方法可作临床借鉴。除了阴经治疗所属的五脏病症，阳经治疗所属六腑病症外，还可从阴阳互根的角度，采取多元调整方法，如阴病治阳，阳病治阴的选穴方法。督脉总督一身之阳气，任脉妊养一身之阴气，但又彼此同源；阴阳维脉维系人体一身表里之阴阳；阴阳跷脉分主人体一身之阴阳，选穴得当均可获阴阳平衡之效。

针灸调和阴阳作用的获得，与不同针灸方法的选用及操作技术密切相关。临床表明无论是针刺，还是艾灸，或是刺络放血对机体均有调整阴阳的作用，临床操作应根据患者的机体反应状态，结合前人所总结的操作技术，才能取得调整阴阳的良好效果。

大量临床研究表明，针灸对运动系统、神经系统、内分泌系统、呼吸系统、循环系统、血液成分、消化系统、泌尿生殖系统等均有良好的调节作用，而且在病理情况下表现得更为明显。最新研究表明，针灸可能对某些疾病具有一些基因水平的调节作用。针灸对人体从宏观到微观全面的调整作用显示了针灸具有适应证广泛的特点，而针灸对不同病理状态的调整程度即效应大小又受到针灸的作用性质及作用量度的影响。

（梁繁荣）

第二节　针灸效应特点及影响因素

确切的临床疗效是针灸价值的体现，也是针灸学赖以生存和发展的根本所在。针灸学能否继续为人类健康提供良好的医疗保健服务？优势因特性而存在，关键在于认识针灸和利用针灸效应特性，了解并掌握针灸的特色，才能充分发挥针灸优势。如对某些疾病单用针灸治疗就可能产生药物无法产生的疗效，而某些疾病的治疗针灸则是对药物及手术疗法产生有益补充及独特的辅助作用，从而从总体上提高临床疗效和健康水平，继续保持针灸在医疗保健事业中的优势。

针灸是中医学中重要的外治方法，前人早就注意通过针灸与内服中药的效应比照，来认识针灸的效应特点。当今通过与效应相对清楚单一的西药进行比较，分析针灸与药物之间的差异，也将有助于了解针灸的效应特性。西药以某些物质的替代，或以化学物质的介入而产生调整作用。与药物不同的是，针灸主要通过物理的刺激，在给人以某些感知性刺激的基础上，以机体生理功能为基础，激发机体固有的抵御疾病、自我调整和自我修复的能力，从而达到医疗和保健的目的。针灸这一特殊防治疾病的方式及其作用途径，使针灸的效应具有如下一些特点。

一、针灸效应特点

（一）整体性调整

针灸防治疾病的作用具有整体性特征，是指针灸一定穴位，通过经络网络全身的途径，传导感应，协调阴阳，从而对多个系统的脏腑器官和组织产生治疗效应。现代研究已经证实，针灸可以对运动、呼吸、消化、循环、泌尿、神经、内分泌、免疫等各个系统的异常功能产生多方面、多环节、多水平、多层次的综合调整作用。

针灸调整作用的整体性与西药作用比较单一的特点有显著差别。针灸防治疾病着眼于人体内部脏腑经络、精气神功能及其关系的失调，针对阴阳失调、经络不通、邪正虚实等功能失调的病理变化综合治疗，长于宏观地、综合地调节复杂的病理变化，因而针灸防治疾病的效应表现为功能调节的整体性，与西药作用的单一，形成了鲜明的差异。

针灸有广泛的适应证就表明针灸对人体的调整作用具有整体性特征。《内经》指出，针灸可以"处百病"、"治百病"，从理论上讲，没有一种病不可以用针灸的方法治疗，"言不可治者，未得其术也"。说明通过改进思维和创新技术等途径，使针灸这种非特异性刺激能对多种不同的病理变化产生不同程度的治疗效应，乃是针灸医学不变的追求目标。20世纪50年代，针灸治疗的病症有200余种。到70年代统计，针灸治疗病症已经上升到300种左右，其中约100种疗效显著，而且针刺麻醉也在临床得到了广泛试用。迨至90年代，针灸的临床应用范围已经扩大到经络诊断、针刺麻醉、针灸保健与针灸治疗四个方面，针灸治疗的病症达400余种。针灸有效的病症遍及临床各科，不仅可以治疗常见病、功能性疾病、慢性病，而且可以治疗某些疑难病、器质性疾病和急性病。表明针灸治疗作为一种调动内源性调整功能的手段，对西医所说的"病种"的治疗特异性是相对的，针灸所改善的是人体的一种状态，针灸可以将非健康状态，不同程度地调整到健康的稳态。由于针灸可以向人们提供预防、保健、医疗、康复的综合服务，因而针灸具有全科医学的性质。

针灸介入了大量疑难病症的治疗也表明针灸具有整体性的调整特性。由于针灸从整体上改善了人体的内环境，从而有利于病变部位的修复与平衡。所谓疑难病，一般是指发病机制尚不完全清楚，缺乏特异性诊断，或缺乏针对性特效疗法，采用一般治疗方法尚达不到治愈目的的一类疾病。针灸介入许多疑难病症的治疗，也显示了针灸整体调整的优势。如血管性痴呆的致病因素多样，病理机制复杂。针刺通过疏通经络、扶正祛邪、调和阴阳能够产生整体调整效应，不但提高了患者智力和生活质量，而且能通过调节脂质代谢紊乱，降低血液黏稠度；影响血小板聚集和血管通透性，促进侧支循环建立，改善脑缺血、缺氧；清除自由基等作用改善了脑缺血、提高了大脑皮质的兴奋性，调适了递质的释放，为脑损伤后神经元的修复再生提供了良好的内环境。

针灸在"治未病"方面的运用效果也显示了针灸整体调整的特性。防病治病、强身保健一直是针灸临床实践的主要内容，在中医理论指导下，针灸"治未病"涵盖了未病先防，既病防变，病后防复，纠偏防过等方面，涉及防病、治病、康复全过程。在这个过程中，针灸所起的作用是在调整人体整体功能基础上，再有针对性地对机体某些薄弱环节重点调节，达到提高健康水平和预防疾病的作用。古今临床一直将针刺、艾灸、拔罐、穴位贴敷、刺络放血等多种针灸方法运用于"治未病"的各个环节，各种针灸疗法均显示了整体调节特性，从而可以增强全身正气功能，在不同水平上同时对机体多个脏腑组织器官产生效应，保持机体内环境的稳态。

针灸的常用腧穴，其广泛的主治作用正是针灸作用整体特性的表现。如临床常用的合谷、足三里、三阴交等穴，其治疗的病症涉及各个系统，可以对神经、内分泌、免疫等多个系统产生调整作用，所治疗的病症达数十种。足三里穴是足阳明胃经的腧穴，所属经脉从头走足，循行于人体头面、胸腹、下肢，网络人体前侧大部。胃与脾相表里，脾胃为水谷之海，气血生化之源，五脏六腑均赖其营养。足三里为足阳明合穴，经气在这里如百川汇合入海一样十分充沛。本穴除了治疗本经脉循行所及的头面、胸腹、下肢病症外，还对全身气血的运行与盛衰产生调节作用。因而在足三里穴施以针灸，其效应范围可涉及神经、消化、呼吸、循环、血液、泌尿生殖、运动等众多系统，通过整体调整而产生对局部的治疗效应。

针灸的整体调整作用还体现于针灸的连续效应。针灸调整作用可以从一个层次发展到另一个层次，由于整体的调整，从而取得最终的效果。针灸既不会特异性地消除某种病邪，也不会简单而特异性地为机体补充某种物质，而是作用于不同层次上的自我调节机制和过程，通过经络功能进行自我调节，使阴阳的失常态转化为正常态，由此产生多次、多级的效应，表现为不同层次的临床疗效，每次针灸的效应将为下次的针灸效应奠定基础，使针灸的防治效果表现出种种因果关系的层次性。所以我们在评价及认定针灸疗效时，不能根据局部的变化，或抽取某一次因果关系而作过于简单的结论。

目前认为针灸的调整作用之所以呈现出整体性特征，其基础在于机体的神经－内分泌－免疫调节网络系统的参与。人体是一个多器官、多系统的统一整体，其各项生命活动的协调进行都依赖于内环境的平衡与稳定。维持这一内稳态的是神经、内分泌及免疫三个系统之间相互作用的结果。针灸的体表刺激在影响神经系统发生变化的同时，也同时引起了内分泌和免疫系统的一系列变化；而免疫与内分泌系统的变化，又反作用于神经系统，以及免疫系统再作用于内分泌系统，从而对机体产生综合的、整体的和反馈的调节作用，神经－内分泌－免疫调节网络由此可看作针灸作用的基础。

（二）双向性调整

针灸双向调整作用的特性是指同一种针灸疗法或针灸相同的腧穴，对两种相反的病理状态都能产生良性的调整作用，既可使机体从亢进状态向正常状态转化，又可使机体从低下状态向正常状态转化。针灸双向调节作用的特性，实质也是针灸多向整体调节的一种特殊表现。

针灸的双向调整作用表现在针灸对人体各个生理系统都可能产生兴奋或抑制的双重作用。针灸对呼吸系统的双向调整作用，如在针灸治疗过敏性支气管炎时，针灸可以降低迷走神经的紧张度，增强交感神经的兴奋性，解除支气管痉挛。对某些原因造成的呼吸暂停，针刺可使呼吸恢复。针灸对循环及血液系统的双向调整作用，如对心率过快者，针刺可使心率减慢，对心率过缓者，针灸可使心率加快。针灸可以使高血压患者降压，也可使低血压患者升高血压。针刺能使毛细血管通透性增高者降低，也能使毛细血管通透性降低者升高。对外周血液中各类血细胞数值均有双向调整作用。针灸对消化系统的双向调整作用，如泄泻时针灸有止泻作用，便秘时针灸又能通便。针灸既能治疗胃痉挛，又能治疗胃弛缓症。针灸对胆汁排泄及胆囊、胆道括约肌活动均有良好的双向调整。针灸对泌尿生殖系统的双向调整作用，如针灸既能使输尿管蠕动慢者加快，又能使痉挛的输尿管弛缓；既能松弛痉挛的子宫而治疗痛经，又能增强子宫收缩而治疗子宫脱垂。针灸对神经系统的双向调整作用，如针灸可以调整大脑皮质的兴奋与抑制过程，使之达到生理的平衡。针灸对免疫系统的双向调整，如针灸可以对白细胞的总数、分类及吞噬能力过低或过高者都趋向正常，对免疫功能低下或过敏性疾病都有良好的治疗作用。针灸对内分泌系统的双向调整作用，如针灸既可治疗高血糖，又可治疗低血糖；既可治疗甲状腺功能亢进，又能治疗甲状腺功能不足；既能使性激素水平过高者降低，又能使过低者上升。

针灸的双向调整作用也鲜明地表现于单个腧穴的主治作用。针灸某一腧穴后，针灸的信息可通过经络的传导而激发经气，作用于机体复杂的自稳态调节系统，调动机体抗病因素，使失衡态恢复平衡而治愈疾病。如临床运用内关穴可使脉率快者减慢，慢者增快；足三里既可以增加胃下垂患者的胃壁张力，又可以解除胃痉挛；天枢穴既可止泻，又可治便秘；百会穴既可以平肝潜阳治疗高血压，又可以益气升阳治疗低血压；少泽穴既能回乳治疗乳痈，又能治疗体虚而致乳汁不足；三阴交穴能治疗经闭又能治疗月经过多。

包含在针灸学科中的各种疗法如毫针刺法、灸法、拔罐、刺络放血等，都具有双向调整的特性。

毫针刺法对机体的双向调整作用如上所述已被大量临床实践与研究成果所证实。灸法同样具有使两种不同的病理现象向相反的方向转化，而使机体趋于正常生理状态的功能。以往一般认为灸法适用于虚寒证，而其所具有双向调节作用往往不被人们所重视和应用。然而正如《医学入门》所说："虚者灸之，使火气以助元气也；实者灸之，使实邪随火气而发散也。寒者灸之，使元气之复温也；热者灸之，引郁热之气外发。"近代研究也已表明，灸治具有双向调节作用，如艾灸对实验性发热有调节作用，灸疗可用于治疗局部的或全身性的热证，灸疗在带状疱疹急性期的消炎止痛效果十分明显。对高血压患者的中枢神经系统不平衡状态具有调节作用，对血脂异常的患者，艾灸既能升高高密度脂蛋白含量，又能降低低密度脂蛋白含量。这说明在人体功能活动呈现失衡失调的情况下，灸治可以调动机体的稳态调节系统，具有温补与温通的双向调整作用。

中医认为拔罐疗法具有独特的活血止痛、拔毒排脓、调整脏腑的效应，通过这些效应的发挥达到调整神经系统功能、改善微循环、促进新陈代谢、提高免疫力、缓解疼痛、修复损伤作用。采用近红外光谱诊断技术测定拔罐对局部组织血红蛋白的影响，结果表明，拔罐可使局部组织处于高供氧、低消耗的良性状态，从而有利于组织新陈代谢的改善。拔罐对机体免疫功能、自由基等代谢产物的排出、神经系统功能状态、血管功能和血液成分等都有双向的良性调整作用。

刺络放血的双向作用比较明显地表现为祛瘀与生新两个方面。刺络放血法除用于内、外、妇、儿科多种常见病症，还常用于顽症痼疾。由于刺激量较大，并以泻出血液为手段，传统多视其为泻法。而实际上，刺络放血治疗虚证或虚实夹杂证也有很好效果，如临床用刺血治小儿疳疾、遗尿、脱肛及多种老年病。这不仅可从祛邪与扶正的辩证关系来理解，刺血能和血养血、祛邪安正，从而达到调整阴阳的目的，而且现代研究已为刺络放血补虚泻实的双向作用提供了大量依据。刺络放血对机体免疫功能有着良好的促进调节作用，一方面可直接排出免疫复合物；另一方面，又明显地提高红细胞膜受体功能，增强红细胞对抗原-抗体复合物免疫黏附作用。刺络放血对血管及血液成分产生积极的影响，刺络放血可使血象变化呈双向性，可直接刺激血管壁上肾上腺素能和胆碱能神经而影响小血管壁的舒缩，提高微血管的自律性，直接间接地改善微循环功能。刺络放血不仅可以治疗疼痛瘀血之证，还可以治疗各种气血不足的痿证，也说明刺络放血对神经肌肉功能的调整具有双向性特征。

现代研究也为针灸的双向作用提供了大量科学依据。临床研究如针灸治疗原发性骨质疏松症，骨细胞通过"成骨-破骨耦联"完成骨细胞的新陈代谢过程，研究揭示针灸既可以抑制骨吸收而减少骨的转换率，又可促进骨破坏后的修复而增强骨形成。动物实验如动物模型上观察电针"足三里"对胃节律紊乱的影响，从胃左动脉注入肾上腺素使节律过缓时，电针可使之增快，灌注乙酰胆碱使其过速时，电针可使之减慢；针灸治疗急性心肌梗死可促进心肌缺血区侧支循环，增加缺血区供血，改善心肌氧代谢、能量代谢，缩小梗死范围，提高心肌收缩力、减慢心率、降低血黏度、改善微循环，还能预防冠状动脉进一步硬化。研究观察针刺大鼠的"神门"、"内关"二穴，既能纠正由乌头碱引起的大鼠快速型心律失常，也可纠正由异搏定引起的缓慢型心律失常，而对正常大鼠却无明显影响。动物给乌头碱后心肌 cAMP/cGMP 值下降，针刺后则心肌内 cAMP/cGMP 值上升至正常水平；给异搏定后心肌内 cAMP/cGMP 值上升，针刺后又使下降至正常水平，且与心律失常的调节是一致的。

针灸作用原理研究认为，刺灸腧穴是通过神经—内分泌—免疫的网络系统来产生效应的。针灸的双向调节作用是以机体的功能状态为基础的，机体不同的功能态在接受针灸治疗时，神经系统一般会产生与之相应的能动的整合过程，会有与之相应的内分泌、免疫因素参与。既然针灸是通过机体自身的多种调节途径而产生效应的，机体内的许多相反相成的因素，它们的对立统一关系维持着机体的稳态。如交感神经与副交感神经系统、阿片样物质与抗阿片样物质、环腺苷酸与环鸟苷酸、基因转录与逆转录等，无不显示了生命现象和谐的最高境界，针灸双向性调整作用的发挥正是以生命高度和谐的结构与功能为基础，因而，针灸的最终效应是趋生理性的。

（三）特异性调整

针灸效应存在特异性调整是针灸发挥作用的关键因素之一，也是针灸临床应用的基础和依据。两千多年前的《黄帝内经》已对针灸治疗效应的特异性有所论述，如《灵枢·九针十二原》云："五藏有疾，当取之十二原。"提示针刺十二原穴对于相应脏腑疾病有显著的治疗作用。而历代医籍中记载的五输穴、原穴、络穴、郄穴、俞穴、募穴等特定穴各自独特的治疗作用也是经穴效应特异性最具代表性的体现。现代实验研究亦证实，五脏原穴与五脏之间具有密切相关的特异性，原穴具有反映五脏生理功能、病理变化，以及治疗五脏疾患的特异性，而下合穴与六腑相关的特异性则更突出。

经穴效应特异性调整一直是指导针灸临床选穴治疗的重要依据，广为流传并沿用至今的"肚腹三里留、腰背委中求、头项寻列缺、面口合谷收"等歌诀也充分体现了经穴特异性调整作用的临床指导价值。现代研究和实践也证明，不同经脉的经穴在主治效应上存在差别；同一经脉上的不同经穴疗效上不仅有共性，同时也存在相对特异性；而经穴与非穴相比，非穴存在一定的安慰效应，经穴则具有相对特异的治疗效应。国外对经穴与非经穴的效应特异性研究结果并不一致，如1999年对针刺治疗低背痛的系统评价显示针刺的疗效与伪针刺或安慰治疗相比没有明显的差异，然而不断更新的系统评价到了2006年则显示针刺对慢性低背痛缓解疼痛的效果优于空白对照和伪针刺。此外，既往的系统评价在对其评估文献所使用的研究方式的描述显示，对同一种病症临床研究中选穴差异很大，其中不少选穴设计并不符合针灸经络腧穴的理论特点，这也会对研究结果产生影响。

我国针灸研究者遵循循证医学原理与临床GCP原则，制定严谨、规范的临床研究方案，通过实施2670例经穴效应特异性的多中心大样本随机对照试验，并综合文献评价和生物学基础研究等结果，发现经穴特异性具有相对性、持续性、循经性和条件性等表现特点。

1. 经穴效应特异性具有相对性　由于针刺对疼痛有公认的缓解作用，因此以疼痛疾患作为研究载体的经穴特异性临床研究占有较大数量，如偏头痛、纤维肌痛、下腰背痛、骨关节炎等，这些研究结果对经穴特异性既有肯定也有否定；而非疼痛类疾患的研究中，经穴与非穴的效应差异似乎更加明显。疼痛是一种主观感觉，目前评价疼痛强度的方法主要依靠量表，这难免受到个体差异的影响，容易产生较大的测量偏倚而影响研究结果的稳定性。分别以偏头痛和功能性消化不良的临床试验为例，针刺治疗FD的大多数评价指标显示，在入组4周时经穴的疗效优于非经非穴；入组8周时，胃经穴优于胆经穴，且胃经特定穴优于胃经非特定穴。而在偏头痛的研究中，在入组8周时大多数指标才显示出经穴的疗效优于非经非穴；入组16周时，少阳经穴优于胃经穴，少阳经特定穴优于少阳经非特定穴。以上结果的对比说明经穴效应特异性具有相对性，病种不同，经穴特异性表现的强度不同（经穴特异性出现的时间不同），而这种相对性是否还具有自身规律还需要进一步深入研究。

2. 经穴效应特异性具有持续性　针刺经穴所激发的效应中存在时效关系，包含了针刺过程中的即时效应和停止针刺后继续存在的针刺后效应。虽然针刺作用后效应的持续时间长短尚缺少确切的量化界定，但大量临床和实验证据证实了针刺后效应的存在。针刺后效应的持续性是针刺取得疗效的关键，可能也是经穴与非穴临床疗效差异的关键环节。例如，在 2 项治疗偏头痛急性发作的即时效应评价中，经穴针刺后的即时镇痛效应与非穴的差异从治疗后 2 小时开始一直持续至针刺后 4 小时；针刺经穴与非穴在急性镇痛药物服用者比例、减少患者伴随症状发作人数等方面存在的差异从治疗后 24 小时一直可持续至 48 小时。研究结果初步表明，经穴效应特异性呈现出比安慰效应维持时间更长的持续性特点。

3. 经穴效应特异性具有循经性　目前的经穴效应特异性研究主要集中比较经穴与非穴之间的差异，对于不同经脉腧穴间、相同经脉的不同腧穴间表现的相对特异性关注尚不多。在既往以偏头痛患者和 FD 患者为研究对象的系列研究中，遵循解释性试验设计方法，采用标准化治疗方案，发现了循经取穴针刺较非循经取穴在临床疗效方面存在一定优势，并且从中枢神经响应和分子代谢方面阐释了部分生物学基础。在今后的研究中，还需结合经络病和脏腑病的经脉辨证方法，从辨位归经和辨证归经两个角度，进一步评价和验证经穴效应的循经特异性。

4. 经穴效应特异性具有条件性　经穴效应特异性的表现需要满足一定的条件，即经穴特异性受到机体功能状态、腧穴的选择及针灸操作等诸多因素的影响。

(四) 快捷性调整

针灸调整的快捷性是指针灸具有快速起效的作用特性。针灸效应发生、发展的过程，在时间上呈现特定的起落消长的规律。针灸的效应由即刻效应、后续效应和积累效应综合而成。就针灸的即刻效应而言，与药物治疗相比，由于针灸具有与药物不同的作用方式与特殊的操作过程，一方面针灸给人以感知性的刺激，从患者对针灸治疗有所感知的时刻起，就表明针灸对机体的调整开始启动；另一方面，针灸重视"随变而调气"、"以意调气"的原则，在针灸操作过程中，针灸的操作手法与部位可能随机而得到调整，如《素问·针解》所说："补泻之时（以针为之）者，与气开阖相合也。"针刺操作时需要全神贯注于针下细微变化，艾灸同样需要及时发现对温热刺激特别敏感的部位和反应，并随着针灸即刻经气的变化而有相应的操作，如此使针灸产生起效快速的明显特征，正如《灵枢·九针十二原》所比喻："气至而有效，效之信，若风之吹云，明乎若见苍天。"由于针灸疗效快捷，某些时候甚至会"应针而效"，所以《金针赋》称其为"捷法"，杨继洲也说："劫病之功，莫捷于针灸也。"

针灸快速起效的特征决定了针灸治疗急症的传统优势。自古以来，针灸在处理急症、赢得时间、挽救生命的治疗中具有极大的优势。《史记·扁鹊仓公传》载有战国时期扁鹊施行针刺术，将患尸厥症的虢太子起死回生，已为众人所知。《内经》关于针灸急症的论述十分丰富，《灵枢·厥病》有厥心痛、厥头痛的针刺治疗，《素问·缪刺论》有突发疝气痛的针刺法。东汉华佗擅长针灸治疗急症，曾用针刺治疗曹操的偏头痛。《伤寒论》中也有灸法治疗下利至脉沉伏的急症。晋代葛洪《肘后备急方》作为当时的急症手册，载有不少针灸治法。唐代孙思邈《千金要方》对内、外、妇、儿等科的急症针灸治疗内容丰富，并总结了治疗精神障碍急性症状的"孙真人十三鬼穴"。宋闻人耆年《备急灸法》介绍了鼻出血、难产、肠痈、霍乱、蛇咬伤等二十多种急症的灸治法。金元四大家张子和崇尚放血以治疗急症。《通玄指要赋》记载的"治尸厥于维会，随手而苏；文伯泻死胎于阴交，应针而陨"，明代杨继洲用针灸治疗疟腮、癃闭、痢疾等经验，都是由于发挥了针灸快速起效的特性而彰显了针灸的优势。

针灸快速起效的特征已经为大量临床实践所验证。临床上诸如针刺纠正呼吸衰竭及不规则呼吸方面有着独特的作用，针刺治疗慢性阻塞性肺疾病，能迅速解除支气管痉挛，减轻水肿，降低外周气道阻力，从而使通气功能即刻得到改善。资料显示，中风患者越早接受针刺治疗，治愈率越高。由于针灸有明显的即刻调整作用，因此早期运用针刺疗法，可以快速改善大脑局部血液循环，有助消除脑水肿，调节大脑神经细胞的兴奋性，阻止病情继续发展，提高神经系统自我修复和代偿能力，促进病变部位侧支循环的建立，加速自然恢复过程，缩短病程，并为功能恢复打下良好的基础。针灸的快速起效的优势还体现于针灸可以广泛地介入多种急性传染病的治疗，如中毒性菌痢、流行性脑脊髓膜炎、流行性乙型脑炎、恶性疟疾、流行性腮腺炎、白喉、百日咳、肺结核合并咯血、传染病合并尿潴留等。

针灸快速起效的特征也为临床研究结果所证实。如电针双侧内关、曲池穴用于全身麻醉气管插管所引起的心动过速、血压升高等应激反应，随着针感的出现，心率即开始减慢，针效出现十分迅速，且针前心率越快，减慢越明显。有研究治疗类风湿关节炎采用针灸与肌注甲氨蝶呤进行的疗效对比，以患者疼痛减轻时间、血沉与C-反应蛋白时间降低来评价起效时间，针灸组起效时间比甲氨蝶呤组明显缩短。治疗原发性痛经用针刺加药物贴敷神阙，与口服益母草冲剂对比的一项研究表明，在缓解疼痛方面针灸组的1次治疗止痛率显著高于口服益母草冲剂。一项以急性脑出血病程1天的患者为观察对象，以针刺治疗10分钟后肌力提高2级以上，作为治疗脑出血的即刻效应，与常规应用脱水、止血、镇静、降压和神经营养剂治疗的药物组以及血肿碎吸术组对照，表明头针即刻效应是确定的，而药物组和碎吸术组治疗过程中无1例表现出即刻效应，故认为头针即刻效应是在脑内血肿存在的条件下产生的，可能是针刺使相对缺血区的脑血流障碍得以改善，也可能由于头针改变了大脑皮质神经细胞的兴奋性，使被出血刺激或血肿压迫而受到抑制的脑神经细胞的兴奋性逆转，抑制性泛化作用消失，脑代偿功能增加，促使脑电活动加快，并对中枢神经的传导功能发挥促进作用。

现代实验已经揭示了针灸快速起效的特征。机体在接受针灸后，尽管其效应的发生是个渐进的过程，但在临床效应出现之前，实际上已经有一个在宏观上不易发现的或长或短的效应潜伏期，随即才会有效应的明显出现，并在高效水平上有所维持，换言之，由于患者对针灸的感知，是在施行针灸的即刻就产生的，同时就针灸能使患者所产生酸、麻、胀、痛、温热等特殊感觉而言，针灸的信号从开始操作之时就已经传入经络系统，经络气血的调整活动随即启动。各种针灸刺激就开始在神经系统不同层面进行传导与整合，动员机体的抗病能力，使之由弱到强，通过量的积累，而为针灸效应提供物质基础。据现代研究，不同器官系统、不同性质的病理变化或同样病理性质但个体反应性有所不同，对针灸刺激的反应速度将会有所差别，因而会影响针灸效应显现的速度。如针刺家兔"足三里"穴，数分钟胃的蠕动就会明显增强；针刺小鼠坐骨神经近旁只需15～30秒就可使脑氨升高到峰值；针刺犬的"肾俞"穴，对其泌尿功能的影响，30分钟能达到峰值。又如针刺可很快提高中风患者瘫痪肢体的肌张力，表现出使伸肌和屈肌的肌张力都能得到提高的双向调节的特性，但对二者起效的速度是不同的，针刺对屈肌肌张力的提高有明显的即刻效应，而对伸肌肌张力的提高主要在疗效的积累中产生。

二、影响针灸效应的因素

如前所述，针灸的效应具有整体性调整、双向性调整、特异性调整、快捷性调整等特点。针灸的效应特点只有在临床显现出来，才能使针灸在防治疾病中具有独特的优势，然而针灸效应特点的显现又是一个有条件的过程，针灸能否对机体产生整体性调整、双向性调整、特异性调整、快捷性调整等效应还受机体功能状态、腧穴的选择及针灸操作等多种因素的影响。

（一）机体功能状态

《灵枢·通天》指出："古之善用针艾者，视人五态乃治之。"明代·杨继洲在《针灸大成》卷四中说："治法因乎人，不因乎数；变通随乎症，不随乎法。"针灸效应的个体差异很大，即针灸是否能产生治疗效应，以及效应的大小直接受到机体的功能状态的影响。疾病时的机体功能状态是机体对一定的生理病理条件及因素综合作用的系统反应，包括了患者生理、心理及病理等方面的反应。从患者角度而言，针灸的效应直接与患者的体质和心理状态密切相关，而体质因素又随年龄而异；从疾病角度而言，针灸的效应与疾病的种类、不同病变阶段、不同病变类型，包括不同证候等多种因素有关。由于针灸的作用基础在于调动机体本身固有的调节、修复功能，达到防治疾病的目的，而不依赖任何外来物质，而机体所潜藏的调整与修复能力在不同的个体有着明显的差异，因此，机体的功能状态就成为影响针灸效应的关键因素。

1. 不同体质、心理状态影响功能状态　不同年龄的人群，其生理病理特点会有所不同。古今大量观察表明，成年和老年有不同的体质特征，年轻时"阳常有余，阴常不足"，随着岁月流逝，人体元阳逐渐衰退。成年前期，骨化结束，发育成熟，机体的同化和异化趋于平衡，形态、功能及素质基本定型并稳定，有的甚至达到高峰，而且人体对环境的适应能力明显加强。至成年后期，机体各组织、器官开始出现退行性改变，体内的储备能力开始下降，机体的同化和异化之间的平衡被打破，功能出现下降的趋势，而且逐渐向衰老方向发展。至老年期，新陈代谢中的分解活动逐渐超过合成活动而占优势，难以保持内环境的稳定性，自我修复能力下降，各脏器储备功能明显衰退。《素问·示从容论》说："夫年长则求之于府，年少则求之于经，年壮则求之于藏。"说明由于人体的生理病理会随年龄而异，因而也会影响临床的治疗。

患者不同的体质及心理状态也会造成机体功能状态的差异。《内经》根据阴阳五行理论将体质分类，并总结阳气旺盛者，其针感出现较快，"阳气滑盛而扬，故神动而气先行"。阴阳之气平衡协调之人，其针感能适时而来。而阴气偏多，阳气衰少的人，则针感出现较慢，"其气沉而气往难，故数次乃知也"。由于针刺得气是取得疗效的重要环节，因此容易得气的体质，其针刺疗效往往优于不易得气的体质。同时，体质不同，当机体感受同样的病邪后所反映的功能状态不同。阳气衰弱的患者感邪后病势容易向内发展，不容易化热；阳气旺盛的患者感邪后病势不容易向内发展，容易化热。因此针灸治疗时要认清患者此时处于何种功能状态，预测病变趋势，采取相应治疗措施，将病变控制在欲发而未发之际。影响针灸的心理因素，主要是指患者对针灸的认识、信心、情绪等。针灸对机体只是一个相对特异性的刺激，其效应也会受心理因素的影响。早在《内经》中就有"用针之要，无忘其神"、"凡刺之真，必先治神"的认识，并指出针刺时"必正其神者，欲瞻病人目制其神，令气易行也"。《标幽赋》也提出："凡刺者，使本神朝而入，既刺也，使本神定而气随；神不朝而勿刺，神已定而可施。"要求医者在针刺治疗过程中掌握和重视患者的精神状态和思想情绪，使患者神气专一，身心同治。

通过调节内环境，重建机体生理稳态，这是针灸与药物治疗疾病获效的共同途径。但是，在对内环境的调节机制上，针灸显然有别于药物。针灸激发或诱导体内调节系统，在使其由异常状态趋向正常的过程中，同时也要受到内环境各种因素的影响，而使针灸的效应出现增强或减弱，甚至当机体内环境出现不利于针灸的禁忌状态，会出现针灸的不良反应。

2. 不同病理变化影响机体状态　机体功能状态因所患疾病的不同、疾病类型及疾病阶段的不同、个体反应性的不同而有差异。疾病，是致病因素作用于人体，人体正气与之抗争而引起的机体阴阳失调、脏腑组织损伤、生理功能失常或心理活动障碍的一个完整的生命过程。在这一过程中，始终存在着损伤、障碍与修复、调节的矛盾斗争，亦即邪正斗争。不同的疾病，有不同的发病原因、发病部位和发病过程，同时机体反应性也各不相同。

前人所说针灸可以治百病、处百病，无非强调针灸适应证的广泛。但同时又指出，针灸既有适应证，也就有禁忌证，当机体处于不良的身心状态，或疑难危重病症，机体已经明显缺乏自我调整的储备功能时，则成为针灸所不能为之的病症。针灸作为一种非特异性治疗手段，其治疗范围虽然涵盖了多种系统、多种器官的疾病，但某些病症的关键病理环节单靠针灸就能解决，某些病症用针灸只能解决部分病理环节，或者在某些情况下，针灸只能作为辅助治疗，甚至治疗不宜。

现代对针灸适应证病谱的研究也表明，针灸对不同病症的治疗有难有易，疗效有优有劣，从而提出了针灸适应证病谱及等级的划分。其根本原因就在于不同疾病造成机体功能状态的差异对针灸效应有直接的影响，使针灸对不同的疾病、同一疾病的不同病变阶段或不同病变类型的调节作用出现差异性，从而造成了针灸疗效优劣的个体倾向性和群体倾向性的差异。

医学发展为人类防治疾病提供了多种选择，针灸疗法只是其中一种。认识这一点，将有利于在临床上正确地认识和合理地应用针灸疗法，也有利于深化针灸临床的研究。疾病的不同种类、病变的不同阶段或类型造成了机体功能状态的差异，因而在考虑针灸适应证时，不仅要从病种出发，以阐明哪些疾病更适合针灸治疗，哪些疾病并不适合针灸治疗，更重要的是，还应对疾病的不同阶段、不同类型的针灸治疗效应做深入研究，以进一步阐明针灸适宜于疾病的哪一阶段、哪一类型，从而将针灸治疗学水平提到一个新的高度。例如一般认为，面瘫是针灸疗效确切的病种，但进一步分析可知，周围性面瘫的病因有感染、外伤、中毒、肿瘤、神经变性等区别，即使都是病毒感染引起者，也可能在受损部位、病变程度、病程长短等方面不尽相同，所有这些因素都会造成患者机体功能状态的差异，从而影响针灸的效应。

（二）腧穴的选择

腧穴是人体经络脏腑之气输注、聚集在体表的地方，在病理情况下腧穴既是疾病的反应点，也是针灸等疗法的刺激点，针灸之所以能起到防病治病的效果，主要是通过一定的穴位来实现的。针灸的效应离不开经络传导针灸刺激和调节作用，因此与经络密切相关的腧穴对针灸疗效有很大的影响。大量的临床实践和科学研究已经表明，穴位的选择和组合与针灸效应之间存在着相对特异性关系，这种穴位效应的相对特异性，是指腧穴与非腧穴，或不同腧穴之间，在特定条件下，其功能作用呈现不同特点或对相关"靶"器官组织所起效应呈现某种程度上的相对差异。

根据大量的医疗实践，古代医家认为穴位的功能有一定的特异性，这种特异性是与其所在的部位，以及所属的经脉循行分布及经脉所属络和联系的脏腑相关的。古今临床实践表明，任何腧穴都治疗腧穴所在部位的局部病症和邻近病症，胸腹腰背部的腧穴还有治疗相应部位脏腑病的作用，头部腧穴还治疗神志五官病证。这就是腧穴的局部作用，这一规律被现代针灸学者总结为："腧穴所在，主治所在。"同时，人体任何脏腑组织器官都有一条或多条经脉分布。当这一部位发生病变时，与这一部位有联系的经脉上的腧穴，尤其是肘膝关节以下的穴一般都有治疗这一病变部位的作用，这个规律为现代针灸学者总结为"经脉所过，主治所及。"

近代的研究从经穴与脏腑相关性及单穴主治的临床等研究进一步揭示了腧穴主治的相对特异性。经穴脏腑相关性的研究主要集中在足阳明胃经、手少阴心经、手厥阴心包经的足三里、内关、神门等穴。通过对一穴或一经多穴与所属络脏腑联系进行观察，证实经穴与相关脏腑之间存在相对特异的关系。通过对33个单穴主治作用的研究表明，电针合谷穴对牙痛和子宫收缩乏力的产妇镇痛效果明显；电针曲池穴对高血压病有一定疗效，对慢性荨麻疹有显著疗效；电针肩髃穴治疗肩周炎疗效显著，针刺气舍穴治疗瘿瘤（甲状腺肿）有一定效应；电针天枢穴治疗腹泻型肠易激综合征效果显著，深刺天枢穴在改善结肠转运时间、便秘症状方面疗效显著；电针足三里穴对恶性肿瘤患者化疗及胃镜检查副反应的预防具有肯定的临床效果，艾灸足三里穴可以降低老年人感冒的发病率；针刺双侧上巨虚治疗溃疡性结肠炎有一定疗效；电针丰隆穴可以改善高脂血症患者的总体症状；电针条口穴对治疗肩周炎有效；电针三阴交，在改善急性尿潴留症状体征方面起效迅速，对围绝经期综合征（绝经前后诸症）有明显的治疗作用，可以缩短每一产程活跃期缓解产时疼痛、减少出血量；电针地机穴对原发性痛经具有较好止痛作用；电针神门穴对于治疗失眠症患者主诉的六大主证均有明显效果；电针后溪穴治疗急性腰扭伤的近期和远期疗效均明显；少泽穴治疗乳汁分泌不足具有特异性；电针肺俞穴对支气管哮喘（急性发作期）平喘作用的临床疗效肯定；电针膈俞穴在一定程度上可减轻癌症化疗毒副反应；电针会阳穴治疗女性尿道综合征疗效显著，电针照海穴在改善慢性咽炎临床症状方面有明显的疗效；电针内关穴，能够减少心脏早搏的发生，对防治胃镜检查副反应安全有效；电针支沟穴对气秘患者的异常状态有明显的改善作用；针刺风池穴对1、2级高血压病患者有明显的即刻降压作用；针刺日月穴减轻慢性胆囊炎患者阵痛及胆囊区压痛效果明显；电针环跳穴治疗原发性坐骨神经痛有肯定的临床疗效；电针丘墟穴治疗偏头痛有即时镇痛效应，针刺大椎具有降低患者体温的作用；百会穴透刺治疗急性脑梗死患者运动功能障碍疗效明显，针刺百会穴对中风后抑郁症的临床疗效肯定；人中穴治疗急性腰扭伤有效，而治疗轻、中度休克的总有效率较高；电针膻中穴在促进乳汁分泌方面有明显疗效；针刺中脘穴治疗消化性溃疡有效；针刺中极穴治疗良性前列腺增生症有十分显著的疗效；针刺四神聪治疗失眠有效；电针太阳穴治疗偏头痛肝阳上亢证有明显的即时镇痛效应；针刺四缝穴治疗小儿疳证有一定的疗效。

腧穴主治的特异性之所以是相对的，是因为腧穴主治的特异性受到多种因素的影响。除不同的机体功能状态和不同的针灸操作可以引起同一腧穴的不同效应外，某些实验研究还显示，腧穴主治的特异性还受到腧穴之间交互作用，包括腧穴的协同作用和拮抗作用的影响，如针刺"足三里"可加强"内关"增加心率的作用，而针刺"交信"却减弱了"内关"的作用；将去甲肾上腺素注入狗的"中冲"、"郄门"、"内关"，结果使狗的心率减慢，再以等量该药分别注入"阳池"、"大陵"，又使心率增加；针刺合谷镇痛效应强弱分布规律为：颈＞胸＞腹＞下肢＞上肢，但如与三阴交合用，则结果恰与上述相反。

（三）针灸的操作

大量临床实践表明，适宜的针灸疗法及其操作是取得针灸疗效的不可忽视的重要因素。

选择适宜的针灸疗法是针灸获效的重要保证。《内经》时代对当时已经形成的防治疾病的手段，包括多种针灸疗法就已经提出"各用其宜"的原则，认为机体生理病理所存在的差异，是选用不同疗法的依据，因而用针灸还是用药物要各用其宜，选用针刺还是灸法要各用其宜，九针等不同针具的选用也要各用其宜。《内经》所提出的应根据寒热虚实等病变的性质采用相应的治疗原则，以及《灵枢·官能》所言"针所不为，灸之所宜"，都说明针灸的各种疗法，既有调整平衡的共性，也各有相互不可取代的作用特点。《内经》以降，历代针灸学家不断地创新针灸疗法及改进操作方法和技术的临床实践始终没有停止，如唐宋艾灸疗法的发展、金元刺络放血法的发展，不但说明不同疗法对机体各具有特殊作用，而且也说明针灸疗法及其技术的创新对于扩大针灸的适应证和提高疗效，具有极为重要意义，推动针灸学科的发展。后世发展起来的皮肤针、皮内针、芒针、耳针、头皮针、腕踝针、浮针、腹针等，以及多种腧穴特种治疗技术，如电针、穴位注射、穴位敷贴、埋线、磁疗、激光照射、红外线照射等方法，都因为对疗效有不同程度的影响而使针灸临床的治疗手段更加丰富，促进了针灸学术的繁荣进步。

毫针刺法和艾灸法是针灸临床最常用的方法，施以不同的针灸操作技术，并形成适宜的刺激量，也是针灸获效的基础。古代针灸治病十分讲究操作技术，并总结了大量带有规律性的经验。古人认为毫针刺法包括得气、守气和调气等要领及关键技术都与临床疗效密切相关。《灵枢·九针十二原》指出"为刺之要，气至而有效"，"气速至而效速"，说明针刺要达到一定的刺激强度才能有效。明代《普济方》又提出"气至病所"的重要性，说明针刺的操作能使效应出现在特定的部位，则可提高疗效。《内经》反复强调根据证候的虚实而采用相应的针刺补法或泻法，并作为临床治病的重要原则。现代针法、灸法的研究以不同刺激方法造成适宜刺激量的控制及临床效应特征为核心，在影响毫针刺法刺激量的主要因素、灸法灸量的特征等方面取得了一定进展。

现代临床研究了针刺深浅与疗效的关系。提出不同的针刺深度可引起不同的效应，对针刺深度的有效把握，是针灸的重要刺激参数之一。研究表明，同一疾病针刺同一穴位的不同深度、不同疾病针刺同一穴位的不同深度具有不同的治疗效果，这可能与针刺不同深度刺激，导致不同组织反应具有相对特异性相关。现代研究表明，浅刺多用于虚证，病位表浅的病症，深刺多用于实证，病位较深的病症；浅刺用穴偏多，其刺激量又可通过穴位的数量及刺激时间而加以调整；深刺则可简化用穴，以重刺激取得疗效。浅刺法最为适用于周围性面瘫、面肌痉挛、陈旧性面瘫、湿疹、黄褐斑和小儿腹泻等病症；深刺法广泛适用于中风、椎间盘突出症、三叉神经痛、偏头痛、便秘、尿潴留、前列腺炎、呃逆等病症。现代研究表明疾病的性质是决定留针时间的关键因素之一。现代针灸临床进一步验证了古代文献"寒证、虚证、久病"多用留针的经验。如急性损伤多留针 30 分钟、慢性损伤多留针 60 分钟，疗程越短，疗效越佳。对于风寒湿痹，久留针效果优于暂留针和不留针；对于脑缺血卒中的治疗，留针 60 分钟效果为佳。现代临床发现了艾灸疗法中的腧穴热敏化现象，并创立了腧穴热敏化灸法。研究者认为腧穴热敏化是经穴敏化的一种类型，处在敏化态的腧穴对外界相关刺激呈现穴位特异性的"小刺激大反应"现象，腧穴热敏化的特征是：当受到艾热刺激时呈透热、扩热、传热、局部不（微）热远部热、表面不（微）热深部热、非热觉等特异现象。临床研究证实辨"敏"取穴施灸的疗效优于辨证取穴，腧穴热敏化悬灸疗法的临床疗效确切。迄今的研究表明，腧穴热敏化新灸法对下列病症确能明显提高疗效：风湿性关节炎、骨性关节炎、软组织损伤、肌筋膜疼痛综合征、颈椎病、腰椎间盘突出症、感冒、面瘫、面肌痉挛、三叉神经痛、胃动力障碍、肠激惹综合征、便秘、男性性功能障碍、月经不调、痛经、盆腔炎、慢性支气管炎、支气管哮喘、中风、过敏性鼻炎等。通过多学科合作研究，对灸法红外光谱特征及与穴位红外光谱共振现象有新的发现。研究者对传统艾灸、替代物灸和人体穴位红外辐射光谱的分析比较发现，隔附子饼灸、隔姜灸和隔蒜灸三种传统间接灸与人体穴位归一化红外辐射光谱有惊人的一致性；而几种替代物灸与相应传统艾灸和人体穴位的辐射光谱相差甚远，其温热作用也远不如传统艾灸。

　　针灸工具及器材是针灸操作取效的物质基础，特别是近几十年来，针灸与现代技术的多学科结合，并将计算机技术及声、光、电、磁等技术运用于针灸器材的研制过程中，多种带有时代特征的针灸器材在临床上已取得了较好的疗效。进一步检验各种针灸器材特殊的诊疗作用，并研发更多有效安全的新器材，将有利于提高针灸临床的诊疗水平。

（梁繁荣）

第三节　针灸临床辨证施治体系

　　辨证论治是指导中医临床取得最佳治疗方案和疗效的基础，针灸临床辨证施治体系是在强调中医辨证论治的前提下，以腧穴为作用点，以经络为通路，通过补虚泻实的不同方法来调节脏腑经络气血、平衡阴阳，以达到治疗疾病的目的。针灸临床辨证施治体系的具有以下特点。

一、以经络辨证为主体

　　经络辨证是以经络学说和脏腑理论为指导的一种特有的辨证方法，是针灸临床辨证论治体系的核心和主体。经络辨证是基于经络"内属藏府，外络支节"（《灵枢·海论》）的特点，以《灵枢·经脉》中记载的十二经脉、络脉的病症，以及《难经·二十九难》中的奇经八脉的病症为依据，根据病症出现的部位，结合经脉循行分布、病理变化及所属络的脏腑官窍，以四诊合参为手段，通过辨证归经、循经取穴和刺激相应的经穴，达到通调经脉、调和气血、平衡阴阳的目的。经络辨证以"经络—脏腑—病候"相关的内在联系为理论依据，是指导针灸临床选穴组方的重要原则之一。根据经脉和络脉循行的部位、结构和功能不同，经络辨证具体包括经脉辨证和络脉辨证两个方面。

（一）经脉辨证

经脉辨证是经络辨证中最为核心的内容。经脉辨证具体包括十二经脉辨证、奇经八脉辨证和经别、经筋、皮部辨证等多个方面：①十二经脉辨证即以十二经脉循行路线和病候为依据，根据患者的症状、体征，有目的地对有关经脉循行部位和穴位进行诊查，以辨别疾病的原因、性质及其部位属于何经、何脏、何腑，从而依经选穴。②奇经八脉辨证主要根据奇经八脉的生理功能、循行路线和病候为依据进行，如奇经八脉中冲、任、督三脉均起于胞宫，"一源三歧"，带脉横束腰间，均与胞宫关系密切，因此月经不调、痛经、崩漏、带下等妇科疾病的主要病理变化是冲脉、任脉、督脉、带脉损伤，辨证施治宜从奇经立论。此外，奇经八脉中除任、督 2 条经脉外，其他 6 条经脉都没有穴位，但可选取其与各条经脉的交会穴治疗，如阳维脉的病取外关穴、阴维脉的病取内关穴等。③经别、经筋、皮部不仅弥补了十二经脉循行的不足，也扩大了十二经脉的主治范围，因而，经别、经筋、皮部辨证是经络辨证中对经脉辨证的补充，在针灸临床辨证中有着不可忽视的作用。例如，经筋以它独特的散络结聚形式，循行于四肢，构成了经络系统中的筋肉体系，具有联缀百骸、维系周身的作用。局部筋肉松弛、拘挛疼痛以及全身性的痉挛抽搐等都属于经筋病症的范围，当以经筋病变而辨证施治。

（二）络脉辨证

《灵枢·脉度》曰："经脉为里，支而横者为络，络之别者为孙。"络脉是从经脉支横别出、逐层细分、纵横交错，广泛分布于脏腑组织间的网络系统，是维持生命活动和保持人体内环境稳定的网络结构，其包括大络、孙络、浮络、血络等内容。《灵枢·小针解》曰："节之交三百六十五会者，络脉之渗灌诸节者也。"可见，络脉具有渗灌血气、营养周身、贯通营卫等独特的生理功能，是经脉中气血营养脏腑组织的桥梁和枢纽。

络脉辨证是根据络脉的循行部位较表浅，基于络脉沟通表里两经和渗灌濡养皮肤肌腠的功能特点，依据络脉的虚实病候，从而指导针灸临床选穴和选择恰当的治疗方式。首先，络脉为病，病位较浅，多见于皮肤腠理病变，正如《素问·调经论》曰："风雨之伤人也，先客于皮肤，传入于孙脉，孙脉满则传入于络脉，络脉满则输于大经脉。"其治疗一般从表论治，如现代针灸疗法中的三棱针点刺出血、皮肤针重叩出血和刺血拔罐等均是直接刺激络脉或络脉的分布区，从而祛除邪气的。其次，络脉辨证除了关注病变部位外，还应重视诊察络脉颜色。正如《素问·皮部论》中论述："阳明之阳，名曰害蜚，上下同法。视其部中有浮络者，皆阳明之络也。其色多青则痛，多黑则痹，黄赤则热，多白则寒。五色皆见，则寒热也。"《灵枢·经脉》更是直接指出"凡诊络脉，脉色青则寒且痛，赤则有热"的辨证原则，可见针灸临床应根据人体浅表部位阳性病灶的颜色明暗、长短和凹凸来判断病邪的寒热虚实之性，络脉颜色为青紫，主病寒、痛、瘀；脉色红，主热、气等。

由此可见，针灸临床是以经络理论为基础的，无论针灸治疗在内的脏病还是在外的筋肉疾病，均立足于经脉所属、所络及循行所过、所系的基础之上，以此为依据选穴、配穴。因此，经络辨证是指导针灸临床辨证施治体系的主体。

二、以部位辨证为重点

针灸疗法属于外治法，在辨证施治的过程中十分重视部位辨证，尤其重视辨别疾病所在部位的经络及腧穴，为针灸治疗提供依据。部位辨证包括三个层次的内容：①判断疾病所处的部位，即根据疾病的症状表现确定病位，这是部位辨证的基础；②辨位归经，即根据疾病的部位和经脉的循行，确定哪些经脉通过该部位，该病属于哪条经脉的病变以及可以选择哪些经脉进行治疗，因为"经脉所过，主治所及"是针灸选穴的重要依据；③辨位选穴，即根据疾病的部位和腧穴的定位，确定哪些腧穴位于该部位附近以及该部位的疾病可以选取哪些腧穴进行治疗，因为"腧穴所在，主治所在"是针灸选穴的另一重要依据。例如，黄疸病位在胆，与胆相连的经脉主要有足厥阴肝经和足少阳胆经，因此可选取足厥阴肝经的行间、太冲、蠡沟、期门和足少阳胆经的风池、肩井、日月、环跳、阳陵泉、光明、悬钟、足临泣以及肝俞、胆俞等穴以利胆退黄。

部位辨证和经络辨证有着密切的关系，但需要指出的是部位辨证重在辨别疾病的部位和经络、腧穴的相关性，并以此为依据指导针灸临床治疗。而经络辨证不仅涉及部位，还涉及经络系统的生理功能和病理反应，范围更广。

三、以八纲辨证为指导

疾病的发生和发展，其症状表现是错综复杂的，而八纲辨证是分析疾病共性的辨证方法，它对四诊取得的信息进行综合分析，以探求疾病的性质、病变部位、病势的轻重、机体反应的强弱、正邪双方力量的对比等情况，有执简驭繁、提纲挈领的作用。疾病的表现虽然错综复杂，但基本都可以归纳于八纲之中，因此八纲辨证是中医各种辨证的总纲，各种辨证方法都是在八纲辨证基础上的深化。针灸临床辨证施治体系以八纲辨证为指导，可以确定证候的类型，判断其趋势，为治疗指明方向。

四、以脏腑辨证为补充

针灸虽然属于外治法，但是它对在内的脏腑以及全身功能的调节作用和应用范围，却很明确、广泛。准确的脏腑辨证对针灸取穴、配穴具有指导意义，其主要体现在：①指导辨证循经取穴。由于脏腑—经络—腧穴是一个相互联系的有机体，当某一脏腑发生病变时，可以选取与之联系的经脉上的腧穴治疗，如急性胃痛取胃经的梁丘，胸痹心痛取郄门等。②指导灵活配穴，尤其是特定穴的应用上，如取原穴治疗五脏病，取募穴和下合穴治疗六腑病。此外，还可以依据脏腑辨证进行配穴，例如治疗眩晕，若辨证为肝肾阴虚、风阳上亢，可在局部和远端循经取穴的基础上配伍太溪、太冲以滋水涵木。

五、重视腧穴特异性的运用

人体的某些腧穴具有特殊的治疗效应。《四总穴歌》云："肚腹三里留，腰背委中求，头项寻列缺，面口合谷收。"正是古代针灸医家利用腧穴特异性施治的典范。针灸临床辨证施治体系中要重视腧穴特异性的运用，在明确主要证候的基础上，对某些兼见证候或者症状可以选取相应的临床有效的腧穴治疗，如痰多取丰隆、热盛取大椎、便秘取支沟、湿盛取阴陵泉、胎位不正用至阴等。腧穴特异性的正确运用可以起到简化针灸处方用穴、提高针灸临床疗效的作用。

　　综上所述，针灸疗法以经络学说为核心理论，针灸临床辨证施治体系绝不等同于中医内科辨证施治体系，而应该以经络辨证为主体，以部位辨证为重点，以八纲辨证为指导，以脏腑辨证为补充，并在临证时重视腧穴特异性的运用，这样才能充分体现针灸理论和临床治疗的特色和优势，从而提高临床疗效。

（梁繁荣）

上篇 针灸临床研究方法

第一章 概　述

针灸临床研究，又称针灸临床试验，是以人为对象进行的任何意在发现或证实一种针灸疗法的临床疗效；和（或）确定一种针灸疗法的任何不良反应、安全性和（或）有效性的研究。针灸临床研究包括干预性研究、经络穴位的诊断研究、针灸防治效果的预后研究以及针灸器具的临床评价研究和卫生经济学研究等。

第一节　针灸临床研究的目标和任务

一、证实临床有效性及安全性，拓展临床应用范围

针灸临床有效性是针灸学科存在和发展的基础，WHO 在 1995 年颁布的《针灸临床研究方法指南》中明确指出，"在世界范围内针灸被认为是一种有效而可行的卫生保健资源"，所以进一步证实其疗效和安全性是针灸临床研究的首要目标，也是拓展针灸临床应用范围，促进针灸国际化发展的重要前提。

（一）疗效和安全性评价研究

临床疗效的提高是临床治疗的主要目标和任务，针对针灸在临床上已经取得良好疗效的经验，采用规范化的临床研究方案进行疗效和安全性评价的研究，其目标是确定具体病症的规范化治疗方案，包括针灸操作方法的规范及适宜病症的范围。

（二）针灸治疗优势研究

针灸临床疗效关系到针灸学科的持续发展，人们选择针灸治疗的主要依据是它相对于其他治疗方法的疗效优势或在改善疾病临床症状中不劣于现行西医有效治疗方案，且在安全性方面也具备显著优势。临床治疗优势的研究有助于临床优势治疗方案的筛选，进一步规范和细化针灸治疗的各环节；只有研究并阐明了针灸治疗的优势和特色，在临床应用中才能有的放矢。此外，针灸治疗优势的研究还包括针灸卫生经济学的研究，可为卫生保健的决策层确立针灸在医疗保健体系中的地位提供依据。

（三）拓展针灸应用范围研究

针灸学是中医药中具有鲜明特色和显著优势的学科，WHO 先后在 1979 年和 1996 年分别提出了 43 种和 63 种针灸适应证向全世界推广，这些适应证涵盖了临床的内科、妇

科、外科、儿科等。目前，针灸作为一种临床治疗的技术手段在康复医学领域也得到了良好的应用，但在预防和保健方面的优势还未得到足够的重视和发展。同时，随着西医学技术的发展，对大量疾病的病因和发病机制有了新的诠释，针灸治疗的应用范围也随之有了新的变化。紧密结合现代疾病谱的发展，以及对针灸治疗作用和治病机制的相关研究成果，从针灸治疗对象、针灸传统治疗方案与常规治疗相结合、针灸治未病等方面积极拓展针灸应用范围的研究，开展规范化的临床试验，研究结果将对建立我国新的医疗保健模式产生重要意义。

二、建立符合针灸临床的研究方法和疗效评价体系

目前，针灸临床研究从设计、实施到临床评价主要是参照流行病学和《药物临床试验质量管理规范》。近年来开展的针灸临床随机对照试验按照现代循证医学的观点来分析，研究方法学质量仍然不高，研究成果不能为国外的主流医学接受和认可，主要存在的问题包括：研究目的不明确，随机的隐藏未能恰当应用，盲法的设计和实施存在缺陷，对照方法选择不当，疗效评价指标量化度不高，或者缺乏特异性，数据统计分析中对干扰因素和一些非特异性影响因素考虑不足等。

针灸医学是一门以技术特点为分类原则的多学科交叉的专科医学。由于针灸理论建立受哲学思想的影响，所以其理论基础不能套用西医解剖学和生理学解释，其对健康和疾病的认识与用现代科学技术武装起来的西方医学有很大的不同。针灸疗法是中医整体治疗的最好体现，针灸对机体具有多层次、多水平、多靶点的整合调节作用，可以在不同水平上实现对多个器官、多个系统的调节。还有研究表明，针灸临床效应中包含了部分非特异性效应，如患者的治疗期待、针刺的安慰效应等。

由于针灸治疗过程中与传统给药方式比较存在诸多不同，针灸临床研究与药物临床研究有诸多差异，完全参照目前广为实行的《药物临床试验质量管理规范》是有局限性的。1995年WHO西太平洋地区办事处发布的《针灸临床研究方法指南》和2014年中国针灸学会发布的《针灸临床研究管理规范》中已经明确指出，建立规范的、适合针灸临床研究的方法和疗效评价体系才能提高针灸临床研究质量，提升针灸的国际影响力。建立符合针灸临床研究的方法和疗效评价体系也符合《国家中长期科学和技术发展规划纲要（2006—2020）》提出的"构建适合中医药特点的技术方法和标准规范体系，提高临床疗效，促进中医药产业的健康发展"的任务。

三、促进针灸学理论体系的完善和发展

长期以来，针灸临床实践仍然遵循传统针灸学理论，但随着针灸临床试验的广泛开展，特别是国际针灸研究的蓬勃发展，国外不少学者根据临床研究的结果对传统针灸理论提出了质疑。最具代表性的就是"经穴效应特异性"，它已成为目前国内外针灸研究领域共同关注的焦点。2011年美国针灸协会发表的"白皮书"（White Paper）也将该问题列为针灸研究中两大具有挑战性的研究命题之一。国外研究者分别以偏头痛、膝骨关节炎、纤维肌痛患者等为研究对象，开展了多项针灸临床研究，发现针刺经穴与非穴之间疗效差异不肯定，继而否认经穴效应存在特异性。"经穴效应特异性是否存在"这个科学命题是针灸学理论的核心之一，要回答这个问题主要依靠针灸临床研究的结果。

国家重点基础研究发展计划（973计划）在2006年专门设立中医研究专项"基于临床的经穴特异性研究"，其中相当部分的研究内容都是围绕针灸临床效应开展的，以为回答经穴效应特异性是否存在以及经穴效应特异性的表现规律提供临床证据。通过5年的研究发现经穴效应特异性具有相对性、循经性、持续性和条件性等规律，发展了传统理论中对经穴效应特异性的认识。此外，针灸学传统理论中对于"得气"的描述主要以医患双方的主观感觉为主，缺乏一些相对客观量化的指标和评价方式，国内外已经开始一系列临床研究以求寻找得气的量化方式、得气与疗效的相关性、得气的影响因素等命题的答案。因此，开展针灸临床研究对促进针灸学理论体系的发展和完善起着不可替代的作用。

四、促进针灸循证医学发展，提高临床医疗质量

在临床医学研究中涌现的最佳成果要发挥效益必须有赖于临床实践。如何正确地识别和应用最佳证据指导针灸临床诊疗决策，则需要借鉴应用循证医学和临床流行病学的理论和方法，对引用的针灸临床证据予以严格评价。针灸循证医学是近年来发展起来的新兴学科方向，它是将现代循证医学的原理、方法与针灸学相结合，以临床流行病学、针灸临床医学等作为理论支撑，主要内容为针灸临床证据的产生、评价、挖掘和应用。循证针灸学的核心是遵循最佳针灸证据进行决策，而最佳针灸证据的主要来源就是高质量的针灸临床随机对照试验。在此基础上，还可形成具有针灸学术特点的针灸治疗方案推荐等级标准，最终完善成为针灸临床实践指南。因此，针灸临床研究是促进针灸循证医学发展的积极动力，这为提高临床医疗质量，促进针灸学科的标准化、规范化发展意义深远。

五、培养复合型的高质量针灸临床人才

21世纪的卫生需求将由20世纪的"重治疗轻预防"向"预防-保健-治疗-康复"一体化转变，并由技术服务扩大到社会服务。针灸医学以其适应范围广、疗效迅捷、强身健体效果好，且安全性高等独特优势，势必在疾病预防和康复保健中发挥更重要、更广泛的作用。随着现代科技的迅猛发展，新兴学科和边缘学科兴起，医学研究的手段、诊疗技术甚至诊疗方式等也在发生着改变，这些都必将对针灸学科的发展产生重大影响。

针灸人才的知识结构除了具备中医针灸专业知识外，还应掌握西医学知识、社会人文科学知识等，应注重学科间的交叉和渗透，特别是近年来飞速发展的医学信息技术等。针灸临床医生的培养也必须由经验型转向临床和研究复合型才能符合现代及未来医学发展的趋势。随着西医学理论的发展充实，针灸学理论也在不断自我完善和发展，针灸临床研究内容和形式也在不断进步，针灸临床人才也应该不仅善于解决临床医学问题，还应创新针灸理论、促进针灸学科的持续发展。

（梁繁荣）

第二节　针灸临床研究的特点

针灸临床研究属应用类研究。应用类研究的特点是采用基础研究提供的理论和成果，解决具体的问题，因此实用性强，理论和方法比较成熟，风险较小，在课题设计上要求技

术路线清晰、方法具体可行、成果具有推广价值。因此针灸临床研究具备如下特点。

一、研究的对象是患者及其群体

针灸临床研究对象的复杂性决定了针灸临床研究相对于其他学科研究更难以开展，其复杂性主要表现在研究对象受多种因素影响。

社会因素：人生存所依赖的复杂自然和社会环境、经济因素；

心理因素：人的复杂反应和意识状态；

生物因素：人的复杂病理生理特点、人的个体差异多样性；

疾病因素：疾病的病情、病程、转归等因素；

群体性：某种特定临床疾病的一组人群。

二、针灸临床科研的干预措施要安全有效

从医学伦理角度评价针灸临床研究的基本出发点是以研究对象（患者及其群体）的利益作为最重要的关注目标。缺乏科学依据且无疗效证据的干预措施是不允许用患者做研究的。在操作中，应具体情况具体分析。研究对象是公认的针灸适宜病种，所做研究以疗法的改良和优化为主要目的，是目前针灸临床研究的主流。如研究对象是心绞痛、哮喘等易急危发作的患者，应在现确有疗效的药物或疗法作为基础治疗的前提下，谨慎开展临床研究。如研究对象是癌症晚期患者或 AIDS 晚期患者，即患者的预后很差，新的治疗方法对晚期患者是最后的希望，从伦理角度评价可能被接受。

三、研究场所

针灸临床研究基本上是在医院范围内进行，但当涉及在循经感传现象的人群发生率、穴位的病理反应与早期诊断的研究或针灸对疾病早期的预防性治疗作用时，则要面向社区。院内与院外患者的综合性群体研究是针灸临床研究在今后的必经之路。

四、医德

在开展针灸临床科研之前，不仅需要从技术层面考虑某一项研究是否可行，还需要从这项研究可能对人、对社会和对人类的未来产生影响的角度，评估这项研究是否有必要进行。

五、有利于针灸临床医学的研究

通过科学、严密地设计，严格控制各种干扰因素，研究、比较各种针灸治疗方案的有效性、安全性和耐受性，以及针药结合等针灸和其他方法结合构成的综合治疗方案在临床运用的优势、特色，为临床医生、医疗决策机构对针灸医疗方案的选择提供可靠的决策依据。

六、针灸临床科研的共同性与渐进性

随着社会经济的发展和医学科技手段的不断更新，人类面临的卫生问题不断变化，疾病谱也随之改变。目前针灸临床研究主要借鉴现代临床流行病学、循证医学中的临床研究

方法进行研究。包括随机对照临床试验、回顾研究、病例对照研究、序列试验设计、单个病例研究、流行病学研究、人类学研究、市场后监测等。其中，随机对照试验已经成为临床研究各种方法中的常用方法，因此被广泛运用。临床研究是目前针灸研究中广泛应用的一种研究方法，其得出的结论可以直接用于指导临床治疗或解决临床应用中的技术或理论问题，具有很高的学术价值和实用价值。

七、针灸临床科研的大众性与稀少性

针灸临床研究在研究对象上从关注个体病例为基础扩大到相应的患病群体；在研究场所上由关注医院的个体患者诊治扩大到社区人群疾病的综合防治；在研究内容上从研究与探讨疾病的早期治疗，发展到疾病的预防及发展和转归，形成完整的针灸临床科研思路并提高临床诊疗水平，不仅研究适宜病种，还要研究疑难病和罕见病。

（方剑乔）

第三节 针灸临床研究中人员的分工及要求

一、研究者

负责临床试验的研究者应在合法的医疗机构中具有任职行医的资格，具有试验方案中所要求的专业知识和经验，对临床试验研究方法具有丰富经验或者能得到本单位有经验的研究者在学术上的指导，熟悉申办者所提供的与临床试验有关的资料与文献，并有权支配进行该项试验所需要的人员和设备条件，熟悉临床试验管理规范，遵守国家有关法律、法规和道德规范。在临床研究中，负责临床试验的研究者主要职责如下。

（1）研究者必须详细阅读和了解试验方案的内容，与申办者共同签署临床试验方案，并严格按照方案和本规范的规定执行。研究者应及时向伦理委员会递交临床试验方案，请求批准。

（2）研究者应了解并熟悉试验方案的作用、疗效及安全性，同时也应掌握临床试验进行期间发现的所有与该方案有关的新信息。

（3）研究者必须在有良好医疗设施、实验室设备、人员配备的医疗机构进行临床试验，该机构应具备处理紧急情况的一切设施，以确保受试者的安全。实验室检查结果必须正确可靠。

（4）研究者应获得所在医院或主管单位的同意，保证有充分的时间在方案规定的期限内负责和完成临床试验。研究者须向参加临床试验的所有工作人员说明有关试验的资料、规定和职责，确保有足够数量并符合试验方案入选标准的受试者进入临床试验。

（5）研究者应向受试者说明经伦理委员会同意的有关试验的详细情况，并取得知情同意书。

（6）研究者负责作出与临床试验相关的医疗决定，保证受试者在试验期间出现不良事件时得到适当的治疗。

（7）研究者有义务采取必要的措施以保障受试者的安全，并记录在案。在临床试验过

程中如发生严重不良事件，研究者应立即对受试者采取适当的治疗措施，同时报告药品监督管理部门、申办者和伦理委员会，并在报告上签名及注明日期。

（8）研究者应保证将数据准确、完整、及时、合法地载入病例报告表。

（9）研究者应接受申办者派遣的监查员或稽查员的监查，确保临床试验的质量。

（10）研究者应与申办者商定有关临床试验的费用，并在合同中写明。

（11）临床试验完成后，研究者必须写出总结报告，签名并注明日期后送申办者。

（12）研究者提前终止或暂停一项临床试验必须通知受试者、申办者、伦理委员会，并阐明理由。

二、监查员

监查是为了保证临床试验中受试者的权益受到保障，试验记录与报告的数据准确、完整无误，保证试验遵循已批准的方案、药品临床试验管理规范和有关法规。监查员应有适当的医学或相关专业学历，并经过必要的训练，熟悉针灸临床试验管理规范和有关法规，熟悉有关试验方案的临床前和临床方面的信息以及临床试验方案及其相关的文件。主要职责如下：

（1）在试验前确认试验承担单位已具有适当的条件，包括人员配备与训练各种与试验有关的检查，实验室设备齐全，工作情况良好，估计有足够数量的受试者，参与研究人员熟悉试验方案中的要求。

（2）在试验前、中、后期监查试验承担单位和研究者，以确认在试验前取得所有受试者的知情同意书，了解受试者的入选率及试验的进展状况。确认所有数据的记录与报告正确完整，每次访视后作一书面报告递送申办者，报告应述明监查日期、时间、监查员姓名、监查的发现以及对错误、遗漏作出的纠正等。

（3）确认所有病例报告表填写正确，并与原始资料一致。所有错误或遗漏均已改正或注明，经研究者签名并注明日期。每一受试者的剂量改变、治疗变更、合并用药、并发疾病、失访、检查遗漏等均应确认并记录。核实入选受试者的退出与失访须在病例报告表中予以说明。

（4）确认所有不良事件均应记录在案，严重不良事件在规定时间内作出报告并记录在案。

（5）协助研究者进行必要的通知及申请事宜，向申办者报告试验数据和结果。

三、记录与报告员

病例报告表是临床试验中临床资料的记录方式。每位受试者在试验中的有关资料均应记录于预先按试验要求而设计的病例报告表中。记录与报告员应确保将任何观察与发现均正确而完整地记录于病例报告表上，记录者应在表上签名。病例报告表作为原始资料，不得更改。作任何更正时不得改变原始记录，只能采用附加叙述并说明理由，由作出更改的研究者签名并注明日期。复制病例报告表副本时不能对原始记录作任何改动。临床试验中各种实验室数据均应记录或将原始报告粘贴在病例报告表上，在正常范围内的数据也应记录。对显著偏离或在临床可接受范围以外的数据须加以核实，由研究者作必要的说明。各检测项目必须注明所采用的计量单位。研究者应有一份受试者的编码和确认记录，此记录应保密。

四、统计分析与数据处理人员

在临床试验的统计结果的表达及分析过程中都必须采用规范的统计学分析方法，并应贯彻于临床试验始终。各阶段均需有熟悉生物统计学的人员参与。临床试验方案中要写明统计学处理方法，此后任何变动必须在临床试验总结报告中述明并说明其理由。若需作中期分析，应说明理由及程序。统计分析结果应着重表达临床意义，对治疗作用的评价应将95％可信区间与显著性检验的结果一并考虑。对于遗漏、未用或多余的资料须加以说明，临床试验的统计报告必须与临床试验总结报告相符。

（方剑乔）

第二章　针灸临床研究选题

针灸临床研究选题也叫立题，是指选择和确定针灸临床科研的具体方向、目标和任务等；是针灸临床研究活动的第一步，也是最重要的一步，是科研活动的起点，同时它本身也是科研工作，属于科学研究方法的范畴。著名物理学家李政道教授说："不会选择第一流的题目，就不会作出第一流的工作。"英国科学家贝尔纳也说："课题的形成和选择，无论作为外部的经济技术的要求，还是作为科学本身的要求，都是研究工作中最复杂的一个阶段。一般说来，提出问题比解决问题更困难。"因为选题是确定研究方向和目标的大问题，只有方向和目标明确了，以后的研究工作才有可能真正取得成果。一般来讲，高水平的课题加上高精尖的研究手段，可以获得高水平的研究成果；低水平的课题加上高精尖的研究手段也只能获得低水平或中水平的研究成果；当然，低水平的课题加低水平的研究手段就更不用说了。所以，我们常说选题是针灸临床研究工作的具有战略意义的第一步，必须引起高度重视。同时，在进行针灸的科研选题时，又要有正确的态度，既要量力而行，又要尽力而为。选题时要注意难易程度适宜，所谓"不买贵的，只买对的"，即最适合的才是最好的。

第一节　针灸临床研究的选题原则

为了保证针灸临床选题的正确性和可靠性，我们必须遵循选题的基本原则。它主要包括：创新性原则、科学性原则、需要性原则和可行性原则等。

一、创新性原则

课题的创新性是指课题的选择要有一定的新发现、新观点、新见解，在应用研究领域有新内容、新途径和新方法。课题的创新性应具体表现在：一是反映时代特点，二是具有新内容，三是寻找新的角度，四是采用新的方法，五是广泛收集资料，了解课题的研究状况，搞清已有的研究解决了哪些问题，还存在哪些不足，怎样加以改进。创新体现了科学研究的最大特点，也是科学研究的灵魂。

选题必须具有明显的新颖性，其研究结果将在本学科及相邻学科显示出创新性和预见性，对于促进科学技术和社会经济的发展具有积极的意义。一个具体的课题中应该有一个主攻的创新内容。创新性研究一般分为两种：一是创建前所未有的新学说和新发明，即填补某一领域中的某一空白；二是在前人研究基础上继续深入探索，用已知的手段去探索未知，从而提出新的见解和理论；或是国外对某问题虽有报道，但尚需结合我国医学实际进行研究，引进新的医学科学技术填补国内空白。目前针灸临床科研多以后者为常见。

选题的创新性是十分重要的，但在追求创新的同时必须注意：科学研究是以事实为依据的，只有明确的事实作为基础才谈得上其他，切不可片面追求创新性而忽视了基础与事实，不要毫无根据地轻易和以往已确认的科学理论或经过检验的经验、事实、定律相违背。另外，所谓创新原则，主要是指研究思路的创新和研究成果的新颖性，不能片面理解为只要采用了先进的实验手段和指标仪器就有创新性。

二、科学性原则

选题的依据必须符合自然科学和社会科学的基本原理，有公认而准确的科学理论或可靠而充分的科学事实作为立题的基础。爱因斯坦说过："提出一个问题往往比解决一个问题更重要，因为解决问题也许仅仅是一个数学上或实验上、方法上的技能而已，而提出新的问题、新的可能性，从新的角度去看旧的问题，都需要有创造性的想象力，而且标志着科学的真正进步。"遵循这条原则，关键在两点：其一，选题必须有科学依据，符合客观实际，不是凭空想象。其二，选题必须是科学的，而不是反科学的。针灸临床研究大部分是基于既往临床实践经验基础上的，因此必须在保证选题方向的正确、合理和科学性的基础上开展研究工作。比如开展针灸治病机制的研究就必须首先肯定其临床疗效，只有疗效肯定了才有意义去进行基础实验研究，探讨其作用机制。

三、需要性原则

社会经济建设的迅速发展，必须要依靠科学技术；反过来，每一项科学技术的诞生，也都是社会经济建设需要的结果。正像恩格斯指出的那样："社会上一旦有技术上的需要，则这种需要就会比十所大学更能把科学推向前进。"由此可见，社会的需要，应成为科学研究选题遵循的重要依据之一。

社会进步和经济发展，必然要求加快科学技术前进的步伐。针灸临床研究选题，首先要考虑的内容是针灸临床实际工作中的技术问题和人民群众生活中的健康难题，必须注重临床和社会需要这个重要前提。在确立自己的研究选题之前，要积极深入到临床一线中去找问题，发现针灸诊疗中的技术难题，以此作为自己的科研选题；同时，要对该选题的预期经济效益、社会效益和理论、实际意义等进行充分的调查研究。只有这样，才能做到：既符合需要性原则，容易通过论证，获得经费资助，又能使研究成果很快在临床实际中推广应用。

四、可行性原则

即选题实现的可行性。任何科研活动都必须具有人力、物力、财力和信息四大要素的保证。临床研究选题还要符合医德有关规定，某些发达国家如美国、澳大利亚、日本、北欧等国家先后制定了临床试验管理规范，明确规定：临床试验必须符合《赫尔辛基宣言》和国际医学科学组织委员会关于人体生物医学研究的国际道德指南中的道德原则，内容包括保护受试者权益和隐私的规定，临床试验前需经伦理委员会审批并获得受试者的知情同意等。以下就人力、物力、财力和信息保证四个方面进行论述。

（一）人力保证

是指参加研究工作的人员素质、人才结构等，这是开展科研的核心条件，不仅要注意课题负责人的知识结构、时间精力和智力素质，同时也要注意整个课题组成员的综合素质、学科分布以及年龄结构的合理性。

（二）物力保证

是指开展临床研究工作的物质条件，如仪器设备、实验室、实验药品、实验器材和临床基地等，这是开展临床科研的必备。如果上述人力、物力条件本单位有所不足时，可以联合有关单位进行协作。

（三）财力保证

是指科研必需的经费支持，是临床研究者必须考虑的重要因素之一，也是获得各类科研基金资助课题的重要考量。

（四）信息保证

是开展科研的重要资源，包括资料储备、检索手段、文献查新等，它决定科研成果的水平高低。科研选题的提出，应该具有一定的材料积累，任何科学研究都是在积累知识和有关材料的基础上开始的。在科研课题的申报过程中，主管部门都要审查申报人员对这个选题的知识积累情况，也就是有关该选题的研究情况。

总之，针灸临床研究的选题必须从临床实际需求出发，遵循科学研究的一般规律，依据自身的综合条件创造性地进行。

（阳仁达）

第二节　针灸临床研究选题的步骤

一、问题的提出

提出问题是研究工作的起点，它往往是在反复酝酿、思考的基础上进行的，这种过程的初始线索常常是在脑海中瞬间闪现的，而且稍纵即逝，我们把这种瞬间的想法叫做初始意念，或者说是思想火花。初始意念是关于问题的一种理性猜测，要及时抓住初始意念，进行反复深入的思考，使意念活动升华，形成对问题本质属性和特征的进一步概括，即初始概念。初始概念的形成标志我们在思想上有了相应的思考；初始概念产生的基础是原有的概念体系不能解释新的问题，促使我们通过创造性思维提出对新事实的解释，也就是提出问题。

提出问题的方法和途径有很多，比如在以下诸多方面针灸存在着巨大潜力；同时，在针灸的临床研究过程中也存在很多问题，值得我们进一步深入探讨。①重大疾病的针灸预防和治疗研究：包括心脑血管疾病、呼吸系统疾病、乙型肝炎、肿瘤等的有效预防和治疗措施、病体康复等。②临床常见病、多发病的针灸防治方法研究，即通过研究以期形成高效且便于实现自我照顾的标准疗法等。③针灸优势病种的临床疗效及机制研究，如某些功能性疾病、免疫性疾病、神经退行性疾病和疾病并发症等的研究。④经络腧穴理论的研究：经络腧穴理论是在千百年临床实践中，由许多医家经过一代又一代的努力形成的，包含着许多科学的精粹，如何克服和完善历史遗留的不足，探寻其理论与实践根源，并进行必要的补充和科学的说明，都有着大量的工作要做。⑤针灸干预亚健康及保健作用的研究：由于工作紧张和社会竞争的日益激烈，亚健康人群越来越大，同时随着我国老年人口比例的增加，老年保健问题也越来越引起全社会的重视。因此，在亚健康干预、延缓衰老、康复保健、提高人们的生存和生活质量等方面，针灸都大有作为。

二、资料的查询

问题提出之后就要进行广泛的文献查阅，以了解所提问题的既往研究经过，寻找解决问题的正反两方面的支持证据。马克思曾经说过："研究必须充分地占有材料，分析它的各种发展形式，探求这些形式的内在联系。"这不仅适用于科学问题的研究，同样适用于为确立研究的问题而做的研究工作。

资料分很多种类，从文献类型来讲，有揭示最新成果且属于一次文献范畴的原著，也有以汇总分析现有他人文献资料为基础且属于三次文献范畴的综述和述评；从载体形式来分，有以学术期刊为媒介的书面文字资料，也有以会议、讲座、个人交流等形式形成的口头资料；从资料内容来看，有属于理性层面的思想、观点、学说等，也有属于感性层面的事实、数据、现象等。所有这些相关的资料信息都处于一种无序的混乱状态，有赖于我们围绕选题将其序化为有内在联系和一定逻辑顺序且能够清晰表述问题及其意义的信息组合，这本身也是研究工作的一个组成部分。

（一）文献检索方法

1. 顺查法 是从用户要求查找的其起始年代或课题分析所得出的该课题研究的起始年代开始，由远及近逐年查找文献的方法。运用此种方法查找文献，查得的文献比较全面、系统、可靠，查全率较高。不足之处是，耗时费力，效率较低。为了提高检索效率，用顺查法检索文献，开始时可将要查找的文献范围扩大一些，如按此范围查到的文献数量较大，应适当缩小其查找范围，查到一定文献后，可选取与检索课题针对性极强的文献，直到查得的文献满意为止。

2. 倒查法 与顺查法正好相反。它是一种逆时间顺序，由近及远查找文献的方法。检索时，由当前开始，逐年向前进行查找，直到查找到满意的文献为止。运用此法查阅文献，主要适用于一些前人没有研究过的新课题，或者前人虽做过此类研究，但现在仍有使用价值，或是在针灸临床工作中碰到了实际问题需要解决，寻找解决问题的办法。查找的范围一般应限于最近5~10年以内的最新文献。运用倒查法查找文献，比顺查法省时间、检索效率高。

3. 抽查法 针对某一学科的发展特点，在发表文献较多的一段时间内（几年或十几年）进行检索，用以解决要求快速检索的课题。抽查法可以在较短时间内检索到较多的文献，但是用这种检索方法的前提是事先必须充分了解该学科或该课题研究发展的历史背景。

4. 追溯法 即利用文献所附参考文献查找到一批文献，并利用所查到的这批文献后面所附的参考文献追溯查找文献的方法。运用这种方法查找文献，可以逐级追溯，一环扣一环地追查下去，不断地扩大文献线索，可产生"滚雪球"的检索效果，也称滚雪球法。

这是初次从事科研工作者最常用和最适用的一种方法。使用此方法检索文献时，最好先查获几篇与研究课题有关的文献综述，再利用文献综述后所附参考文献较多的特点进一步查找，可获得最佳效果。不足之处是用此法检索容易漏检，所查文献很不全面，一般往前追溯的年代越远，所获得的文献也就越陈旧，故而此法仅是在没有检索工具或检索工具不全的情况下，作为查找文献的一种辅助方法。

5. 浏览法　分一般性浏览和寻找性浏览。前者指对于在某个领域已进行了相当的工作，研究方向已确定的人，必须养成对本专业的主要期刊作经常性浏览的习惯，以使自己熟悉本专业的现状和发展动态，掌握国内外的最新信息，跟上发展形势。后者指有目的地找一篇（或几篇）与自己专题有关的文章，此法可通过先找到本专业的期刊或专著，主要浏览目录（专著则先浏览参考文献）和摘要，记下自己拟寻找的文章，然后扩大浏览范围，去查阅有关的可能会有自己专题方面文章的期刊，这样可找到许多自己需要的文章，再结合滚雪球法即可得到更多的参考文献。

总之，资料查询的方法很多。但无论使用何种查询方法，都应从实际情况出发，根据检索要求，灵活应用，尽可能避免漏检和误检，提高文献的检索效果。

（二）文献检索途径

1. 主题途径　根据文献的主题内容，通过规范化的名词、词组或术语（即主题词）查找文献，其检索标志是主题词。主题词表是标引和检索人员的共同依据，各种检索工具都有各自的主题词表，并通过参照关系做规范化处理，使同义词、近义词、同族词、相关词、主题词与非主题词在主题词表中都一目了然。也可通过参照关系指引读者，查找作为主题词的词和与主题有关的主题词，扩大检索范围。在主题检索途径中，主题词按字顺排列，直观性强。查找文献时，只要选准了主题词，就能较为容易地确定该词在索引中的位置，不必考虑词与词之间的学科属性和逻辑关系。缺点是主题途径不像分类途径那样具有系统性、稳定性，如果主题词选得不准或组配不当，会造成误检或漏检。

2. 关键词途径　是直接从文献中抽出来的具有实质性意义的词。

（1）关键词未经规范化处理，也不受主题词表控制，又称自由词。该检索途径是以关键词为检索标志，通过从文献篇名、文摘或正文中抽出来的能表达文献主要内容以及起关键作用的单词或词组来查找文献的检索途径。

（2）关键词途径的缺点是自由选词，而对同一事物的概念不同，作者选词也不尽相同，且由于同义词、多义词、复合词，名词单、复数等的不同，文献会分散在不同关键词中，不能集中一处，同一概念，内容可完全不同，因此必然影响查准率、查全率。

3. 题名途径　根据图书、期刊、文献篇名的首字字顺或音序查找文献的检索途径。

4. 著者途径　根据文献上署名的著者、译者、编者的姓名或团体、机构名称查找文献的检索途径。通过该途径，可以查到同一著者的多种著作，对于全面了解某一著者或团体机构的学术观点、研究成果、科研动态极有帮助。

5. 分类途径　根据课题内容的学科属性通过特定的分类法检索文献的途径，称为分类途径。它是根据文献主题内容所属的学科属性分类编排，将类目按照学科知识体系的内在逻辑关系来排序，以学科属性为分类标准，属族性检索。能反映学科概念上的隶属、等级、派生和平行关系。检索标志是分类号或类目名称。国内外较为有名的医学检索工具，绝大多数的正文部分按分类排列，编有分类目次表。分类途径的优点是根据科学分类的逻辑规则编排文献，层次分明，可以触类旁通，分类号简明易记，同一类的文献集中在一起，便于检索。缺点是专指性不强。

6. 序号途径 利用文献的各种代号编制而成的检索途径称之为序号途径。许多文献都编有序号，如专利有专利号，化学物质有化学物质登记号，标准有标准号，图书有国际标准书号（ISBN），期刊有国际标准刊号（ISSN）。

7. 其他途径 根据学科性质和不同的专业特点，有些检索工具还编制有独具特色的检索途径。例如美国《化学文摘》有分子式索引，美国《生物学文摘》编制有"属种索引"、"生物分类索引"等。在检索中应根据所使用的检索工具和研究课题的需要，灵活应用各种检索途径，将各种检索途经联合使用，以便达到最佳检索效果。

（三）中文文献检索工具

1.《中文科技资料目录（医药卫生）》 收摘国内绝大多数公开出版发行的医药卫生学术期刊，目前有 600 多种，以及部分内部发行的医药卫生期刊和学术会议论文汇编。近年来每年收录报道约 45000 篇。检索途径有分类目次和主题索引。每年第 12 期累计主题索引，可用于查找全年的文献线索。

2.《中文科技资料目录（中草药）》 收摘国内公开和内部发行的医药期刊、汇编、会议录等，目前为 400 多种。收录内容包括中草药学理论、药材学、制剂工艺、药材加工炮制、药理实验、临床观察等。近年来每年收录报道 6000 多篇。检索途径分类目次和刊后的"主题索引"及"主题索引（医学）"。每年单独编辑出版年度主题索引，供查找全年的中草药文献线索。

3.《全国报刊索引》 收摘国内公开和内部发行的全国性和部分地方性报纸和中文期刊。近年来每年收录报道近 30 万篇。检索途径主要是分类目次。分"哲学社会科学版"和"自然科学技术版"两分册。"哲学社会科学版"收摘报纸 200 种，中文期刊 3505 种，可查到法医学、心理学、医学伦理学等医学相关学科文献。"自然科学技术版"收摘中文期刊 1000 多种，可查到生物科学、医药卫生（包括医药卫生管理、计算机医学应用）、兽医学、制药化学工业、环境保护及其防治和劳动保护等医学相关学科文献。

4.《中国生物医学文献光盘》（CBMdisc） 由中国医学科学院医学信息所出版发行，收录自 1983 年以来国内 900 余种医药卫生学术期刊中的论文题录，大部分有文摘。可以从关键词、主题词或英文主题词、作者名、作者单位、刊名、出版年、文献类型等入手检索；检索策略可反复修改、保存、调用；检出结果可打印或存入磁盘带走，以便再自行编辑或建立专题文档。

5. 中文科技期刊数据库 由科技部西南信息中心重庆维普咨询有限公司开发，最初只是中文科技期刊篇名数据库，随后推出了"中文科技期刊数据库全文版"，收录的期刊分为自然科学、工程技术、农业科学、医药卫生、经济管理、教育科学和图书情报七大门类，数据可回溯到年。

6. 中国学术期刊全文数据库 是我国第一个综合性中文期刊全文数据库，数据可回溯到年，收录的期刊分为理工数理科学、理工化学、化工、能源与材料、理工工业技术、电子技术与信息科学、农业、医药卫生、文史哲、政治经济与法律、教育与社会科学综合等专辑。

7. 万方数字化期刊群 收录的期刊分为基础科学、工业技术、农业科学、医药卫生、人文社会科学五大门类。其收录期刊绝大部分是科技部科技论文统计源的核心期刊。

（四）外文文献检索工具

1. 美国《医学索引》（Index Medicus，IM）　收录全球 70 余个国家和地区、40 余种文字、3000 余种生物医学期刊及其相关学科期刊。以题录形式报道上述刊物中发表的原始论文、综述、编者述评、通讯等。年报道文献题录 30 余万条，其中 70% 为英文文献。检索途径有主题途径和作者途径。IM 是当今世界上最常用的生物医学文献题录型手工检索刊物。Medline 数据库也是以 IM 为基本雏形建立的，当然它不仅包括了 IM 所有的数据，还包括 IM 所未包含的护理和牙科文献。

2. 荷兰《医学文摘》（Excerpta Medica，EM）　按医学各个研究领域分册出版，目前已有生理学、外科学、内科学等 42 个分册，年文摘量约 25 万条。检索途径有分类目次和刊后 Subject Index（主题索引）及 Author Index（作者索引）。EM 每个分册所反映的文献因学科不同而不同，但各分册的编排结构、文献的著录格式和检索方法则大致相同。

3. 美国《生物学文摘》（Biological Abstracts，BA）　收录生物学、医学、农业等方面的文献，侧重于基础研究。

4. 美国《化学文摘》（Chemical Abstracts，CA）　《化学文摘》的卷索引、五年或十年的累计索引均单独成册出版，提供七种检索途径：普通主题索引、化学物质索引、著者索引、分子式索引、专利索引、环系索引、登记号索引。CA 收录化学化工、医学、生物学等方面的文献，这些文献来源于 16000 余种期刊、会议录、专利文献、新书以及 27 个国家和两个国际组织的专利文献，年报道量约 50 万条。CA 是世界上应用最广泛的检索化学化工及相关学科最重要的检索工具。

三、假说的建立

假说，也称科学假说。是指根据已有的科学知识和新的科学事实对所研究的问题作出的一种猜测性陈述。它是将认识从已知推向未知，进而变未知为已知的必不可少的思维方法，是科学发展的一种重要形式。假说的建立，是为研究工作的结果提出的理论模型，是一种假定性的设想，还必须通过一定的方法加以证明，是我们达到科学理想的关键一步，也是建立和发展科学理论的一种途径。假说是以一定的事实和科学理论为根据的，因而具有科学性。但这些根据又不足以说明问题，须运用类比、演绎、想象等方法作出假定性解释，因而具有推测性。一个有价值的假说，必须有可靠的事实依据，以正确的科学原理为基础，可不受现有条件或某些已有结论的限制，但原则上是可检验的。中医的研究和发展长期以来有效地运用着假说方法，有些假说目前已成为现代科学的重大研究课题，针灸临床研究也是如此。

科学假说的建立一般需要依次经过下列步骤：首先，为了回答特定的问题，根据为数不多的事实材料和已有的理论原理，通过创造性的想象（主要是逻辑推理的程序）提炼出科学问题，进而作出初步的假定。其次，为回答问题，要充分运用各种有关的科学知识，并且灵活地展开归纳、演绎、分析、综合、类比和想象等各种思维活动，形成解答问题的基本观点，而这种观点常常表述为新的科学概念，并以此构成假说的核心。最后，以已经确立的初步假定为中心，应用科学理论进行论证和寻求经验证据的支持，从而使它充实和扩展成为一个结构稳定的系统。假说的建立必须遵循以下原则：

（一）以科学原理为指导

科学假说的形成是人们已有认识过程的扩大和深化，它应当遵循和应用已有的科学理论，而不能与科学中业已高度确证的定律或原理相矛盾。然而，原有的定律和原理并不是完美无缺的，特别是当它与新事实发生一系列矛盾时，也就暴露出原有理论的缺陷。问题在于传统观念是一种习惯势力，根深蒂固的"常识"是最难突破的。这就需要有非常大胆的革新勇气，敢于向"经典理论"挑战，提出新的革命性假说。

（二）以经验事实为依据

任何科学的假说，都有其或多或少的经验依据。然而，人们不可等待事实材料全面系统地累积之后才建立假说，因为那势必造成停止理论思维的研究活动，这样科学也就很难发展了。不仅如此，研究者也不必为存在着个别"反例"或"异例"，而就不敢提出假说。

（三）具有可检验性

假说可以提出当时看来是多么异乎寻常的结论，但它必须包含有可在实践中检验的结论，特别是关于未知事实的推断。否则就不是科学的假说，而是神话式的空谈。

（四）结构简明而严谨

假说内容的复杂程度及其构成的方式，首先取决于研究对象的客观性质，同时也与研究者的理论系统化工作紧密相关。因形成假说时，从初始阶段到完成阶段是个不断扩充内容的过程，往往夹杂着许多无关紧要的或者是过多重复的内容，还可能出现各个局部之间以及它们的不同侧面之间不甚协调的情形。因此，既要注意精炼假说的内容，使之具有简明性，又要注意整体与部分之间、各个局部之间、各个侧面之间的协调，使之具有严谨性。

四、选题的确定

选题的确定是指给所选定的科研课题确定一个称谓，也就是标题。这个标题的最终确定可以在研究工作之先，也可以在研究工作之后。标题的确立要求符合以下三点：①在标题中要体现处理因素、受试对象及研究工作的性质与特点。如"麦粒灸关元治疗慢性腹泻的疗效观察"，麦粒灸关元是处理因素，慢性腹泻患者是受试对象，疗效观察说明了研究工作的性质。②在标题中要能够含蓄地体现出假说的内容。从上述课题名称中可以看出它体现的假说是"麦粒灸关元治疗慢性腹泻有良效"。③对研究结果的预测要加以限定，说话要留有一定的余地，所以常在题标中使用"初步"、"探讨"、"浅探"、"浅析"等谦词。

至此，选题虽然已经完成，但还要注意以下几点：①选题的研究目标必须要明确而具体，不可选题目标太大，要解决的问题欠明确；②必须明确所选课题的历史和研究现状，明确学术地位和价值，避免低水平的重复研究；③必须充分地占有、消化和吸收有关的学术资料，增强选题的可靠性，提高研究工作的准确性；④注意听取那些有学术造诣，有科学鉴赏能力，有科研道德水平的同行专家对选题的意见，及时修正选题错误或不足；⑤必须对可能出现的各种研究结果有充分的思想准备，保持良好的研究心态。

（阳仁达）

第三节　针灸临床研究的选题类型

一、针灸临床文献研究

针灸文献是记录历代针灸基础理论和临床经验的主要载体，是总结和继承前人学术思想的重要资料。针灸学在漫长的发展过程中，积累了丰富的文献资料，仅从战国时期到清朝结束就有 300 多种。如何在新的历史条件下实现针灸文献研究的可持续发展是针灸文献研究工作者面临的重要议题。

（一）古代针灸文献研究的内容和方法

新中国成立以来，针灸古代文献研究主要集中在归类整理、鉴别真伪、理清渊源、探索新的传播途径、发掘新的文献价值等方面，其研究方法主要有文献整理研究和运用现代信息处理技术研究。

1. 文献整理研究　文献整理的目的是为了保存古籍，使之更好地为人类健康服务。古代文献蕴藏的临床理论是前人丰富经验和理性智慧的长期积累，通过整理其中的相关针灸学理论，以充实古代针灸学的内容；同时通整理其中的临床经验，发掘和筛选针灸适宜病症和有效处方，为针灸现代临床研究提供线索。

2. 现代信息处理技术研究　针灸古籍作为一种宝贵的文献资源，其传统的存在形式和使用方式已经不能满足现代社会人们对信息获取的需求。寻找古代文献的现代研究方法，将纸本针灸古籍转换为数字化信息，是今后一段时间内针灸文献研究的重点。由于古代针灸文献记录方式简单、术语不规范、标准不统一，造成文献中知识、经验具有明显模糊性与不确定性。而现代信息技术正好可以对这些复杂异常的模糊性与不确定性描述进行关联分析，揭示规律性，实现标准化。因此针灸文献研究引进现代信息技术是提高工作效率和质量的有效途径，也是当前针灸文献研究的突破点。例如：使用数据挖掘技术的频繁项集对针灸治疗病症、历代腧穴主治等进行频次分析；使用数据挖掘技术的关联规则算法对腧穴、经络、针灸处方。主治病症和针刺方法等各种相关因素进行关联分析，从而进一步探索针灸治疗、预防疾病基本规律等。借助数据挖掘技术，从针灸古代文献入手，研究者已经对针灸治疗中风、失眠、哮喘、泻痢等疾病的用穴规律和治疗特点进行了挖掘、分析。如毛爱民对记载有针灸理论及治疗的 119 中古医籍中治疗失眠的古代处方文献 38 条（共 51 穴，94 穴次）进行分析，总结古代针灸治疗失眠的选穴、归经、刺灸方法和补泻手法使用特点，发现针灸治疗失眠以神门、三阴交、阴陵泉三穴，脾经、心经、肺经三条经脉使用频率最高，针法较灸法常用，补法较泻法、补泻结合法常用。

（二）现代针灸文献研究的内容和方法

现代针灸文献研究主要集中在各种期刊、杂志的针灸临床报道方面。随着医学技术的进步和学科间的相互渗透，现代针灸文献的临床资料和实验研究比重大，正好可以与以理论资料占优势的古代文献形成互补。现代针灸文献研究的方法多种多样，包括文献综述、文献计量学研究、数据挖掘、系统评价和 Meta 分析等。

1. 文献综述　文献综述是文献综合评述的简称，指在全面搜集有关文献资料的基础上，经过归纳整理、分析鉴别，对一定时期内某个专题的研究成果和进展进行系统、全面的叙述和评论。综述分为综合性的和专题性的两种形式。综合性的综述是针对某个学科或专业的，而专题性的综述则是针对某个研究问题或研究方法和手段的。文献综述的特征是依据对历史和当前研究成果的深入分析，指出当前的水平、动态、应当解决的问题和未来的发展方向，提出自己的观点、意见和建议；并依据有关理论，研究条件和实际需要等对各种研究成果进行评述，为当前的研究提供基础或条件。对于具体科研工作而言，一个成功的文献综述能够以其严密的分析评价和有根据的趋势预测，为新课题的确立提供强有力的支持和论证。在某种意义上，它起着总结过去，指导提出新课题和推动理论与实践新发展的作用。文献综述具有内容浓缩化、集中化和系统化的特点，可以节省同行科技工作者阅读专业文献资料的时间和精力，帮助他们迅速地了解到有关专题的历史、进展和存在问题，做好科研定向工作。

2. 文献计量学研究　　文献计量学研究是用数学和统计学的方法，定量地分析一切知识载体的交叉科学，它是集数学、统计学、文献学为一体，注重量化的综合性知识体系。1969 年英国著名情报学家阿伦·普里查德首次提出"文献计量学"（Bibliometrics）这一术语，至今国内对文献计量学尚无具体定义。我国中医药领域最早发表文献计量学相关文献是在 1986 年，由中国中医研究院图书情报中心路榕影教授发表的"中医药活血祛瘀文献计量学分析"，作者运用文献计量学方法搜集整理了 1951 年至 1983 年间我国公开发表的关于中医药活血祛瘀相关文献 1613 篇，并对其进行了系统整理分析，总结出来了我国建国以来中医药活血祛瘀研究的趋势及动向。文献计量学在针灸领域应用广泛，研究者们从膝骨关节炎、坐骨神经痛、抑郁、阿尔茨海默病、高脂血症、耳鸣、复发性口腔溃疡、萎缩性胃炎、痛经、子宫肌瘤、心绞痛、三叉神经痛、功能性消化不良等疾病入手，对针灸治疗这些疾病的选穴特点等进行分析，有效指导针灸临床实践和针灸优势病种研究。

3. 数据挖掘　　数据挖掘就是从大量数据中获取有效的、新颖的、具有潜在应用价值的、最终可理解的过程，它是一门涉及机器学习、模式识别、统计学、智能数据库、知识获取、数据可视化、高性能计算、专家系统等领域的交叉性学科。数据挖掘的功能主要包括概念描述、关联分析、聚类分析、分类、预测、时序演变分析、偏差分析、信息摘要和信息抽取等，其实施步骤大体分为三步：数据准备（Data Preparation）、数据挖掘以及结果的解释评估（Interpretation and Evaluation）。目前，数据挖掘技术在中医药领域的运用尚处于起步阶段，主要应用于中药学、方剂学、中医诊断学以及名老中医经验总结等领域。近些年来，数据挖掘技术开始应用于针灸学领域。上海市针灸经络研究所研制的《中国现代针灸信息数据库》是针灸专业性数据库，是目前中国搜集的针灸文献量最多、文献跨年度最长的统计型（智能型）数据库。该数据库的建立为针灸现代文献的研究奠定了基础。借助数据挖掘技术，从针灸现代文献出发，研究者们对针灸治疗膀胱疾病、慢性萎缩性胃炎、偏头痛、中风后遗症、便秘、甲状腺功能亢进、糖尿病周围神经病变、阳痿、支气管哮喘、肥胖等疾病的用穴规律和治疗特点进行了挖掘、分析。黄琴峰等对《中国现代针灸信息数据库》（1954—2005 年）中关于肥胖病的 389 篇文献，共 24952 例病例进行研究，分析针灸治疗肥胖的腧穴使用频次、体穴和耳穴使用特点，循经取穴和分部用穴规律。发现针灸治疗肥胖病多取胃经的足三里、天枢、内庭、上巨虚；任脉的中脘、关元、气海；脾经的三阴交、阴陵泉；大肠经的曲池；肝经的太冲以及肾经的太溪。耳穴多取内分泌、脾、胃、神门、三焦、外鼻、大肠和肺。足三里、天枢、三阴交、丰隆和中脘五穴是治疗肥胖病使用频次最高的穴位，也是最佳配穴。

4. 系统评价和 Meta 分析　　详见第三节第二部分。

二、针灸临床系统评价和 Meta 分析

在当今知识爆炸的时代，医学科学的发展日新月异、研究领域不断开拓、人们认识不断深化，临床研究层出不穷。据不完全统计，全世界每年有 17000 余种生物医学专著和 3

万余种生物医学杂志出版，一个临床医生需要每天不间断地阅读近20篇文献才能基本掌握本学科的新进展和新研究结果。国外有调查结果显示：在高年资住院医师以上的各级医师中，一周之内竟有15%～40%的人未阅读过任何医学文献。究其原因，主要是由于繁忙的临床工作或者由于缺乏查询、评价、合成医学文献的技巧。因此，为了能节省阅读时间和尽快获得本专业的最新进展和信息，多数临床医生选择阅读医学文献综述。随着方法学的日趋完善，高质量的文献综述应运而生，特别是系统评价和Meta分析的出现，为临床医生提供了大量真实可靠的医学信息，为临床实践和科研工作带来了便利。下面就系统评价和Meta分析的方法进行介绍。

（一）系统评价

系统评价（systematic review）是近年来发展起来的一种全新的文献综述形式，是指针对某一具体的临床问题，全面、系统地收集全世界已发表或未发表的临床研究结果，采用临床流行病学严格评价文献的原则和方法，逐个进行严格评价和分析，筛选出符合质量标准的文献，进行定性或定量合成，得出综合可靠的结论。同时，随着新的临床研究的出现进行及时更新，随时提供最新的知识和信息作为决策依据，以改进临床医疗实践和指导临床研究的方向，最有效地利用有限的卫生资源为人类健康服务。

1. 系统评价的分类 分为两大类：一是定性系统评价，即原始文献的研究结果被总结但未经统计学合并。二是定量系统评价（Meta分析），即应用统计学方法对各文献的研究结果进行定量统计合并的过程。

2. 系统评价与叙述性文献综述的区别及联系 二者都是对临床研究文献的分析和总结，目前多为回顾性、观察性研究，也可为前瞻性系统评价。叙述性文献综述常常涉及某一问题的多个方面，也可以仅涉及某一方面的问题。系统评价为集中研究临床某一问题的某一方面，具有相当的深度。因此，叙述性综述有助于了解某一问题的全貌，系统评价有助于了解某一具体问题的某一个方面。二者的主要区别见表2-1。

表 2-1 叙述性文献综述与系统评价的区别

特 征	叙述性文献综述	系 统 评 价
研究的问题	涉及的范畴常较广泛	常集中于某一临床问题
原始文献来源	常未说明、不全面	明确，常为多渠道
检索方法	常未说明	有明确的检索策略
原始文献的选择	常未说明、有潜在偏倚	有明确的选择标准
原始文献的评价	评价方法不统一	有严格的评价方法
结果的合成	多采用定性方法	多采用定量方法
结论的推断	有时遵循研究依据	多遵循研究依据
结果的更新	未定期更新	定期根据新试验进行更新

3. 基本步骤

（1）确定题目、制订系统评价计划书：评价题目主要涉及疾病防治方面不肯定、有争论的重要临床问题。题目确定后，需要制订计划书，内容包括题目、背景、目的、收集文献的方法与策略、选择合格文献的标准、评价文献质量的方法、收集和分析数据的方法、结果的分析和报告等。

（2）收集文献：系统、全面地收集所有相关的文献资料是系统评价区别于叙述性文献综述的重要特点。要按照计划书中的检索策略，采用多渠道检索。除发表的文献外，还应收集其他尚未发表的内部资料以及多语种的相关资料。资料来源：①计算机检索；②人工检索；③从临床试验报告论文或综述的参考文献中追踪查阅；④查阅学术会议论文集；⑤请国内外的临床试验资料库提供资料；⑥请药厂提供资料；⑦从其他研究人员处获得资料。

（3）选择文献：根据事先制订的纳入标准与排除标准对每一篇文献进行分析与评价，以确定是否能够入选。选择文献的依据：需要明确四个要素，即研究对象的类型、研究的干预措施或暴露因素、研究的设计方案、主要研究指标。这也是常用于制订纳入标准的因素（即患者的类别、试验设计方案、对照的治疗方法、判断疗效的指标等）。

（4）评价文献：对入选的文献，应用临床流行病学/循证医学评价文献质量的原则和方法，进一步进行质量评估。这是区别于一般综述的又一重要特点。评价的主要内容：①文献的真实性。②影响结果解释的因素（研究因素施加情况）。③结果的实用性。为避免评价者的偏倚，可以进行多人评价。

（5）资料抽提：指对照计划书的要求，从入选的合格文献中摘取需要的数据信息。其中包括：①一般资料：如评价题目、评价者的姓名原始文献编号和来源、评价的日期等；②研究特征：如研究的合格性、研究对象的特征和研究地点、文献的设计方案和质量、研究措施的具体内容和实施方法、有关偏倚防治措施、主要的试验结果等；③结果测试：如随访时间、失访和退出情况、分类资料应收集每组总人数及事件发生率、连续资料应收集每组总人数、均数和标准差或标准误等。此外还需要注意的是，如发表的文献中缺乏所需要的数据，可与原作者联系；为避免偏倚，可由两人独立按照选择标准进行资料抽提，并进行比较核对。

（6）分析资料：可采用以下两种方法进行。

定性分析：即采用描述的方法，将每个临床研究的特征按研究对象、干预措施、研究结果、研究质量和设计方法等进行总结并列成表格，以便浏览纳入研究的情况、研究法方法的严格性和不同研究间的差异，计划定量合成和结果解释。

定量分析：包括同质性检验和 Meta 分析。前者是指对不同原始研究之间结果的变异程度进行检验。如果检验结果有显著性差异，应解释其可能的原因并考虑进行结果合成是否恰当。Meta 分析将在后面进行专门论述。

（7）灵敏性分析：比较两种不同方法对相同试验进行的系统评价是否会得出不同结果的过程。目的是了解系统评价的结果是否稳定可靠。

（8）结论：主要说明①是否能够得出某一疗法有效或无效的结论，是否可以在临床实践中推广？②如果现有资料尚不足以下结论，那么对今后研究工作的指导价值如何？③是否需要进一步进行临床试验？

（二）Meta 分析

又称荟萃分析，是对具有相同研究题目的多个医学研究进行综合分析的一系列过程。英国心理学家 G. Glass 于 1976 年将 Meta 分析定义为：Meta 分析是对具有相同目的且相互独立的多个研究结果进行系统的综合评价和定量分析的一种研究方法。即 Meta 分析不仅需要搜集目前尽可能多的研究结果，并进行全面、系统的质量评价，而且还需要对符合选择条件（纳入标准）的研究进行定量的合并。

1. Meta 分析的特点　Meta 分析本质上是一种观察性研究，也遵循科学研究的基本原则，包括提出问题、搜索相关文献、制定文献的纳入和剔除标准、提取资料信息、统计学处理、报告结果等基本研究过程。和一般研究的不同点是利用已经存在的（发表与未发表）各独立研究结果资料，不需要对各独立研究中的每个观察对象的原始数据进行分析。

2. Meta 分析的目的

（1）增加统计学检验效能：通过对同类课题中多个小样本研究结果的综合，达到增大样本量、改进和提高检验效能的目的。

（2）定量估计研究效应的平均水平：当多个同类研究的结果在程度和方向上不一致时，通过 Meta 分析可以得到研究效应的平均水平，对有争议甚至相互矛盾的研究结果得出一个较为明确的结论，而且使效应估计的有效范围更精确。

（3）评价研究结果的不一致性：由于研究水平、研究对象、试验条件、样本含量等不同，多个同类研究的质量可能有较大差异。通过 Meta 分析可以发现单个研究中存在的不确定性，考察研究间异质性的来源，估计可能存在的各种偏倚。

（4）寻找新的假说和研究思路：通过 Meta 分析可以探讨单个研究中未阐明的某些问题，发现以往研究的不足之处，提出新的研究课题和研究方向。

3. Meta 分析的指征

（1）需要做出一项紧急决定，而又缺乏时间进行一项新的试验；

（2）目前没有能力开展大规模的临床试验；

（3）有关药物和其他治疗，特别是副作用评价方法的研究；

（4）研究结果矛盾时。

4. Meta 分析的基本步骤

（1）提出问题，制定研究计划；

（2）检索资料；

（3）选择符合纳入标准的研究；

（4）纳入研究的质量评价；

（5）提取纳入文献的数据信息；

（6）资料的统计学处理。

5. Meta 分析资料检索策略

（1）先进行预检索，大致确定检索范围，根据预检索的结果修改检索策略；

（2）检索时可进行必要的限定，如研究对象、语种、出版年限、出版类型等；

（3）保证较高的查全率最为重要，因为漏检了重要文献可能直接影响 Meta 分析结论的可靠性和真实性；

（4）计算机检索与手工检索相结合，并重视所得文献的参考文献；

（5）要注意通过其他渠道收集如会议专题论文、未发表的学术论文、专著内的章节等通过常规方法难以检索到的文献。

6. 资料的统计学处理过程

（1）制定统计分析方案；

（2）选择适当的效应指标 连续变量一般用均数差表示效应的大小，二分变量用率差（rate difference，RD）、OR、RR 等来表示效应的大小；

（3）纳入研究的异质性检验；

（4）模型选择及统计分析 得到效应合并值的点估计和区间估计；

（5）效应合并值的假设检验与统计推断；

（6）采用图表表示各个独立研究及效应合并值的点估计、区间估计。

7. 敏感性分析

（1）按不同的研究特征，比如不同的统计方法、研究的方法学质量高低、样本量大小、是否包括未发表的研究等，对纳入的文献进行分层 Meta 分析，比较合并效应间有无显著性差异；

（2）采用不同模型计算效应合并值的点估计和区间估计，比较合并效应间有无显著性差异；

（3）从纳入研究中剔除质量相对较差的文献后重新进行 Meta 分析，比较前后合并效应间有无显著性差异；

（4）改变研究的纳入和剔除标准后，对纳入的研究重新进行 Meta 分析，比较合并效应间有无显著性差异。

8. 形成结果报告主要内容

（1）课题研究的背景和对象；

（2）资料检索的方法；

（3）统计分析的方法；

（4）结果报告；

（5）讨论。

9. Meta 分析的常用统计模型类型

（1）固定效应模型：多用于实验性研究，其理论假设是所有的同类研究来源于同一个效应为 δ 的总体，即 $\delta_1 = \delta_2 = \delta_3 = \cdots\cdots \delta_k = \delta$，同时各研究的方差齐性，其效应大小综合估计的方差成分只包括了各个独立研究内的方差。此时在估计总效应时，用各个独立研究的内部方差来计算各研究的调整权重（ω_i）。

（2）随机效应模型：其理论假设是所有的同类研究可能来源于不同的研究总体，即 $\delta_1 \neq \delta_2 \neq \delta_3 \neq \cdots\cdots \delta_k$，各个独立研究间具有异质性，其效应大小综合估计的方差成分既包括了各个体研究内的方差，也包括了各个研究之间的方差，所以在估计总效应时将两者综合起来估算调整权重（ω_i）。随机效应模型所得到的结果其 95% 可信区间比较大，故结果也比较保守。

10. 异质性检验 Q 值统计量检验法的步骤

（1）建立检验假设，确定检验水准。

（2）计算检验统计量 Q 值。

（3）确定 P 值，做出推断结论：Q 服从于自由度为 k-1 的 c^2 分布，若 $Q \geq c^2_{a, k-1}$，$P \leq a$，则拒绝 H_0，接受 H_1，可以认为各研究的效应指标不相同，即各研究之间存在异质性；若 $Q < c^2_{a, k-1}$，$P > a$，则不拒绝 H_0，尚不能认为各研究的效应指标不相同。即可以认为各研究之间是同质的。

11. 模型选择原则

(1) 经异质性检验，如果各个独立研究的结果是同质的，可以采用固定效应模型计算合并后的综合效应。

(2) 如果各研究的结果不同质，但有必要计算合并后的统计量，则可采用随机效应模型。

(3) 如果异质性检验的统计量在界值附近，最好同时采用上述两种模型分别进行计算后做出分析判断。

12. 常用的统计方法　固定效应模型在实际应用中最为广泛，对于计数资料，效应指标的表达常使用 OR 值，具体估计方法有 Peto 法、Mantel-Haenszel 法、方差倒数权重法；对于计量资料，效应指标一般使用标准化差值。

13. Meta 分析的偏倚的种类

(1) 发表偏倚（publication bias）：是指有"统计学意义"的研究结果较"无统计学意义"和无效的研究结果被报告和发表的可能性更大。如果 Meta 分析只是基于已经公开发表的研究结果，可能会因为有统计学意义的占多数，从而夸大效应量或危险因素的关联强度而致偏倚的发生。

(2) 文献库偏倚（database bias）：世界上几个主要的医学文献检索库如 Medline、Embase、Science Citation Index（SCI）虽然收集的杂志种类多，但绝大部分来自发达国家，发展中国家所占比例很小，而且发展中国家具有阳性结果的研究可能更容易发表在这些文献检索库中，所以仅通过这些文献库收集研究报告可能引入偏倚。

(3) 纳入标准偏倚（inclusion criteria bias）：目前尚无公认的研究纳入的统一标准，在这种情况下，研究者往往根据需要自定一个纳入标准，据此决定某些研究的纳入与否，从而引入偏倚。

(4) 筛选者偏倚（selector bias）：尽管制定有严格的研究纳入标准，但由于纳入标准不一定对每一项研究的选入与否都非常特异，在筛选过程中就可能会受筛选者主观意愿的影响而引入偏倚。

14. Meta 分析偏倚的控制

(1) 系统、全面、无偏地检索出所有与课题相关的文献，是减少发表偏倚最重要的方法。

(2) 在 Meta 分析之前，应测量发表偏倚和评估其影响程度，如果发表偏倚较大，则需进一步收集相关资料信息，如与原文作者或者研究组联系，查阅有无阴性结果的研究，如果有，则尽量从中获得相关的资料。如果不能将发表偏倚减少到一定的低水平，则只能放弃 Meta 分析。

(3) 制定客观严密的纳入标准，采用多渠道、多种数据库资源交叉检索等措施，可以有效地减少纳入标准偏倚和文献库偏倚。

(4) 制定客观严密的纳入标准，也是控制筛选者偏倚最重要的方法。除此之外，盲法筛选也常用于控制筛选者偏倚。即让筛选者事先不了解各项研究的结果，从而避免依据研究结果而决定取舍的干扰。此外，制定严格的纳入标准也是有效减少此类偏倚的有效措施。

15. 应用 Meta 分析结果时的注意事项

（1）Meta分析是一种观察性研究，用于分析流行病学的观察性研究结果时，一些似是而非或相互矛盾的流行病学上的关联，很多时候是因为混杂和偏倚所引起的，因此报告Meta分析结果时，应结合研究背景和实际意义进行讨论，必要时也可以比较大样本的单独研究和Meta分析结果的一致性。

（2）由于实际遇到的临床问题在干预对象特征、干预场所、干预措施以及依从性等方面可能与Meta分析纳入的研究有所差异，所以将此Meta分析的结论进行推广时应注意分析这些差异。

（3）Meta分析的结果仅是现有研究的综合，随着同类研究的进一步深入和发展，其结果可能会发生改变，因此，要求研究者必须不断收集新的研究资料，及时对结论加以更新。

三、针灸临床疗效评价研究

临床医学是中医学的精髓，疗效是中医临床学科生命力的体现，因此，开展中医临床疗效评价是当前中医界研究的热点，是中医走现代化道路的主要内容。针灸学是以临床医学为主体的学科，如何评价针灸临床疗效应是我们针灸临床研究的重要任务之一。

（一）注重针灸对中医证的疗效

中医临床治疗学乃建立在整体观、辨证论治等理论体系的基础之上。证（证候）是中医学对疾病（泛指非健康）状态下，机体对内外致病因素做出的综合反应的概括。辨证论治体现了中医学从整体观出发对疾病病理规律的认识和临床诊疗思维与水平，是有别于西医学诊疗体系的一大特色和优势。辨证是治疗的前提，辨证具有与西医学诊断疾病同等重要的意义。中医疗效的优势是通过整体调节来改善证的失衡，提高患者的生存质量。针灸学是中医学重要的组成部分，针灸临床治疗始终遵循着中医学的基本原则。

长期以来，许多人完全沿用西医的指标体系来衡量针灸的疗效，以此来说明针灸临床或研究的有效性和科学性，但忽视了针灸对中医证候疗效的评价。针灸临床是通过望、闻、问、切四诊收集资料，进行辨证论治的，而不是根据西医的实验室指标进行诊断治疗的。证是针灸临床上诊断与疗效评价的核心所在，撇开证的改善，完全用西医的指标体系评价针灸的疗效，无异是本末倒置，不利于针灸临床水平的提高。

（二）针灸临床疗效评价要引进循证医学

循证医学强调从系统研究中获取依据，使研究结论建立在具有说服力的、充足的证据基础上，从而使诊疗手段更具有效性和安全性。循证医学改变了既往临床科研时使用替代终点指标的做法，而更关心药物或某一治疗方法对患者的长期影响和预后。目前针灸临床研究的终点多以改善症状或某些相关性并不强的临床化验结果为指标，这些研究结论现在已不能被认为可以有效地指导临床。采用循证医学的方法，进行大样本、多中心、双盲、随机对照研究应成为针灸临床科研的主流。

（三）针灸临床疗效评价研究思路

针灸临床研究是中医临床研究的重要内容之一，其优势同样是因人、因时、因地制宜的个性化诊疗体系，中医理论的整体观、辨证论治的精华全部体现和包容于个体诊疗过程中。如何进行针灸临床疗效评价研究是关系到如何发挥针灸自身优势的关键问题。

西医的评价方法诸如流行病学设计、测量、评价（DME）及大样本、多中心、随机对照临床试验（RCT）、循证医学（EBM）、临床流行病学（CM）等国际通用规则，在针灸临床研究中已被广泛运用。中西医临床疗效评价方法虽然可以借鉴，但建立符合针灸自身规律和特点的临床疗效评价方法是非常必要的。要合理借鉴流行病学、循证医学的原理和方法，收集整理有关针灸治疗的临床研究资料，建立针灸临床研究文献的系统性分析信息库，及系统评价协作网络组织，进行临床疗效回顾性总结，将观察重点由以往的临床症状、体征和理化检查转变为远期预后和生命质量。

针灸临床疗效系统评价体系的建立、推广和应用，是一项繁复的系统工程。它的总体目标是建立一个包括针灸临床疗效评价中心和资料中心在内的，由专业虚拟网络进行链接和协作的，能资源开放和成果共享的完整体系，从而科学、系统地评价针灸临床疗效。在病的疗效判定上应当尽量与国际同步化，让病和证结合，在针灸临床研究中引入远期疗效的评价，提升针灸研究的科学性。

为保证针灸临床疗效系统评价的客观性、科学性，除了保证对病、证的诊断和临床疗效评价标准的权威性、客观性之外，还有赖于评价过程中的规范操作。所以还需要建立一整套具有科学性、权威性的针灸临床系统评价体系的操作规范，规范操作行为和过程，这对提高针灸临床研究质量和水平，以及促进整个中医药学的发展都具有深远的意义。

针灸临床研究要尽可能采用国际通用的疾病诊断标准，以提高针灸临床研究的国际认可程度，并使之尽快与国际接轨，早日融入国际主流医学；同时应当注意远期疗效的评价，增加终点指标在针灸临床治疗评价中的应用。提高慢性病患者生命质量是临床治疗的重要目的之一，加大疾病相关生命质量的临床研究可以提高针灸临床疗效评价水平，是提升针灸临床研究科学性的重要途径之一。

四、针灸临床标准化研究

针灸临床研究旨在应用现代科学技术手段，借鉴现代医学和生物学的研究方法，探索针灸治病机制和规律，更有效地服务于针灸临床的发展。但是，由于针灸疗法是几千年来临床实践经验的总结，其理论是与古代哲学思想密切相关的，因此针灸疗法和针灸学理论都具有某种程度上的模糊性。从经络循行线的走行，到腧穴的定位、手法的实施、穴位的配伍等，都给针灸临床研究带来了巨大困难，为探索针灸治病原理，许多研究还必须借助于动物实验，使得针灸临床研究方法更为复杂，所以针灸临床标准化研究十分重要。

（一）经络线的标准化研究

有关经络线的走行，研究方法很多，有以古典描述的经线作为研究对象的，有以感传线作为研究对象的，有以低阻抗线作为研究对象的，有以皮肤出现的红白线作为研究对象的。此外，还有动物经络的研究，有人根据比较解剖学研究，有人研究动物的低阻抗线，有人研究初生仔鼠皮肤上的各条纵行血管干。这些所谓的"经络线"能否相当于客观存在的经络呢，是针灸临床必须认真研究的课题。

（二）穴位的标准化研究

国家计量局曾经颁布了《经穴部位》的国家标准，规定了人体腧穴定位的方法和361个经穴、48个经外穴的标准定位。但并没有从根本上解决穴位标准化的实验研究问题，因为穴位并非是一个点或面，而是一个三维立体结构，或者说仅是一个功能区，不同的操作者在同一部位针刺也不一定产生相同的效应；而且穴位的定位标准也并没有与针灸临床操作的深度、角度标准等相结合。此外，在动物实验中，比较解剖学方法所取的穴位与客观存在的穴位是否一致，各实验中的比拟是否一致，等等，也是亟待研究的问题。

（三）针灸操作的标准化研究

针灸操作的标准化并非仅仅是取穴规范、处方规范、手法规范就可以了的，还应包括针灸器具（如毫针、艾条、火罐、电针仪等）、针灸参数（如针刺的方向、角度和深度、刺激时间及间隔时间，艾炷的大小和壮数等）以及不同针灸疗法（如针刺疗法、艾灸疗法、三棱针疗法、皮肤针疗法等）、疗程的规范（如疗程的确定、疗程的长短与数量），等等。此外，还有针灸操作的安全问题。总之，没有规范的操作，就无所谓针灸操作的标准化，就不可能从中探索针灸作用的基本规律。

（四）诊断标准与疗效判定指标的研究

现在有关针灸治病的诊断标准和疗效标准除了体现中医特色的四诊资料外，大多数采用的是西医诊断标准和疗效指标；然而，这些标准是否客观反映了机体的内部状态以及针灸的疗效呢。从中医学理论的角度来看是不切实际的，因此针灸临床研究需要根据自身的特点特色制定自己的诊断标准与选择疗效判定的指标。

综上所述，针灸临床标准化研究任重而道远，国内外均已将标准的制定从过去较为单纯的科技问题上升到了战略高度。如我国在"十一五"期间就制定了23项针灸国家标准、5项针灸行业指南和4项世界针联标准，主导制定了1项WHO西太区标准；成立了中国针灸学会针灸标准化工作委员会、全国针灸标准化技术委员会、世界针灸学会联合会针灸标准化委员会，逐步建立了中医药标准化工作机制。在针灸临床研究中也有很多有益的尝试，如日本赤羽幸兵卫的"知热感度诊断法"，中谷义雄等人的良导络测定，国内陈少宗关于针刺前后人体功能状态的测量，都是针灸诊断标准化定量化的初步尝试。在刺激量标准上，1995年日本前田捻幸提出的针刺激的数学定量化和用眼压改变作为判定针刺反应量的标准，值得我们重视。在针灸研究的标准化方面，穴位刺激-经络活动规律-脏腑功能之间的联系值得关注，这种联系的存在与否可能是鉴别穴位、非穴位以及经络、非经络的客观标准；此外应用针刺效应的强弱判定针灸刺激量的大小，在建立了规范化标准化研究的基础上，再进一步研究针灸的作用机制，针灸研究的结果才可能有重复性和继承性，才有可能提示针灸的作用规律。然而，在开展针灸临床标准化研究的同时，有一个问题值得我们认真思考：针灸学的哪些部分适于标准化、哪些部分不适于标准化？尤其是针灸临床上那些用标准的简化原理、统一原理确定的问题，则不应过于强调标准化的形式，以免发生将针灸的特色被"标准化"掉了的危险。

五、针灸名老中医学术经验传承研究

名老中医是中医学术造诣最深、临床水平最高的群体，是将中医理论、前人经验与当今临床实践相结合的典范。名老中医学术经验的传承和发扬，是当前亟需解决的重要课题。随着中国针灸作为中国传统文化的杰出代表，被列入"人类非物质文化遗产代表作名录"，也为针灸发展提供了一个良好契机，因此，对针灸名老中医的学术经验加以传承和发展十分必要。

对针灸名老中医学术经验的传承研究，重点体现在传承的内容与方法两个方面。

（一）针灸名老中医学术经验传承研究的内容

在针灸名老中医经验传承的研究中，应从理论认识、实践经验、思辨特点、认知方式、道德修养等多个方面，正确把握中医针灸流派传承的关键——医源、医理、医术、医德和医脉。

1. 医源是学术渊源和流派的根　医源的研究包括理清名老中医的学术渊源及其学术思想的发展脉络。中医针灸孕育于中国传统文化土壤，由于自身具有文化和生命科学的双重属性，"医文同源"，针灸名老中医学术思想的形成有一定的深刻文化背景。同时，他们善于吸收历史名家和同道的思想与经验，"博采众长"而逐渐形成自身的独特学术思想。因此，只有充分了解针灸名老中医的学术渊源和发展脉络及其相关文化的背景，才能更准确地阐释其学术思想。

2. 医理是传承研究可持续发展的基点　医理主要是传承中医理论知识和针灸名老中医的学术思想。学术思想是针灸名老中医临床实践的理论依据，是名老中医可持续发展的基础。创新的学术思想来源于渊博的理论。医理传承就是在学习过程中，不断加深对中医针灸理论知识的掌握与理解，进行总结归纳，并将其用于指导临床实践。

3. 医术是诊治经验和特色技法　医术是针灸名老中医传承研究最为直接的内容。主要是传承针灸名老中医的临床诊疗经验、独特的技术手法等。针灸名老中医在长期的临床实践过程中，积累了丰富的临床经验，形成了各具特色的诊疗技术。中医针灸作为实用医疗技术，临床诊疗经验和技术手法的传承，如针灸的特殊针刺手法、特定穴位认知，以及特殊针灸器具使用等只有通过口传心授，反复实践，才能掌握。

4. 医德强调"以德载术，以术弘德"　医德研究包括名老中医人格品行、医德医风以及其治学方法的研究。我们不难发现，高尚的医德医风、严谨的治学态度和科学的治学方法是名老中医成长的必备条件。因此，只有继承其高尚的医德与严谨的治学，才能从根本上继承名老中医经验的核心与灵魂。

5. 医脉是指继承传播　继承者是老中医学术思想和针灸技法的传人，通过传承，系统掌握中医基础理论，对中医针灸有独到认识和理解，能够形成自身的学术体系，不但能够继承老中医思想，成为继承者，还可以创立新学说，形成自己的理论体系，并用这一理论体系指导针灸临床诊治疾病。

（二）针灸名老中医学术经验传承研究的方法

传承是中医学术经验延续发展的主要形式。目前针灸名老中医学术经验的传承大致可以分为以下几种方式：

1. 师承教育　针灸传统师承是古代中医针灸传承的主要方式，师承制是中国医学独特的、最直接而最有效的继承方法。国家大力倡导传统师承模式，人事部、国务院学位委员会、教育部、卫生部、国家中医药管理局开展全国老中医药专家学术经验继承工作，遴选有丰富、独到学术经验和技术专长的老中医药专家为指导教师，选配具有相当专业理论和一定实践经验的中青年业务骨干为他们的继承人，采取师承方式培养中医药人才，针灸名老中医经验的传承也是被国家公认的重要传承模式之一。

师带徒的形式多以临证实践为主要途径，言传身教，随师侍诊，强调师徒之间的交流与配合，能够充分体现和发挥中医个体化诊疗和辨证论治的诊疗特色。"师带徒"方式，对针灸名老中医学术经验的传承发挥了很大的作用，尤其是在针灸名老中医传统操作技术的传承方面具有优势。此外，还有与"师徒授受"一同在中医教育中占有主体地位的"家传"方式，由于世代相传的医疗经验的积累，久而久之就形成了很多针灸专科和针灸世家，也造就了许多的名医。

2. 院校教育 院校教育是现代中医人才培养的主要形式，也是针灸名老中医学术经验传承的重要途径。随着中医教育的发展壮大，中医院校招生规模不断增加，研究生教育成为中医人才培养、学术传承的重要环节。调查显示当代针灸名老中医多为博士、硕士研究生导师，其培养研究生数量少则几人，多则几十人，单纯从人才培养的数量来看，研究生教育远远高于其他传承形式，是针灸名老中医学术传承的最重要形式。

3. 建立名老中医传承工作室 2001 年起上海龙华医院率先成立了名老中医工作室，并以老中医名字为工作室命名，随后国内各地都开展了名老中医工作室的建设工作。建立名老中医传承工作室，能够更好的系统整理名老中医的学术思想，提高中医传承质量，完成中医药的传播和共享。在 2012 年国家中医药管理局公布的第一批全国中医药学术流派传承工作室建设单位中，与针灸相关的流派工作室就有 11 家，占相当大的比例。

4. 科研立项专题研究 在临床传承的基础上，国家重视科研方式传承。通过科研立项专题研究的形式，开展针灸名老中医的临床经验和学术思想研究工作。2006 年 5 月 25 日，我国公布了首批国家级非物质文化遗产名录 518 个，其中由中国中医科学院针灸研究所和中国针灸学会联合申报的针灸项目列为其中之一。以国家科研立项的形式，在全国范围内开展大规模的针灸名老中医学术经验的传承研究，有利于针灸名老中医个体和群体经验的研究总结，提高针灸名老中医学术经验的传承水平和效率，有利于中医针灸学术的发展和创新。

5. 数据挖掘 数据挖掘是名老中医经验继承研究中关键的环节，数据挖掘与现代计算机技术结合的专家知识挖掘是总结继承针灸名老中医经验的新途径新方法。采用数据挖掘技术对针灸名老中医学术思想和临证经验进行研究，提取知识，凝练经验，综合归纳出有指导意义的方法，实现针灸名老中医经验的有效总结与传承。

总结目前针灸名老中医学术经验传承的方法，可以发现还存在着许多不足。一是针灸传统的师承模式存下的传承信息量相对较少，继承结果又受继承人的个人能力、跟师学习时间等许多因素的限制，能真正体现名老中医经验内涵和精髓的结果不多，不可避免地存在一定的经验传承的不确定性。二是由于过去政策的限制，即便是名医之后，若没有正规学历，仅仅靠家传相授几乎不可能获得行医资格，"求证无门"的现实使得有着悠久历史的家传中医无法得以延续。而许多名医之后初学医者多为院校教育，能体现其家学特色者甚少。因此，真正意义的家传中医已极其稀少，家传模式也由于现实环境的限制，难以承担名老中医学术传承的重任。三是院校教育由于学生未进入独立临床阶段，对师承教育的重要性、迫切性认识不足，同时也存在研究生教育注重科学研究，忽略临床的弊端，不可避免地存在一定的经验传承的不确定性，现在的中医院校教育在传统文化教育方面尚属薄弱环节，对学生中医思维模式的培养和理论体系的把握十分不利，单纯的院校教育难以培养出针灸大家。四是数据挖掘目前每个独立的挖掘方法和手段都无法实现完整的体现专家临证经验和学术思想，只是完成了专家经验继承的部分环节问题，挖掘的结果需要专家的再次解读和分析确认，挖掘过程及挖掘方法的建立都需要多学科的参与才能完成。

故此，对于针灸名老中医学术经验的传承，我们需要在传统继承模式下，借助现代科学技术，探索出继承针灸名老中医临床学术经验的最科学而有效的方法，为针灸名老中医的继承提供技术支撑，为中医针灸人才的快速成长，临床诊疗水平的提高，临床研究平台的建设奠定基础。

六、卫生经济学研究

卫生经济学评价是从经济学的角度对方案进行评价的一种方法，主要目的是考察治疗方案的经济学价值，为卫生资源的优化配置提供决策辅助。通过对针灸临床研究进行卫生经济学评价，不仅可以更客观、全面地体现针灸的"简、便、廉、验"的特点，而且有助于挖掘针灸的经济学方面的潜力和优势。但由于卫生经济学评价用于针灸临床疗效评价还只是一个尝试，而且缺乏从事卫生经济学评价方法的专业人才，因而导致卫生经济学评价在针灸临床应用依然较少。

（一）卫生经济学评价的方法

目前，卫生经济学的评价方法主要有以下 4 种：最小成本分析（CMA）、成本效果分析（CEA）、成本效用分析（CUA）和成本效益分析（CBA）。

1. 最小成本分析　仅比较疗效相同或相似的治疗方案其成本的大小，是 4 种评价方法中最简单的一种，但由于要求治疗方案的疗效相同或相似，影响了该方法的应用，因此评价范围较为局限。

2. 成本效果分析　用于同一项目的疗效不同的几个方案的评价，克服了最小成本分析的不足。由于成本效果分析的理论比较成熟，而且评价方法明确，因此，目前有近70％卫生经济学评价的文章是运用该方法进行评价的。但该方法忽略了患者生存质量的改善，而且无法对不同项目进行评价。

3. 成本效用分析　是将患者的生存质量通过加权转换成健康人的质量调整生命年（quality-adjusted life year，QALY）或伤残调节生命年（disable-adjusted life year，DALY），然后计算每获得一个 QALY（或 DALY）所耗费的成本是多少。这样使成本效果分析具有更宽广的应用领域。但成本效用分析存在一些理论方面的不足和实践操作的困难，如伤残调节生命年（DALYs）的不同年龄的加权方法到目前仍未能被普遍接受。

4. 成本效益分析　是将治疗取得的最终疗效（如挽救生命、减少致残率等）转化为货币，这样就可以对投入与产出进行直接的比较，从而更本质地揭示不同方案的经济价值。但由于如何测量效益值、将人的价值转换成为货币量是否符合伦理道德等问题的困扰，使得该法在卫生经济学评价中使用较少。

（二）针灸卫生经济学评价的研究思路与方法

卫生经济学相对于针灸临床研究来说还是一个比较新的领域。因而，在针灸临床中对干预方案进行的卫生经济学评价研究还不是很多。目前，针灸临床研究的卫生经济学评价的方案主要是针灸干预方案，采用的评价方法多是成本效果评价。因此，根据针灸临床研究的特点，卫生经济学评价可以从以下几个方面着手。

1. 试验方法的选择　由于疗效是卫生经济学评价的基础和前提，没有疗效的试验是无法进行卫生经济学评价的，因而应采用可信度高的试验方法以比较各方案疗效的确切程度的优劣。RCT 被认为是目前论证效果最强的试验方法之一，通过 RCT 所取得的数据具有较好的可信度，并且能正确地反映试验性措施的效应。由于经济学指标受各种因素影响较大，采用规范的 RCT，可以降低某些不确定因素的影响。

2. 根据评价目的和评价指标选择评价的方法　根据评价目的选择方法：如要比较同种疾病不同治疗方案（如比较针灸和中药对面瘫的治疗）的经济学价值，可以选用最小成本分析、成本效果分析、成本效用分析和成本效益分析等评价方法，如果要比较不同疾病的治疗方案（如针灸对面瘫与头痛的治疗比较）的经济学价值，可以采用成本效用分析和成本效益分析。而如果希望直接比较某个或几个项目之间投入与产出的大小时，需要进行成本效益分析。

根据评价指标来选择方法：如果疗效评价的指标主要是替代指标，则适用于成本效果分析；如果评价的指标以考察患者生存质量的改善为主，可以采用成本效用分析；如果以降低死亡率、病残率为主要评价指标，可以选用成本效益分析。

3. 选取合适的经济学评价指标　不同的卫生经济学评价方法具有不同的评价指标，说明不同的评价目的和结果。在成本效果分析中，评价方案优劣的指标是成本效果比（C/E）和增量成本效果比（$\triangle C/v\triangle E$）；在成本效用分析中，评价指标是每获得一个 QALY 或 DALY 所耗费的成本量；成本效益分析则是考察每减少一个病死率或病残率所挽回的社会损失与干预成本的差值。因而，在进行卫生经济学评价前就要明确评价目的，选择合适的经济学评价指标。

4. 全面、合理地计算成本　成本计算是卫生经济学评价的重要部分，因此，在成本计算过程中要遵循全面、合理的原则。全面，是指干预过程中的相关成本要详实地进行记录，不要有所遗漏。合理，是指根据评价的目的和方法，记录有关的成本，且估算方法要符合实际；同时也包括各项成本的记录不要相互重复，以免夸大成本。

5. 最佳方案的选择　通过卫生经济学评价，一般可以得到 4 种不同结果的方案，即疗效好而成本高的方案、疗效一般而成本低的方案、疗效好而成本低的方案和疗效不好而成本还高的方案。其中疗效好而成本低的方案是最理想的方案，也是优先选择的方案；而疗效不好而成本还高的方案是较差方案，应首先予以排除。而对于其他两种结果，应根据具体情况而定。高收入人群可能不在乎成本而选择疗效好的方案，而中低收入人群只要有疗效，成本对于他们就很重要了。

（三）目前针灸卫生经济学评价存在的问题

首先，针灸临床疗效评价的方法还不成熟，评价体系还不完善，这直接影响了卫生经济学评价的结果。由于卫生经济学评价以疗效为结果，没有疗效的方案是没有经济学价值的，而目前针灸临床疗效评价的方法还不能完全体现针灸治疗的特点，因而影响了疗效的客观评价，也影响了卫生经济学评价的结果。

其次，卫生经济学评价的方法还局限在成本效果分析。这主要是因为该方法理论较为完善，分析方法成熟，而且适用范围较广。由于成本效果分析的研究目的是在成本和效果之间寻找一个最佳的平衡点，只注重疗效指标的改善，没有考虑患者生存质量的变化，而改善生存质量正是针灸治疗疾病的优势，因而其评价结果有一定的局限性。

第三，评价过程中，成本的涵盖范围主要是直接医疗成本，而直接非医疗成本（如交通费、营养费、外地家属的住宿费等）、间接成本（因病死或病残而造成的成本）未纳入总成本的计算。这就造成计算成本与实际成本的差距较大，从而影响了评价结果的客观性。此外，隐性成本未计入总成本。隐性成本是指患者因疾病而遭受的痛苦、悲伤、精神创伤等因素影响而产生的成本。由于计算比较困难，而且目前国内、外对隐性成本的转换及计算还缺乏较统一的方法，因而很多的研究为避免造成数据偏差，往往对隐性成本忽略不计。但如果忽略隐性成本，常常会使疗效较好的方案由于直接成本和间接成本偏高，从而影响其成本效果比，掩盖了其经济价值，甚至得到相反的结论。

第四，我国的医疗保障体系也给卫生经济学评价在针灸的应用带来了一定的影响，如医疗费用的报销体制、以药养医的医院运营模式、药品推销人员的营销模式等方面的影响，使得医疗费用的波动较大，给医疗成本的计算带来较大的困难，因而难以客观评价其经济学价值。

参 考 文 献

1. 贺石林，王健，王净净．中医科研设计与统计学．长沙：湖南科学技术出版社，2012．

2. 詹启敏，赵仲堂．医学科学研究导论．北京：人民卫生出版社，2010．

3. 张永亮．医学科研方法学．北京：人民军医出版社，2011．

4. 梁繁荣，吴曦．循证针灸学．北京：人民卫生出版社，2009．

5. 陈智．论医学科研选题．浙江医学教育，2002，1（1）：43-45．

6. 秦裕辉．试论中医临床研究的选题原则和方法．湖南中医药导报，1998，4（1）：7．

7. 王雅琢，王晓瑜．新形势下医学科研选题的方法和原则．科技与出版，2012（4）：34-36．

8. 刘志顺，蔡玉颖．针灸临床研究设计存在的问题及方法学思考．中国针灸，2010，30（1）：67-71．

9. 宋伟．科研选题论证中的四原则．研究与发展管理，1991，3（4）：70-71．

10. 缪小勇，张艳霞，夏志祥．科研选题应注意把握的几个问题．第一军医大学分校学报，2000，23（2）：111-112．

11. 孙文善．试论针灸学研究的标准化与规范化．针灸临床杂志，1996，12（9）：1-2．

12. 赵雪，郭义，姜锐，等．中国针灸标准化现状及其一些问题的思考．针灸临床杂志，2012，28（4）：43-45．

13. 武晓冬．针灸标准化的现状及其发展．中国标准化，2007，（10）：50-52．

14. 胡镜清，路洁，刘喜明，等．名老中医经验传承研究内容与方法的思考．中华中医药杂志，2009，24（10）：1346-1348．

15. 宋咏梅，刘更生，王振国．当代名老中医学术传承现状分析．江苏中医药，2010，42（10）：70-71．

16. 徐春波，王思成，贺兴东，等．名老中医传承研究模式与研究方法．世界中医药，2009，4（6）：334-342．

17. 孙艳秋，刘建平，刘世芳．基于数据挖掘技术名老中医经验传承的研究．辽宁中医药大学学报，2010，1（1）：223-224．

18. 高蕊，徐咏梅，朱正祥，等．名老中医经验传承方法探讨．中国实验方剂学杂志，2011，17（8）：275-277．

19. 于嘉，谢雁鸣．中医卫生经济学评价的研究思路与方法．中国中医药信息杂志，2006，13（6）：106-108．

（阳仁达）

第三章 针灸临床研究方案设计

第一节 针灸临床研究设计的基本原则和方法

一、随机

在针灸临床试验中,随机(random)主要运用于分组环节,称为随机分组或随机分配。随机分组,指在研究样本确定后,采用随机化的方法,将研究对象以相同的机会分配进入试验组或对照组。随机分组的目的是为了提高组间的均衡性,减少非研究因素的干扰,防止选择性偏倚。

随机分配研究对象的过程包括两个重要步骤:分配序列生成和分配隐藏。生成随机序列的方法主要分为简单随机法、区组随机法和分层随机法三种。

1. 简单随机法(simple randomization) 简单随机法包括抛硬币、抽签、掷骰子、查随机数字表和利用计算机或计算器产生随机数字等方法。在较大样本的针灸临床试验中,较常采用的是计算机产生随机数字的方法,可产生随机数字的统计软件有 SPSS、SAS 和 Excel 等。

2. 区组随机法(block randomization) 区组随机法是将研究对象分为不同的区组,然后再对每一区组内的个体进行随机分配。在临床试验中,每一区组的研究对象数目称为区组长度,通常设置为组别的固定倍数,同时应保证样本含量被区组长度除尽。例如,一个研究分为试验组和对照组二组,样本含量为 210 例,则区组长度可设置为 6、10 等。在一个试验中,区组长度可以是固定的,但为了防止区组内最后一个序列的可预测性,较好的方法是设定多个区组长度且进行随机选择,即区组长度是可变的。如 2014 年 JAMA 杂志发表的针刺治疗膝骨关节病的试验中设置常规针刺组、激光针刺组和假激光针刺组 3 组,其区组长度是 6 和 12。

3. 分层随机法(stratified randomization) 分层随机法,按照研究对象某一特征先进行分层,然后再在各层中采用具体的随机化方法,分配每一层的试验对象和对照对象,最后将各层试验对象合在一起作为试验组,将各层对照对象合在一起作为对照组。在分层随机分组中,主要以研究对象中某些可能产生混杂作用的特征作为分层因素,如病情轻重程度,年龄,性别等。

需要强调的是，交替分配，按照住院号分配，按照研究对象出生日期分配等方法，均不属于真正的随机方法。最小化法（minimization）可保证各干预组之间在若干既定的预后因素方面具有均衡性。使用最小化法时，第 1 名研究对象是真正随机分配，而随后每名研究对象分配情况是基于预后因素在各组间的差异和各组已有病例数等情况综合决定的。最小化法是目前唯一可以替代随机分配法的非随机分配法。

随机的序列产生后，在实施随机的过程中，应尽量使生成随机序列与执行分配的研究人员完全分开，称为分配隐藏，这可以防止负责执行分配的研究人员因预先知道分配情况而影响分配过程。通常采用的分配隐藏方法有第三方分配法，如采用中心电话随机系统等；编码容器分配法，如密封的标有连续数字的不透明信封等。

二、对照

对照，指的是设立条件相似及诊断一致的一组对象，接受某种与试验组不一样的干预措施或不接受干预措施，目的是和试验组的结果进行对照性的比较，以证明两组或多组间结果的差异及其程度。对照的设置多种多样，不同的对照设置有着各自不同的优缺点，依照试验的目的，如何设置合适的对照组成为针灸临床方法学设计的研究热点。

（一）按照设计方案分类

按照研究的设计方案分类，对照主要分为同期随机对照、自身对照、交叉对照、配对对照、非随机同期对照和历史对照。目前，针灸临床研究最主要的研究方案是同期随机对照研究。

同期随机对照指按严格规定的随机化方法将研究对象同期分配到试验组和对照组，其优点是：①由于采用了随机化分组方法，可以较好地保证各组之间的均衡性，有效避免了潜在未知因素对试验结果的影响；②设置同期对照，可以同时对试验组与对照组进行观察，有效避免了因试验先后顺序对结果的影响，使研究结果更具说服力；③由于多数统计方法都是建立在随机样本的基础之上，采用本设计类型更有利于资料的统计分析。

（二）按照处理措施分类

1. 有效对照（valid control/effective control）　也称阳性对照，即对照措施采用目前临床公认的有效处理方法。如在针灸预防化疗引起恶心呕吐的临床研究中，甲氧氯普胺等止吐药可用作有效对照。由于在有效对照中，施加给对照组的处理措施效果稳定，试验期间能保证对照组受到合理的治疗，所以较少引起伦理方面的问题，也是临床治疗性研究中经常采用的对照方法。在针灸临床试验中，由于多数有效治疗与针灸的治疗方式有所不同，因此，有效对照的缺点是不能盲闭患者。解决这一问题的方法是在两个组中同时联合使用不同的安慰措施进行治疗，即双模拟（double-dummy）。例如，为了比较针灸治疗和药物治疗偏头痛，试验组使用常规针刺加安慰药物，对照组使用安慰针刺加有效药物，使两组在治疗的形式上保持一致。

2. 空白对照（blank control）　对照组在试验期间不予任何治疗称为空白对照。在空白对照中，对照组在试验阶段未得到有效治疗，可能会造成不良后果，应用时要特别谨慎。空白对照仅用于病情较轻、稳定，即便不给予治疗也不会导致在试验期间病情恶化的疾病，否则将产生伦理方面的问题。由于对照组治疗方式与试验组有所不同，所以其缺点也是无法实施盲法。这种对照方法的优点是可以追踪疾病的自然发展历史和评估疾病的自愈情况。

在很多研究中，出于伦理及可行性方面的考虑，空白对照可演变为等待治疗（waiting list），即在试验干预阶段，不给予对照组任何针灸相关的治疗，干预阶段结束后再给予与试验组相同的针刺治疗。2005 年 Lancet 杂志发表的针刺治疗膝骨关节病的试验中，试验组接受为期 8 周、共计 12 次的针刺治疗，等待治疗组在为期 8 周的干预阶段未接受任何针刺治疗，在干预阶段结束后再接受与试验组相同的为期 8 周、共计 12 次的针刺治疗。也可给予对照组以相同于试验组的基础护理，支持疗法或者常规治疗等。两组唯一的不同就在于对照组没有接受作为研究目标的治疗措施。

3. 安慰对照（placebo control）　对照措施采用与试验措施形式上相似但不具有真正治疗效应的措施。针灸作为一种特殊的非药物疗法，整个治疗过程都需要医患间的密切配合，整个过程可能强化患者战胜疾病的信心，从而产生较强的非特异性作用。安慰对照组在接受操作者的治疗时间和关注量上均与针灸组相似，有利于盲法的实施，尽量消除主观因素对试验结果影响的目的。安慰剂本质上不具有真正治疗作用，因此仅适用于病情较轻、稳定的疾病。针灸临床研究中常用的安慰对照有以下几种：

（1）非穴位对照（non-acupuncture point/sham acupoint）：非穴位对照的依据是经络穴位的有效性原理。对照组通常在治疗穴位旁开或两经中点进行针灸或者在远离治疗穴位的远端非穴进行针灸。非穴对照主要分为非穴常规针刺和非穴浅刺（minimal acupuncture）两种形式。非穴常规针刺采用与试验组类似的针刺深度，优点是对照组与试验组不论是在外观以及操作方面均非常接近，可以很好地盲闭患者，在临床试验中应用较早。非穴浅刺通常在非穴的位置浅刺入皮下，一般不要求得气，刺激极轻微。其优点是使针刺可能产生的作用尽量最小化，而且可以较好地模拟针刺，应用广泛。非穴对照的共同缺点是可能导致针灸的非特异性生理作用，包括疼痛的弥散性伤害抑制性控制（Diffuse Noxious Inhibitory Controls，DNCI）。此外，非穴点距离穴位的距离尚没有更具体统一的规定。

（2）穴位浅刺对照（superficial needling）：浅刺对照是将针浅刺入皮下，不给予操作手法，深度通常在 1～4mm，不要求得气，刺激极轻微。此法是基于针刺深度及手法刺激为针刺有效因素而设计的。但由于传统针灸理论中认为穴位皮肤浅刺仍然能发挥一定的疗效，所以此法是属于有效治疗措施还是无效对照措施，目前尚存在争议。

（3）非治疗相关穴位对照（nonspecific acupuncture）：非治疗穴位对照是基于穴位特异性设计的。对照组在对所治疗的病证没有作用或作用极小的穴位处进行针灸，试验组在治疗穴位处正常针灸，以比较不同穴位的特异性。其优点是与治疗组在外观和操作上相同，可以很好地盲闭患者，其缺点是可能因非治疗穴位选择的不当而影响疗效的检验。

（4）安慰针灸器械对照（placebo device）　包括：①安慰针具：自 Streitberger 在国际医学杂志 Lancet 发表"安慰针具"的研究报告以来，还陆续出现了 Park、Takakura 等安慰针具，这些设计独特的针具在国外针灸临床试验中被广泛应用。安慰针具的针尖圆钝，在针头抵住皮肤稍加用力时，针身逐渐滑入针柄而缩短，给人一种刺入皮下的错觉，其针身通过托环固定于穴位点上。相应的治疗针具外观与安慰针具相同，区别是治疗针具针尖锐利，可像正常针灸针一样刺入皮下。此对照法既不产生治疗作用又保持了与治疗针同样的外观，同时又可以模仿真针刺程序，因此可以在短时间内很好地盲闭患者。由于固定针体的需要，不能适合所有穴位，尤其在手足及头部需要浅刺或平刺的穴位；为了使安慰针与治疗针在操作手法上一致，会在一定程度上限制治疗针提插捻转等必要的操作手法和行针力度，从而降低治疗针的效果。此法对曾有针灸经历者，其可信度尚有争论。假电针，假激光，无输出的经皮神经电刺激（Transcutaneous Electrical Nerve Stimulation，TENS）等，其原理也与之相类似。②安慰灸具：目前灸法的临床研究中多采用麦麸等非艾绒类灸材制作成的安慰灸具，或者在艾绒与皮肤之间添加隔板的安慰灸具。前者是基于艾烟为有效因素设计的，后者是基于热量和艾烟均为有效因素进行设计。

有效对照、空白对照及安慰对照三者的比较见表 3-1。

表 3-1　针灸临床研究中不同对照设置的比较

	有 效 对 照	空 白 对 照	安 慰 对 照
对照措施	临床公认的有效措施	不予治疗/观察结束后再予治疗/予试验组相同的基础护理，支持疗法或者常规治疗等	与试验措施形式上相似但不具有真正治疗效应
优点	较少引起伦理问题	评估疾病的自愈情况	有利于盲法的实施
缺点	无法盲闭患者	不能用于病情较重的疾病/不能盲闭患者	不能用于病情较重的疾病

三、盲法

盲法（blind）是指临床试验过程中，指标的测量、数据的收集和结论的形成等均在不知晓研究对象所在组别以及接受何种措施的前提下进行。在临床试验中测量偏倚既可来自研究人员方面，也可产生于研究对象方面。设置盲法的目的就是为了克服来自研究者和研究对象的主观因素所导致的偏倚。

单盲（single blind）主要是指研究对象不知晓自己的分组和干预措施情况。研究对象和试验执行者（医护提供者、数据收集者、结局评判者）双方均不知晓分组情况，也不知道研究对象接受的是何种干预措施，称为双盲（double blind）。没有设置盲法的试验，称为开放性试验（open-label trial）。

临床试验报告的作者常使用"单盲"、"双盲"等词。使用这类词汇有一个问题，即临床医生的解释与流行病学教材的定义之间有很大差异。对 200 项报告使用了"双盲"随机对照的试验的调查发现，大约每 5 项试验中就有 1 项没有对研究对象、医护提供者或数据收集者设盲。今后应放弃使用这些术语，研究者应清晰地报告对哪几类人员设置了盲法。

临床研究中，可能因为知晓治疗分配情况而给试验带来偏倚的各类人群主要分为以下五类：研究对象、医护提供者、数据收集者、结局评判者和数据分析者。如果研究对象知道自己接受的是针刺，可能会表现出更好的疗效，如果研究对象知道自己接受的是安慰对照，可能会表现出较差的疗效。由于针灸疗法的特殊性，干预措施执行者往往无法设置盲法。未设置盲法的数据收集者，可能会有区别地评价结局指标，比如对异常结果进行重复测量，在测试中提供帮助或暗示；未设置盲法的结局评判者可能会有区别地评价主观性指标；未设置盲法的数据分析者可能会有选择地使用分析策略从而导致偏倚，如选择有利的时间点或结局指标，以及将研究对象从分析中剔除。

多数有效对照、空白对照与针灸存在着治疗方式上的差异，因此难以对研究对象施行盲法，有时会采用双模拟的设计方法对研究对象施盲（存在有效对照时）。

四、重复

重复性原则是指在相同试验条件下进行多次研究，确保研究结果的重现性，包括对同一研究对象的重复观察/测量和对多个研究对象的观察/测量。对同一研究对象重复观察/测量，可以保证观察结果的准确度和可靠度。对多个研究对象的观察/测量，是通过一定样本含量的重复实现的。

临床研究只能抽取部分患者作为观察对象构成一定数量的研究样本，因此，所抽取的样本应力求充分代表总体的特征。只有设计合理的最适样本含量（详见本章第三节），才能使其研究结果真实地反映总体效应的大小，同时又能保证临床研究的可行性。样本量过少，所得的变量测定值往往使检验效能下降，结论缺乏充分的依据；样本量过大，会造成人力、时间和经济的过度耗费。合理的样本含量能够保证结果的稳定性，使假设检验达到预定的目的，避免把个别情况误认为普遍情况，把偶然或巧合的现象当作必然的规律。

（刘存志）

第二节　常用的针灸临床研究设计类型

临床研究结果要转化为高质量的循证医学实践证据，最有效的方法之一就是研究之前进行严格的科研设计，尽可能地控制和减少非研究因素造成的偏倚，如患者的不同文化水平、不同病程、病情轻重等影响因素。因此，选择与课题研究相适应的，论证强度高且具有可行性的设计方案是保证临床研究质量的关键所在。常见针灸临床研究设计方案包括随机对照试验、交叉试验、自身-前后对照试验、病例对照研究、非随机同期对照试验及叙述性研究等。

一、随机对照试验

（一）设计模式

随机对照试验（randomized controlled trial，RCT）是采用随机分配的方法，将合格的研究对象分别分配到试验组或对照组，然后接受相应的干预措施，在一致的条件下或环境中，同步地进行研究和观测试验的效应，并用客观的效应指标对试验结果进行测量和评价。1946年RCT首次被应用于临床研究以评价治疗措施的疗效。RCT能真实、客观地评价干预性措施的疗效，被公认为评价预防、治疗和康复措施的"金标准"。

随机对照试验的设计模式如图3-1所示。试验的研究对象可从目标人群中随机抽样，也可来自住院或门诊的连续性非随机抽样的样本，再根据试验设计中确定的纳入和排除标准，选择符合标准且自愿参加的患者，采用明确的随机化方法将合格的研究对象随机分配到试验组或对照组，接受相应的干预措施，经过一段时间的观察，评价治疗后的效果。根据结果的资料类型，采用相应的统计学方法进行处理、分析以评价干预措施的真实疗效及组间差异。

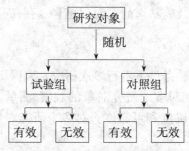

图 3-1　随机对照试验的设计模式

（二）主要优缺点

1. 优点

（1）防止选择性偏倚：采用随机的方法，可以较好地防止人为因素对研究对象选择和分配的影响。

（2）组间可比性好：在样本量足够的情况下，随机分配研究对象，可维持干扰因素在组间分布中的相对平衡。

（3）特定的研究人群：对被研究的对象，采用明确的诊断、纳入和排除标准进行界定，内部真实性较强。

2. 缺点

（1）对临床发法学要求较高，伦理方面受到影响。

（2）样本量大，研究周期长，人力与财力支出较大。

（3）研究对象的选择有严格的纳入和排除标准，导致研究结果的代表性较差，外部真实性受到一定的影响。

（三）应用范围

主要用于针灸治疗常见病的临床研究。

（四）应用举例

Lancet Neurology 2006 年报道了对 960 例偏头痛患者进行多中心、前瞻性、随机对照、盲法（对受试者及数据分析者施行盲法）的临床研究。首先，要求进入观察的 1295 名偏头痛患者记录 4 周的头痛日记，按照纳入及排除标准筛选出符合标准的 960 名患者采用中心随机以 1∶1∶1 的比例将受试者随机分为真针刺组、假针刺组和标准药物组，两个针刺组均为每次 30 分钟，每周 2 次，共 6 周。真针刺组采用不固定的选穴方案，即在固定选穴的基础上配合自选穴，通过手法得气；假针刺组采用非穴浅刺法，在上下肢、肩胛以下选取非穴点进行针刺，无手法刺激；标准药物组根据患者情况，选用受体阻滞剂、盐酸氟桂利嗪或抗癫痫药治疗，服药持续 26 周。所有患者在 26 周内记录头痛日记，包括头痛天数、发作程度、疼痛相关损害和生活质量等，数据分析者于随机分组后第 6 周、13 周和 26 周收集数据并进行统计分析。

该研究属于大样本 RCT，设计严谨，客观评价了针刺治疗偏头痛的临床疗效。但仍存在着局限性，主要包括仅对针刺针数进行限定，且针刺治疗的疗程明显短于药物治疗的疗程；真针刺的选穴主要根据检索文献及专家意见，缺乏临床实践经验；药物组患者脱落率较高。

（五）其他类型的随机对照试验

1. 半随机对照试验　与随机对照试验设计相似。唯一区别是研究对象分配方式不同。

它是按半随机分配方式，即按研究对象的生日、住院日或住院号等的末尾数字的奇数或偶数，将研究对象分配到试验组或对照组，接受各自的试验措施。国际上一般认为此种随机为假随机。

2. 非等量随机对照试验　是指将研究对象按一定比例随机分配入试验组或对照组，一般为2∶1或3∶2，一般不能超过1∶3，随着试验组比例的增高，检验效能也随之降低。

3. 整群随机对照试验　多数随机对照试验的随机分配单位为单个的患者，但在某些特殊情况下，以单个个体为分配单位是不合适的。整群随机对照试验是以一个家庭，一对夫妇，一个小组甚至一个乡镇等作为随机分配单位，将其随机地分配入试验组或对照组，分别接受相应的干预措施。

4. 单个患者的随机对照试验　对于患慢性疾病的单个患者，采用单个患者的随机对照试验，以确定多种治疗措施中哪一种对其有效，以避免服用多种药物，浪费经费和受某些无效甚至有害药物的影响。

二、交叉试验

（一）设计模式

交叉试验（cross-over design）是指试验中的试验组和对照组，在整个试验过程中通过前后两个阶段互相交叉的方式，分别先后接受两种不同干预措施的处理，最后评价试验结果的一种临床试验性研究的设计方案。主要用于临床干预措施的研究和评价，是随机对照试验的一种特殊类型。它兼有随机对照试验和自身前后对照试验的优点，属于一级设计方案。

交叉试验的设计模式如图3-2所示。交叉试验通过随机的方法将受试者分成两组，甲组接受方案A，乙组接受方案B，两组同时进行观察。经过一段时间的洗脱期，甲乙两组再交换接受方案B和方案A。将两个不同时期观察到的结果综合分析进行比较。

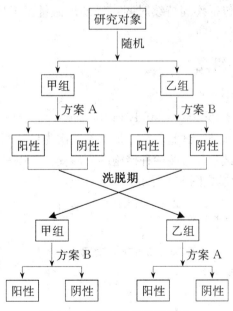

图3-2　交叉试验的设计模式

（二）主要优缺点

1. 优点

（1）交叉试验采用随机分组、盲法测量和同期对照的方法，具有随机对照试验的优点。

（2）每个受试对象先后接受两种方案处理，具有自身前后比较，消除了个体差异，同时也获得组间比较的结果，可减少样本量。

2. 缺点

（1）只适用于慢性复发性疾病。

（2）每个病例在接受第二阶段治疗时，很难保证病情处于试验第一阶段开始时的相似状态。

（3）洗脱期难以控制，过短难以避免两种措施的重叠作用，过长影响试验周期，可能影响病情。

（4）试验周期长，易发生失访、退出、依从性下降等问题。

（三）应用范围

交叉试验仅用于慢性病、且不易根治并需要药物维持治疗的某些疾病的研究。如支气管哮喘、高血压病等。因为这些疾病通常不用药物治疗就会发作。

（四）应用举例

Evidence- Based Complementary Alternative Medicine 2013 年报道了对 95 例原发性痛经患者进行的前瞻性、随机交叉试验。研究的第一阶段，1 组患者（48 例）于月经开始前接受每天 1 次，每次 10 分钟，共 7 天的腹部芳香按摩疗法（使用精油组成：以杏仁油为基础添加肉桂、丁香、玫瑰、薰衣草），2 组患者（47 例）接受相同周期的按摩治疗（使用安慰剂精油组成：杏仁油）。研究第二阶段，两组患者互换治疗方法。主要评价指标为患者疼痛程度。次要指标包括疼痛持续时间与经期出血量。于月经开始第 1 天、第 2 天、第 3 天收集数据并进行统计分析。

三、自身前-后对照研究

（一）设计模式

自身前后对照试验（Before-after study in the same patient）指每一个研究对象先后接受试验和对照两种不同措施进行试验研究，最后将两次先后观测的结果进行比较的一种设计方案。在研究过程中，试验和对照两种措施的先后安排可以是随机的，也可以是非随机的。自身前-后对照研究的模式图 3-3 所示。

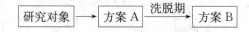

图 3-3   自身前-后对照设计模式

（二）主要优缺点

1. 优点

（1）每例受试者均有接受试验和对照两种措施的机会。

（2）每例受试者以自身为对照，可以消除个体差异，减少样本含量，节约成本。

（3）试验中采用盲法，可以用随机的方法安排前后的干预措施，提高结果可信度。

2. 缺点

（1）试验分前后两个阶段，很难保证两阶段的起始点完全一致，影响两阶段的可比性。

（2）洗脱期难以控制。

（三）应用范围

同交叉试验类似，仅适用于慢性反复发作性疾病的防治研究。

四、病例-对照研究

（一）设计模式

病例-对照研究（case-control study）是将所研究疾病或事件的患者纳入病例组，无此病（或事件）的患者作对照组，调查两组对某个或某些因素或防治措施的暴露情况，比较两组间暴露率或暴露水平的差异，以研究该疾病或事件与这个或这些因素或防治措施的关系。分组的方法主要包括成组法和配比法。病例-对照研究是临床回顾性研究最有实用价值的研究设计方案，可为前瞻性研究提供重要依据。病例-对照研究模式如图 3-4 所示。

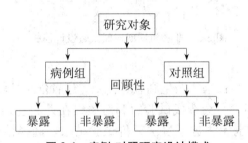

图 3-4　病例-对照研究设计模式

注意事项：①研究对象的选择要具有代表性且具有可比性。病例组应能代表目标人群中患该病的总体，对照组能代表未患该病的总体，且两组在年龄、性别、居住地等方面具有可比性。②病例组的来源宜在同一地区不同水平的医院选用一个时期内符合要求的连续性病例，或选择社区总体人群中的全部病例，以在一定程度上防止选择性偏倚的影响。此外，被选择的病例必须有正确可靠的诊断，并且有暴露于调查或研究因素的可能性。被选择的对照必须排除所研究的疾病或事件。对照组病例选择应与病例组同源。

（二）主要优缺点

1. 优点

（1）在疾病或事件发生后进行，已有一批可供选择的病例。可以对一种疾病的多种病因或诊断、治疗与预后的相关因素进行研究。

（2）研究对象按疾病或事件发生与否分成病例组与对照组。

（3）从因果关系看，结果已发生，由果推因。

（4）病例对照研究所需样本量小，易于进行，对患者无损害。

2. 缺点

（1）仅能了解两组的暴露率或暴露水平，不能计算发病率。

（2）主要受到回忆偏倚的影响，合理的对照组选择又较困难，存在较大的偏倚。

(三) 应用范围

病例对照研究主要用于发病危险因素的研究，也可用于临床回顾性治疗与探索预后因素等研究。主要包括病因研究、筛查试验效果评价的研究、治疗效果的评价。

五、非随机同期对照试验

(一) 设计模式

非随机同期对照试验是前瞻性研究，指试验组和对照组的受试对象不是采用随机的方法分组，而是由患者或医生根据病情及有关因素人为的纳入试验组或对照组，并进行同期的对照试验。非随机同期对照试验设计模式如图 3-5 所示。

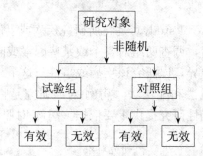

图 3-5 非随机同期对照试验设计模式

(二) 主要优缺点

1. 优点 可行性好，易被临床医生和患者接受，患者依从性较好。

2. 缺点 由于人为因素，会造成试验组和对照组在试验前即处于不同基线状态，缺乏可比性，且研究过程中也无法进行盲法评价试验结果，选择性偏倚和测量性偏倚的影响，可导致结果真实性下降，论证强度减弱。

(三) 应用范围

在临床工作中，有些情况下不适宜做随机对照试验，如急重症患者抢救、外科手术治疗等，只能根据具体情况将患者分入试验组和对照组。其结果论证强度不如随机对照试验，但在未获得随机对照试验结果或不能获得随机对照试验结果的时候，其结果还是有一定的参考价值。

六、叙述性研究

(一) 定义

叙述性研究（descriptive study）是对现成的临床资料进行归纳、分析并得出结论，或对某些临床新出现的疾病病因或表现特征进行描述、总结或报告的一类研究。包括个体病例报告、系列病例分析、专家评述、杂志评论、专家经验等。

(二) 主要优缺点

1. 优点

（1）很多临床分析性研究以叙述性研究结论为基础。

（2）研究容易实施，节省人力财力，短期易出结果。

2. 缺点

（1）不能控制偏倚和混杂因素对结果的影响，研究可重复性差。

（2）未设对照组，结果缺乏对比性。

（三）应用范围

叙述性研究可用于疾病病因的初步探讨、分析疾病诊断手段、评价疾病防治措施的效果、判断疾病预后的相关因素等。

（刘存志）

第三节 针灸临床研究方案设计要点

一、研究对象

选择研究对象时，通常需要考虑代表性和可行性两个方面。研究者应根据研究目的、试验要求的样本含量、病情轻重、诊断与治疗的技术水平、研究经费多少等因素设计研究对象的选择方案。

（一）病例来源

临床研究中研究对象的来源是研究能否顺利进行的重要因素，地区不同、医疗部门等级不同、就医方式不同都有可能影响研究对象的招募情况。此外，研究中心的多少也可能成为影响研究实施的因素。针灸临床研究中，研究对象多来源于各级医院的门诊或住院患者，其优缺点见表 3-2。

表 3-2 研究对象招募来源

招募来源	优 点	缺 点
医院规模		
大型医院	诊断技术先进，治疗规范；病例相对集中，可以在短期内获得大量病例	病情偏重，有患多种疾病的可能；随访的难度较大
社区医院	研究对象流动性低，比较稳定；随访相对容易	技术薄弱，诊断与治疗需要有大型医院的支持
就医方式		
门诊患者	可以在短期内获得大量病例	依从性偏差；治疗过程很难规范化
住院患者	依从性好；可严格实施研究设计的治疗方案	研究结果的推广可能受到限制
研究中心		
单中心	难以收集足够多的病例	便于研究的质量监控
多中心	可在较短时间内收集较多病例，保证临床试验如期完成；研究对象范围大，代表性好	研究设计的具体实施可能存在差异，影响试验的同质性

（二）招募方式

针灸临床研究中研究对象的招募方式主要包括医生从临床医疗过程中直接招募，专业网站、电视或报纸等媒体发布招募广告，社区义诊，邮件招募等。招募方式往往不局限于一种，可以根据实际情况选择多种招募方式以期招募到足够数量的研究对象。常见招募方式见表 3-3。

表 3-3　研究对象招募方式

招募主要方式	优　　点	缺　　点
医生直接招募	针对性较强；研究对象筛查通过率高；成本低	可能存在一定程度的潜在强迫和冲突
招募广告	针对性较强	招募患者数量不足
社区义诊	可在短时间内招募到大量患者	可能不符合试验要求，增加合格性筛查难度

（三）诊断标准

临床研究中，所选定的研究对象必须符合疾病的诊断标准，它是纳入研究对象的前提，又是保证研究质量及其真实性的基础。

诊断标准包括国际统一标准（WHO 发布的诊断标准或国际专业学术组织会议制定的标准）、国内统一标准（政府主管部门、全国性学术组织和会议制定的标准）、地方性学术组织制定的诊断标准以及高等院校统编教科书制定的标准，层次级别依次降低。临床研究选用诊断标准，首要考虑的原则是便于交流和认可，因此应注重参考国际上所建议的通用标准，凡是属于国际疾病分类所区划的疾病，都有相应的诊断标准。如果没有，再根据层次级别从上至下，选择下一级标准。一般不能采用自拟诊断标准。

针灸临床研究中有时还需结合中医证候的相关诊断标准。目前常用的中医证候诊断标准包括国家中医药管理局发布的《中医病证诊断疗效标准》（ZY/T001.1～001.9-94）、中华中医药学会发布的《中医内科常见病诊疗指南-西医疾病部分》（ZYYXH/T50～135-2008）、中华中医药学会体质分会发布的《中医体质分类及制定》等，可根据具体的试验设计进行选择。

（四）纳入与排除标准

临床研究中，除诊断标准外，还需制定纳入和排除标准，以选择符合研究设计要求的合格对象，从而使研究因素相对单一，排除某些非研究因素的混杂，确保研究的质量，并为重复试验或进一步研究提供基础。

纳入标准是从符合诊断标准的复杂群体中，根据研究对象病情的轻重、病型、并发症、并发症、心理因素、文化背景、社会背景，以及证候等因素，选择临床特点相对单一的对象。制定纳入标准内容应简明扼要，不宜制定过多的条件，否则将过分限制研究结果的参考范围。纳入标准通常用清单的形式列出，一条标准只说明一个问题，文字表达要清晰准确。如年龄的表述，不能用儿童、青少年、中年、老年等笼统的概念，必须指出具体的年龄段，并明确是否包括界限年龄，以便容易操作。此外，研究对象需签署知情同意。

在符合研究条件的对象中，考虑到研究的可行性、研究对象的可控性及患者有益无害的原则，需要排除一定的研究对象。排除标准可以使研究对象在同一个基线上，能够真实地反映研究因素的效应，提高研究结果的可靠性。排除标准制定不恰当或执行不严格，将难以避免选择性偏倚的产生。排除标准一般包括：①伴有可能影响疗效评价、判断的其他生理或病理状况者；②针刺部位有皮肤破损或感染者；③心、肝、肾损害或恶心肿瘤等严重疾病患者；④某些特征人群（如孕妇、婴幼儿、未成年人、高龄患者、精神病患者、病情危笃或疾病晚期患者）；⑤已接受有关治疗并可能影响研究疗效者。

案例：2005 年发表在 JAMA 杂志的一项评价针灸治疗偏头痛的临床试验中，受试者主要通过刊登在报纸上的广告进行招募。采用国际头痛协会制定的偏头痛诊断标准，纳入标准包括受试者年龄在 18～65 岁之间；在过去三个月及基线期内，每个月发生 2～8 次偏头痛；偏头痛病史超过 12 个月；在基线期完整填写偏头痛日记；签署知情同意书。排除标准包括每个月超过 10 天出现间歇性头痛或紧张性头痛症状；无法分辨偏头痛发作和紧张性头痛症状；继发性头痛患者；头痛症状首次出现时年龄已超过 50 岁；每个月使用止痛药超过 10 次；过去 1 个月使用过预防偏头痛发作的药物；过去 12 个月内进行过任何形式的针灸治疗；曾接受过参与本试验的针灸医师的治疗。

二、样本含量

样本含量的估算必须基于明确的设计方法（平行对照设计、交叉对照设计等）、假设检验（差异性检验、非劣效性检验和等效检验）和主要指标的特性（计数资料和计量资料）。除了采用相应的公式计算样本含量外，还可使用 SAS、PASS、SPSS 等统计软件进行样本估算。常用样本估算公式见表 3-4。

表 3-4　常用样本含量估算公式

假设检验类型		公　式	公式参数说明
两样本均数比较时样本含量的估算方法			
	差异性检验	$n=\dfrac{(u_{1-\alpha/2}+u_{1-\beta})^2*(\sigma_1^2+\sigma_2^2)}{\delta^2}$ （公式1）	u 值需查阅 u 值表，σ 代表两组的标准差，δ 代表最小临床意义差值，ε 代表两组的实际差值
区间检验	优效性/非劣效性试验	$n=\dfrac{(u_{1-\alpha}+u_{1-\beta})^2*(\sigma_1^2+\sigma_2^2)}{(\varepsilon-\delta)^2}$ （公式2）	
	等效性试验	$n=\dfrac{(u_{1-\alpha}+u_{1-\beta/2})^2*(\sigma_1^2+\sigma_2^2)}{(\delta-|\varepsilon|)^2}$ （公式3）	
两样本率比较时样本含量的估算方法			
	差异性检验	$n=\dfrac{(u_{1-\alpha/2}+u_{1-\beta})^2*[p_1(1-p_1)+p_2(1-p_2)]}{\delta^2}$ （公式4）	u 值需查阅 u 值表，p 代表两组的率，δ 代表最小临床意义差值，ε 代表两组的实际差值
区间检验	优效性/非劣效性试验	$n=\dfrac{(u_{1-\alpha}+u_{1-\beta})^2*[p_1(1-p_1)+p_2(1-p_2)]}{(\varepsilon-\delta)^2}$ （公式5）	
	等效性试验	$n=\dfrac{(u_{1-\alpha}+u_{1-\beta/2})^2*[p_1(1-p_1)+p_2(1-p_2)]}{(\delta-|\varepsilon|)^2}$ （公式6）	

在进行样本含量估算时需要以下参数：

1. 检验水平（α）　Ⅰ型错误的概率用 α 表示，故又称为 α 错误。Ⅰ型错误指的是，组间差异实际上不存在，统计推断的结果却错误地承认组间差异的存在，又称假阳性。进行统计推断时需对 α 作出规定，通常 α≤0.05。检验水平 α 的值越小，所需样本含量越大。

2. 把握度（power，1-β）　Ⅱ型错误出现的概率用 β 表示，故又称 β 错误。Ⅱ型错误指的是，当组间的差异确实存在时，统计推断却不承认该差异的存在，也称为假阴性。β值越小，所需要的样本含量越大。根据实际情况，通常规定 $\beta \leq 0.10$，必要时可取 $\beta = 0.20$。把握度也称为检验效能。把握度与 II 型错误互补，两者的概率之和是 1。

3. 最小临床有意义差值（δ）　样本含量估算需确定临床最小效应量，即试验组与对照组的疗效差异多大才有实际意义或临床价值。一般可通过预试验、查阅文献或经验估计获得。

案例一：研究者想了解针灸与某西药对高血压患者血压的影响有无差别。预实验结果显示两组血压差值为 10mmHg，针灸组降压的标准差为 8mmHg，西药组为 10mmHg，要求两组例数相同，设检验水平 $\alpha = 0.05$，把握度为 90%，将各参数代入公式 1 进行计算可得每组需 31 例。

案例二：研究者想了解针灸降压的疗效，采用西药作对照，观察其对血压水平的影响。根据预实验结果显示两组血压差值为 5mmHg，针灸组降压的标准差为 8mmHg，西药组为 10mmHg，若针刺组降压水平低于西药组在 10mmHg 以内，则认为针灸的疗效不差于西药。要求两组例数相同，设检验水平 $\alpha = 0.05$，把握度为 90%，将各参数代入公式 2 进行计算可得每组需 57 例。

案例三：研究者想了解针灸降压的疗效，采用西药作对照，观察其对血压水平的影响。根据预实验结果显示两组血压差值为 5mmHg，针灸组降压的标准差为 8mmHg，西药组为 10mmHg，若两组降压水平不超过 10mmHg，则认为两组疗效相等。要求两组例数相同，设检验水平 $\alpha = 0.05$，把握度为 90%，将各参数代入公式 3 进行计算可得每组需 72 例。

此外，在样本量估算时，还应考虑到样本脱失率，一般脱失率在 10%~20% 之间。对 1996—2002 年国际上发表的针灸研究样本量的分析发现，76% 的临床研究样本量在 100 例以下，500 例以上的临床试验研究约占 3.5%（48 项）。国内针灸临床试验的样本量通常在 200 例以下。对 2000—2006 年《中国针灸》杂志上发表的针灸研究分析发现，只有 1% 的研究对样本量进行了预先估算和报告。

三、常用干预措施

临床研究中干预措施的设立非常重要，干预措施的设立应具有有效性和安全性的特点。针灸临床研究中最常用的是手针和电针。近年来，灸法的研究也逐渐增多。手针和电针产生的理论背景、刺激方式不同。手针是传统针灸刺激方式，针灸师通过不同的指力、针向、针时以及针在穴位内不同的运动形式可以促进得气感的出现，发挥补虚泻实的效果，提高针灸疗效，这是电针所不能模拟的。然而，手针的操作与不同针灸师的临床经验有关，主观性强、临床操作难以规范，从而在一定程度上影响了对针刺临床研究结果的解释。此外，非量化的手法操作难以实施多中心、大样本的临床研究，对针刺的临床疗效研究也造成了一定的障碍。电针是手针的刺激与电的生理效应的结合，刺激参数稳定、可调，能够保证研究过程中针刺操作的一致性，使研究更具有重复性。然而从严格意义上讲，电针并不能很好体现传统针刺手法操作的效果。

四、疗效评价指标

传统的临床研究主要侧重于有效性的评价，以个案报道或病例总结为主。随着临床研究的不断深入，目前的针灸临床疗效评价主要以系统评价和 RCT 为主。

　　针灸临床研究中常用的疗效评价指标主要包括病情严重程度评价、生活质量评价、卫生经济学评价和安全性评价等。病情严重程度评价主要评估研究对象症状的改善程度，不同的疾病所使用的评价量表不同，如疼痛类疾病主要通过视觉模拟评分（Visual Analogue scale，VAS）评价疼痛程度。生活质量评价主要包括生理功能、心理功能、社会适应能力和对健康状况的总体感受等。常用的评价工具包括具有普适性的通用量表，如健康调查简表 SF-36（the MOS item short from health survey，SF-36）、诺丁汉健康调查表（Nottingham Health Profile，NHP）等和专用量表，如用于癌症患者的生存质量调查表（Quality of Life Questionnaire，QLQ-C30）、中风专用量表 Frenchay 活动指数（Frenchay Activity Index，FAI）、糖尿病专用量表糖尿病控制和并发症试验（the Diabetes Control and Complications Trial，DCCT）等。卫生经济学评价是从经济学的角度对方案进行评价的一种方法，主要目的是考察治疗方案的经济学价值，为卫生资源的优化配置提供决策辅助。卫生经济学的评价方法主要包括最小成本分析（CMA）、成本效果分析（CEA）、成本效用分析（CUA）和成本效益分析（CBA）等。我国卫生经济学评价过程中，成本的涵盖范围主要是直接医疗成本，而直接非医疗成本（如交通费、营养费、外地家属的住宿费等）、间接成本（因病死或病残而造成的成本）未纳入总成本，从而影响评价结果的客观性。此外，我国的医疗保障体系也给卫生经济学评价带来了一定的影响，如医疗费用的报销体制等方面的影响，使得医疗费用的波动较大，给医疗成本的计算带来较大的困难，因而难以客观评价其经济学价值。尽管针灸疗法相对安全，在规范操作的前提下，不良事件的发生率极低，然而在进行针灸临床研究时，安全性评价是不可或缺的。通过 100 余万例受试者的调查发现，不良事件的发生率仅为 0.05/10000 次针灸，0.55/10000 名患者。国外报道中针灸不良事件以感染为主（41%），国内则以晕针为主（45.5%），仅有个别案例出现气胸或脊髓损伤。

　　多数临床研究设有多个结局指标，主要结局指标是事先预设的被认为是对研究相关的各方（如患者、决策者、医生、资助人等）最重要的结局指标，能够为临床研究的主要目的，如安全性、有效性、耐受性、经济性和生活质量等提供可信证据，常用来计算样本量（见本节第二部分）。有些研究不止一项主要结局指标。不过，使用多项主要结局指标会带来如何解释多种分析结果的问题，因此 2010 版临床试验报告的统一标准（Consolidated Standards of Reporting Trials，CONSORT）声明中不推荐使用多个主要结局指标。其他有意义的结局指标可作为次要结局指标（辅助性的结局指标）。次要结局指标是指与试验主要目的有关的附加支持性指标或与试验次要目的有关的指标。次要结局指标的选择应与试验中要回答的问题有关。一项研究可以有多个次要结局指标，常常包括未预料到的或不希望出现的干预措施效应，但安全性评价始终应该被视为重要的结局指标，不管是把它们列为主要结局指标还是次要结局指标。

五、受试者依从性

　　在临床研究中，良好的依从性是影响研究可信性和研究质量的重要因素之一。研究对象的依从性越好，所得结果的说服力越强，越具有代表性。临床研究中，依从率一般要求在 80% 以上。

（一）不依从原因及表现

1. 研究对象本身原因 主观原因主要包括缺乏医学知识或健康意识不强，对积极治疗的意义认识不足；症状轻微，缺失要求诊治的迫切性；有被试验感，对试验存在质疑；未曾接受过针刺治疗或以前接受针刺治疗时发生过不良反应，而对针刺存在心理恐惧。客观原因主要包括新患其他疾病、工作调动等。

2. 医疗方面的原因 医患关系不和谐，医患之间不能充分交流，或对患者可能出现的不良反应或后果不能提供明确的保障措施；患者出现不良反应或病情恶化。

3. 社会家庭原因 家庭环境、治疗环境、大众媒体等均可造成患者依从性的改变。如患者亲属认为治疗方案对患者有风险或对其生活造成不便甚至产生负担，劝说患者拒绝参加试验，从而可能影响其依从性。

（二）不依从资料处理

通常采用意向性治疗分析（intention-to-treat analysis，ITT）的方法减少偏倚带来的影响，使结果更加真实。

ITT 指参与随机分组的对象，无论其是否接受该组的治疗，最终应纳入所分配的组中进行疗效的统计分析。结局指标的类型不同（计数与计量资料），意向性治疗分析的方法不同。如果观察指标为计数资料，通常将退出的病例作为治疗失败处理，或将治疗组退出的病例作为治疗失败，而对照组退出的病例作为治疗成功处理，这种分析方法称为"最差情况的演示分析（worst-case scenario analysis）"。如果观察指标为计量资料，可以采用末次观测值结转法，将治疗前或最后一次随访测定的结果作为最后分析的测定值。此外，还可采用多重插补法进行分析。

将完整数据与处理后的数据进行比较，此时的 ITT 就相当于敏感性分析，即判断退出和（或）失访数据对主要结局评价有无影响。若处理前后结果一致，则结论具有稳定性、真实性。若前后不一致，则需慎重下结论。

六、伦理问题

伦理审查是开展生物医学研究的国际通则，临床研究方案在正式进入临床实施前必须经过伦理委员会对其科学性和伦理合理性进行审查，以充分保护医学研究中受试者的权益和安全。

研究对象有权知道他们所参与研究所涉及的范围和不良事件的发生概率。在研究过程中，研究者应对研究对象可能出现的不良事件进行全程监测。所有可疑的不良事件都应该及时上报，并进行针对性的处理。

参 考 文 献

1. Steinberg MB, Greenhaus S, Schmelzer AC, et al. Triple-combination pharmacotherapy for medically ill smokers：a randomized trial. Ann Intern Med，2009，150（7）：447-54.

2. Hinman RS, McCrory P, Pirotta M, et al. Acupuncture for chronic knee pain：a randomized clinical trial. JAMA，2014，312（13）：1313-22.

3. Molassiotis A, Bardy J, Finnegan-John J, et al. Acupuncture for cancer-related fatigue in patients with breast cancer：a pragmatic randomized controlled trial. J Clin Oncol，2012，30（36）：4470-6.

4. Bian ZX, Shang HC. CONSORT 2010 statement：updated guidelines for reporting parallel group ran-

domized trials. Ann Intern Med, 2011, 154 (4): 290-1.

5. Shen J, Wenger N, Glaspy J, et al. Electroacupuncture for control of myeloablative chemotherapy-induced emesis: A randomized controlled trial. JAMA, 2000, 284 (21): 2755-61.

6. Hesse J, Mogelvang B, Simonsen H. Acupuncture versus meto-prolol in migtaine prophylaxis: A randomized trail of trigger point deactivation. J Intern Med, 1994, 235 (5): 451-6.

7. Witt C, Brinkhaus B, Jena S, et al. Acupuncture in patients with osteoarthritis of the knee: a randomised trial. Lancet, 2005, 366 (9480): 136-43.

8. Sze FK, Wong E, Yi X, et al. Does acupuncture have additional value to standard poststroke motor rehabilitation? Stroke, 2002, 33 (1): 186-94.

9. Li Y, Liang F, Yang X, et al. Acupuncture for treating acute attacks of migraine: a randomized controlled trial. Headache, 2009, 49 (6): 805-16.

10. Ceccherelli F, Rigoni MT, Gagliardi G, et al. Comparison of superficial and deep acupuncture in the treatment of lumbar myofascial pain: a double-blind randomized controlled study. Clin J Pain, 2002, 18 (3): 149-53.

11. Li Y, Zheng H, Witt CM, et al. Acupuncture for migraine prophylaxis: a randomized controlled trial. CMAJ, 2012, 184 (4): 401-10.

12. Streitberger K, Kleinhenz J. Introducing a placebo needle into acupuncture research. Lancet, 1998, 352 (9125): 364-5.

13. Bao CH, Zhao JM, Liu HR, et al. Randomized controlled trial: moxibustion and acupuncture for the treatment of Crohn's disease. World J Gastroenterol, 2014, 20 (31): 11000-11.

14. Zhao B, Wang X, Lin Z, et al. A novel sham moxibustion device: a randomized, placebo-controlled trial. Complement Ther Med, 2006, 14 (1): 53-60.

15. Diener HC, Kronfeld K, Boewing G, et al. Efficacy of acupuncture for the prophylaxis of migraine: a multicenter randomised controlled clinical trial. Lancet Neurol, 2006, 5 (4): 310-6.

16. Marzouk TM, El-Nemer AM, Baraka HN. The effect of aromatherapy abdominal massage on alleviating menstrual pain in nursing students: a prospective randomized cross-over study. Evid Based Complement Alternat Med, 2013.

17. Linde K, Streng A, Jürgens S, et al. Acupuncture for patients with migraine: a randomized controlled trial. JAMA, 2005, 293 (17): 2118-25.

18. 何巍，李敬华，童元元，等. 国外大样本针灸临床试验研究情报监测与分析. 世界中医药，2014，9 (2): 245-52.

19. 耿玲玲，林仁生，孙夏云，等. 2000-2006 年《中国针灸》杂志中 RCT 报告质量的评价. 中国针灸，2008，28 (6): 439-43.

20. 梁繁荣，任玉兰，唐勇. 针灸临床疗效评价研究. 针刺研究，2008，33 (1): 62-4.

21. White A. A cumulative review of the range and incidence of significant adverse events associated with acupuncture. Acupunct Med, 2004, 22 (3): 122-33.

22. 李岩琪，刘阳阳，张洁，等. 针刺不良反应及针刺事故的现状分析. 中国针灸，2011，31 (8): 764-8.

（刘存志）

第四章　针灸临床研究质量控制

临床研究的特点是在人体（患者或健康志愿者）群体中进行研究，许多条件难以控制，要取得研究结果的真实性和可靠性，临床研究必须有严格的质量控制。由于在研究过程中，不可避免受到多种因素影响，研究结果与真实情况之间有一定的差异，这称为偏倚。偏倚的大小直接影响研究结果的可靠性，甚至会得出错误的结论。为保证研究结果的可靠性，就要要求参加临床研究的人员要掌握一定的质量控制和数据管理方面的知识，在研究设计、实施、数据资料整理分析等各阶段采取质量控制，减少偏倚。目前常采用计算机和信息技术实现数据实时管理与质量控制。

第一节　针灸临床研究实施过程质量控制

针灸临床研究越来越受到重视，特别是多中心大样本的随机对照试验，针灸临床研究中实施过程的质量控制至关重要，本章以多中心针灸临床试验为例，阐述针灸临床研究实施过程中在课题设计、实施到监查等环节针灸临床研究的质量控制的措施。

一、研究前准备

（一）组建研究小组

合理组建一支专业的研究小组成员一般包括主办者、主要研究者、研究者、研究秘书、数据管理、统计人员、第三方质控监查人员等。质量控制的人员及监查员，对整个项目实施和质量进行管理，保证研究计划实施，尤其在多中心临床研究中尤为重要。

（二）建立合作单位

多中心临床研究，应选择有临床研究经验的医院，对于首次参与临床研究的医院应重点培训，加强质控管理，信息发布途径包括会议、网络、资料等多种形式。

（三）配备研究设施

根据临床研究方案的要求科学的配备软、硬件设施，硬件为研究办公室（档案柜、计算机）、药品保存地（符合要求的医用冰箱）、受试者接访室（保证患者隐私及充分知情权）、随访中心（电话、互联网）；软件为研究专用网络、短信群发管理软件、电子数据采集、电子病历报告表等。

（四）研究方案的优化

在研究方案确定后应聘请相关统计学、方法学和中医专家对方案进行优化论证，完善顶层设计，就医学伦理、研究目标、纳入标准、抽样方法及样本量计算、分组设计、结局及评价指标、评价手段、随访点和方式、经费预算、数据管理、文章发表、专利申报、多种新合同等问题进行讨论，经过多次讨论完善和形成研究方案终稿，确保方案的科学性和可操作性。在选择研究者和分中心时，充分考虑研究者是否能保证充足的时间，全程参与临床试验；考察分中心是否具备承担课题的软硬件条件，是否能得到科室内研究者和所在医院科管部门的大力支持，是否能保证研究质量。确定病例数时除了考虑具有统计学意义外，还应充分考虑各种影响因素对病例纳入的影响，提前预防可能出现的不利因素；纳入、排除标准的制定应合理，过严则会过多排除受试者，导致入组困难。若在执行过程中对研究方案进行改动，应及时上报上级部门审批。

（五）研究标准操作规程（Standard Operating Procedures，SOP）**制定**

针灸临床研究方案制定者应负责编写研究手册，制定与研究方案相关的 SOP，确保针灸临床试验参照研究的规范（GCP）科学地实施，明确各部门及各类人员职责，保障各项研究或试验的设施、仪器设备符合要求，确保各项人员和技术保障系统达到 GCP 和试验方案的要求，确保试验数据和结果的准确性和可靠性，有助于严格控制在临床试验中存在的或出现的各种影响试验结果的主、客观因素，尽可能地降低误差或偏差，提高临床试验各项结果的评价质量。

1. 制订 SOP 的重要意义

（1）统一标准：用 SOP 统一临床试验的标准，使不同研究部门的研究方法、同种试验操作和管理制度规范化，使研究人员有据可依，以规范操作者的行为。尽量减少操作方法上的差异性或随意性造成的误差，提高不同单位、部门或人员以及不同时期研究工作间的可比性。

（2）明确职责：用 SOP 明确规定各个不同部门及各类不同人员的职责，使其各尽其责，互相衔接，默契配合，循规蹈矩，防止差错，确保临床研究工作的有序开展，提高临床研究资料的可信性。

（3）保障条件：用 SOP 保证各项研究或试验的设施、仪器设备符合要求，确保各项人员和技术保障系统达到了 GCP 和试验方案的要求。

（4）保证质量：用 SOP 指导临床试验方案的制订和实施、数据的收集和处理、结果的分析和总结、资料的撰写和归档，以及质量保证的各环节有效地运行，确保试验数据和结果的准确性和可靠性。

2. 制订 SOP 的范围和内容　SOP 的制订应当覆盖临床研究的所有实践活动。每项临床试验的各个环节都要有相应的 SOP。所有有关人员包括研究者、研究助理、针灸器械和药品及资料保管人员、统计人员、监查人员、稽查人员、监督管理人员、伦理委员会等都应当存在并遵循各自的 SOP。如临床试验各有关人员的职责、工作程序和制度；研究者的选择；试验方案的设计；各种试验资料的起草、修订和批准；试验用器械、物品、药物的准备；研究者手册的撰写；伦理委员会的工作程序；知情同意书和知情同意过程；受试者的入选程序；临床试验程序；各项试验指标的测定条件、仪器设备、操作者资格、操作程序、结果判断、极端值的分析和核查；实验室质控，仪器设备的维护、保养和校准；器械、物品、药品接受、保存、分发、清点和回收；CRF 的填写和修改；不良事件的记录和报告；设盲和破盲程序；数据处理和复查；数据统计；研究报告的撰写；资料保存和档案管理；监查、稽查和检查规程；工作人员的再教育和培训制度；质量保证部门的工作规程。SOP 的制订、修改和实施等；随着技术的进步、方法的改进，应当不断增加新的 SOP。

3. 制订 SOP 的程序　国内外研究机构均有各自研究的 SOP，SOP 的制订一般遵循如下程序：

(1) 相应专业的研究负责人或有经验的相关工作人员起草。

(2) 经质量保证部门审核并签字确认。

(3) 经机构负责人书面批准后印刷、发布并生效执行。

在 SOP 制订后必须遵循。如需任何修改要再经质量保证部门审核，机构负责人批准后更新。

4. 制订 SOP 应注意的事项

(1) 依据充分：SOP 的内容应符合我国 GCP、其他有关法规及药物研究技术指导原则的要求、符合国际通用的准则和指导原则。

(2) 简明准确：SOP 的简繁程度以便于执行者能够准确无误地了解和遵循为度，既要避免含糊笼统使人无所适从，也要避免太过繁琐令人不知所云。文体要简单，采取描述性的语言，而不是回顾性的、评论性的或前瞻性的，原则是"写所要做的，做所已写的"。

(3) 可操作性强：SOP 应当成为实际工作的指南，SOP 中所写的内容应当使经过适当培训或训练的人员能够按照其内容进行操作。避免完全照抄 GCP 的内容，SOP 的制定应结合本专业特点，针灸临床研究特别注意针灸操作的标准、腧穴定位的标准等都必须有统一的规定。此外，针具的名称、生产厂家、长短、粗细规格都要有统一的标准规定。目前针灸操作技术有国家的 GB 标准，如《腧穴名称与定位》（GB/T123546-2006）、《耳穴名称与定位》（GB/T13734-2008），以及艾灸、头针、耳针、三棱针、拔罐、穴位注射、皮肤针、皮内针、穴位贴敷、穴位埋线等针灸技术操作规范，这些标准在临床试验中应参照。此外还可参考有关参考书、手册或仪器说明书的内容，但也不可完全照搬，应当按照实际情况进行适当的修改。

(4) 避免差错：SOP 涉及的关键词、专业术语、度量单位和符号、有效数字等应当按照国家有关标准或国际通用原则书写，避免使用已废弃的或不规范的术语、计量单位、符号和汉字等。

(5) 格式一致：对 SOP 的版式并无特殊要求，但同一单位或研究机构的所有 SOP 在编制和印刷形式上应尽可能地保持一致，以利于查阅、检索和管理。每页的页头和页脚处，均应注明该份 SOP 的有关信息。如页头注明单位名称、某某 SOP、统一的分类和编号，而页脚注明制订者、审定者、批准者的签名及批准日期。并在每份 SOP 的封面页注明起草和修订的信息，例如：修改次数或版本、起草和修改日期、制订或修改人、审定人和批准人的签名和日期、以及生效日期、印制份数等。所有以往的和现行版本的 SOP 及修订情况应当完整归档并保存，废弃的或过时的 SOP 除了保留一份归档外，其余的均应及时销毁。

总之，SOP 的制订是一项工作量很大的系统工程，很难一步到位，需要经过从无到有，由粗而精、不断修订完善的过程。

5. SOP 的实施　SOP 一经生效必须严格执行。参与临床试验的所有人员都必须阅读和熟悉与他们的工作职责有关的标准操作规程，并在各自的具体工作中严格遵守。因此在制订并生效后要对有关人员进行培训。所有新调入或更换工作岗位的人员必须经有关 SOP 的培训才能上岗。SOP 的放置地点要方便有关人员随时查阅参考。任何偏离行为都要经机构负责人和质量保证部门的批准，并在原始资料中记录。SOP 的制订、修改、生效日期及分发、销毁情况应当记录并存档备查。

（六）样本量计算和效能检验

正确估算样本含量是科研设计的重要内容，可以通过统计学的方法评估样本含量，不同的统计检验方法使用的计算公式也不一样。临床研究期望在一定样本量内其效果比对照组为佳，要根据课题设计的有关参数，进行使试验组的疗效水平与对照组差异有统计学意义的样本量估计，依据预试验或者现有相关文献资料提供的数据作参考，检验水准 α 一般取 0.05 或 0.01，检验效能 $1-\beta$ 一般取 0.8 或 0.9，明确取单侧还是双侧检验，再经过样本含量公式计算或查表法求得。临床研究目的不同，所采用的样本含量估算方法也不同，需要区分是做显著检验，还是区间假设检验。显著检验时推断两个样本是否来自同一总体，不能评价差别的实际大小和差别是否有临床意义。目前，临床要确认某种疗法是否不差于或相当于甚至优于标准的有效药物，所以常运用非劣效性检验、等效性检验与优效性检验，又称为区间检验。根据公式计算出每组的样本含量，按照失访率为 10%～15% 进行计算。多组设计时，由于在各对比组例数相等时进行统计推断效能最高，因此一般要求各组的样本量相等。只有在某些特殊情况下，才考虑各组的样本含量不等。

（七）预试验

选择研究承担单位进行研究预试验，重点考察方案的可行性，如知情同意书的签署、入排标准、入组进度、干预治疗的可行性、CRF 的可操作性、辅助监查的合理性。

（八）伦理审查

临床试验必须遵循"赫尔辛基宣言"以及我国有关临床试验研究的规范和法规，只有获得伦理委员会（institutional review boards，IRBs）批准后，才能正式启动临床研究项目，任何研究方案在启动后的修订都应报请 IRBs 批准通过后方可实施修订方案。IRBs 会议重点讨论的内容包括受试者的隐私权、知情同意权、不良事件的监测及处理程序、受试者补偿等问题。

在试验开始之前，伦理审查申请人一般需提交伦理审查申请表（签名并注明日期）、临床试验方案（注明版本号和日期）、知情同意书（注明版本号和日期）、招募受试者相关材料、病例报告表、研究者手册、主要研究者履历等文件。临床研究负责单位需经伦理委员会批准后方可实施临床试验。如果研究是多中心临床研究，应以审查的一致性与及时性为基本原则，多中心临床试验可建立协作审查的工作程序。研究项目实施前，组长单位伦理委员会负责审查试验方案的科学性和伦理性。各参加单位伦理委员会在接收组长单位伦理委员会的审查意见的前提下，负责审查该项试验在本机构的可行性，包括机构研究者的资格、经验、是否有充分的时间参加临床试验以及人员配备与设备条件等。研究项目批准后，各中心的伦理委员会应对本机构的临床试验实施情况进行跟踪审查。研究者为国外机构，需国外的申办者向所在国提交研究方案进行伦理学和科学审查。临床试验过程中，特别强调所有参加课题研究的受试者，都必须签署知情同意书方可进入临床试验；受试者应给出足够时间让其确定是否签署知情同意书。

（九）临床试验注册

临床试验的注册有利于试验在全球范围内受到关注和监督，有利于课题的顺利进行，目前符合世界卫生组织注册标准并获得国际医学期刊编辑委员会（International Committee of Medical Journal Editors，ICMJE）批准的试验注册机构和平台包括美国临床试验注册平台（www. clinicaltrials. gov）、国际标准随机对照试验注册中心（www. isrctn. org）、中国临床试验注册中心（www. chictr. org/cn）。此外，还有澳大利亚、新西兰、巴西等临床试验注册平台。目前，已有隶属于中国临床试验注册中心和世界卫生组织国际临床试验注册平台的二级注册机构的针灸临床试验注册中心（www. acmctr. org）。临床试验注册增加试验透明度、避免选择性偏倚，规范伦理行为，在一定程度上提高临床试验质量和国际影响力。

（十）研究培训及启动会

为保证临床质量，临床试验过程中的每个步骤、每项操作都应该依据 GCP 的原则、试验方案、技术规范、工作职责及管理规定等科学规范、操作性强的 SOP。为保证临床试验质量，课题组需要对各中心不同的研究人员的进行培训，可分区域或统一召开，要求严格遵循制定的 SOP，培训内容包括研究方案、GCP、CRF 填写、评价指标，并对研究人员进行考核，必要时可抽查个别合作单位进行观摩，保证不同研究人员和同一研究人员在不同时间的操作的统一性，尽量减少偶然误差出现的可能性。

二、研究进程管理

RCT 被公认为评价治疗措施效果的最科学、最严格的"标准研究方案"，科研设计的三大基本原则即随机、对照和盲法的原则，其目的是确保研究结果免受若干已知和未知的偏倚因素的干扰，使研究结果真实可靠。

（一）随机

围绕随机化执行情况进行质量控制，患者是否按照随机编号入组，入组日期与入组顺序号是否相符，是否按照随机顺序入组，尤其对应用信封法随机的研究，要求防治随机被破坏，信封法随机时应注意产生的随机序列被放入按顺序编码的、密封、不透光的信封中，为减少人为偏移，可让研究人员在按顺序拆开信封前将合格受试对象的姓名和详细情况写在合适的信封表面上，如力敏型记录纸或者信封内有复写纸。

（二）对照

围绕对照组展开的质量控制目的在于控制对照组的干预按照方案执行。干预者实施过程中有没有严格按照操作者手册执行，如对照组采用非穴点，试验组和对照组取穴均有可能偏离，则很难判断研究结果是两组效果的差异还是研究者偏倚所致。除此还应检查对照组取穴、消毒、进针方法和尺度、电针仪器和操作等内容是否按照操作者手册进行。如对照组采用药物，应完成药物的验收、接受，核对药物名称、进货渠道，应由专人专柜保管，储存于通风阴凉处。药物使用时要与受试者进行充分沟通，采取各种方法提高患者依从性；同时建立详细的药物发放、回收记录表。

（三）盲法

由于针灸操作的特殊性和环境的限制，完全做到盲实施者、盲患者较为困难，可以采用盲法评价和盲法统计分析，围绕评价者是否为独立的第三方、评价者资质、评价者是否接受过培训、评价者是否能获知研究分组情况等内容。研究的干预措施和对照组外观尽量相似，可采用现场面对面访谈、实际研究过程监察和模拟评价过程等方式开展质量控制。尽量做到盲患者，使受试者不知为试验组还是对照组，比如采用单间治疗室或屏风遮挡等方法。

（四）研究对象

研究对象的质控应围绕受试者真实性、受试过程符合伦理原则、受试者符合方案规定三个方面进行质量控制。具体包含受试真实性，可随机抽取几名受试者，通过联系方式访问其真实性；受试者提供的信息应真实可靠，尽可能提供过去的医疗记录及检查结果，曾接受过的治疗。研究观察表的所有信息应来自原始资料。伦理原则主要通过现场看知情同意书填写是否规范，受试者本人（委托人）和研究者是否亲笔签字，签署时间是否在入组前，可抽查受试者和研究者，访问其知情同意过程是否符合伦理，确保受试者在完全知情的条件下自愿参加试验；研究中受试者除真实、符合伦理外，还要符合方案规定，即能满足研究方案纳入、排除标准，疾病诊断明确，符合中医诊断及症候要求。

（五）干预措施

与药物干预研究质量控制不一样，针灸随机对照试验应围绕干预及干预实施者设计质量控制内容，重点在于控制干预操作规范性，考察针灸实施过程是否按照该临床研究的操作手册进行。干预操作规范性和结局评价是质量控制的重点，否则可能因干预实施者之间的经验和技能的差异影响结果。此外还应对针具、干预者和干预过程质量控制。具体包括针灸针、电针的质量检查报告，干预实施者资质、干预实施者是否接受过培训；培训、取穴准确性、消毒规范性、进针方法和尺度、电针操作规范等内容。

（六）研究用针灸器械和药物管理

所采用的器具必须已获得医疗器械（具）的产品注册证，并详细说明器具材料的性能、特性、型号、产地，采用统一的进针法，针对每个腧穴的具体情况，规定每一腧穴的针刺深度、角度和手法操作要领。针具尽量采取电针刺激，试验用电针仪和毫针的型号要统一规定。药品及管理，应符合药品法的要求。并有相应的购置、分发领取、使用消耗记录。

（七）研究病历的填写

研究者要在规定时间窗内及时填写研究病历。要确保所有项目填写完整，尤其是量表评分、理化检查等时效指标。研究者填写要认真仔细，改动要减少到最少，若进行修改，需在修改处简要说明修改原因，注明研究者姓名及修改日期，不得用铅笔填写。原则是，疗效评价指标、结局评价指标及各种评分量表是不修改的。此外，不良事件、合并用药等情况应及时填写在病历报告表内。

（八）研究场所

围绕研究场所开展的质量控制内容主要包括试验是否符合伦理、符合方案规定等方面。现场干预实施环境是否保障受试者权益，不同组别的受试者是否安排在不同诊室，以免影响研究结果。

（九）数据随访

建立随访中心，根据入组时间提醒随访时间，同时提醒研究者和受试者记录并分析失访原因。由第三方合同研究组织承担随访中心的职责，整合资源，有利于提高研究效率，保障研究质量。随访前应提前做好准备工作，如做好随访的宣传工作，让其了解随访的目的和重要性，还可以制作随访册、院外日记，用以记录研究对象治疗及复查计划，提醒研究对象及时按照研究计划复查。研究方案规定的复查时间、实验室检查，要按时间点进行，所有报告单要有签名，附有原件或复印件。随访记录在观察表中，每项内容均应填写。

（十）针灸临床研究中的依从性

依从性是影响临床研究结果质量的因素之一。对研究者与受试者的依从性、依从程度的评估，是评估研究结果可靠性的重要方法。

研究者依从性的评估：研究者是否了解研究工作的目的、意义，对研究方案是否熟悉、研究者是否承担和完成了研究职责是研究者依从性评估的主要内容，定期或不定期的现场监查是评估的主要手段，应有相应的监查记录及奖惩措施，研究者还应积极主动采取措施，提高受试者的到诊率、减少脱落与失访。

受试者依从性的评估：可以从到诊率、疗效期望值、治疗反应与不良反应等方面来进行。依从性是在临床研究中，患者在执行规定的研究试验措施时所接受和执行的程度。即使自始至终参加试验的患者，存在依从性即合作性问题。例如，在针刺中，患者常不能按照规定要求行针刺治疗或完成针刺治疗，加用其他药物。这些情况都会影响试验的结果，若对此不能充分注意，会导致错误的结论。对此，可以采取以下措施：①对受试者要坚持自愿原则，充分知情，签订受试者知情同意书。②从服务态度、就诊环境、医疗费用等方面改善和维持良好的医患关系。③加强与患者的沟通，使患者能够理解和合作。④注重细节，详细记录受试者联系方式，及时与患者联系。⑤加强研究人员水平和管理检查制度，以确保患者的依从性。

（十一）针灸临床研究报告

研究工作完成后的总结是对整个工作作出恰当的临床评估，随着循证医学的兴起和发展，国际医学界对临床随机对照试验产生了更高的要求，不仅反映在需要更严格地进行临床科研设计，同时也要求更准确、更全面地报道临床科学研究。国际上临床试验的报道通用 CONSORT（Consolidated Standards for Reporting Trials，CONSORT）声明来指导，该声明将 RCT 报道分成了题目和摘要、背景介绍、方法、结果、讨论五大部分。鉴于针灸临床研究的特殊性，现在的针灸临床研究的报道在遵从 CONSORT 声明的基础上，应该按照 STRICTA（Standards for Reporting Interventions in Controlled Trials of Acupuncture，STRICTA）推荐的具体内容，详细报道针灸原理、针刺细节（穴位、针数、进针深度、得气反应、毫针或电针、留针时间、针具规格等）、治疗时间和疗程、复合干预措施（有无艾灸、拔罐、中药等）、研究者背景以及对照措施等内容。针灸临床研究文献的报道，应充分遵从 CONSORT 声明的五大部分，对针灸随机对照研究的干预措施的采用，应按照 STRICTA 推荐的规范来报道。目的是进一步与国际接轨，促进针灸学术的国际交流。

三、建立质量控制分级负责体系

（一）监查制度的建立

临床试验的监查是试验质量保证的一项重要措施，也是临床试验管理规范的基本要求。遵照规范的要求，每项研究都应建立四级监查制度。

1. 一级监查（质控检查）　建立在承担临床观察的课题组或称分中心。要有固定的质量检查员。任务是依据质量检查清单，对本单位研究源数据的记录、数据报告、干预措施的管理、不良事件等进行检查核对和记录，并将检查结果提交分中心负责人定期审核并签字，对存在的问题采取相应的措施，其重点在于对原始病历和 CRF 表的核查，即原始病历填写是否真实，CRF 表填写是否真实、更改是否规范。

2. 二级监查（监查）　建立在临床研究的负责单位或申办者单位，研究负责人委派监查员，制定监查计划，确定检查程序和监查表，监查员应该按照程序逐项检查，内容包括：①研究进度；②研究数据真实性；③研究数据准确性；④研究质量及其管理；⑤源数据核查。监查后应听取对监查的异议，撰写监查报告。其重点在于受试者真实性和干预措施规范性两方面现场监查，兼顾上述其他监查内容。

3. 三级监查（稽查）　建立在临床研究负责单位的上级主管部分或项目组织单位，由他们委派专业的队伍进行稽查。受托单位负责委派稽查员，制定稽查计划和稽查程序。稽查是由不直接涉及试验的人员所进行的一种系统性检查，其目的是评价课题各参加单位的临床研究质量控制体系是否有效运行，研究的实施是否遵循研究方案、SOP 和 GCP。稽查员还应抽取一定样本量的研究病历与电子病历报告表进行数据核对，并定期向项目管理部门提交稽查报告。其重点在于围绕干预措施和结局评价进行稽查。

4. 四级监查（视察）　一般由项目组织单位委派专业技术人员进行，是最高层次的质量监查活动，多数是针对临床研究出现的具体问题进行现在调研，澄清或解决问题。

（二）监查制度的执行

1. 监查人员的委派　根据课题制定统一的检查和监查制度，确定人员，撰写检查和监查报告表，监查员由课题项目负责人直接委派，应具备以下资格：①具有医学专业背景，并经过严格的 GCP 培训，具有一定的临床试验经验；②熟悉本项目的研究方案及相关文件；③承担本课题检查工作前，接受过相关病例报告表与数据管理系统的培训；④工作认真负责，能定期进行监查工作。

2. 制定监查计划　包括以下内容：①根据该项目的所有课题承担和参加单位，计划监查员人数；②根据临床试验和研究计划及研究速度，计划监查访视次数；③根据试验的具体研究进展和适量，调整访视频率。

四、临床试验质量控制的实施方式

针灸临床研究因其自身特点，其质量控制内容和方法有别于药物干预试验，现场和远程质量控制相交叉的方法有利于全面控制其质量因素，充分利用现场的优势开展干预措施和结局评价的盲态性和规范性监察，利于远程质控实时性开展系列 SOP 和研究入组数量等内容监察。

（一）现场质量控制

针灸临床研究质量的影响因素与药物干预的临床研究不完全相同，干预措施实施者和结局评价者对针灸研究后果有重要影响，如果课题研究中心多，单位相对比较分散。对研究质量的把握就显得非常重要。现场质控是一种可面对面接触干预实施者与结局评价者的质量控制方式，通过监察其实际研究过程或现场模拟过程，从而控制干预实施者及结局评价者两个重要因素，干预现场质量控制的开展分别在课题的早、中、后期进行。

1. 早期质量控制　早期的质控对试验研究人员量表的使用熟练程度及治疗方案的掌握情况进行考核，专家组成员到现场检查发现的问题与分中心负责人研讨，达成共识。

2. 中期质量控制　对于进入随访期的部分病例，各临床研究者加强沟通。可以评估各分中心在中期随访过程中的执行力度和效果，再原核查项目的基础上，质控小组根据随机抽样的结果对纳入的部分受试者进行电话随访。根据各中心纳入病例的例数及实际情况，督促加快临床研究进度。

3. 后期质量控制　对课题收集的临床数据的正确、完整性进行检查，对原有的错误有无更正，各项数据是否填写完整、规范、正确。

4. 现场质控的方法　现场质控中可采取的方法有抽样调查和访谈法。针对质控内容采取抽样法了解原始病历质量、受试者真实性、CRF表填写情况，调查数量由于质控级别不同而不完全相同，可根据现场质控计划安排，如常规稽查一般在研究启动期，纳入病例较少时应进行100%病例的监查，以充分了解研究质量；稽查要求完成研究总病例数30%的经验，研究实施期和结束前期通常进行20%～30%的病例稽查。但是如果是重点稽查则应根据实际情况进行调查数量的安排。现场监查的数量要求尽量覆盖更多的病例，而一级质量控制人员重点在原始资料的核查，应该做到100%原始资料和CRF的核查。针灸随机对照试验中其干预实施者和结局评价者是研究质量重要影响因素，访谈干预实施者和结局评价者，以了解其是否按照SOP进行研究。可采用个别访谈法，选择干预实施者和结局评价者，进行半结构式访谈。

（二）远程质量控制

通过数据管理平台、电子邮件、传真、电话等通讯方式对课题临床研究中心开展的针对影响课题质量的问题进行监查，多应用于多中心、大样本的临床研究质量控制。其中电子邮件、传真、电话等方法为日常工作常用，需要注意的是质量控制人员在利用相应方法进行远程质控的同时，需要整理相应内容，以电子、录音、纸质等方式记录和保存，并根据远程质控结果，决定是否有必要开展重点稽查或者调整常规稽查的时间安排。数据管理系统为远程质控提供很大的便捷，目前数据管理系统内容广泛，与中央随机系统和质量控制构成了临床研究的三个共性技术平台。远程质量其优势在于实时性，可以时刻对电子数据进行动态监管，如受试者入组、随诊、治疗依从性、试验流程完成以及最后的随访情况，可以随时对临床研究过程进行控制，提高数据质量，同时又避免前往现场进行质量控制所需的人力、物力。针灸随机对照试验现场质量控制与远程质量控制内容比较见表4-1。

表 4-1　针灸随机对照试验现场质量控制与远程质量控制内容比较

内　容	远程监查	现场监查
研究概况	通过数据管理系统实时监察研究进度及招募受试者是否困难；负责人、研究中心及主要研究者变动等可以通过邮件及电话监查；研究中变更手续可以通过电子邮件、邮寄等方式备案	此部分内容虽可远程监查，但现场监查相应内容也是必要的，现场突出其真实性
受试者	知情同意书及知情同意 SOP 远程监查	知情同意书中受试者和研究者是否签字及签署时间，抽查受试者和研究者访问其知情同意过程，受试者符合方案性监察
干预措施	针灸针、电针的质量检测报告、干预实施者资质、干预实施者是否接受过本研究的培训可通过扫描、电子邮件形式远程监查	取穴准确性、消毒规范性、进针方法和尺度、电针操作规范性等内容采取面对面访问干预实施者、监查实际研究过程或者通过模拟实施过程等方式监查
结局评价	评价者专业资质、评价者是否接受过培训、结局评价 SOP 远程监查	评价者是否为独立的第三方、评价者是否能获知研究分组情况、如何填写疗效评价量表等可监查实际评价过程或模拟评价过程再现等
实验室主要理化检查指标	主要疗效指标制定的 SOP 远程监查	标本采集、仪器、试剂、测试方法是否按 SOP 执行情况
研究原始记录	可通过传真等远程监察，但大部分研究中研究原始文件内容较多，传真等远程监察需要花费研究者一定的时间，主要通过现场进行监查	与研究者谈话，现场询问研究的记录、病历记录修改情况、理化检查溯源、不良事件的的填写与处理、合并用药的填写
数据报告	是否在规定的时间窗内填报电子 CRF；是否在合理的时间窗内答疑	电子 CRF 与原始病历一致性核对；与研究者谈话以了解如何填报数据；与数据录入员谈话以了解电子 CRF 填报和疑问回答情况
质量控制	电子邮件形式查看一二级质量控制计划及清单的填写	现场查看反馈意见的问题是否已解决（监查疑问、清单及稽查报告）
资料档案	一般性研究文档通常保存在各研究中心，主要通过现场监查	档案完备性；是否正确保管

第二节　针灸临床研究数据质量控制

　　临床试验是对受试者的资料进行收集与处理的过程，其中包括数据的记录、传递、清理、提取和分析报告等。因此针灸临床研究数据的质量不仅直接影响试验结果的客观性和可靠性，更关系到研究报告以及整个临床研究的结论。因此，临床数据的质量控制是临床研究中极为重要的工作之一。临床数据的质量贯穿于整个临床研究的计划、执行与总结报告的各个步骤，临床研究的每一步都应当确保达到规定的质量标准，从而保证临床研究质量。这些都要求在整个研究期间对研究数据做彻底的审查、评估、发现并解决数据的质量问题，从而研究的原始数据和档案的真实、科学、规范和完整。数据管理中主要包含三个内容：

一、数据的收集

完整的临床研究方案需对数据管理的内容、步骤提出明确的要求，如明确研究者、监查员、数据管理员、统计分析人员等与试验相关人员在临床研究过程中的职责，便于对数据逐级、逐步进行质量控制。数据收集主要包括以下六点：

（一）CRF 的设计、填写及指南制定

按照研究方案设计 CRF，初稿中的数据收集内容、流程和样式应达到研究方案的要求，特别要检查收集的数据内容、专业术语、数据项的编码与方案的数据间是否一致。

将研究方案中所需要的"原始"数据记录在 CRF 中。每一次的数据转录都有可能产生错误，研究表明，在整个数据的收集整理与统计分析中，研究基地填写的 CRF 错误率最高，因此，需要临床研究检查员在研究基地对源数据进行核查，以确保临床研究数据在源头上的准确率。另一方面，数据填写问题发现的越早，纠正就会越及时，这样可以节约用于数据质疑所需要的资源，并能缩短数据锁定所需要的时间。这就要求临床研究开始前，对研究者或现场协调员进行良好的培训，良好的 CRF 填写指南也有助于 CRF 的填写。

（二）数据记录的原则

数据的记录要遵循以下原则：

1. 时效性　按照研究方案中规定的时间观察并填写各项数据记录，强调对患者真实情况的观察与及时记录。

2. 完整性　按照研究流程、研究病历和 CFR 内容，收集与填写数据，形成完整的病历和 CRF。

3. 准确性　临床数据记录的准确性是反应病情的关键，研究中应认真学习研究方案各项目的定义，掌握测量方法，准确填写数据，无法把握的问题及时和监查员沟通。

4. 真实性　临床研究的结论建立在数据真实性的基础上，因此研究病历的填写最好在临床观察后立即行，特别是量表测试数据，避免自己记录数据。

（三）纸质 CRF 数据录入前检查

纸质 CRF 录入前需确认纸质 CRF 上的数据是否已经经过核查和疑问的处理，由受过良好训练的专业人员对 CFR 数据的手工检查，以发现异常数据，其中包括书写不清、不遵守研究方案、数据缺失、医学上不符合的数据（如心率 30 次/分钟）以及前后不一致的数据。一旦发现问题，必须立即与研究机构人员联系，并要求研究者做出澄清。录入前检查的主要内容：①检查接受到的 CRF 是否是最新使用的版本；②如果要求原始的 CFR，但接受到的是传真或者是影印的 CRF 时，需要研究基地立即送交原件；③检查 CRF 有无缺失页；④检查 CFR 上是否有受试者代码；⑤检查 CRF 是否都用多要求的笔墨填写，填写是否可以辨认；⑥检查 CRF 是否有损坏；⑦所有 CRF 是否有研究者签名及其日期。当数据错误存在的可能性已经减到最低或达到可以接受的程度时便可以进行数据的录入。

（四）加强纸质 CRF 数据录入的质量控制

CRF 数据的录入就是将 CRF 上的数据尽快准确地录入数据库，录入可以采用人工录

入，也可以是计算机处理或远程传真，其目的是在数据库内建立与 CRF 数据一致的电子记录。数据录入一旦完成并提交保存之后，数据库中数据的任何改动必须遵循监管机构的要求并记录在稽查痕迹中。通常录入时有以下两种模式：

1. 双份录入　一直是普遍采用的数据录入模式。它可以最有效地避免在数据录入过程中产生的错误。在双份录入中，一个录入人员将所有数据录入第一遍，另一个录入人员独立将这些数据再次录入一遍。当两次录入后如果产生了数据的不一致，再根据原始数据来纠正这些不一致的数据。因此，经过双份录入的数据理论上可以与纸质 CRF 上的原始数据保证一致。使用双份录入产生的数据，在数据库中两次录入的数据都会存储起来，当两次数据录入过程完成后，数据检查程序便会找出两次数据不一致的地方并产生数据一致检查报告。通常情况下，需要由第三个人来检查程序产生的数据一致性检查报告，并且决定哪些数据是正确的，那些数据是不合逻辑或错误的。以上这种双份录入的模式叫做"盲法双份录入"。

另一种双份录入方法是由第二次录入的人来解决两次不一致的录入数据。当第一次录入完成后，第二次录入的人员开始进行数据录入。在第二次录入过程中系统同时检查两次数据录入不一致情况，当系统发现两次数据不一致时立即告诉第二个录入人员，该录入人员马上停止录入工作并立即查阅原始数据决定最终的正确数据。采用数据二次录入的办法可以提高数据录入的总体质量，可以采取第三方验证、盲验证、交叉验证等方法。二次录入的错误概率大约为 0.1%～0.2%。数据录入中发现任何问题都应当记录并转发给项目的数据管理员。

2. 单份录入　当临床研究的组织者有强有力的保证措施或技术来发现录入过程中可能产的错误时，可以使用单份录入这种方式进行数据录入工作。使用单份录入时，需要考虑在数据录入程序和中央数据库中加入有效的错误检查机制。要求录入人员对研究方案深入了解和经过专业训练，完成数据录入的同时还要根据研究方案对数据进行质量的审查。

录入时最好采用双录入，双核查的方法。此外，对录入中的问题及时做好登记并及时报告，以便迅速处理。建立质量监查机制。定期或不定期地抽查部分病例报告表，了解数据录入的质量，分析并处理数据录入中存在的问题。

（五）数据的跟踪报告

每份病例数据进入录入阶段后，就需要跟踪 CRF 上的数据是否完整无误地录入到了数据库中。数据跟踪的过程可以由人工完成，但有些数据管理系统集成了数据跟踪的功能。利用计算机来完成数据跟踪比人工更高效和准确。如数据管理系统中所有数据的状态，它们是否被录入、是否已经双份录入、是否存在显著的矛盾或错误。

（六）数据记录的保存

临床研究中，无论用何种收集方法，临床研究数据都将进入研究数据库，保障数据的安全性、完整性、可接近性。

1. 数据记录保存的方式　原始研究文件保存在临床观察单位。CRF 数据在研究过程中应保存在观察单位，同时以电子数据形式及时提交制定的数据管理中心。试验结束后纸质 CRF 除观察单位外需要同时保存在临床研究负责单位，随时备查。保证数据的安全主要是防止数据可能受到物理破坏或毁损。

（1）物理保存：原始数据和原始文件（如 CRF 和电子文档等）保存的原则是其安全

必须做到。纸质文件和电子文档应保存在安全的房间或文件柜中，并设有严格的访问控制权限，以防止无关人员进出，避免丢失、火灾或水灾等。

（2）电子数据保存：临床研究的电子数据主要存放在数据库服务器，它的安全（如计算机房的防火等设施等）也应该得到保证。对存放数据库器的机房人员进出应有严格的安全控制机制（如密码等）。临床研究机构具有相应的标准操作程序，严格限制无关人员进机房，机房只限制于系统管理人员、系统备份人员或维护人员进出。EDC 研究中，电子数据的收集需要研究基地使用计算机系统，基地计算机系统的安全应得到保证。

（3）数据的安全与维护：数据的内部安全维护，密码和方案权限控制是确保获得授权的用户可以访问研究数据的最重要的方法。数据管理机构应实施一套有效的机制在发现和防止未经授权人员对系统访问。临床数据及其应用软件应当防范和消除计算机病毒。CRF填写应注意计算机系统的安全和用户操作的安全，如用户名和密码的使用，对计算机屏保的要求，以及关机程序。

2. 原始研究数据保存的期限　期限一般是 5～10 年，纸质文件（如 CRF）在接收后，应尽可能扫描成电子文件加以保存，最好还要做必要的备份。备份文件要在不同的地方保存。

二、临床数据的核查与清理

临床试验中存在多中心、周期长、数量大的特点，容易产生数据差异，研究者应确保CRF上的数据与受试者病历上的源数据一致。数据的审查与清理包括监查员的核查与数据管理的审查。其目的都是为统计分析提供完整、准确、真实、有效的数据。主要包括人工审查、计算机审查、源数据核查、数据库数据的核实等。

（一）数据核查的内容

1. 随机化　各中心病例入组日期是否符合随机序列。

2. 疗效指标　基线值及各次访视的数值是否缺失，如有缺失找出原因；测定方法是否按规定的方法；基线值是否符合方案入排标准。

3. 安全性指标　CRF 填写实验室检查的数值与检验单上一致；对缺失的值需要确定是未做还是未填；判断为异常有临床意义数值的需要注明异常原因，异常原因的字迹是否能够准确辨识；根据各自医院的正常值范围核查医生对临床意义的判断是否有明显出入。如正常范围内的指标判断为异常，明显超出正常范围的指标判为正常，生命体征中收缩压和舒张压填写是否错位、心率和呼吸是否填写错位，每次访视的生命体征指标的变化是否不合常理等。

4. 纳入标准　仔细核查入选受试者的资料是否符合纳入标准中的每一项规定，尤其是与疗效和安全性评价有重要关系的指标是否符合纳入标准。

5. 依从性核查　核查针刺次数、漏针次数的关系是否有逻辑矛盾，计算依从性是否在 80%～120% 之间，依从性% = 实际治疗次数/应治疗次数×100%。

6. 时间窗核查　每次访视是否在规定的时间窗内、安全性指标的检查日期是否在规定的时间窗内。

7. 合并用药有无违背方案规定　合并用药表的数据是否和各访视所填数据有矛盾；药物名称、适应证用语是否规范；用药的次数及剂量是否正确完整的填写，剂量需要写上单位；试验期间合并用药结束时间和是否继续的关系。

8. 不良事件　用语是否规范，填写是否完整，不良事件表中的记录是否和前面的记录有矛盾。

9. 脱落剔除病例　中止日期、中止原因是否填写完整。

（二）数据核查的规定

数据核查由数据管理员和临床观察单位的人员共同进行，是数据锁定前对数据的清理。首先是对录入的数据进行逐一核对，发现不一致的数据项，必须与原始病历或 CRF 表进行核对，对关键指标变量需要进行 100 检查，即将数据库中的主要指标变量以数据项为单位，与原始记录（病例报告表及疑问表）进行逐一核对，要求 100％正确。对非关键指标的核查，如果总病例数大于 100，将随机抽取 10％的病例进行复查；如果小于 100 例，则抽取例数为总病例数的平方根进行复查。将数据库与 CRF 及疑问表进行核对，可接受的错误率为数值变量不超过 0.2％，文本变量不超过 0.5％。如错误率超过此标准，将进行 100％核对。

数据核查的任务是对数据进行最后的检查，一方面确认数据管理的可靠性，另一方面是对数据中存在的一些可能影响统计分析结果的数据做出决定，如判断哪些病例符合方案要求，进入统计分析数据集，哪些病例需要剔除。

数据核查后需召开一次会议，由课题研究负责人、主要研究者、负责研究项目的统计学家或统计学人员、数据管理员、临床监查员共同参加，对最后阶段的数据核查结果和数据锁定过程予以讨论，所形成的结论也由以上人员共同负责。

数据管理员将清理出的"问题"数据，通过内部解决和外部解决两种方法进行处理。内部解决是根据比对 CRF 中其他部位的数据作判断，最后解决问题，这个过程由数据管理来完成。外头解决是由数据管理员向研究者发出质疑表的形式最终解决问题。

三、数据库的锁定与解锁

临床研究中，临床监查员核查研究则填写的 CRF 与源数据间的差别是一次重要的质量控制过程，而数据锁定前的检查是对数据管理过程（从 CRF 接受到的数据库导出）又一次重要的质量控制。

（一）数据库的锁定

数据库锁定就是为统计分析提供可靠和稳定的数据。在锁定之前对研究数据作一次彻底的质量监查，如计算机错误率等。数据库锁定前工作清单、数据管理员在完成一系列的数据库锁定前的工作后，研究小组（研究项目负责人、统计师和临床检查员等）需要对数据管理员的工作逐一评价，以确定此时临床研究数据的完整性和准确性，在对数据库锁定达成一致后，数据管理员请求锁定数据库，并按照操作程序上报上级部门审核。

（二）数据库的解锁

锁定的数据库在发现问题后，也会做暂时的解锁。当所有问题均已解决后，数据即可锁定。锁定后的数据交分析者进行统计分析，原则上，锁定后数据将不再更改，除非一些非常明确的证据表明数据中存在错误而且将明显影响分析结果。即使如此，锁定后的数据开锁也应遵循严格的程序，以防止引入人为的偏差。

（三）数据库管理的质量控制

1. 数据库的稽查　作为质量保证的一部分，临床研究机构还要稽查锁定的数据库。数据库的稽查是确保数据库的数据达到 ICH、机构 SOP 和监管法规的要求。

2. 数据管理人员的培训　数据管理机构要有关于人员培训的 SOP，参与实施临床试验每个人员应在受教育、培训、经验方面都有资格完成。

数据管理员的工作就是对临床研究数据的质量控制，要求管理人员具有良好的组织能力，注重数据管理的每一步细节，以保证数据的完整性、准确性和一致性。最好具有数据管理工作经验的人员对新员工培训。数据管理机构的分工要明确，各司其职。如可分数据管理经理、数据追踪与数据录入、数据库及其验证、培训、质量控制等人员。主要的工作有：①参与临床研究方案的讨论；②建立数据管理计划；③CRF 填写指南的写作；④建立研究数据库；⑤参加临床研究者会议；⑥负责 CRF 的接受、追踪与报告。

3. 数据疑问与答疑的规定

（1）疑问产生：疑问在数据管理的每个环节都会产生。数据库根据其来源可以分为两类：数据记录错误和数据录入或加工错误。数据记录错误主要是在研究者记录数据时产生的错误，这些错误可以存在于原始数据库、病例报告、答疑表等中，他们的特点是由于记录人员人为的疏忽引入的错误。数据录入或加工错误是指在对存在于纸质上或存在于原始数据库中的数据进行录入、加工、转移中引入的错误。无论是何种原因的错误，只要被发现都需要产生疑问表或数据确认表。数据确认表是用于记录数据疑问的专用表格，它说明了发现疑问时数据的存在位置、发现人、疑问内容等信息，如果有必要可以附上相关的原始材料以便于疑问解答。

（2）疑问解答：疑问在被反馈给相关负责人后需要被即时的解答。疑问解答时一定要提供相关的佐证资料或说明，以便于数据质量管理人员正确理解疑问的解答。由于疑问不一定是错误，因此疑问不一定需要被改正。对于是错误的疑问需要提供改正后的正确的信息，对于不是错误的疑问需要提供对疑问的说明。

（3）疑问管理：由于疑问解答往往是以问题为单位的，因此在临床研究的某些阶段可能有大量的疑问产生，而且疑问间可能并无太大的关联。疑问解答过程会有大量的资料产生，同时疑问的产生和解答并不是一次就终止了，有些疑问可能要经过多次重复才能被解决，这就需要有一个有效的管理方式来管理疑问，为避免疑问爆炸、疑问解决周期过长或相互推诿责任。疑问管理的内容包括疑问产生人、疑问主题、疑问内容、疑问类型、疑问解答人、疑问产生时间、疑问有效期、疑问解答时间等信息。最有效的疑问管理就是建立一套专门的疑问管理系统来保存和记录所有疑问，并且对多有疑问进行有效的分类以便提高管理效率。

四、数据的统计分析

（一）正确应用统计学方法

统计学方法的抉择与应用必须贯穿于整个课题设计及资料分析和处理的全过程，否则必影响研究的质量。正确规定统计数据质量标准。数据质量标准是指根据不同的统计目的对统计数据精度所提出的要求。满足统计目的精度的统计数据就是准确的，高质量的统计数据。

（二）合理设计统计指标体系及其计算方法

统计指标设计得是否合理，也是影响统计数据质量的因素之一。采用统计报表搜集资料，首先要实行标准化管理，制定的指标要符合统计制度的规定，范围要全，分组要准，指标涵义的解释和计算方法要精确；其次要对统计报表的设计、颁发、填制、汇总的全过程实行全面质量管理。

参 考 文 献

1. 蒋萌. 中医药临床研究实践. 南京：南京大学出版社，2013.
2. 顾崇超. 医学临床研究中的数据管理. 北京：科学出版社，2011.
3. 王玲玲. 针灸学临床研究. 北京：人民卫生出版社，2009.
4. 李昕雪，韩梅，王禹毅，等. 临床试验的国际注册及在美国临床试验注册平台注册的意义与方法. 中医杂志，2013，54（19）：1640-1643.
5. 万霞，李赞华，刘建平. 临床研究中样本含量评估：（1）临床试验. 中医杂志，2007，48（6）：504-507.
6. 李洪皎，何丽云，刘志顺，等. 针灸随机对照试验质量控制方法探讨. 上海针灸杂志，2014，33（3）：270-273.
7. 李洪皎，何丽云，刘志顺，等. 针灸随机对照试验现场质量控制内容探讨. 中国针灸，2014，34（2）：183-185.
8. 李瑛，梁繁荣，赵凌，等. 多中心针灸临床研究课题的设计实施监查和报道. 中国中西医结合杂志，2009，29（7）：653-655

（杨旭光）

第五章　头面躯体痛证的针灸临床研究

第一节　头　痛

　　头痛是以头部疼痛为主要临床表现的病证。由于头为"诸阳之会"、"清阳之府"，又为"髓海"，五脏六腑之气皆上会于头，手足三阳经、督脉和肝经均循行会聚于头，故凡风寒湿热之邪外袭，或痰浊、瘀血阻滞，致使经气逆上；或肝阳上扰清窍；或气虚清阳不升；血虚脑髓失荣等，均可引起头痛。头痛剧烈，经久不愈，呈发作性者，又称作"头风"。头痛以症状命名，既可单独出现，如原发性头痛（偏头痛、丛集性头痛、紧张型头痛）；也可作为某种疾病伴随的症状见于临床各科急慢性疾病中，如继发性头痛（发热、鼻窦炎或青光眼引起的症状性头痛）。本篇重点讨论以头痛为主症的原发性疾患。

一、辨治要点

（一）辨证要点

　　1. 辨证思路　临床应重点分辨外感、内伤两类头痛，然后根据头痛部位进行辨位归经。

　　（1）辨外感内伤：由外感引起的头痛一般发病较急，初起可伴有恶寒发热、鼻塞流涕、咳嗽等外感症状。内伤头痛一般起病缓慢，时作时止，病程迁延，多为肝阳、血虚、痰浊、瘀血所致。

　　（2）辨经络：头痛辨证尤其要注意疼痛部位与经络循行分布的关系。手足三阳经循行皆至头部，足厥阴经与督脉上会于巅顶，手足少阳经筋分布于头角。故枕部头痛或下连于项者为太阳头痛；额部头痛或兼眉棱、鼻根部痛者为阳明头痛；两侧头痛者为少阳头痛；巅顶头痛或连于目系者为厥阴头痛。

　　2. 病症鉴别　头痛主要与真头痛相鉴别，可从症状与体征、病机、发病特点、理化检查及与西医疾病的关系等方面加以鉴别。真头痛常见于流行性脑炎、蛛网膜下腔出血、高血压危象、硬膜下出血引起的头痛，发作突然，疼痛剧烈，持续不止，伴有喷射状呕吐，或颈项强直、抽搐或角弓反张等，颅脑 CT、MRI 或脑脊液检查可见相应病理改变。

（二）治疗要点

1. 治则治法 针灸治疗头痛以调和气血、通络止痛为基本原则；治疗以局部取穴，循少阳经、阳明经取穴为主，配以辨证取穴和对症选穴。

2. 处方

（1）主穴：阿是穴、百会、风池、印堂、合谷。

（2）配穴：阳明头痛加攒竹、内庭；少阳头痛加丝空透率谷、外关；太阳头痛加天柱、后溪、申脉；厥阴头痛加太冲。外感风寒配风府、列缺；外感风热配曲池、大椎；外感风湿配阴陵泉；肝阳头痛配行间、太溪；痰浊头痛配丰隆、中脘；瘀血头痛配血海、膈俞；肾虚头痛配肾俞、太溪；血虚头痛配三阴交、足三里。

3. 操作 针刺宜用泻法，中强度刺激，瘀血头痛可点刺出血。灸法适合治疗寒性头痛和久病之虚证头痛，常用温针灸、隔物灸、雷火灸和药线灸等。外感头痛可采用皮肤针叩刺阿是穴及太阳、印堂等；穴位注射适用于顽固性头痛。急性发作时每日治疗 1～2 次，慢性头痛每日或隔日治疗一次。

4. 临证要旨 针灸治疗头痛的疗效与引起头痛的病因关系密切，其中以非器质性病变疗效较好。对高血压病引起的头痛，应慎用强刺激，电针也应使用弱小电流。针灸治疗多次无效或头痛继续加重者，应考虑某些颅脑病变，需要查明原因及时采取综合治疗措施。

二、临床经验集锦

（一）古代经验

头痛病名最早见于《阴阳十一脉灸经》，在古代文献中还有厥头痛、真头痛、冲头痛、偏正头风等称呼。《灵枢·经脉》中膀胱经的"是动病"和胆经的"所生病"均已明确记载本病证。

1. 循经选穴 古代治疗头痛取穴以手足三阳经和督脉穴位为主，头面部腧穴主要选用风池、百会、头维、天柱、风府和上星等；循经远取的腧穴以四肢部位的特定穴为主，如《灵枢·终始》提及："病在头者取之足。"循经远取的腧穴主要有合谷、后溪、列缺、阳溪、申脉、昆仑、解溪等。《标幽赋》记载："头风头痛，刺申脉与金门。"《四总穴歌》提及"头项寻列缺"，《针灸大成》载"头风头痛与牙疼，合谷三间两穴寻"等均反映了本病在循经取穴的原则指导下，选取头面部和四肢远端腧穴为主治疗，在穴位应用时强调单穴或对穴治疗。

2. 对症选穴 头痛因外感所致，常选用太阳经、肺经腧穴，如风门、大杼、风池、列缺、合谷等疏风散寒。如《循经考穴编》载大杼主治"伤风不解，头痛如破，背胛酸疼，腠理不密，易感风寒"。外感风热可配伍曲池、大椎、外关等泻热。《杂病穴法歌》："一切风寒属湿邪，头疼发热外关起。"内伤所致头痛以肝肾亏虚多见，常选取肾俞、太溪、百会、气海、关元等具有补益作用的穴位。如《针灸资生经》"肾厥肝厥头痛者"，"若欲著艾，须先百会、囟会等穴，而丹田、气海等穴尤所当灸，以补养之"。《针灸大全》载治疗"肾虚头痛，头重不举"，取外关，配"肾俞、百会、太溪、列缺"。头痛因痰湿所致，选取健脾和胃、祛痰化湿之穴，如《济生拔萃》载："治风痰头痛，刺足阳明经丰隆二穴。"《针灸大全》治疗"疟疾头痛眩晕，吐痰不已"，取公孙，配合谷、中脘、列缺。

（二）现代经验

1. 选穴经验　王乐亭治疗头痛常用"头痛八针"，即百会、风府、风池(双)、太阳(双)、合谷(双)。陆瘦燕治疗少阳头痛取正营、头临泣、阳白、颔厌、瞳子髎、悬厘。李仲愚选风池、百会、太阳为基础方以祛风通络止痛，同时根据头痛部位进行配穴治疗，如前额痛加刺上星、阳白；头项痛加刺百会、前顶、后顶；后头痛加刺大柱、后顶、风府、风池；侧头痛加刺率谷、头维、太阳等穴。杨甲山治疗头痛重视辨别病因，外因所致采用三风（风门、风池、风府）、印堂、太阳、合谷；内因所致头痛，上虚采用脾俞、肾俞、肝俞、风池、太阳、百会；上盛采用足三里、合谷、天枢、中脘、头维、上星、印堂；上盛下虚采用三阴交、关元、大陵、风池、丝竹空、合谷。杨介宾治疗神经性头痛取头维、率谷、外关、足临泣；太阳、角孙、风池、侠溪两组处方交替使用。石学敏治疗血管性头痛选风池、阳辅、率谷、合谷、太冲、肝俞、脾俞、肾俞。

2. 治疗方法　承淡安治疗正头痛取上星、神庭各针入2分，留捻1分钟，再灸1～2分，前顶针入2分，留捻1分钟，百会针入1分，留捻1分钟，再灸2壮；合谷、丰隆各针入4～5，留捻2分钟；昆仑、侠溪各针入3～4分，留捻2分钟。治疗偏头痛取头维针入2分，留捻1分钟；丝竹空、攒竹各针入4分，留捻2分钟；风池针入4分，留捻2分钟；前顶刺入1分；上星刺入1分；侠溪、液门各针入3～4分，留捻2分钟。陆瘦燕治疗"血管性头痛"取足三里(双)、内庭(双)、合谷(双)、足临泣(双)、太冲(双)；使用平针法，捻转和提插相结合，留针30分钟，隔10分钟捻转一次（50～100转）。程莘农治疗头痛之风袭经络证取太阳、足临泣、率谷、外关；太阳直刺0.3～0.5寸，平补平泻；外关、足临泣用程式三才法直刺天才0.3～0.5寸，震颤催气，平补平泻；率谷向后头部方向平刺0.5～0.8寸，平补平泻；治疗肝阳上亢证取风池、百会、悬颅、侠溪、行间；悬颅向后头部平刺0.5～0.8寸，飞旋泻法；风池向鼻尖方向斜刺0.5～0.8寸，飞旋泻法；侠溪、行间取程式三才法直刺人才0.3～0.5寸，飞旋泻法；治疗气血两虚取百会、气海、足三里、肝俞、脾俞、肾俞；百会向前额方向平刺0.5～0.8寸，飞旋补法或雀啄灸；气海用程式三才法直刺地才1.2～1.5寸，震颤催气，飞旋补法；足三里用程式三才法直刺地才1.5～2寸，震颤催气，飞旋补法；肝俞、脾俞用斜刺0.5～0.7寸，飞旋补法；肾俞用程式三才法直刺人才0.8～1.2寸，飞旋补法。

三、临床研究进展

头痛是临床常见病症，发病率高，对患者的日常生活影响显著，特别是原发性头痛，目前西医尚缺乏特异性治疗方法。本部分以偏头痛为例，介绍国内外相关的代表性临床研究。

（一）针灸治疗偏头痛文献数据挖掘

通过数据挖掘系统分析针灸治疗偏头痛的文献发现，古代针灸治疗尤其重视局部选穴，例如风池、丝竹空、率谷、头临泣、颔厌、悬厘、听会、阳白等都是使用频次极高的局部穴位；在重视局部取穴的同时，古代医家重视选用远端腧穴和肘膝关节以下的特定穴。现代针灸治疗偏头痛的取穴仍是基于循经取穴的经络辨证基础之上，运用具有特殊作用的特定穴，注重上下配穴和远近配穴对疾病进行治疗；取穴中以少阳经为主，尤以足少阳经腧穴使用最多，且这种归经趋势在不同刺灸法中均得以体现，同时受主穴、配穴分类、不同刺灸法、腧穴分布的影响。

（二）针灸治疗偏头痛的系统评价

德国 2009 年在 Cochrane 协作网发表了偏头痛针刺预防的系统评价。该系统评价收集了针刺治疗偏头痛的 22 项临床试验，结果显示在偏头痛急性发作或常规治疗中，针刺治疗可实现额外的获益；目前阶段虽没有证据表明真针刺可优于假针刺，但针刺与预防性药物治疗相比，至少疗效相当，或者更有效，且针刺治疗的不良反应较少；针灸治疗偏头痛可为广大患者提供一条简便、有效、安全的治疗途径，应在临床上推广。

（三）针刺治疗偏头痛的临床疗效研究

1. 诊断标准　国外开展的临床研究普遍将国际头痛协会（International Headache Society，IHS）发布的偏头痛诊断标准作为首选，国内的临床试验常参考 1992 年国家中医药管理局全国脑病急症协作组制定的《头痛诊断与疗效评价标准》和 2012 年国家中医药管理局颁布的《中医病证诊断疗效标准》。

2. 干预和对照

（1）治疗组：研究中治疗组的选择以单纯毫针刺为主，取穴方法以局部取穴配合循经取穴或辨证取穴。

（2）对照组：目前开展的偏头痛疗效评价研究主要以解释性试验为主，重点关注针灸治疗偏头痛是否有效，常选用假针刺、非穴浅刺作为安慰剂对照，也有选择对偏头痛治疗作用很小或无效的穴位作为对照的方法。在以阳性药物为对照的试验中，主要以 IHS 指南中提及的一线药物，如托吡酯、氟桂利嗪、舒马曲坦、美托洛尔作对照，以比较针灸治疗是否优于阳性药物或与阳性药物疗效相当。

3. 观察指标

（1）主要疗效指标：根据 IHS 指南的相关规定，偏头痛的临床疗效评价主要以治疗后头痛次数或头痛天数的改善值作为参考；研究中也常采用治疗应答比例，即统计治疗后与治疗前相比，头痛天数下降至少 50% 的人数百分比。

（2）次要疗效指标：目前的研究主要以头痛日记、头痛强度和生活质量的评估作为次要疗效指标。头痛日记是目前偏头痛临床研究中使用最多的观察指标，它记录了患者偏头痛的发作时间、频率、程度、伴随症状、缓解情况等基本信息，是医生对患者头痛进行诊断和疗效评估的有效工具，一般由患者自行记录。头痛强度评价多采用视觉模拟评分法（Visual Analogue Scale，VAS）、数字分级评分法（Numerical Rating Scale，NRS）和头痛强度分级法；生活质量的评估以 36 条/12 条简明生活质量量表（36-Item and 12-Item Short-Form Health Survey，SF-36/SF-12）、偏头痛患者生活品质问卷（The Migraine-Specific Questionnaire，MSQ）、头痛影响测试问卷和偏头痛残疾程度评估量表使用较多。

4. 代表性研究结果　国际上近年来发表了一系列针刺治疗偏头痛的临床试验，但对针刺疗效的评价不尽一致。德国柏林医科大学 2005 年在美国医学会杂志（JAMA）发表了一项针刺治疗 302 例偏头痛患者的多中心 RCT 研究，以评估针刺与安慰剂对照和不针刺（等待治疗）比较临床治疗效果的差异。结果显示针刺在降低偏头痛发作方面优于不治疗，但针刺与假针刺的疗效未见差异。德国完成的另一项纳入 960 例偏头痛患者的针刺对偏头痛预防的多中心 RCT 研究，试验结果为经穴组，非经穴组以及阳性药物三组之间疗效没有差异。成都中医药大学进行了一项针刺治疗急性偏头痛患者的多中心 RCT 研究，结果发现针刺经穴与非经非穴相比,针刺后 2 小时和 4 小时对偏头痛急性发作期的疗效存在显著差异,针刺经穴疗效优于非经非穴。北京市中医院发表了一项针刺预防偏头痛的单盲、双模拟 RCT 研究,用以评估针刺与氟桂利嗪在偏头痛治疗中的效力和安全性,结果显示针刺比氟桂利嗪在降低偏头痛发作天数方面具有显著优势,但在缓解疼痛强度和提高生活质量方面针刺与氟桂利嗪没有差异。

(四)针刺治疗偏头痛的卫生经济学研究

德国柏林医科大学对 3182 例接受针刺治疗的原发性头痛患者进行了成本分析后认为,3 个月针刺治疗比接受常规治疗要付出更高的费用,但通过增量成本效率比(incremental cost-effectiveness ratio,ICER)分析认为获得每一质量调整寿命年(quality adjusted life year,QALY)为 11657 欧元,低于国际成本效益的最低值。国内研究者也在该领域做了尝试性研究,成都中医药大学分别对针刺少阳经特定穴、少阳经非特定穴、阳明经特定穴和非经非穴治疗偏头痛的成本-效益分析进行了比较,发现针刺少阳经特定穴的成本效益显著高于其他针刺治疗方式,特别表现在提高患者生活质量和减少相应花费方面,在中国开展针刺预防偏头痛,针刺少阳经特定穴治疗成本效益最佳。国内针刺治疗偏头痛研究领域的卫生经济学研究还相对不足,这也是今后努力的方向,研究成果将进一步促进针灸的推广和应用。

(五)针灸治疗偏头痛的临床机制研究

近年来针刺治疗偏头痛的临床机制主要从以下方面开展:①调整颅内血流:针刺可改善偏头痛患者的脑血流状态,使脑血管扩张,血流阻力降低,使颅内血流趋于正常;②对血浆内皮素(ET-1)和一氧化氮(NO)水平的影响:偏头痛患者急性期血浆 NO 含量显著升高,且与血浆内皮素呈显著正相关,血浆 ET-1 水平显著高于健康者;偏头痛缓解期血浆 NO 降低,而 ET 没有显著性改变。偏头痛急性期患者针刺治疗后 ET-1 水平显著降低,针刺治疗可提高偏头痛缓解期降低的 NO 水平,表明针刺能有效调整其血管内皮细胞的功能状态;③对脑组织血氧饱和度的影响:头痛患者脑组织含氧及血量明显降低,针刺可改善脑组织氧和血红蛋白饱和度及血流量;④对血小板和血浆 5-羟色胺(5-HT)的影响:5-HT 在偏头痛的发生中具有重要作用,偏头痛发作期血浆中 5-HT 水平降低;针刺后血小板内 5-HT 水平明显下降,血浆 5-HT 明显上升;⑤对血液流变学指数的影响:偏头痛患者的全血黏度、血浆黏度、血小板聚集指数显著增高,而针刺治疗具有增强血浆纤溶系统活动的作用,并可改善血液的浓、黏、聚、凝状态和血液流变学的多项指标;⑥大脑代谢和功能活动:采用神经影像学研究方法观察发现,针刺可改善偏头痛患者大脑异常的葡萄糖代谢和功能活动,特别是对脑桥、脑岛、前扣带回等与疼痛密切相关的脑区可实现特异性调节。机制研究证实了针刺在治疗偏头痛中发挥的良好的镇痛、抗炎、改善脑血循环和内分泌等方面的优势。

参考文献

1. 杨金生. 国医大师程莘农. 北京:中国医药科技出版社,2012.

2. 朱世增. 陆瘦燕论针灸. 上海:上海中医药大学出版社,2009.

3. Linde K,Allais G,Brinkhaus B,et al. Acupuncture for migraine prophylaxis. Cochrane Database Syst Rev,2009,(1):CD001218.

4. Linde K，Streng A，Jürgens S，et al. Acupuncture for patients with migraine：a randomized controlled trial. The Journal of the American Medical Association，2005，293（17）：2118-2125.

5. Diener HC，Kronfeld K，Boewing G，et al. Efficacy of acupuncture for the prophylaxis of migraine：a multicentre randomised controlled clinical trial. Lancet Neurology，2006，5（4）：310-316.

6. Ying Li，Fanrong Liang，Xuguang Yang，et al. Randomized controlled trial of acupuncture for treating a-cute attack of migraine. Headache. 2009，6（805）：1-6.

7. Wang L，Zhang X，Guo J，et al. Efficacy of acupuncture for migraine prophylaxis：a single-blinded，double-dummy，randomized controlled trial. Pain，2011，152（8）：1864-1871.

8. Witt CM，Reinhold T，Jena S，et al. Cost-effectiveness of acupuncture treatment in patients with head-ache. Cephalalgia，2008，28（4）：334-35.

9. Deng ZQ，Zheng H，Zhao L，et al. Health economic evaluation of acupuncture along meridians for trea-ting migraine in China：results from a randomized controlled trial. BMC Complementary and Alternative Medicine，2012，12：75.

（赵 凌）

第二节 面 痛

面痛是以眼、面颊部出现放射性、烧灼样抽掣疼痛为主的病证。外感邪气、情志不调、久病或外伤瘀血等，均可导致面部经络气血痹阻，经脉不通，从而产生面痛。本病病位在面部，与手、足三阳经密切相关，又称作"面风痛"、"面颊痛"。面痛相当于西医学的三叉神经痛，临床上以第 2 支、第 3 支同时发病者最多。本篇重点讨论原发性三叉神经痛。

一、辨治要点

（一）辨证要点

1. 辨证思路 重点应根据面痛的具体部位及辨外感、内伤。根据面痛的部位进行辨位归经。病因不外乎风寒之邪入侵或风热毒邪侵袭，病之初始为实证，其痛剧烈；迁延日久，耗伤气血津液，则转为虚证，其痛势有所减轻。

（1）辨经络：面痛辨证尤其要注意疼痛部位与经络循行分布的关系。眼部痛为三叉神经第 1 支即眼支痛，主要属于足太阳经病证；上颌部痛为三叉神经第 2 支即上颌支痛；下颌部痛为三叉神经第 3 支即下颌支痛。上颌、下颌部痛主要属于手、足阳明经和手太阳经病证。

（2）辨外感、内伤：外感与风寒或风热有关，兼见遇寒则甚或痛如火灼，舌淡或红，苔白或黄，脉浮或数等外感证。内伤多由于情志、饮食或劳倦、禀赋不足引起肝、脾肾三脏功能失调，病程日久，常见气滞血瘀。因风、湿、气滞、血瘀、虫积等病邪引起的疼痛多为实痛；因气虚、血虚、阴虚、阳虚为虚痛。痛而胀闭、痛剧难忍、新病体壮、脉实气粗、舌老苔厚者多实证；不胀不闭、喜按、隐痛绵绵、久病年迈、脉虚气少、舌嫩无苔者多虚。

2. 病症鉴别 面痛鉴别可以根据疼痛发作部位、性质、触发点的存在、检查时阳性体征等情况予以确诊，应与牙痛、舌咽神经痛、蝶腭神经痛、继发性三叉神经痛相鉴别。持续钝痛，局限在牙龈，进冷、熟食痛加剧为牙痛；痛在舌根、软腭、扁桃体、咽部及外耳道等处，常在进食、吞咽、说话时诱发，用4％可卡因涂于患处即可止痛为舌咽神经痛；疼痛在颜面深部，可由牙齿发出，放射到鼻根、颧、上颌、眼眶、乳突、耳部、枕部、肩部和手部等处，眼眶有牙痛、疼痛呈烧灼样或钻样、阵发性或持续性，无一定规律为蝶腭神经痛；继发性三叉神经痛与原发性相似，但发病年龄小，检查时可发现神经系统体征，鉴别需作进一步检查，如颅底拍片、脑脊液检查、鼻咽部活检、CT扫描等检查。

（二）治疗

1. 治则治法　以疏通经络、祛风止痛为基本原则；治疗以局部取穴配合循经远取穴，常取手足阳明经和足太阳经腧穴为主。

2. 处方

（1）主穴：攒竹、四白、下关、地仓、合谷、太冲、内庭。

（2）配穴：眼部疼痛配丝竹空、阳白、外关；上颌支痛配颧髎、迎香；下颌支痛配承浆、颊车、翳风。风寒证配风池、列缺；风热证配曲池、外关；气滞血瘀配内关、三阴交；肝胃郁热配行间、内庭；阴虚阳亢配风池、太溪。

3. 操作　针刺宜用泻法。针刺时宜先取远端穴，重刺激。面部腧穴在急性期宜轻刺而久留针。风寒证可酌情加灸。

4. 临证要旨　针灸治疗面痛的疗效有较好的止痛效果。三叉神经痛分为原发性和继发性两种，针刺治疗以原发性的疗效较好，对继发性三叉神经痛的要查明原因，针对病因治疗。针刺时，面部腧穴宜应慎用强刺激，电针也应使用弱小电流。

二、临床经验集锦

（一）古代经验

面痛在《素问·刺热篇》有"两颔痛"、"颊痛"的症状记载，《灵枢·经脉》亦有"颔痛"、"颊痛"、"目锐眦痛"，在古代文献中还有齿唇寒痛、厥头痛、眉棱骨痛、脑风、齿槽风、面游风、半边头风、偏风下牙痛等称呼。《灵枢·经脉》中三焦手少阳经的"所生病"均已明确记载本病证。

1. 循经选穴　古代治疗面痛取穴以面部和胃经、膀胱经、大肠经穴为主，面部腧穴主要选用攒竹、头维、迎香、上星、颊车、百会、丝竹空、神庭；循经远取的腧穴以四肢部位的特定穴为主，如《灵枢·终始》提及："病在头者取之足。"《玉龙歌》中有："偏正头风痛难医，丝竹金针亦可施，沿皮向后透率谷，一针两穴世间奇……偏正头风有两般……若言痰饮风池刺，若无痰饮合谷安。"循经远取的腧穴主要有合谷、三间、解溪、风池、申脉、列缺、阳溪等。腧穴配伍中风池配率谷、百会、头维。《针灸甲乙经》记载："风从头至足，面目赤，口痛啮舌，解溪主之。"《针灸资生经》提及"面痛，攒竹、龈交、玉枕主面赤，颊中痛；中渚，主颞痛，颔颅热痛；悬厘主面皮赤痛；悬颅主面肤赤痛"，《针灸大成》载"头风头痛与牙疼，合谷三间两穴寻"等均反映了本病在循经取穴的原则指导下，选取头面部和四肢远端腧穴为主治疗，在穴位应用时强调单穴或对穴治疗。

2. 古代医家在针灸治疗面痛时，针刺手法多是透刺或取单一穴位，以浅刺为主，针刺方法可针或灸或刺血，以直接灸为主，灸量不一，局部与远端均可施灸，亦可刺血。

《扁鹊神应针灸玉龙经》："眉目疼痛不能当，攒竹针二分，沿皮向鱼腰，泻多补少，禁灸。头维沿皮向下透至悬厘，是穴在额角。疼痛泻，眩晕补，灸二七壮愈。"《循经考穴编》记载："眉棱骨痛，可刺攒竹，针头宜横过鱼腰；面掣眉跳，可刺丝竹空，向后一寸透率谷。"透穴选穴少而精、针感强烈，在短时间使患者产生酸麻胀痛等感觉，达到"气至病所"的目的。针刺深度上，《类经图翼》、《重楼玉钥》、《医宗金鉴》均言头维、迎香"针入三分"；《针灸甲乙经》、《铜人腧穴针灸图经》、《外台秘要》、《针灸逢源》等均言人迎穴"针入四分"。浅刺具有减少精气外泄，保存人体正气，祛除邪气之功效。《金匮要略》中独用灸治的有5处，其中有4处用治急症灸法。华佗指出："若当灸，不过一两处，每处不过七八壮，病亦应除。"《针灸四书》、《针灸甲乙经》均言"灸攒竹、头维三壮"。《新编西方子明堂灸经》记载"牙车痛，灸翳风七壮"。《金针秘针》言"灸承泣，三壮，炷如大麦"。《灵枢·杂病》最早记载了治疗"颔痛"的方法："颔痛，刺手阳明与颔之盛脉出血；颔痛，刺足阳明曲周动脉见血立已，不已按经刺人迎立已。"

(二) 现代经验

1. 选穴经验　王乐亭治疗面痛常用"头痛八针"，即百会、风府、风池（双）、太阳（双）、合谷（双），合谷用捻转泻法，行间用手法运用提插捻转泻法，足三里、阴陵泉、中脘用补法。李仲愚治疗面痛选阳白透鱼腰，颊车透大迎、颧髎透迎香、颧髎透地仓局部选穴，随经选穴以选手足阳明经腧穴为主、手阳明经选合谷，足阳明经选足三里。面痛严重者，面部腧穴暂不应用，避免局部的刺激使痛症更加严重，可选其他部位及四肢穴位治疗，如风池、风府、百会、外关、合谷、阳陵泉、足三里、丰隆、太溪等穴。待面痛症状减轻后，配合面部穴位，治疗取轻刺留针30分钟，行平补平泻。承淡安治疗面痛辨神经选穴，常取风池、翳风、下关、手三里、合谷为主，第一支为上眼窝神经痛加阳白、攒竹；第二支下眼窝神经痛加太阳、四白、巨髎；第三支下颌神经痛：加颊车、大迎，颜面部诸穴初作中等刺激1分钟左右，再作手部诸穴之强刺激。

2. 治疗方法　陆瘦燕治疗面痛取太阳（患侧）、迎香（患侧）、翳风（患侧）、颊车（患侧）、合谷（对侧）、阴陵泉（双）、足三里（双）、行间（双）、翳风、太阳、迎香、颊车，手法用捻转泻法，阴陵泉用泻法，中脘用补法，兼泻行间，均用提插补泻。贺普仁利用火针治疗面痛，主穴选阿是穴，风寒痹阻加风池、合谷；风热浸淫加二间、内庭，主穴以细火针，速刺法，点刺不留针，深度1~2分，余穴均以毫针泻法。风池向鼻尖方向斜刺小于0.3寸；合谷直刺0.5~1寸；二间直刺0.2~0.3寸；内庭直刺0.5~1寸，留针30分钟。第一支痛选取鱼腰、头维；第二支痛选取四白、颧髎；第三支痛选取下关、夹承浆；风热外袭加曲池、合谷；肝胃实热加天枢、内庭、足临泣；阴虚火旺加太溪、照海。有研究显示现代临床针刺面痛手法多平补平泻，但也运用九刺、十二刺、五刺等古典针法，选取胃经、大肠经、胆经上穴位；不仅有循经辨证选穴，更出现了经验穴、止痛穴、"扳机点"和"三孔"或只针刺远端穴位来治疗三叉神经痛的方法；针刺深度没有具体标准；灸法多采用温针灸，以针刺为主，其他辅助方法多样化。

三、临床研究进展

面痛是临床常见病症，发病率高，对患者的日常生活影响显著，特别是原发性面痛，目前西医亦无特效药物，常用卡马西平、奥克西平等药物、手术、心理等方法治疗。本部分以面痛为例，介绍国内外相关的针灸治疗面痛的代表性临床研究。

（一）针灸治疗面痛文献数据挖掘

通过数据挖掘系统分析针灸治疗面痛的文献发现，古代针灸治疗尤其重视局部选穴，例如风池、丝竹空、率谷、头临泣、额厌、悬厘、听会、阳白等都是使用频次极高的局部穴位；远端取穴腧穴和肘膝关节以下的特定穴。循经取穴是现代针灸治疗面痛的重要原则，以近端取穴为主，远端取穴为辅，注重奇穴与特定穴的使用。在部位上以头面部选穴居多，重视远端取穴；在经络上以阳明经为主，少阳经为辅；在选穴上以下关、四白、颊车、合谷等穴为主，奇穴使用较多；在特定穴上注重交会穴和五输穴的使用。

（二）针灸治疗面痛的系统评价

2013年国内一项系统评价收集了针刺治疗原发性三叉神经痛的15个RCT，共计1255例患者。Meta分析结果显示针灸疗法治疗原发性三叉神经痛的疗效优于西药对照组措施（卡马西平）。亚组分析结果显示，手针疗法与西药对照或电针疗法与西药对照或其他针灸疗法与西药对照，结果与总体Meta分析结果一致，均为针灸治疗组更优。但纳入的15个研究中，没有高质量证据，大多数研究属于低质量，主要是随机不清，随机分配方案隐藏的实施不明确或缺乏，且盲法实施不清楚，因此可能产生选择、实施和结果测量偏倚，从而影响结果及其论证强度；其次纳入研究大多为选择性报道、未描述其他偏倚发生的可能性。针灸治疗原发性三叉神经痛安全、有效，但尚需严格设计、多中心、大样本的随机对照试验结果支持。

（三）针刺治疗面痛的临床疗效研究

1. 诊断标准　临床研究国外普遍采用国际头痛协会（International Headache Society，IHS）发布的头疼的分类及诊断标准（ICHD-Ⅱ）诊断标准，国内常采用《中医内科疾病诊疗常规》、《中医症候鉴别诊断学》及2012年国家中医药管理局颁布的《中医病证诊断疗效标准》，2013年IHS颁布了国际头痛分类ICHD-Ⅲ（试行版）对三叉神经痛的诊断进行了明确。

2. 干预和对照

（1）治疗组：研究中治疗组的选择以单纯毫针刺、电针为主，近年来采用复合治疗手段也有所上升，取穴方法以局部取穴为主、单取患侧，而远端多采用双侧配穴，辨经取穴配合循经取穴或辨证、辨因取穴。

（2）对照组：目前开展的面痛疗效评价研究主要以解释性试验为主，重点关注针灸治疗面痛与常规治疗是否有优势，针灸结合西药是否增效，不同刺灸方法之间是否存在差异。常选用阳性药物、常规针刺组为对照组，缺乏空白对照组。在以阳性药物为对照的试验中，主要以美国神经病学（American Academy of Neurology，AAN）和欧洲神经病学会联盟（European Federation of Neurological Societies，EFNS）会推荐的一线药物卡马西平作对照，以比较针灸治疗是否优于阳性药物或与阳性药物疗效相当。

3. 观察指标

（1）主要疗效指标：目前治疗面痛的疗效评价无统一标准，三叉神经痛的临床疗效评价主要以治疗后疼痛程度作为参考，使用McGill疼痛评分表（McGill pain questionnaire，MPQ）或视觉模拟量表（VAS）、语言评价量（VRS）、数字评价量表（NRS）、疼痛评定指数（PRI）。

（2）次要疗效指标：目前的研究主要以疼痛发作频率、疼痛持续时间和生活质量的评估、起效时间和再次发作时间、生活满意指数 B 量表（LST-B）、安全性评价作为次要疗效指标。

4. **代表性研究结果**　北京大学第三医院在中国结合医学杂志（英文版）发表一项下关穴不同深度针刺治疗肝阳上亢型原发性三叉神经痛的 63 例 RCT 研究，试验分为深刺组和浅刺组，深刺组针刺下关至蝶腭神经节（SPG），攒竹、四白、夹承浆分别刺入眶上孔、眶下孔、颏孔；浅刺组常规针刺，结果显示电针治疗肝阳上亢型三叉神经痛疗效显著，深刺下关透蝶腭神经节较常规针刺下关疗效更佳。湖北省中医院评价了齐刺法治疗原发性三叉神经痛 192 例的 RCT 研究，评估针刺组与口服卡马西平两组疗效比较的研究，结果显示针刺组在起效时间、止痛的远期效果优于药物组。常州市中医院报道了关刺扳机点治疗 100 例原发性三叉神经痛的临床疗效，关刺组采用下颌关节扳机点（即下关穴附近寻找阳性点）关刺治疗，并远端配穴合谷、外关、太冲、内庭常规针刺，结果显示关刺扳机点治疗原发性三叉神经痛疗效显著，优于常规针刺治疗。国内还有研究报道气街部穴位电针干预合脊柱调衡法治疗原发性三叉神经痛的 60 例临床研究，与卡马西平比较疗效，治疗组取头气街部穴位太阳、四神聪等与胸、腹气街部穴位肾俞、中脘、关元等，得气后接电针 2~4 组穴位，针后行脊柱调衡法，结果显示气街部穴位电针干预合脊柱调衡法治疗，在改善患者精神心理、镇痛、提高生活质量方面的远期疗效优于口服卡马西平；针刺加耳穴与普通针刺治疗三叉神经痛之间比较有差异，深刺与普通针刺治疗三叉神经痛有差异。

（四）针灸治疗面痛的临床机制研究

近年来针刺治疗面痛的临床机制主要从以下方面开展：①对神经系统镇痛作用的影响：针刺在外周神经中主要通过阻滞痛觉神经的传导，同时脊髓背角细胞对伤害性刺激的反应收到抑制。从而减少或阻止痛觉冲动的传出和痛觉感受器的传入；②对神经递质、神经化学镇痛作用的影响：针刺可以调节乙酰胆碱、5-羟色胺、脑啡肽能、β-内啡肽能等神经递质的数量，抑制三叉神经脊束核 P 物质的释放，提高痛阈，产生镇痛效应；③对血液循环的影响：针刺能够扩张脑血管，机体微循环和血流动力流变学方面进行改善；④对水肿炎症的影响：通过改善神经根周围循环和淋巴循环，促进炎性渗出物的吸收，同时抑制炎症灶血管通透性的升高，减轻炎症水肿，缓解微循环障碍及组织的压迫，使代谢复常，疼痛减轻；⑤抗缺血缺氧抗自由基的作用：针刺可改善患者神经局部组织的血液循环，提高血量，增加血氧供应，减少神经细胞的损伤，清除氧自由基，保护神经细胞膜。机制研究证实了针刺在治疗面痛中发挥的良好的镇痛、抗炎、改善微循环和神经递质等方面的优势。

参 考 文 献

1. 杨金生. 国医大师程莘农. 北京：中国医药科技出版社，2012.
2. 王佐良. 陆瘦燕针灸医案医话. 上海：上海科学技术出版社，2002.
3. 李仲愚. 李仲愚临床经验辑要. 北京：中国医药科技出版社，2001.
4. 贺普仁. 火针疗法图解贺氏针灸三通法之一. 济南：山东科技出版社，1998.
5. 项平，夏友兵. 承淡安针灸经验集. 上海：上海科学技术出版社，2004.
6. 董巍，方剑乔，陈勤，等. 古今针灸治疗三叉神经痛方法之异同. 浙江中医杂志，2012，47（9）：678-680.

7. Headache Classification Committee. The international classification of headache disorders，3nd edition (beta version)．Cephalalgia，2013，33（9）：629-808.

8. 罗培，方剑乔，陈勤，等．针灸治疗三叉神经痛文献的选穴规律分析．中华中医药学刊，2013，31（3）：485-487.

9. 焦杨，李家康，罗惠平，等．齐刺法治疗原发性三叉神经痛临床研究．中国中医急症，2008，17（3）：323-325.

10. He L，Zhang XM Clinical effect of sphenopalatine ganglion needling in treating primary trigeminal neuralgia of Liver-yang upsurge syndrome type［J］．Chinese Journal of Integrative Medicine，2012，18（3）：214-218.

11. 陈章妹，吴辛甜．关刺扳机点治疗原发性三叉神经痛疗效观察．中国针灸，2013，32（6）：449-502.

12. 潘炎顺．耳穴贴压结合针刺对原发性三叉神经痛干预作用的临床观察．山东中医药大学，2008.

13. 张志萍，刘明，张泓．局部深刺加电针治疗原发性三叉神经痛 20 例．中国中医药现代远程教育，2011，9（8）：44.

（杨旭光）

第三节 肩关节周围炎

肩关节周围炎简称肩周炎，是以发生于肩关节周围软组织（肌肉、肌腱、筋膜、滑膜和关节囊）的无菌性炎症为基础，表现为肩部疼痛和肩关节运动功能障碍综合征的一种疾病。由于手三阳经及手太阴经均循行于肩关节附近，故凡风寒湿邪外袭，或痰浊、瘀血阻滞；或外伤；或年老体弱，肝肾不足，气血亏虚，均可导致肩部经络阻滞不通或不荣而引起肩关节周围炎，故肩关节周围炎属于中医"痹证"的范畴，古代有"肩痹"、"肩痛"、"漏肩风"等称呼。根据肩关节周围炎的发病特点，可以分为原发性和继发性两类。原发性肩关节周围炎又称特异性肩关节周围炎，尚未发现明确病因；继发性肩关节周围炎是指继发于患侧上肢创伤或手术之后的肩痛和关节僵硬。本篇重点讨论尚未发现明确病因的原发性肩关节周围炎。

一、辨治要点

（一）辨证要点

1. 辨证思路　临床应重点分辨风寒湿型、瘀滞型、气血两虚型肩关节周围炎，然后根据肩关节周围炎疼痛部位及活动受限方向进行辨位归经。

（1）病因辨证分型：若肩部串痛，遇风寒痛增，得温痛缓，畏风恶寒，或肩部有沉重感，舌质淡，苔薄白或腻，脉弦滑或弦紧，则多为风寒湿型；若肩部肿胀，疼痛拒按，以夜间为甚，舌质黯或有瘀斑，则多为瘀滞型；若肩部酸痛，劳累后疼痛加重，伴头晕目眩，气短懒言，心悸失眠，四肢乏力，舌质淡，苔少或白，脉细弱或沉，则多为气血两虚型。

（2）经络辨证分型：肩关节周围炎经络辨证要注意区分疼痛部位、活动受限方向与经络循行分布的关系。肩关节周围炎与十四经皆相关，其中手三阳经及手太阴经分别循行于肩前、肩外、肩后及肩内侧，故以肩峰后侧及三角肌后缘处疼痛为主，甚至可放射至前臂背侧之桡、尺骨之间，肩髎、臑会、消泺、清冷渊、外关穴常有压痛，肩关节活动障碍以外展、内收的障碍为主的是手少阳经型肩关节周围炎；以肩峰、肩髃穴及三角肌中点及肱骨附着点处疼痛为主，痛可引及肘外侧，甚至可放射至大拇指、示指，肩髃、臂臑、手五里等穴处常有压痛，肩关节活动障碍以外展、外旋的障碍为主的是手阳明经型肩关节周围炎；以腋窝及肩之后廉、肩胛骨处疼痛为主，少数肩关节周围炎患者疼痛可引及上臂内侧廉，曲垣、天宗、肩贞等穴处常有压痛，尤其是在天宗穴附近常可触及明显条索状阳性反应物，压痛明显，肩关节活动障碍以外展、内收、上举的障碍为主的是手太阳经型肩关节周围炎；以前胸壁外上方、臂内侧处疼痛为主，痛可引及肘窝、前臂屈侧之桡侧处，肩前喙突处及云门、肩内陵、尺泽等穴处常有压痛，肩关节活动障碍以内收、后伸的障碍为主的是手太阴经型肩关节周围炎；上述诸型中之二型或二型以上的症状、体征兼而有之的是多经混合型肩关节周围炎。

2. 病症鉴别　肩关节周围炎（肩痹）主要与颈椎病（项痹）相鉴别，可从病史、临床症状与体征、影像检查等方面加以鉴别。颈椎病多有反复落枕或颈部不适、疼痛的病史，主要临床症状为颈痛、颈部僵硬，伴一侧肩、上肢麻或上臂和前臂的放射痛，可有上肢或手指麻木，颈椎 X 线正位摄片或侧位摄片或 CT、MRI 可见颈椎生理曲度变直、颈骨质增生、椎间孔变小等相应病理改变。

（二）治疗

1. 治则治法　以通经活络、舒筋止痛为基本原则；治疗以局部取穴，循少阳经、阳明经、太阳经、太阴经取穴为主，配以辨证取穴和对症选穴。

2. 处方

（1）主穴：肩髃、肩髎、肩贞、阿是穴、阳陵泉、条口透承山。

（2）配穴：少阳经证者，加手三里、外关；阳明经证者，加合谷；太阳经证者，加后溪、昆仑；太阴经证者，加侠溪、尺泽。若风偏胜配风池、外关、列缺；若寒偏胜加温针灸或隔姜灸肩髎、臑俞；若湿偏胜配阴陵泉、丰隆；若气滞血瘀配内关、膈俞；若气血虚弱配足三里、气海。

3. 操作　针刺足三里、气海用补法，余穴用泻法。刺远端配穴时宜鼓励患者进行相应的肩关节运动；刺肩部穴位时要求有强烈的针感。风寒湿型、瘀滞型肩关节周围炎可采用皮肤针叩刺局部压痛点，加拔火罐；肩关节周围炎的高发热敏穴区为肩部压痛点、膏肓俞、肩井等穴，故常选用上述腧穴进行热敏灸疗法；常用的其他类型的艾灸疗法有温针灸、隔物灸、麦粒灸等；常用的特种针法有火针、针刀、平衡针、巨刺、缪刺、电针、蜂针等。疼痛剧烈时每日治疗 1～2 次，疼痛缓解时每日或隔日治疗一次。

4. 临证要旨　肩关节周围炎的病程直接关系到针灸的疗效，病程越短疗效越好，其中由风寒湿邪和肌肉劳损所致者针灸疗效较好；单纯性肩关节周围炎的针灸疗效要优于患有高血压、糖尿病、中风、颈椎病肩部放射痛等并发症者；同时肩关节周围炎针灸的治疗效果与患者配合进行功能锻炼密切相关。同时患者得气越快，针感愈强，循经感传越接近肩部者，其疗效往往也越好。肩关节周围炎初期宜用轻泻手法，如单纯毫针针刺、火罐等；中期宜采用平补平泻法，重点施以灸疗，适当加大功能锻炼；末期宜调理为主，采用补法，配以电针、穴位注射等，并配合适当的功能锻炼。同时肩关节周围炎的治疗主要在局部选穴，并采用多种刺灸法相结合以提高疗效。针灸治疗多次无效或病情继续加重者，应考虑其他肩部疾病或内科疾病（如肺系疾病、心脏病、糖尿病、内分泌系统疾病）或外科疾病（如颈椎病），需要查明原因及时采取综合治疗措施。

二、临床经验集锦

（一）古代经验

肩关节周围炎是西医病名，中医学中并没有肩关节周围炎这个病名，但古人很早就对肩部疼痛有了一定的认识。根据其临床症状及体征，可认为肩关节周围炎属于中医学中"肩痹"、"漏肩风"、"锁肩风"、"五十肩"、"肩凝症"、"肩不举"等病症的范围，其中"漏肩风"是肩关节周围炎目前使用最广的中医名称，其最早见于清代《疡科心得集》。

1. **循经选穴** 古代治疗肩关节周围炎取穴以手三阳经为主。循经近取的腧穴主要有肩髃、肩髎、肩井、肩贞、天容、秉风等，如《针灸甲乙经》中指出"适肩臂不可举，臂臑主之"、"肩痛不可举，天容及秉风主之"。《针灸资生经》言："予尝肩背痛，已灸膏肓，肩痛犹未已，遂灸肩井三状而愈"，"肩髎，疗肩重不举。"《循经考穴编》曰："肩髃，若肩臂肿痛，泄之。"循经远取的腧穴主要有合谷、外关、内关、曲池、阳陵泉、中渚、后溪、侠溪、尺泽、涌泉、昆仑等，如《灵枢经》载："肩背颈项痛，目眩，取之涌泉、昆仑。"《针灸甲乙经》曰"肩痛不可举，引缺盆痛，云门主之"、"肩重肘臂痛，不可举，天宗主之"，《备急千金要方》："凡身体不仁，先取京骨，后取中封、绝骨，皆泻之。"徐凤《席弘赋》中写有"手连肩脊痛难忍，合谷针时要太冲。久患伤得肩背痛，但针中渚得其宜"。高武在《肘后歌》中写到："更有手臂拘挛急，尺泽刺深去不仁，腰背若患拘急风，曲池一寸五分攻。"杨继洲在《针灸大成》提出"肩背并和肩痛，曲池、合谷七分深，未愈尺泽加一寸，更于三间次第行"、"足太阳井：人病头项、肩背、腰目疼……不已，刺金门五分，灸三壮，不已，刺申脉三分"等均反映了本病在循经取穴的原则指导下，选取肩臂和四肢远端腧穴为主治疗，在穴位应用时强调单穴或对穴治疗。

2. **对症选穴** 古人认为本病的发生多由外感风寒湿邪或气滞血瘀或气血亏虚等所致，故可随病因的不同而选穴。如肩关节周围炎因风邪所致，古人常选用大肠经、膀胱经腧穴，如肩髃、曲池、肾俞等疏风散寒，如《席弘赋》中写有"更有三间肾俞妙，善除肩背消风劳"；若肩关节周围炎因寒邪所致，古人常选用太阴经、膀胱经腧穴，如风池、外关、太渊、尺泽、肩髎、膈俞等温经散寒，如《备急千金要方》载"膈俞、京门、尺泽，主肩背寒，肩甲内廉痛"，古人还使用火针治疗寒邪所致肩关节周围炎，如《灵枢》提出："寒痹之为病也，留而不去，时痛而皮不仁……刺布衣者，以火淬之，刺大小者，以药熨之。"若肩关节周围炎因湿邪所致，古人常选用膀胱经、脾经腧穴，如足三里、丰隆、中封等健脾祛湿，如《灵枢》记载："着痹不去，久寒不已，卒取其三里。"《备急千金要方》言"丰隆主身湿，漏谷主久湿痹不能行……中封主湿厥身体不仁，少气身湿重"；气滞血瘀型肩关节周围炎常选用膀胱经、心包经、大肠经腧穴，如内关、膈俞、巨骨穴等活血化瘀，《灵枢》载："肩背髀不举，血瘀肩中，不能动摇，巨骨主之。"对于因虚所致肩关节周围炎常选用足三里、气海、列缺等补益气血，如《针灸甲乙经》记载列缺主"虚则肩背寒栗"。

（二）现代经验

1. **选穴经验** 贺普仁治疗肩关节周围炎常选用肩贞、肩髃、肩前、听宫等穴，早期用条口透承山，若病程日久者加膏肓穴，肩部疼痛处使用火针点刺。于书庄治疗肩关节周围炎重视经络辨证选穴，如阳明经病取阳谷、条口透承山，太阳经病取养老、飞扬，少阳经病取中渚、绝骨，太阴经病取太渊、条口透承山，同时重视辨别病因，若年老体虚，正气不足者，取中脘、气海、足三里，以补益正气。关吉多治疗肩关节周围炎除了选取局部的穴位，还常选择远端关节附近穴位如曲池、梁丘、阳陵泉等。凌煦之治疗肩关节周围炎主张循经取穴与辨证取穴相结合，感受风邪者常加风池、风府，痰湿致病者加中脘、丰隆，肝肾亏损者加太溪、悬钟，气血不足者加足三里、三阴交，痛剧者加四关，肩部畏冷怕风者加大杼、风门，肩部沉重者加天宗，肩不能举者加养老。杨介宾治疗风湿阻络型肩关节周围炎取天宗、肩三针、外关、足三里、中府；肩外俞、巨骨、肺俞、手三里、云门两组处方交替使用。

2. 针灸方法　陆瘦燕治疗瘀滞型肩关节周围炎取肩髃(单)、肩髎(单)、肩贞(单)、臂臑(单)、曲池(单)、合谷(单)；手法多用捻转泻法，常用合谷刺、分刺，压痛处常用齐刺或扬刺，加用火罐，肩髃、肩髎用"十二刺"的短刺法，主张治疗痹邪的同时兼治内病。陆念祖在肩关节周围炎治疗方面，将银质针与毫针同时应用，配合艾灸加热，形成温针灸。符文彬总结出"三步阶梯疗法"治疗肩关节周围炎，即首先运用毫针针刺，然后根据病证特点或艾灸或火针或刺络以加强疗效，最后用耳针或埋皮内针巩固疗效。贾春生等采用耳针沿皮透穴刺法治疗肩关节周围炎，以耳穴肩—锁骨为主穴，以肘—肩、颈椎为配穴，进针后沿皮透刺，在留针期间让患者反复活动患部肩关节。方剑乔采用巨刺法结合电针治疗肩关节周围炎，具体操作方法是患刺组选用患侧局部腧穴，巨刺组在健侧相应部位取穴。用0.38mm毫针，进针得气后，局部一对主穴接 G6805-2A 型针疗仪，在外关与合谷连另一对电极。电针刺激取连续波，先给予高频（50Hz 以上）刺激 10 分钟左右，后改为低频（2～10Hz）刺激，刺激强度以局部肌肉跳动为度，刺激时间 45 分钟左右。靳瑞在"传统肩三针"的基础上发现了"靳氏肩三针"，即肩Ⅰ针相当于肩髃穴，同水平前方二寸为肩Ⅱ针，同水平后方二寸为肩Ⅲ针。王忠良依据《难经·六十八难》"输主体重节痛"，《灵枢·顺气一日分四时》中的"病时间时甚者，取之输"的记载，主张治疗肩关节周围炎时辨经络选取对应输穴治疗肩关节周围炎，如手太阴经型取太渊，手阳明经型取三间，手少阳经型取中渚，手太阳经型取后溪，混合型兼取有关经之输穴。王文远常采用平衡针刺肩痛穴治疗肩关节周围炎，具体方法为交叉取穴，右侧病变取左侧穴位，左侧病变取右侧穴位。采用 28 号 3 寸毫针，直刺 3 寸左右，施以泻法，引起的针感以局部酸麻胀为主，伴有闪电样麻感并向踝关节、足面、足趾放射。不留针，出现上述针感即可出针。整个针刺过程控制在 3 秒钟内。每周针刺 3 次，每 10 次为 1 疗程。

三、临床研究进展

肩关节周围炎是中老年人的一种常见病，多发病，对患者的日常生活和工作、学习必然会带来了极大的不便。目前治疗肩关节周围炎的方法颇多，但缺乏特异性治疗方法，相关研究表明针刺治疗本病具有一定的优势。本部分以肩关节周围炎为例，介绍国内外相关的代表性临床研究。

（一）针灸治疗肩关节周围炎文献数据挖掘

通过数据挖掘系统分析针灸治疗肩关节周围炎的文献发现，现代针灸治疗肩关节周围炎尤其重视局部选穴，选穴主要分布在上肢，如肩髃穴、肩贞穴、肩髎穴等都是使用频次极高的局部穴位；在重视局部取穴的同时，还注重采用对症配穴、辨经配穴及具有特殊作用的特定穴，如曲池穴、合谷穴、外关穴等都是使用频率极高的远部穴位；取穴中多取阳经腧穴，尤以手三阳经为主，手阳明大肠经的临床使用频率最高。

（二）针灸治疗肩关节周围炎的系统评价

2008 年在 Cochrane 协作网发表了针刺治疗肩关节周围炎的系统评价。该系统评价收集了针刺治疗肩关节周围炎的 9 项临床试验，结果显示尽管针刺有可能在短时间内缓解肩关节周围炎患者的疼痛，改善其功能，但并没有足够的证据支持或反驳针刺治疗肩关节周围炎的有效性优于安慰剂组，同时针刺与安慰剂相比，在不良事件的发生率上相同，没有显著差异。中国中医科学院在 2007 年发表了一项针刺治疗肩关节周围炎有效性及安全性的系统评价，该系统评价收集了针刺治疗肩关节周围炎的 6 项临床试验，共 668 例患者，结果显示针刺治疗肩关节周围炎安全，对改善整体功能、疼痛、肩关节活动范围、肩关节功能活动有效。

（三）针刺治疗肩关节周围炎的临床疗效研究

1. 诊断标准　目前对肩关节周围炎缺乏统一的诊断标准，国外开展的临床研究普遍将美国肩肘外科医师学会制定的肩关节周围炎诊断标准作为首选，国内的临床试验中医常参考 1994 年国家中医药管理局颁布的《中医病证诊断疗效标准》，西医多参考 1991 年湖北召开的全国第二届肩关节周围炎学术讨论会制定的肩关节周围炎的诊断标准。

2. 干预和对照

（1）治疗组：研究中治疗组的选择主要有单纯针刺疗法，取穴方法以局部取穴配合循经取穴或辨证取穴，也有研究采用针刺联合其他疗法治疗肩关节周围炎，如针刺加推拿，针刺加灸法，针刺加拔罐等。

（2）对照组：目前开展的肩关节周围炎疗效评价研究主要以解释性试验为主，常选用假针刺、非穴浅刺作为安慰剂对照，重点关注特种针法治疗肩关节周围炎疗效是否优于安慰剂对照组，也有选择口服西药作为对照的方法，常用的阳性药物主要是非甾体类消炎镇痛药及类固醇类的药物，以比较针灸治疗是否优于阳性药物或与阳性药物疗效相当。

3. 观察指标

（1）主要疗效指标：目前国外肩关节周围炎的临床疗效评价主要有欧洲肩肘外科协会制定的 Constant-Murley 肩关节功能评定法，该评定法主要针对肩部疼痛、肩关节活动功能、肩关节活动度和肌力四个方面进行评定，国外研究中也常采用治疗国际公认的描述与测量疼痛麦吉尔疼痛问卷表（McGill pain questionnaire，MPQ）进行测评，MPQ 主要分为三部分：疼痛分级指数（Pain Grading Index，PRI），视觉模拟评分法（Visual Analogue Scale，VAS）、现有疼痛强度（PPI）评定。而国内使用最多的疗效指标是综合疗效评价，它以肩关节周围炎患者的疼痛程度及活动功能的恢复情况将疗效分为四个等级，即临床痊愈、显效、有效、无效，也常单独使用视觉模拟评分法。

（2）次要疗效指标：目前的研究主要以日常生活活动能力评分、肌力的测定、局部形态、生活质量评分作为次要疗效指标。日常生活能力（ADL）是评估人在独立生活中反复地进行的、最必要的基本活动能力，如穿衣、洗澡、吃饭、梳头等。肌力的测定常采用Lovette 六级分类法，对肩关节五大肌群，即前屈肌群、外展肌群、后伸肌群、外旋肌群及内旋肌群的肌力进行综合评价。局部形态主要观察肩关节有无脱位、畸形、假关节的形成及其程度进行评分。生活质量评分是主要包括躯体感觉、生理功能、日常生活能力、适应社会的能力等方面。

4. 代表性研究结果　国际上近年来发表了一系列针刺治疗肩关节周围炎的临床试验，多对针刺疗效的评价予以肯定。西班牙 2005 年发表了一项针刺治疗 130 例肩关节周围炎患者的双盲 RCT 研究，以评估电针法与假针刺治疗肩关节周围炎的效果。结果显示电针组在各个评价指标方面均优于假针刺组，针刺是一种长期有效的治疗肩关节周围炎的初级保健方法。上海市中医院进行了一项电针条口穴治疗肩关节周围炎患者的多中心 RCT 研究，结果发现电针条口穴是治疗肩关节周围炎的有效方法，尤其对肩关节活动度的改善，明显优于对照组口服双氯芬酸钠缓释片。

（四）针灸治疗肩关节周围炎的临床机制研究

近年来针刺治疗肩关节周围炎的临床机制主要从以下方面开展：①镇痛作用：止痛是针刺治疗早期肩关节周围炎的主要作用，针刺通过局部刺激可减弱或拮抗痛觉感受器（感觉末梢神经）对痛觉的传导而提高痛阈，达到止痛的目的。同时针刺还可通过刺激人体内源性镇痛物质的释放达到镇痛作用。另外也有学者提出针刺可使外周血液中的致痛物质，如前列腺素 E2、组胺、5-HT、NE 减少，增加 β-EP、LEK 等镇痛物质而实现其外周镇痛机制；也有学者认为针刺是通过自主神经系统，抑制慢性疼痛，从而缓解肩关节周围炎患者肩部的疼痛；也有学者认为针刺是通过调节基因表达而产生镇痛作用，不少研究证实，痛觉调节与 c-fos 基因密切相关，不同的致痛因素及不同穴位的电针可引起不同中枢神经系统中的 c-fos 表达，加速阿片肽前体基因的切割和转录，调节阿片肽基因的表达，从而产生镇痛效应。②促进局部微循环：针刺通过调节微血管的功能状态，促进局部微循环及营养代谢，从而有利于炎症水肿吸收和局部堆积的代谢产物的输送，缓解肌肉痉挛，松解粘连，改善功能。③调节免疫：肩关节周围炎患者血液中组织相容性抗原 HLA-B27、C-反应蛋白、CH50、IgA、IgM 等指标增高，P 物质的合成与释放减少，针刺在影响非特异性免疫功能方面，可增加 P 物质的合成与释放，提高巨噬细胞的吞噬能力，提高白细胞数量，在影响特异性免疫功能方面，可使增高的 IgG，IgA，IgM 下降或恢复正常。

参 考 文 献

1. 陈慧如. 靳三针与关节松动术治疗肩关节周围炎的临床对比研究. 广州：广州中医药大学，2013，1-62.

2. 周湘明. 辨证归经治疗肩周炎疗效 102 例观察. 江苏中医，2000，21（11）：35.

3. 李承球. 肩周炎的分类诊断和治疗. 颈腰痛杂志，2004，25（3）：144-150.

4. 陈日新，康明非. 腧穴热敏化的临床应用. 中国针灸，2007，27（3）：199.

5. 王忠良. 输穴运动针刺法治疗肩周炎 40 例临床观察. 针灸临床杂志，1996，12（11）：28-29.

6. 赵文俊. 分期辨证治疗肩周炎浅识. 实用中医内科杂志，2007，06：63.

7. 杨清华. 周炎中医病、证、症名规范化商榷. 中国针灸，2006，08：610.

8. 高圭. 基于临床文献数据挖掘的肩周炎针灸取穴规律的研究. 辽宁：燕山大学，2013，1-63.

9. PENGWe-na, WANG Yi. et al. Review of acupuncture for forzen shoulder. World Journal of Acupuncture-Moxibustion. Vol. 2007, 6（2）：1-15.

10. Guerra de Hoyos, Juan Antonio, Martín, Maria del Carmen Andrés, Leon, Elena Bassas y Baena de, et

al. Randomised trial of long term effect of acupuncture for shoulder pain. Pain, 2004, 112: 289-298.

11. 邵萍, 忻志平, 等. 电针条口穴治疗肩关节周围炎临床研究. 中国正骨, 2006, 1 (18): 8-9.

12. 杨介宾, 宋开源, 梁繁荣, 等. 不同针灸疗法对佐剂关节炎大鼠外周镇痛机理的研究. 中国针灸, 1999, 26 (8): 362-366.

（付　勇）

第四节　颈　椎　病

颈椎病是以项臂疼痛、上肢麻木、眩晕等为主要临床表现的病证。颈椎病属于中医学"项痹"范畴。《素问·至真要大论》中已记载"诸痉项强，皆属于湿"；"湿淫所胜……病冲头痛，目似脱，项似拔"。《针灸甲乙经·缪刺》中载："……邪客于足太阳之络，令人头项痛、肩痛，刺足小指爪甲上与肉交者各一痏……"《足臂十一脉灸经》中记载："病足小指废、腨痛、脚痛、淮痛、腰痛、挟脊痛、项痛、手痛。"《类证治裁》："肩背痛，不可回顾，此手太阳经气郁不行……"故中医古籍多以"颈肩痛"、"肩背痛"、"颈项强痛"等描述本病。由于颈项部为脑髓的门户，多数经脉都在此通过，是经络联系人体脏腑器官和气血流通的一个枢纽，故凡风寒之邪外袭，或痰浊、瘀血阻滞，致使气血运行不畅；或肝肾不足，气血亏损，督脉空虚，筋骨失养，气血不能养益脑窍等，均可引起颈椎病的发生。根据颈椎病病位及临床表现的不同，临床上将其分为以下六型：颈型、神经根型、脊髓型、椎动脉型、交感神经型和混合型。本篇重点讨论以神经根型颈椎病。

一、辨治要点

（一）辨证要点

1. 辨证思路　临床应重点分辨外感、内伤两类颈椎病，然后根据疼痛不适部位进行辨位归经。

（1）辨外感内伤：由外感病邪引起的颈椎病发病一般较急，多有肩臂酸楚，颈部活动受限，甚则全身酸楚，手臂麻木发冷，遇寒加重，多为风寒湿邪痹阻经络所致。内伤引起的颈椎病起病多缓慢，时作时止，病程迁延，多为肝肾亏虚、血虚、痰浊、瘀血所致。

（2）辨经络：颈椎病与十二经脉、任督二脉皆相关。其中与手足太阳经、手足阳明经、手足少阳经、督脉关系最为密切。临床治疗颈椎病的过程中应注意不适部位与经络循行分布的关系。后项部疼痛者属于太阳经；颈项侧后方疼痛者属于少阳经；颈项侧部疼痛者属于阳明经；后项正中疼痛者属于督脉。

2. 病症鉴别　颈椎病主要与眩晕、肩周炎相鉴别，可从症状与体征、病机、发病特点、理化检查及与西医疾病的关系等方面加以鉴别。眩晕多见于耳石症、急性迷路炎、梅尼埃病、短暂性脑缺血发作、脑梗死、高血压病、贫血等疾病。常伴有视物昏眩、恶心、呕吐、冒冷汗等症状。耳科、神经系统检查，头颅 CT、MRI、TCD，血常规，血压、脉搏监测等可见相应改变。肩周炎，是肩周肌肉、肌腱、滑囊和关节囊等软组织退行性改变所引起的广泛的炎症反应，以肩关节疼痛、活动受限为主要特征的慢性疾患，好发于 40 岁以上的中老年人。肩关节 X 线，风湿系列等检查可以查出相应改变。

（二）治疗

1. 治则治法　以通经止痛为基本原则；治疗以局部取穴配合循经远取手足三阳经、督脉腧穴为主，配合局部取穴、辨证取穴和对症选穴。

2. 处方

（1）主穴：颈夹脊、天柱、风池、曲池、悬钟、阿是穴。

（2）配穴：病在太阳经配申脉，病在少阳经配外关，病在阳明经配合谷，病在督脉配后溪。外邪内侵配合谷、列缺，气滞血瘀配膈俞、血海，肝肾不足配肝、肾俞。上肢麻、痛配合谷、手三里，头晕配百会或四神聪，恶心、呕吐配中脘、内关。

3. 操作　夹脊穴宜直刺或向颈椎斜刺，得气后采用平补平泻法，余穴用泻法。外邪内侵、瘀血内阻可用刺络放血法。穴位注射取局部压痛点，隔日一次。热敏灸疗法选取风池、风府、大椎等穴施灸。常用的其他灸法有温针灸、隔物灸和麦粒灸等。常用的特种针法有火针、针刀、平衡针、腹针、电针等。

4. 临证要旨　针灸治疗颈椎病的疗效与颈椎病病变的类型、性质和程度、病程关系密切。临床上根据颈椎病病位及临床表现的不同，将其分为以下六型：①颈型：枕颈部痛，颈活动受限，颈肌僵硬，有相应压痛点；②神经根型：颈痛伴上肢放射痛，颈后伸时加重；③脊髓型：早期下肢发紧，行走不稳，晚期一侧下肢或四肢瘫痪，二便失禁或尿潴留；④椎动脉型：头痛，体位性眩晕，视物不清，颈椎侧弯后伸症状加重；⑤交感神经型：头痛，头晕，枕颈痛，心动过速或过缓，心前区痛，一侧肢体多汗或少汗等。⑥混合型：以上类型两种或两种以上并见。针灸治疗颈椎病疗效较好，尤其是对颈型、神经根型颈椎病疗效最好，单一椎间盘或骨赘病变的针灸疗效要优于病变范围多发者。相对而言，椎间盘性颈椎病针灸疗效要优于骨源性。颈椎病要及早治疗，病程越短，疗效越好。病程较长而缓慢，虽症状较轻，针刺疗效并不一定属于优良；病程较短，病情可能虽表现较重，针灸治疗后恢复往往较快，而且疗效良好。临床上应注意针灸治疗多次无效或症状持续加重者，应考虑某些颅脑病变，需要查明原因及时采取综合治疗措施。

二、临床经验集锦

（一）古代经验

祖国传统医学并没有"颈椎病"这个病名，但很早就对颈椎的结构和功能有了一定的认识。在古典医籍中多以"项痹"、"颈项痛"、"肩背痛"为病名记载。《灵枢·经脉》中小肠经的"是动病"对其有明确记载，如"小肠手太阳之脉……是动则病嗌痛、颔肿不可以顾，肩似拔，臑似折……颈、颔、肩、臑、肘、臂外后廉痛"。

1. 循经选穴　古代治疗颈椎病取穴涉及十四正经中的十三条经脉（足厥阴肝经除外），其中以手足太阳经、手足少阳经、督脉为主，颈项部腧穴主要选取天柱、风池、风府、大椎、天宗、肩井、阿是穴等穴，如《素问·骨空论》曰："……大风颈项痛，刺风府。"《针灸大成》载："仲景曰：太阳与少阳并病，颈项强痛，或眩冒，时如结胸，心下痞硬者，当刺大椎第一间。"《针灸甲乙经》记载："肩重，肘臂痛，不可举，天宗主之。"《黄帝明堂灸经》载："天柱二穴……主头晕脑重，目如脱，项如拔，项痛急强，左右不顾也。"《针灸大成》："肩井，主中风……头项痛，五劳七伤……"循经远取的腧穴以四肢部位的穴位为主，循经远取的腧穴主要有合谷、后溪、列缺、申脉、金门等。《四总穴歌》

载："头项寻列缺。"《标幽赋》曰："头风头痛，刺申脉与金门。"《针灸资生经》："后顶、外丘，治颈项痛，恶风寒。"《针灸大成》云："头项强硬后溪、承浆、风府、风池、合谷。"《针灸逢源》谓："头面颈项四肢风，后溪申脉当详核。"《针灸聚英·杂病歌》："头风牵引脑项痛，上星百会合谷同。"《普济方·针灸门》："头项痛，历节汗出，穴飞扬、涌泉、颔厌、后顶。"《针灸玉龙经》："后溪，治伤寒头痛……腰脚沉重，项急，膊痛，臂挛，筋急……"《神应经·头面部》"头项俱痛，百会、后顶、合谷"等均反映了本病在循经取穴的原则指导下，选取项臂部和四肢远端腧穴为主治疗，在穴位应用时强调对穴、组穴等的运用。

2. 对症选穴　古人认为本病的发生多由于外感风寒湿邪或跌仆损伤等所致，故可随外邪的不同而选穴。对于风寒型者，《针灸甲乙经》云："颈项强，身寒，后溪主之。"《铜人腧穴针灸图经》言："附分：肩背拘急，风冷客于腠，颈项强痛不得回顾，风劳臂肘不仁。"对于热病者，《伤寒论》云："太阳与少阳并病，头项强痛或眩冒……当刺大椎第一间、肺腧、肝腧，慎不可发汗。"《济生拔萃》载："治伤寒在表，发热恶寒，头项痛，腰脊强，无汗，尺脉，尺脉俱浮，宜刺手阳明经合谷二穴。"《百证赋》道："审他项强伤寒，温溜期门主之。"对于气血瘀滞者，《太平圣惠方》曰："肩井：主五劳七伤，头项不得回顾。"《扁鹊神应针灸玉龙经》谓："挫枕项强，不能回顾：少商、承浆、后溪、委中。"

（二）现代经验

1. 选穴经验　陆瘦燕治疗颈椎病取风池(双)、风府、天柱(双)、大椎、大杼(双)等。杨甲三治颈椎病善取夹脊穴，常取颈4～颈7夹脊、风池、天柱、列缺、后溪，随症加减：手指麻木加外关、八邪，头痛加外关、太阳，眩晕加百会，肩背疼痛加阿是穴，心慌加内关。田从豁治疗颈椎病常用大椎、风池、肩井、颈百劳、风门、肩髃、肩贞、列缺、合谷、外关、中渚、大肠俞、肾俞、背俞穴。赵吉平教授从"筋"和"骨"入手，治疗颈椎病多取颈夹脊穴、风池、天柱、悬钟、大杼、大椎、阳陵泉等。符文彬教授治疗颈椎病从心肾论治多选百劳(双)、神门(单侧，交替使用)、腕骨(单侧，交替使用)。黄南滨主任医师认为治疗本病的重点在于调和营卫、驱除风寒湿邪，治疗选用颈部阿是穴、大椎穴。

2. 针灸方法　陆瘦燕治疗颈椎病取风池(双)、风府、天柱(双)、大椎、大杼(双)等。采用捻转补泻，留针加温。田从豁治疗颈椎病时注重治病守神，患者无论采用坐位还是俯卧位，田老皆是自上而下，先左后右的针刺顺序进针。进针讲究双手的配合，左手切按穴位，心手合一，运气于指，右手轻微的施以雀啄法将针捻入，气随针走，针随手入，采用"天"、"人"、"地"三才进针法，一刺通过皮肤的浅部，为"天才"；再刺到达肌肉，为中部，是"人才"；三刺进入筋肉之间，为深部，是"地才"。进针后，使针尖朝向病所，用左手拇指压住相反的部位，并用适当的力量推向病变方向，得气后，重压针尖并向一个方向小幅度捻转，或用颤法、弹法、刮法、飞法等催气，亦可用左手食中指在感传前方，沿经脉进行循按叩击等法，激发隐性感传，促使感传趋向病变部位，根据患者病证情况选择补泻手法。赵吉平治疗"颈椎病"取颈夹脊穴、风池、天柱；根据病位在"筋"、在"骨"之异，确定相应的针刺深度和角度。如果病位在"筋"，直刺，针尖达到筋肉部即可，进针深度0.5～0.8寸；如果病位在"骨"，进针以70°向脊柱方向斜刺，深度1.0～1.5寸。风池穴一般以局部酸胀感为宜，若头面部五官症状明显者，则尽量使气至病所，疗效会更显著，具体方法为，如伴有目胀者，针尖向同侧眼睛的方向斜刺，有助于针感向眼部放射；伴见耳鸣、耳聋者，针尖向同侧耳窍方向斜，有助于针感向耳窍传导。针刺天柱方向和角度与风池相似，以直刺或斜刺为主。但不可向内上方深刺，以免伤及延髓。符文彬教授治疗颈椎注重调神，金针多采用"飞针"进针，即进针时用拇、食、中指腹握持针柄，进针时拇指内收，食、中指同步外展，将针快速转动的同时，通过腕、指力将针旋刺入皮下穴内。基于对颈椎病的发病机制和艾灸特性的理解，符文彬教授治疗颈椎病多取大椎、心俞（双）及肾俞（双）施灸，每穴各灸5壮。陈全新教授治疗颈椎病时，进针采用"飞针法"，善用导气手法促使针感循经感传，具体操作是针刺达到一定深度，行针得气后，将针尖朝向病所（或欲传导之方向），以捻转提插等手法为主促使经气朝该方向传导。根据个体生理、病理状态的不同和气至盛衰陈全新教授，将补法和泻法各分为3级：轻补、平补、大补与轻泻、平泻、大泻。具体如下：①轻补，慢按轻提运针，并结合刮（拇指或食指指甲在针柄上下刮动）或弹针；②平补，慢按轻提运针，同时结合小角度轻捻针；③大补，慢按轻提运针，结合快速小角度捻针及提插；④轻泻，速按慢提运针，结合较大角度捻针及提插；⑤大泻，速按慢提运针，结合大角度捻针及较重力提插；⑥平泻，行针操作介于轻泻与大泻手法之间。黄南滨主任医师治疗本病时多选用穴位注射大椎及阿是穴，穴药相携共同加强调和营卫、驱除风寒湿邪的作用，达到治病之目的。

三、临床研究进展

颈椎病是一种临床常见病、多发病，发病率逐年上升，发病年龄也趋于年轻化，严重影响人们的日常生活。目前西医尚缺乏特异性治疗方法。针灸疗法以其操作简便、安全、费用低、副作用小，作为保守治疗的一种治疗手段，深受广大患者及医学工作者的喜爱。国外研究人员发现，目前在神经根型颈椎病的临床治疗中对于补充医学的应用越来越多，其中针灸疗法应用最广。本部分将介绍国内外相关的代表性临床研究。

（一）针灸治疗颈椎病文献数据挖掘

通过数据挖掘系统分析针灸治疗颈椎病的文献发现，古代针灸治疗颈椎病选穴十四正经中的十三条经脉，手足太阳经、手足少阳经、督脉为主。针灸治疗颈痛配伍处方，以邻近和远端选穴为主，局部选穴较少。配穴除按经配穴外，还采用远端配穴、前后配穴和同名经配穴。现代今针灸治疗尤其重视局部选穴，例如：颈夹脊穴、风池、大椎、阿是穴、天柱等都是使用频次极高的局部穴位；在重视局部取穴的同时，还注重采用对症配穴、辨经配穴、辨证配穴指导临床；取穴涉及十四条经脉。诸阳经，包括手足六阳经和督脉，选用穴位较多；阴经，包括手足六阴经和任脉，选用穴位较少。

（二）针灸治疗颈椎病的系统评价

2011年在Cochrane协作网发表了腹针治疗颈椎炎的临床随机对照试验回顾。该文献收集了腹针治疗颈椎病的8项临床试验，共909个颈椎病患者，以治疗有效率或McGill疼痛问卷为主要疗效指标，结果显示在改善患者疼痛方面，腹针组比常规组的疗效要好，但总有效率、疼痛评分指数、目前疼痛强度评分在腹针、常规针、牵引三组之间没有统计学差异。

2012年在中国针灸上发表了腹针治疗颈椎病的临床有效性的系统评价。共收集了10个试验，共计1104例患者。分析结果显示，腹针治疗颈椎病效果和疗效优于常规针刺、电针和颈椎牵引。由于纳入评价的文献质量普遍不高以及发表偏倚等因素，使本系统评价的证据强度不足，有待进一步进行大样本、高质量、多中心、方法学规范化的临床随机对照试验来证实。

（三）针刺治疗颈椎病的临床疗效研究

1. 诊断标准　国内的临床试验常参考多采用 2012 年国家中医药管理局制定的《中医病证诊断疗效标准》、全国第二届颈椎病专题座谈会通过的颈椎病诊断标准。（国外没有"颈椎病"这一病名，对颈椎病的临床研究多以"颈痛"描述，尚缺乏权威的诊断标准）

2. 干预和对照

（1）治疗组：研究中治疗组既有把针灸作为整体进行评价的，也有单独对某一类型的针灸方法进行评价，如温针灸组、腹针等，还有针对不同类型灸法之间比较的；文献大多把针灸与阳性措施之间的比较作为评价目的，如针灸对照牵引疗法，此外还有评价针灸结合推拿。既有整体评价层面，也针对单一刺法灸法。

（2）对照组：目前开展的颈椎病疗效评价研究主要以解释性试验为主，重点关注针灸治疗颈椎病是否有效，常选用常规针刺、电针、假针刺、非穴浅刺作为安慰剂对照；也有选择各种针法（腹针、平衡针、针刀等）之间进行比较，观察各种针法之间疗效的差异；也有一部分研究选择临床较为常用的物理疗法如手法、牵引等作为对照；在以阳性药物为对照的试验中，主要以临床一线药物为主，如西比灵胶囊作对照，以比较针灸治疗是否优于阳性药物或与阳性药物疗效相当。

3. 观察指标

（1）主要疗效指标：目前，国外研究多采用颈椎功能障碍指数（the neck disability index，NDI）、NPQ（颈痛量表）分数、McGill 简式量表（MPQ）、目测类比定级法（VAS）等患者报告结局（PRO）指标为主要疗效指标；国内研究主要以有效率或者配合目测类比定级法（VAS）评分，镇痛疗效，颈椎病的复发率等"医生报告结局指标"为主要疗效指标。这种评价方式以医师或研究者的主观评价为主，通过收集临床症状、体征和患者的主观症状感受作为评价依据，忽略了患者自身对治疗效果的主观判断，不是一种理想的评价手段。近年来，患者报告结局指标越来越受到国内研究者的重视，部分研究已采用颈痛疼痛分级指数（PRI）中的感觉-PRI、总分-PRI、现有疼痛强度（PPI）的评分、选词目数以及斜方肌肌张力测定作为主要疗效观察指标。

（2）次要疗效指标：目前的临床研究主要把生活质量，不良事件，VAS 评分远期疗效（稳定率、复发率）作为主要次要疗效观察指标，也有部分研究以基底-椎动脉血流速度变化、镇痛疗效和治疗时间的长短为次要疗效指标。

4. 代表性研究结果　近年来国内发表了一系列针刺治疗颈椎病的临床试验，但对针刺疗效的评价不尽一致。北京中医药大学 2006 年在《中国针灸》杂志发表了一项针刀治疗 120 例神经根型颈椎病和椎动脉型颈椎病患者的多中心 RCT 研究，以评估针刀与针刺对照比较临床治疗效果的差异。结果显示针刀组治疗神经根型颈椎病和椎动脉型颈椎病与针刺组相比，其治疗效果更佳。北京薄氏腹针医学研究院完成的另一项纳入 300 例神经根型颈椎病患者的腹针对偏头痛治疗的多中心 RCT 研究，结果显示腹针治疗神经根型颈椎病近远期疗效均较好，且疗程短，操作简便。

（四）针灸治疗颈椎病的临床机制研究

近年来针刺治疗颈椎病的临床机制主要从以下方面开展：①止痛：针灸通过缓解肌肉

紧张和痉挛，而起到止痛作用，有利于颈椎活动。另外，针刺还可通过促进人体内源性镇痛物质的释放，减弱或拮抗感觉神经的痛觉传入而提高痛阈等达到止痛作用；②促进局部微循环：针灸可通过刺激局部的微循环，促进局部的新陈代谢和炎性产物的吸收，从而达到"引流减压"效果，可消除或缓解神经根管中各种压迫和限制神经根活动的因素，起到松解神经根和软组织粘连，缓解症状的效果；③改善椎动脉供血：大量的试验研究表明针刺颈项部的风池等穴可舒张椎动脉，增加椎动脉的血供，从而缓解眩晕等症状；④协调椎间盘周围的肌肉和韧带：最新研究认为，颈椎的退变或损伤是不可逆的病理因素，而其继发的病理改变，引起动静力学平衡失调，才是关键的发病机制，针灸通过局部刺激，可对其进行协调，减轻其痉挛状态，从而可缓解局部的肌肉、肌腱和韧带的紧张状态，达到缓解疼痛，减轻椎间盘、神经及血管的压力，有利于局部血液循环和组织损伤的修复；⑤神经调节：针刺可直接刺激神经，引起神经冲动的传导，这对于受刺激和压迫的神经根具有反射性促进神经细胞代谢和自我修复作用。

参 考 文 献

1. 王宏才. 中国针灸交流通鉴. 西安：西安交通大学出版社，2012.
2. 吴在德. 外科学（第七版）. 北京：人民卫生出版社，2010.
3. 梁繁荣，赵吉平. 针灸学. 北京：人民卫生出版社，2012.
4. 陈日新，陈明人，康明非. 热敏灸实用读本. 北京：人民卫生出版社，2009.
5. 吴结兴. 针灸治疗神经根型颈椎病现代取穴规律研究. 广州中医药大学，2012.
6. 姜硕，狄忠，符文彬. 针灸治疗颈痛古代取穴规律研究. 江苏中医药，2012，07：56-57.
7. 陆瘦燕. 陆瘦燕针灸论著医案选. 北京：人民卫生出版社，2006.
8. 杨晋翔，高菁. 现代名中医疼痛诊治绝技. 北京：科学技术文献出版社，2005.
9. 施鹏. 名老中医田从豁教授治疗颈椎病的临床经验总结. 北京中医药大学，2010.
10. 王军，白鹏，李春颖. 赵吉平教授针刺治疗颈椎病经验总结. 中国当代医药，2010，16：148-149.
11. 粟胜勇，符文彬. 符文彬教授针灸心肾论治颈椎病慢性颈痛经验介绍. 新中医，2011，01：149-150.
12. 黄南滨. 穴位注射治疗颈椎病16例小结. 针灸临床杂志，1998，11：33.
13. 苏敏芝，陈全新. 陈氏飞针治疗颈椎病经验. 中医研究，2012，01：58-60.
14. Fisher P，Ward A. Medicine in Europe：complementary medicine in Europe. British Medical Journal，1994，309：10711.
15. Wang YW，Fu WB，Ou AH，et al. A systematic review of randomized controlled clinical trials of abdominal acupuncture treatment of cervical spondylosis. Acupuncture Research，2011，36（2），137-144.
16. 杨蕾，符文彬，张光彩，等. 腹针治疗颈椎病有效性的系统评价. 中华中医药杂志，2012，02：319-323.
17. 王妍文，符文彬，朱晓平，等. 针灸治疗颈椎病临床随机对照文献的质量评价. 广州中医药大学学报，2011，01：75-78.
18. Qinghui Que，Xiaode Ye，Quangui Su，et al. Effectiveness of acupuncture intervention for neck pain caused by cervical spondylosis：study protocol for a randomized controlled trial. Trials，2013，14：186.
19. 薄智云，牛庆强，朱文罡，等. 腹针治疗神经根型颈椎病多中心对照研究. 中国针灸，2005，06：387-389.
20. 熊俊，陈日新，李万瑶. 针灸治疗颈椎病系统评价/Meta分析文献质量多元评价研究. 中华中医药杂志，2012，04：1064-1068.

21. 黄仙保，陈日新，等．针灸治疗神经根型颈椎病临床随机对照试验的质量评价．时珍国医国药，2014，08：2019-2022.

22. 熊键，谢青，鲍勇，等．颈椎病评定量表的研究进展．中国康复，2010，04：296-297.

23. 狄忠．针刺配合艾灸治疗颈椎病颈痛的临床随机对照研究．广州中医药大学，2012.

24. 朱汉章，权伍成，张秀芬，等．针刀治疗颈椎病临床疗效评价．中国针灸，2006，05：316-318.

(付 勇)

第五节 腰 痛

腰痛是以腰部一侧或两侧疼痛为主要症状的病症。由于腰为"肾之府"，经脉循行上主要归足太阳膀胱经、督脉、带脉和足少阴肾经（贯脊属肾）所主，故凡感受风寒，或坐卧湿地，风寒水湿之邪客于经络，经络之气阻滞；或长期从事较重的体力劳动，或腰部闪挫撞击伤未完全恢复，经筋、络脉受损，瘀血阻络；或素体禀赋不足，或年老精血亏虚，或房劳过度，损伐肾气等，均可引起腰痛。西医学将腰痛分为急性和慢性两类，持续12周以内的称之为急性腰背痛，持续12周以上的称之为慢性腰背痛。腰痛分类主要包括脊柱源性、神经源性、牵涉性、精神和环境因素所致和特发性腰背痛。临床常见有慢性腰肌劳损、第三腰椎横突综合征、腰椎间盘突出症、强直性脊柱炎、腰椎管狭窄症、牵涉性腰痛、非特异性腰痛等。

一、辨治要点

（一）辨证要点

1. 辨证思路　临床对腰痛首先分辨外感、内伤两类，然后根据疼痛部位进行辨位归经。

（1）辨外感内伤：外感腰痛是指感受风、寒、湿、热等外邪所致，一般外感腰痛多实证，表现为起病较急，病程较短，腰痛明显，以刺痛或钝痛为主。内伤腰痛多虚证或虚实夹杂，一般起病较缓，病程较长，甚则久延不愈，以腰酸痛为多见，或表现为腰部隐痛或沉重不适，症状时重时轻，并多伴有不同程度的肾脏虚损或痰瘀内阻的症状。

（2）辨经络：腰痛辨经络尤其要注意疼痛部位与经络循行分布的关系。督脉循行于腰背部正中，足太阳膀胱经分布于腰脊两侧。故疼痛部位在腰脊中部，并有固定明显的压痛者多属督脉病症；疼痛部位在腰脊两侧者多属足太阳经证。

2. 病症鉴别　腰痛的鉴别主要从病史、腰痛特点、体征上加以判断。慢性腰肌劳损表现为有弯腰工作史的慢性腰部酸胀痛，休息后可缓解，不能久坐久立；局部压痛固定而明显（在腰段棘突旁骶棘肌中外侧缘），有单侧或双侧骶棘肌痉挛，无下肢放射痛等根性定位体征。第三腰椎横突综合征表现为腰肌酸痛无力，休息可缓解，弯腰、劳累、受风寒时加重。病情重者疼痛持续并可向臀部、大腿外侧、后侧扩散；第三腰椎横突尖端明显压痛，局部可触到条索状物，X线片显示第三腰椎横突过长、肥大或有钙化。腰椎间盘突出症常常有腰损伤史，腰痛并向下肢放散，少数患者仅有腰痛或腿痛，腹压增高时下肢痛加剧，疼痛可反复发作，并伴随发作次数的增加而程度加重、持续时间延长，且发作间隔时间缩短，可伴有小腿外侧、足背皮肤麻木感。突出物大且为中央型时可出现双下肢痛，深压椎间盘突出部位的椎体棘突旁时，局部有明显疼痛并可伴有放射性痛，直腿抬高试验阳性。CT、MRI 可助诊断。

（二）治疗要点

1. 治则治法　以活血通经，止痛为基本原则；治疗以局部穴及足太阳经穴为主，配合辨证取穴和对症选穴。

2. 处方

（1）主穴：肾俞、大肠俞、阿是穴、委中。

（2）配穴：寒湿腰痛加腰阳关；瘀血腰痛加膈俞；肾虚腰痛加悬钟、志室；督脉病症加后溪；太阳经病症加申脉；少阳经病症加阳陵泉。

3. 操作　寒湿证、肾阳虚证加艾灸；瘀血证加刺络拔罐。

4. 临证要旨　腰痛产生的病因复杂，针灸治疗腰痛的疗效与引起腰痛的病因关系密切。临床治疗需要辨证与辨病相结合，辨证与辨经相结合。腰部软组织损伤、腰椎间盘突出、第三腰椎横突综合征引起的腰痛针灸疗效较好，脊柱关节病引起的腰痛也有一定疗效。盆腔疾患及肾脏疾患引起的腰痛则应以治疗原发病为主，脊柱结核、肿瘤等引起的腰痛，不属于针灸治疗范围。

二、临床经验集锦

（一）古代经验

腰痛为病症名，出自《素问·刺腰痛篇》："衡络之脉令人腰痛，不可以俯仰，仰则恐仆，得之举重伤腰。"《灵枢·经脉》曰："是动则病……项如拔，脊痛，腰似折，髀不可以曲，腘如结，踹如裂，是为踝厥。"均对腰痛的症状进行了详尽的描述。

1. 循经选穴　古代治疗腰痛取穴最常用的三条经脉是足太阳、足少阳和督脉，正如《素问·刺腰痛篇》所云："足太阳脉令人腰痛，引项脊尻，背如重状，刺其郄中。太阳正经出血，春无见血。少阳令有腰痛，如以针刺其皮中，循循然不可以俯仰，不可以顾，刺少阳成骨之端出血。"局部腧穴主要选用肾俞、大肠俞、命门、腰阳关等；如《针灸甲乙经》载："肾胀者，腹满引背怏怏然，腰髀病，肾俞主之，亦取太溪。"《针灸甲乙经》："头痛如破，身热如火，汗不出，痎疟，寒热汗不出，恶寒里急，腰腹相引痛，命门主之。"循经远取的腧穴主要有委中、人中、环跳和承山等。《四总穴歌》载"腰背委中求"，《针灸大成》"马丹阳天星十二穴"总结道"承山……善治腰疼痛"均反映了循经远取腧穴的治疗方法。

2. 分症论治　本病的发生多由于感受风寒湿邪侵袭腰部经络、劳累外伤致筋脉受损或房劳过度，肾精损耗。在腧穴的选用上，以祛寒湿通经活络，补肾为主，多取足太阳、足少阳、督脉经穴如寒湿腰痛可选：志室、腰俞、命门。《针灸甲乙经》："颈项痛不可以俯仰……腰背痛，大杼主之。"瘀血阻络型所致腰痛可取志室、委中、八髎、人中，如《针经摘英集·治病直刺诀》："治忽然气滞腰疼，不可俯仰，刺足太阳络神关（志室）二穴……取经血而愈。凡腰痛刺之不已者，刺八髎穴而愈。"肝肾亏虚引起的腰痛可选肾俞、悬钟、命门，如《针灸大成》概括，命门主治"老人肾虚腰痛"。

（二）现代经验

1. 选穴经验　陆瘦燕治疗腰痛取腰阳关、肾俞、上髎、次髎、委中。程莘农治疗腰痛常取肾俞、腰阳关、委中、大肠俞、关元俞、腰痛点。张沛霖治疗腰痛重视辨病与辨证相结合，腰椎急性损伤所致者急泻人中，同时取后溪、束骨、委中、膈俞、次髎、秩边；腰部软组织劳损所致腰痛，采用泻睛明，配合后溪、腕骨、委中、束骨，本虚者补大椎、膏肓，热盛者泻后溪、金门、仆参。黄鼎坚治疗腰肌劳损型腰痛取穴十七椎加两侧腰 4～5 夹脊。

2. 治疗方法　张沛霖治疗腰软组织劳损所致腰痛，先浅刺睛明，不留针，再刺后溪、腕骨、委中、束骨，留针 20 分钟；治疗腰椎间盘突出（腰 4、5）取腰阳关，用提插泻法，加拔罐，再取蠡沟、阳交、环跳、太冲、大肠俞、阳陵泉、中封，留针 20 分钟。黄鼎坚治疗腰肌劳损型腰痛采用 1.5 寸毫针刺入十七椎穴 1 寸许，行提插捻转手法令腰骶部得气后留针，并用艾条温和灸，然后用 2 寸毫针在两侧腰 4 夹脊穴向下平刺透刺腰 5 夹脊穴，局部得气后留针，留针期间间歇行针 2 次，约 25 分钟后取针。石学敏治疗腰痛取多针浅刺法，在病变局部或腧穴处，用多支毫针刺入，以压痛点为主刺，直刺一针至中心，捻转得气即停止深入，再在其周围旁开处斜刺（或直刺），分别行针以增强针感，使针感向深层与四周扩散。

三、临床研究进展

腰痛是临床常见病症，是疼痛诊疗中最常见、严重影响劳动的病症。因此，腰痛成为了近年来国内外进行针灸临床研究的热点病种之一。本部分介绍国内外相关的代表性临床研究。

（一）针灸治疗腰痛文献数据挖掘

通过数据挖掘系统分析针灸治疗腰痛的文献发现，古代针灸治疗尤其重视局部选穴，例如肾俞、腰俞、大肠俞、八髎等都是使用频次较高的局部穴位；在重视局部取穴的同时，常配伍选用膝关节以下的远端腧穴特定穴，其中以委中穴使用频次最高。当代文献关于针灸治疗腰痛的针灸处方具有以下的特点：委中、阳陵泉、环跳及华佗夹脊穴是治疗腰痛最常用的主要腧穴，委中与阳陵泉相配是最主要的腧穴配伍方式，穴位以循经取穴为基础，主要集中在足太阳膀胱经上，当代文献针灸治疗腰痛的针灸处方所选特定穴中，以五输穴与下合穴为主，并且所选腧穴遵循局部与远端取穴相结合原则。

（二）针灸治疗腰痛的系统评价

广西壮族自治区人民医院对 5 年内 SCI 源期刊针灸临床治疗腰痛的论文进行系统分析，该系统评价从 Pubmed 中检出近 5 年 SCI 源期刊针灸临床治疗腰痛论文并进行分析，检出相关论文有 19 篇，作者分别来自美国、德国、中国香港、英国（含北爱尔兰）、奥地利、瑞典、意大利，有 3 项研究认为针灸疗效不确定，其他的研究多数肯定了针灸的疗效；针灸治疗腰痛的论文仍然是以探讨针灸疗法的有效性为主；针灸疗法在国际医学界仍然处于一个逐渐被接受的过程。

（三）针刺治疗腰痛的临床疗效研究

1. 诊断标准　本部分以腰椎间盘突出症为例，目前开展的有关针刺治疗腰椎间盘突出症临床试验的诊断标准普遍参考国家中医药管理局颁布的《中医病症诊断疗效标准》中腰椎间盘突出症诊断标准。

2. 干预和对照

(1) 治疗组：治疗组的选择以针灸方法治疗，取穴以局部取穴配合循经取穴或辨证取穴。

(2) 对照组：目前开展的腰椎间盘突出症疗效评价研究主要重点关注针灸综合疗法治疗腰椎间盘突出症的有效性以及不同穴位的疗效优效性的评估，常选用假针刺、非穴浅刺作为安慰剂对照，也有选择某一单一疗法（药物、牵引、超短波等）作为对照，比较针灸综合疗法治疗的优效性及是否优于阳性药物、牵引等疗法或与这些治疗手段疗效相当。

3. 观察指标

(1) 主要测量指标：采用国家中医药管理局颁布的《中医病症诊断疗准》中腰椎间盘突出症疗效评定标准；日本骨科协会（Japanese Orthopaedic Association，JOA）腰痛评分标准；以及视觉模拟评分法（Visual Analogue Scale，VAS）作为疗效判定指标。

(2) 次要测量指标：目前多采用 Oswestry 功能障碍指数问卷表（ODI）、McGill 疼痛问卷对腰痛的强度进行评价；同时采用 Prolo 功能和经济结果评定量表的客观评价对慢性下腰痛患者的治疗和功能进行评价，Prolo 功能和经济结果评定量表是下腰痛患者功能结果评定最为广泛使用的评分表之一，尤其是在腰椎手术后的功能评测中应用广泛。

4. 代表性研究结果　国际上近年来发表了一系列针刺治疗腰痛的临床试验，但对针刺疗效的评价不尽一致。北爱尔兰的阿尔斯特大学将 60 例慢性腰痛患者随机分为针刺组、假经皮电刺激组，疗程结束时，两组在任何量表都无显著性差异；6 个月的随访调查表明针剂组的反馈较好。德国哥廷根大学将 131 例慢性腰痛患者随机分为对照组、针刺组和假针刺组，3 组均接受物理疗法，对照组不接受进一步治疗，结果显示，针刺组在疼痛强度、疼痛致残、情志抑郁方面显著优于对照组。

（四）针刺治疗腰痛的卫生经济学研究

英国谢菲尔德大学将慢性腰痛患者按 2：1 随机分为针刺组（159 例）、常规护理组（80 例），针刺共治疗 8 次。研究发现，针刺疗法在 24 个月时最经济；根据 SF-36 的 SF-6D 评分算法，针刺改善每个相应品质的花费是 4241 英镑，根据 EQ-5D 健康状况工具计算是 3598 英镑。针刺组的 NHS（国家健康服务，相当于国家医疗保险）花费高于常规护理组。但是，针刺组所需额外花费少于针刺费用本身，这相当于抵消了部分针刺的花费。

（五）针灸治疗腰痛的临床机制研究

以腰椎间盘突出症为例，近年来针刺治疗腰椎间盘突出症的临床机制主要从以下方面开展：近年来针刺治疗腰痛的临床机制主要从以下方面开展：①对椎间盘组织 BMP-2 的影响：基质调节因子合成代谢酶 BMP-2 在腰椎间盘退变中起关键的作用，椎间盘退变的发生可使 BMP-2 阳性表达下调，夹脊电针可以通过增加 BMP-2 的阳性表达，纠正基质合成与分解代谢失衡，达到防治椎间盘退变的效果。②对 Bcl-2 和 bax 蛋白表达的影响：细胞凋亡增加是腰椎间盘退变发生和发展的重要因素。Bcl-2 和 bax 是重要的细胞凋亡调控基因，Bcl-2 和 Bax 的比例决定着细胞凋亡的敏感性。Bcl-2 和 bax 蛋白均参与了腰椎间盘组织中细胞凋亡的调节，在腰椎间盘退变中发挥着重要作用。电针夹脊穴可降低 Bcl-2 和 bax 蛋白的表达，从而对疾病起到治疗作用。③对椎间盘中 MMP-13 表达的影响：椎间盘中 MMP-13 阳性细胞比率与 MRI 证实的椎间盘退变程度呈正相关，夹脊电针治疗后，退变椎间盘组织中 MMP-13 阳性细胞数增多，荧光强度增强，经过电针治疗后，阳性细胞数明显减少，荧光强度减低。④消炎镇痛机制研究：对血清 IL-lβTNF-α 表达的影响：在炎症介质中 IL-lβTNF-α 与腰椎间盘突出压迫神经根所导致的疼痛表现有密切联系，IL-lβTNF-α 均为重要的促炎性细胞因子。在神经病理性疼痛的发生和维持中起到关键作用，针刺可使血清中 IL-lβTNF-α 显著下降。⑤对 IL-6 的影响：机体在损伤和感染的急性期，血循环中 IL-6 水平往往升高。大量研究发现，在突出的髓核标本或突出的腰椎间盘组织匀浆中测出 IL-6 远远高于正常腰椎间盘组织，电针治疗可改善 IL-6 及血液流变学，从而达到治疗的效果。

参 考 文 献

1. 姚怡，陆焱垚，裴建，等．陆瘦燕治疗慢性关节痛学术思想探析．上海针灸杂志，2013，12：983-985.
2. 申鹏飞，石学敏．经筋刺法临证经验浅析．辽宁中医杂志，2010，01：20-21.
3. Kerr DP，Walsh DM，Baxter D. Acupuncture in the management of chronic low back pain：a blinded randomized controlled trial. Clinical Journal Of Pain，2003，19（6）：364.
4. Leibing E，Leonhardt U，K ster G，et al. Acupuncture treatment of chronic low-back pain-a randomized，blin-ded，placebo-controlled trial with 9-month follow-up. Pain，2002，96（1-2）：189.
5. Thomas KJ，MacPherson H，Ratcliffe J，et al. Longer-term clinical and economic benefits of offering acupunc-ture care to patients with chronic low back pain. Health Technol Assess，2005，9（32）：1.
6. 高瑜．夹脊电针治疗腰椎间盘突出症疗效观察及其对兔退变腰椎间盘 BMP-2 表达的影响．湖北中医药大学，2014.
7. 张琦．夹脊电针治疗腰椎间盘突出症的临床研究及其对模型兔退变腰椎间盘 Bcl-2 和 Bax 蛋白表达的影响．湖北中医药大学，2013.
8. 邹璟．夹脊电针治疗腰椎间盘突出症的临床观察及其对退变腰椎间盘 MMP-13 表达的影响．湖北中医药大学，2013.
9. 王自勤．平衡针治疗腰椎间盘突出神经根压迫症状大鼠的实验研究．北京中医药大学，2011.
10. 胡向林．电针对腰椎间盘突出症患者血清 IL-6 的影响及临床疗效观察．南京中医药大学，2010.

（崔　瑾）

第六节　膝骨性关节炎

膝骨性关节炎是一种以关节软骨的退行性改变、破坏及骨质增生为特征的慢性疾病，其主要临床表现为膝关节疼痛、肿胀、活动受限等，属于中医学"痹证"、"骨痹"范畴，中医学认为本病的发生在于年老肝脾肾亏虚，气血不足，经脉不畅，不能濡养筋骨，导致风、寒、湿等外邪的侵袭及气滞、血瘀、湿浊闭阻于内，不通则痛，随着病情逐渐发展，可产生骨缘增大，出现内翻或外翻等畸形。

一、辨治要点

（一）辨证要点

1. 辨证思路　临床应辨证求因，注意辨别痹证的病邪、虚实及久病所致的痰瘀，再审因论治，对症治疗。

（1）辨病邪：痹病的证候特征多因感受邪气的性质不同而表现各异。肢体关节疼痛呈游走不定者，属风胜；疼痛较剧，遇寒则甚，得热则缓者，属寒胜；重着而痛，手足沉重，肌肤麻木者，属湿胜；红肿热痛，筋脉拘急者，属热胜。

（2）辨虚实：一般而言，新病多实，久病多虚。实者，发病较急，正气尚能抗邪，故痛势剧，脉实有力；虚者，病程较长，多有气血不足，故疼痛绵绵，痛势较缓，脉虚无力。本病后期多见虚实错杂，应辨明虚实，分清主次。

（3）辨痰瘀：各种痹证迁延不愈，证见关节漫肿，甚则强直畸形，痛如针刺，痛有定处，时轻时重，昼轻夜重，屈伸不利，舌体胖，边有齿痕，舌质紫黯或可见瘀斑，脉沉弦涩，多数正虚邪恋，瘀血阻络，痰留关节，痰瘀交结，经络不通，关节不利，而成顽疾。

2. 病症鉴别 膝关节骨性关节炎主要与类风湿关节炎、风湿性关节炎、痛风性关节炎相鉴别。类风湿关节炎是以炎性滑膜炎为主的系统性、慢性疾病，其特征是晨僵及手、足小关节的多关节、对称性、侵袭性关节炎症，经常伴有关节外器官受累及血清类风湿因子阳性，可以导致关节畸形及功能丧失。风湿性关节炎是一种常见的急性或慢性结缔组织炎症，若风湿活动影响心脏，则可发生心肌炎，甚至遗留心脏瓣膜病变，临床以关节和肌肉游走性酸楚、重着、疼痛为特征，属变态反应性疾病，是风湿热的主要表现之一，多以急性发热及关节疼痛起病。痛风性关节炎是由于尿酸盐沉积在关节囊、滑囊、软骨、骨质和其他组织中而引起病损及炎性反应，其多有遗传因素，好发于 40 岁以上男性，多见于第一跖趾关节，也可发生于其他较大关节，尤其是踝部与足部关节。

（二）治疗

1. 治则治法 以疏经活络，通痹止痛为基本原则；治疗以局部取穴配合辨证取穴和循经选穴。

2. 处方

（1）主穴：阿是穴、血海、梁丘、膝眼、阳陵泉、大杼。

（2）配穴：行痹配膈俞、血海；痛痹配肾俞、关元；着痹配阴陵泉、足三里；热痹配大椎；另可根据痹痛部位循经远端取穴。

3. 操作 毫针常规刺，可加电针、灸法、罐法等。针刺补泻手法应依据辨证情况选择性施行，行痹、热痹多用泻法，痛痹、着痹多用补法。此外，各型痹证均可根据邪正的偏盛加以补泻，风寒湿痹可加用灸法，热痹可局部点刺出血，或刺络拔罐。痹证疼痛急性发作时每日治疗 1～2 次，迁延日久者可每日或隔日治疗一次。

4. 临证要旨 针灸对本病有较好的止痛、消肿效果。若局部压痛明显者，配合小针刀疗法，可提高疗效。经较长时间治疗无明显缓解时，应排除膝关节结核、肿瘤等疾患。应嘱咐患者注意局部保暖，防止受凉，避免频繁爬楼，以免加重病情，急性发作时由于疼痛较剧烈，在治疗早期应避免功能锻炼，以防止局部炎症加重，病情反复。本病具有渐进性或反复发作性，治疗和保养并重，可使用护膝，平时不宜久站、久坐、久行，应劳逸结合，保持正常体重以减轻关节负荷。

二、临床经验集锦

(一) 古代经验

痹证的论述首见于《内经》，在古代文献中亦有"历节"、"鹤膝风"、"骨痹"等称呼。后世诸多医学论著都对痹病做了详细的论述，如《医宗必读》对痹证的治疗原则作了很好的概括，主张分清主次，采用祛风、除湿、散寒治疗，行痹应加以补血，痛痹加以补火，着痹加以补脾补气。

1. 局部取穴　古代治疗痹证以局部取穴为主，常选取梁丘、足三里、犊鼻、阳陵泉、内外膝眼等。如《针灸大成》云"梁丘主膝脚腰痛，冷痹不仁跪难屈伸"，"阳陵泉主膝股内外廉不仁"，"足三里主四肢满，股膝酸痛"。《胜玉歌》曰"两膝无端肿如斗，膝眼三里艾当施"。《千金方》云"曲泉主膝不可屈伸"。这些穴位均在膝关节附近。

2. 辨证取穴　古代根据不同的病因进行辨证取穴，如风邪盛者，取曲池、风市、外关等，《针灸大成》曰："四肢风痛，曲池、风市、外关、阳陵泉、三阴交、手三里。"湿邪盛者取膈俞、太溪等，如《采艾编翼》记载："湿痹，膈俞。"《针灸聚英》曰："疬癖诸湿痹，太溪针便安。"寒邪盛者，取阳陵泉等，如《神灸经纶》曰："冷痹，阳陵泉。"

3. 循经取穴　古人治疗痹证还常配循经远部取穴，如上巨虚、三阴交等。上巨虚为足阳明胃经腧穴，《针灸大成》云："……脚胫酸痛屈伸难，不久立，风水膝肿……上巨虚主之。"《针灸甲乙经》记载："胫痛不能久立，湿痹不能行，三阴交主之。"三阴交为足太阴脾经腧穴，其经脉循行"循胫骨后，交出厥阴之前，上循膝骨内前廉"，此穴为足三阴经交会穴，可疏通经络，滋补肝肾。

(二) 现代经验

针灸对膝骨性关节炎具有通经活络，壮骨止痛的作用，是治疗膝骨性关节炎的常用方法之一。

1. 选穴经验　陆瘦燕治疗膝骨性关节炎注重循经局部取穴结合整体辨证选穴，局部常用犊鼻、内膝眼、阳陵泉、阴陵泉、鹤顶。循经常用风市、阳关以舒胆经；膝关、曲泉以舒肝经；血海、阴陵泉以舒脾经；委中、委阳以舒膀胱经等。靳瑞治疗膝骨性关节炎主穴选用"靳三针"，即梁丘(双)、血海(双)、膝眼(双)。配穴风盛者加风池、风府；寒盛者加肾俞、关元；湿盛者加阴陵泉、足三里；热盛者加大椎、曲池。石学敏治疗膝骨性关节炎选犊鼻、梁丘、血海、阳陵泉、足三里、三阴交。

2. 治疗方法　郑魁山治疗膝骨性关节炎选用梁丘、血海、膝眼、阳陵泉、足三里。关节红肿、剧痛，阿是穴用平补平泻法，留针20～30分钟，以疏散风热。关节肿胀，积水剧痛，活动困难，阿是穴用烧山火法，以温阳利湿，活血止痛。贺普仁治疗膝骨性关节炎选用"三通法"，即针刺、放血、艾灸三法，取犊鼻(双)、阳陵泉(双)、阴陵泉(双)、阳关(双)、曲泉(双)、阿是穴，快速进针，得气后，行捻转和提插联合动作，使之产生酸、麻、胀的感觉，留针20～30分钟。靳瑞治疗膝骨性关节炎取"靳三针"，即梁丘(双)、血海(双)、膝眼(双)，使用0.30mm×50mm不锈钢针针刺上述穴位，进针1～2寸，行提插捻转，平补平泻，得气后留针30分钟后出针，用无菌棉球按压针孔片刻。吴炳煌选用内膝眼(双)、外膝眼(双)、血海(双)、梁丘(双)、足三里(双)、肾关(双)、阿是穴(双)治疗膝骨性关节炎，采用局部围刺的方法，令患者双下肢伸直，沿内外膝眼予1.5寸针刺入关节腔内，以患者觉酸胀感为度。其次沿髌骨两侧以平行的方向予 1 寸短针刺入，以患者觉酸胀感为度。最后血海、梁丘穴处同样以 1 寸短针以斜向内下的方向刺入，围成花瓣状，配合循经取足三里、肾关穴，常规针刺，予迎随补法，留针 30 分钟，留针期间每隔 10 分钟行针 1 次。

三、临床研究进展

据初步的流行病学调查显示，我国 60 岁以上的人群中膝骨性关节炎的发病率在 50%以上、也就是说大约有 1 亿人口忍受着膝骨性关节炎带来的痛苦。然而，该病的病理机制尚不明确，因此，临床上治疗膝骨性关节炎主要是改善临床症状为主。针灸因无副作用，临床效果显著，成为常见的治疗方法之一。本部分主要介绍国内外相关的代表性临床研究。

（一）针灸治疗膝骨性关节炎的文献数据挖掘

通过数据挖掘系统分析古代针灸治疗膝骨性关节炎的文献发现，古代治疗尤其重视局部选穴，常选用梁丘、足三里、犊鼻、阳陵泉、内外膝眼等穴位，在重视局部取穴的同时，配合远端腧穴和辨证取穴。古代也十分重视灸法，其中，艾炷灸和隔姜灸运用较多。现代针灸治疗膝骨性关节炎的方法与古代针灸治疗方法一脉相承，仍是基于局部取穴基础之上，先辨证论治，再对证取穴，同时注重运用具有特殊作用的特定穴加以治疗。在现代的灸法治疗中，对膝骨性关节炎进行艾条灸和温针灸得到临床医师的广泛运用。

（二）针灸治疗膝骨性关节炎临床系统评价

天津市中医药研究院 2012 年在 Cochrane 协作网发表了针刺与西药治疗膝骨性关节炎的随机对照研究，该随机对照研究收集了 120 例膝骨性关节炎患者，随机分为针刺治疗组和西药对照组各 60 例，针刺治疗组选取内膝眼、犊鼻、阴陵泉、阳陵泉、阿是穴，西药对照组选取常用于治疗膝骨关节炎的氨基葡萄糖胶囊，每日 3 次，每次 2 粒。经 4 周治疗后发现，针刺治疗组和西药对照组的总有效率分别为 86.7% 和 88.3%，无统计学意义。经过 9 周治疗后，虽然两组的 WOMAC、SF-36 评分均提高，但总有效率针刺组为 88.3%，西药组为 61.7%，两组数据有显著性差异。最终得出结论：从短期治疗效果上看，针刺和西药对膝骨性关节炎是类似的，但长期疗效针刺组明显优于西药组。所以针刺治疗膝骨性关节疗效持续，长期运用，避免了口服西药对肝肾功能的损害。

（三）针刺治疗膝骨性关节炎的临床疗效研究

1. 诊断标准　国外开展的临床研究普遍采用 2001 年美国风湿病学会制定的膝骨性关节炎诊断标准，国内的临床试验常参考中华医学会风湿病学会 2010 年制定的《骨关节炎诊断及治疗指南》和 2002 年卫生部《中药新药临床研究指导原则》中的关于膝关节骨性关节炎的诊断标准。

2. 干预和对照

（1）治疗组：研究中治疗组的选择常以温针、电针配合其他治疗方法为主，取穴部位以局部取穴配合循经取穴或辨证取穴。

（2）对照组：目前开展的膝骨性关节炎疗效评价研究主要以优效性试验为主，重点关注针灸综合疗法的优效性，常选用单纯针刺、假针刺为安慰剂作为对照。

3. 疗效判断及观察指标

（1）疗效判断标准：主要参照《中药新药治疗骨性关节病的临床研究指导原则》中的

疗效评定标准，也常参照《中医病证诊断疗效标准》（即 1994 年国家中医药管理局发布）中关于膝骨性关节炎的疗效评定标准。

（2）主要观察指标：目前使用最多的主要观察指标是在治疗前及治疗后评估膝关节 WOMAC 评分量表、视觉模拟评分量表进行评价。

（3）次要观察指标：目前的研究次要观察指标主要以患者的一般情况、SF-36 生存质量评估表、Lequesne MG 膝骨性关节炎严重程度评分表作为次要观察指标。一般情况包括患者的年龄、性别、病程等。Lequesne MG 膝骨性关节炎严重程度评分表主要从疼痛、僵硬、关节功能三大方面对膝关节的严重程度进行评估，整个量表由 24 个项目组成，涵盖了骨性关节炎的基本的症状和体征，可靠性较高。

4. 代表性研究结果　国内外近年来发表了一系列针刺治疗膝骨性关节炎的临床试验，但对针刺疗效的评价不尽一致。德国海德堡大学 2006 年发表了一篇针刺治疗膝骨性关节炎的随机研究，用以评估针刺、假针刺及保守治疗三种方法对膝骨性关节炎的效力，结果显示针刺与假针刺比保守治疗在改善 WOMAC 评分方面具有显著优势，但针刺与假针刺的疗效在统计学上没有显著差异。澳大利亚墨尔本大学 2014 年在美国医学会杂志 JAMA 发表了一项针刺治疗慢性膝关节疼痛的临床 RCT 研究，以评估针刺与假针刺治疗效果的差异，结果显示治疗 12 周后针刺在治疗效果上优于假针刺，但在治疗 1 年后，针刺与假针刺对膝骨性关节炎患者的治疗效果并无显著性差异。挪威奥斯陆大学医学院在 2011 年发表了一项纳入了 560 例膝骨性关节炎患者的疗效研究，结果显示传统针刺与假针刺对膝关节骨性关节炎的治疗效果没有显著差异。

（四）针刺治疗膝骨性关节炎的卫生经济学研究

南京中医药大学将 90 名具有严重膝关节疼痛和膝关节极度强硬，且被诊断为患有膝关节退变性关节炎的病患以随机筛选和单盲方式分为针刺组 30 名、服药组 30 名、针药组 30 名进行 6 个月的全面追踪，在医疗费用评价方面，服药组的 6 周医疗费用比其他组别来的便宜，针刺组其次，针药组最贵，但针药组的疗效也是最优的。在"十一五"国家科技支撑计划项目"农村卫生适宜技术及产品研究与应用"中，对荣昌县 45 例寒湿性膝关节炎患者采用姜泥、温针灸技术进行治疗，搜集患者调查问卷资料进行分析，结果 45 例患者全部获效，采用姜泥、温针灸治疗过程中是否加入辅助方法的疗效水平间差别无统计学意义（$P>0.05$），与患者曾接受过的其他治疗技术相比，效果、疗程、费用、疼痛不适方面，75% 以上的患者认为本项技术更好，认为姜泥、温针灸在农村寒湿性膝关节炎患者中具有较高的应用价值，符合农村卫生适宜技术"安全、有效、价廉、简便"四项要求，值得大力推广。国内外针灸治疗膝骨性关节炎研究领域的卫生经济学研究还十分不足，有待今后研究挖掘，以便促进推广和应用。

（五）针灸治疗膝骨性关节炎的临床机制研究

由于膝骨性关节炎的具体机制尚不明确，近年来针刺治疗膝骨性关节炎的临床机制主要从以下方面开展：①对炎性细胞因子的影响：温针灸治疗膝骨性关节炎后，患者血清中炎性因子 IL-17、IL-18 表达水平明显降低；针刺、电针及温针灸能降低关节腔内白介素 1B（IL-1B）和肿瘤坏死因子 α（TNF-α）的含量，从而减少前列腺素 E_2（PGE_2）的合成、降低滑膜炎症、软骨细胞变性和骨的吸收，改善关节软骨生存的微环境，延缓软骨退变。②软骨修复生长因子：IGF-1 是软骨修复中最重要的生长因子之一，其作用在于促进软骨生长和发育；TGF-β 可以使软骨细胞的生长和合成增殖增快，并促进软骨细胞、软骨基质、滑囊、关节、韧带的合成，是具有很强的调解和修复损坏的蛋白细胞作用的因子；FGF-2 作为一种生物学功能多效性的因子，广泛参与细胞的生长、分化、迁移、及膝骨性关节炎的发生等过程。温针灸治疗膝骨性关节炎后，促进了软骨修复生长因子 IGF-1、TGF-β 和 FGF-2 在膝骨性关节炎患者血清中的表达。③对基质金属蛋白酶及其抑制物的影响：温针可以降低肾虚型膝骨性关节炎关节滑液基质金属蛋白酶 3（MMP-3）的浓度，减轻 MMP-3 对软骨基质的破坏；针灸治疗可以在下调 MMP8 表达的同时上调 TIMP-1，加强对 MMP-1 的活性的抑制，减少 MMP-1 对关节软骨的损害，增加其修复能力。④对脂肪因子的影响：温针可以降低肥胖型膝骨性关节炎患者血清中瘦素含量，亦可降低关节中瘦素的表达，降低关节中骨赘的形成，促进软骨细胞增殖。⑤对玻璃酸钠的影响：艾灸可使膝骨性关节炎的关节滑液中玻璃酸钠含量升高，使血清中玻璃酸钠含量降低，减少了关节内由于炎症反应进入血液循环的玻璃酸钠，增加了对关节软骨的保护，阻止炎性介质的释放以减少化学物质对痛觉感受器的刺激，减轻疼痛。⑥对基因表达的影响：有学者发现，温针可以调节生长应答 3 基因、胆碱能受体、Ⅱ型 cAMP 依赖性调节性蛋白激酶β烟碱性、α 肽 1 等基因的表达，实现对膝骨性关节炎的治疗。⑦对信号转导通路的影响：温针灸可以通过信号转导通路来调节机体的免疫应答，细胞的增殖、分化、凋亡、体内能量供应以及其他暂时不明的机制达到治疗作用。⑧针灸对内啡肽的影响：电针及针刀可以调节传入脊髓水平的伤害性刺激信号，增加 β-EP 的下行释放，达到镇痛的效果。针刀松解法在中枢痛刺激信号传入减少的情况下维持了受体亲和力升高的调制水平，利于镇痛作用的发挥。

参 考 文 献

1. 柴华，黎波，杜元灏. 针灸对照西药治疗膝骨性关节炎的疗效分析. 辽宁中医杂志，2009，36（7）：1197-1200.
2. 陈虹静. 三种不同针法治疗膝骨关节炎的临床研究. 广州中医药大学，2014.
3. 易光强，方洁淼，韦林，等. 针灸治疗膝骨性关节炎的临床概况. 针灸临床杂志，2011，27（8）：79-80.
4. 陈炳忠. 不同疗程的针刺、中药和针药结合治疗对退变性膝关节炎的效果与经济评价. 南京中医药大学，2014.
5. Mu-yong FU, Zhi-long ZHANG. Knee osteoarthritis treated with acupuncture based on syndrome differentiation: a randomized controlled trial. World Journal of Acupuncture-Moxibustion. 2012，22（3）：11-17.
6. Scharf HP, Mansmann U, Streitberger K, et al. Acupuncture and knee osteoarthritis: a three-armed randomized trial. Annals of Internal Medicine. 2006，145（1）：12-20.
7. Rana S, Hinman, Paul McCrory, et al. Acupuncture for Chronic Knee Pain: a randomized clinical trial. Journal Of The American Medical Association. 2014，312（13）：1313-1322.
8. Margreth Grotle. Traditional chinese acupuncture was not superior to sham acupuncture for knee osteoarthritis but delivering treatment with high expectations of improvement was superior to delivering treatment with neutral expectations. Journal of Physiotherapy，2011，57（1）：56-56.
9. 王娟，王润华，杨竹，等. 姜泥、温针灸在农村寒湿性膝关节炎患者中的应用价值. 中国全科医学，2011，14（8A）：2586-2587.

10. 卢承顶．温针灸治疗膝骨关节炎的临床与机理研究概况．江西中医药，2012，12（12）：72-73.
11. 陈宋平铖．针灸治疗膝骨性关节炎的分子生物学机制研究概况．云南中医中药杂志，2014，35（4）：67-68.
12. 肖红．针刀松解法对膝骨关节炎兔软骨基质 Col-Ⅱ、Aggrecan 基因及蛋白表达的影响．北京中医药大学，2013.

（崔　瑾）

第六章　内科病证针灸临床研究

第一节　中　风

中风，又称为卒中，是以突然昏仆、不省人事、半身不遂、口角㖞斜、语言不利，或不经昏仆仅以口㖞、半身不遂为主症的一类病证，多发于中老年人。中风的发生以风、火、痰、瘀为主要病因，病位在脑，与心、肝、脾、肾关系密切。本病多在内伤积损的基础上，复因情志不遂、烦劳过度、饮食不节、外邪侵袭等因素，导致脏腑阴阳失调，气血逆乱，上扰清窍，窍闭神匿，神不导气所致。病性为本虚标实，上盛下虚。肝肾阴虚，气血虚弱为致病之本，风、火、痰、瘀为致病之标。

中风多见于西医学的脑血管病，如脑梗死、脑出血、脑栓塞等，主要分为出血性和缺血性两类，高血压、动脉硬化、脑血管畸形等常导致出血性脑血管病，心房纤颤、风湿性心脏病等常导致缺血性脑血管病。

一、辨治要点

(一) 辨证要点

1. 辨证思路　中风的辨证首先应辨病性，根据发病年龄，起病形式，临床特点结合现代影像学检查结果，以明确是缺血性还是出血性中风；分清中经络还是中脏腑。

主症：半身不遂，舌强语謇，口角㖞斜。

缺血性中风起病相对较缓，多无意识障碍，以中经络者为主，少数患者可进行性加重而出现意识障碍，移行为中脏腑；出血性中风多发病急骤，重者起病即见神昏，直中脏腑，轻者仅表现为半身不遂等症而无意识障碍。

辨中经络、中脏腑：意识清楚，半身不遂、口角㖞斜、语言不利为中经络；突然昏仆，不省人事，或神志恍惚、嗜睡，兼见半身不遂，口角㖞斜为中脏腑。中经络者病位较浅，病情较轻，中脏腑者病位较深，病情较重。二者的关键鉴别点在于"神"，即意识是否清醒。

中脏腑者辨闭证与脱证：神昏，牙关紧闭，口噤不开，两手握固，肢体强痉，大小便闭者为闭证，属实；昏愦无知，目合口开，四肢瘫软，手撒肢冷，汗多，二便自遗，脉微细欲绝者为脱证，属虚。

中经络者辨兼症：面红目赤，眩晕头痛，口苦，舌红或绛，苔黄，脉弦有力者为肝阳上亢；肢体麻木或手足拘急，头晕目眩，苔腻，脉弦滑者为风痰阻络；口黏痰多，腹胀便秘，舌红，苔黄腻或灰黑，脉弦滑大者为痰热腑实；肢体软弱，偏身麻木，面色淡白，气短乏力，舌黯，苔白腻，脉细涩者为气虚血瘀；肢体麻木，手足拘挛，眩晕耳鸣，舌红，苔少，脉细数者为阴虚风动。

2. 病症鉴别　中风主要与痫证、口僻、厥证、痉证等病相鉴别。痫证卒发仆地，常口中作声，四肢频抽，口吐白沫，其神昏多为短暂，移时苏醒，醒后如常人。口僻的主症是口眼歪斜，常伴耳后疼痛，而无半身不遂或神志障碍等表现。厥证神昏时间短暂，常伴有四肢逆冷，移时可自行苏醒，醒后无半身不遂等表现。痉证以四肢抽搐、项背强直，甚至角弓反张为主症，或可伴有神昏，但神昏多出现在抽搐之后，无半身不遂、口角㖞斜等症状。

（二）治疗

1. 治则治法　中经络者，疏通经络，醒脑调神，以督脉、手厥阴及足太阴经穴为主。中脏腑闭证者，平肝息风，醒脑开窍，以督脉、手厥阴和十二井穴为主；中脏腑脱证者，回阳固脱，以任脉经穴为主。

2. 处方

中经络

（1）主穴：水沟、内关、三阴交、极泉、尺泽、委中。

（2）配穴：肝阳上亢配太冲、太溪；风痰阻络配丰隆、合谷；痰热腑实配曲池、内庭、丰隆；气虚血瘀配气海、血海、足三里；阴虚风动配太溪、风池。上肢不遂配肩髃、曲池、手三里、合谷；手指不伸配腕骨；下肢不遂配环跳、足三里、风市、阳陵泉、悬钟、太冲。病侧肢体屈曲拘挛者，在患侧配穴，肘部配曲泽、腕部配大陵、膝部配曲泉、踝部配太溪；足内翻配丘墟透照海；足外翻配太溪、中封；足下垂配解溪。口角㖞斜配地仓、颊车、合谷、太冲；语言謇涩配廉泉、通里、哑门；头晕配风池、天柱；吞咽困难配廉泉、金津、玉液；头晕配风池、天柱、完骨；复视配风池、睛明；便秘配天枢、丰隆、支沟；尿失禁、尿潴留配中极、关元。

中脏腑—闭证

（1）主穴：水沟、十二井、太冲、丰隆、劳宫。

（2）配穴：牙关紧闭配颊车、合谷；语言不利配廉泉、哑门、关冲。

中脏腑—脱证

主穴：关元、神阙。

3. 操作

（1）中经络：水沟向上斜刺，用雀啄法，以眼球湿润为度；余穴取患侧，内关用泻法；刺三阴交时，沿胫骨内侧缘与皮肤呈45°向后斜刺，用补法；刺极泉时，在原穴位置下1寸心经上取穴，避开腋毛、动脉，直刺进针，用提插泻法，以患者上肢有麻胀感和抽动感为度；尺泽、委中直刺，用提插法使肢体有抽动感。

（2）中脏腑：①闭证：水沟向上方斜刺，用雀啄法，以眼球湿润为度；十二井穴用三棱针点刺出血；太冲、丰隆、劳宫用泻法。②脱证：神阙用隔盐灸，关元用大艾炷隔姜灸，至四肢转温为止。

4. 临证要旨　中风是针灸临床上最重要的适宜病症之一,在治疗上积累了大量的经验。大量的临床及试验研究证明,针灸治疗中风越早介入临床效果越好,针灸治疗适合于中风各期。对发生中风病的高危人群介入针灸治疗有一定的预防作用;急性期针灸介入的意义在于促进脑血液循环,改善脑代谢,并具有一定的脑复苏作用,对于降低患者的病残率有一定的意义;恢复期和后遗症期是针灸发挥主导治疗作用的重要时机,此期患者病情已稳定,出现了神经功能缺损的表现,西医可用的治疗方法不多,针灸则有明显的优势,可以作为主要的治疗手段,可改善患者的肢体运动功能、吞咽功能等。针灸在治疗中风后假性球麻痹、中风尿潴留、中风后便秘、中风后抑郁、中枢性面舌瘫、认知功能障碍、肩手综合征等方面疗效明显,而在肢体痉挛方面的疗效还有待证实。

从对针灸疗效的影响因素来看,中风后脑损伤的严重程度是影响针灸疗效的最关键因素。损伤越严重,则度过危险期后的康复越差,针刺疗效也会受到限制。神经功能的康复与病程密切相关,病程在3个月内,特别是1个月之内,针灸常有显著疗效;针灸在6个月到1年仍有一定疗效,但进展比较缓慢,疗效不及前者。最近国外学者认为3年之内仍有进一步恢复的可能,因此中风患者应尽早接受针灸治疗,并应长期坚持。与年龄有关:一般而言年龄越大,针灸疗效越差,这与患者自身的整体情况和自我康复能力等有密切关系。越灵活的肢体部分的运动功能恢复越难,所以肢体远端功能的恢复比近端为慢,较为灵活的上肢要比下肢的功能恢复为慢。上肢中又以手运动的恢复最难。

常规毫针针刺、头针、电针、眼针、艾灸等治疗方法为临床所常用。应针对中经络、中脏腑的不同,急性期、恢复期、后遗症期的不同以及证候的不同合理的选择刺灸方法、刺激参数。以醒脑开窍为代表的针灸治疗方案是近年来国内针灸临床治疗中风较普遍采用的治疗方案;头针是常选用的治疗方法,可取顶颞前斜线、顶颞后斜线(均为瘫对侧)等。中风的治疗是一个漫长的过程,需要多种疗法配合应用,包括针灸与中西药结合,针灸与康复结合以及综合针灸治疗。综合针灸治疗可采用体针和头针结合,肢体穴位可用电针、穴位注射、艾灸、梅花针叩刺、三棱针点刺出血以及拔罐法。

在针灸治疗的同时,配合康复训练非常重要,鼓励患者尽早、主动运动,对于肢体功能的恢复是不可缺少的重要环节。

二、临床经验集锦

(一) 古代经验

晋代《肘后备急方》中记载:"治卒中急风,闷乱欲死方,灸两足大趾下横纹中,随年壮。"《脉经》也记载了有关治疗后遗症的内容,曰"直取阳跷"治"偏枯"。至清末为止,针灸治疗本证文献共达百余条。

1. 选穴特点

(1) 循经、分部选穴:分段选头部和手足部穴:本病病位在脑,故多取头部穴,《太平圣惠方》载,灸"耳前发际"治疗"半身不遂"即为取头部穴的实例。百会和"耳前发际"分别处在现代焦氏头针的"感觉区"、"运动区"的上、下点附近,可见古今临床有不谋而合之处。古人也多取手足部穴,如《灵枢·终始》曰"病在头者取之足",《玉龙赋》曰"卒暴中风,顶门、百会",《针灸大全》治疗"中风不省人事",以申脉为主,配取"中冲、百会、大敦、印堂、合谷"。在手足部穴中,又多取末端穴。如《卫生宝鉴》载,治萧氏中风"昏愦""刺十二经井穴，接其经络不通"，又载："真定府临济寺赵僧判……患中风，半身不遂，精神昏愦，面红颊赤……刺十二经之井穴，以接经络，翌日不用绳络，能步行。"

选末端穴：在头部和手足部穴中，多取末端穴。因为末端部的神经末梢最为丰富，刺灸之则可产生强烈的感觉，达到醒脑开窍的目的。如《卫生宝鉴》载，治萧氏中风"昏愦"，"刺十二经井穴，接其经络不通。"又载："真定府临济寺赵僧判……患中风，半身不遂，精神昏愦，面红颊赤……刺十二经之井穴，以接经络，翌日不用绳络，能步行。"

选任脉胸腹部穴：任脉为生气之原，拥有"脐下肾间动气"，是人之生命、十二经之根本，故在补益气血时，多选胸腹部任脉穴。如《扁鹊心书》云："中风半身不遂，语言謇涩，乃肾气虚损也，灸关元五百壮。"

就循经选穴而言：本证病位在脑，当多取与脑相关的督脉和膀胱经穴，但统计结果显示，古人最常用的是任脉穴，因中风病急证以补虚固脱者较多，故任脉为首选经脉，其次是督脉和膀胱经穴。此外，胃经穴亦常选用，如足三里、厉兑等。

治疗中风后遗症，除了上述穴位外，古人还常选四肢阳面部穴位，尤其常取四肢阳面关节部的穴位以及肌肉丰满处的穴位，包括肩部的肩井、肩髃，上肢部的曲池、手三里、列缺、合谷，下肢部的环跳、风市、阳陵泉、足三里、委中、昆仑等。如《磐石金直刺秘传》载："中风半身不遂，左瘫右痪，先于无病手足针，宜补不宜泻；次针其有病足手，宜泻不宜补：合谷一、手三里二、曲池三、肩井四、环跳五、血海六、阳陵泉七、阴陵泉八、足三里九、绝骨十、昆仑十一。"古人治疗后遗症以阳经穴为多，其中足少阳经穴最多，阳明经穴其次，膀胱经穴再次。

（2）辨证选穴：对于痰、热、风、瘀导致的闭证，选取驱逐邪气之穴。如《针灸大成》载："凡初中风跌倒，卒暴昏沉，痰涎壅塞，不省人事，牙关紧闭，药水不下，急以三棱针刺手十指十二井穴，当去恶血。"对于伤气、失血、亡阴、亡阳的虚脱证，当加取腹部任脉穴，以求补虚固脱之效。《针灸聚英》载朱丹溪治疗"阴虚阳暴绝"的昏仆，"灸气海渐苏，服人参膏数斤愈"。《扁鹊心书》认为"发昏谵语"的少阴证，"乃真气虚，肾水欲涸也，急灸关元三百壮，可保无虞"。

对于脉络瘀阻者，当在肢体末端及大关节部的穴位处予以针灸刺激，且采用放血疗法来治疗血瘀瘫痪，如《医学纲目》载："（垣）陕师，郭巨洛，偏枯，二指着痹，足不能伸，迎先师治之，以长针刺委中，至深骨而不知痛，出血一二升，其色如墨，又且缪刺之，如是者六七次，服药三月，病良愈。"阴阳偏盛者，当多选躯体及四肢的末端穴，下面"针法灸法"所述的"云岐子大接经法"。风邪壅盛者，多选百会、囟会、风府、风门、曲池、合谷、列缺、委中、三里、十二井穴等驱风之穴，如《名医类案》云："一人中风，口眼㖞斜，语言不正，口角涎流，或半身不遂，或全体如是……随灸风市、百会、曲池、合绝骨、环跳、肩髃、三里等穴，以凿窍疏风，得微汗而愈。"元气亏虚者，当灸神阙、关元、肾俞等腹、背之穴，如《针灸资生经》云，治疗虚损导致"久冷伤惫脏府，泄利不止，中风不省人事等疾，宜灸神阙"，"予年逾壮，觉左手足无力，偶灸此而愈，后见同官说，中风人多灸此（脐中）"。

（二）现代经验

1. 选穴经验　盛燮荪的取穴经验是，中脏腑闭证：水沟、十二井、太冲、神庭透上星、风池(双)、内关透外关、牙关紧闭加取合谷(双)。针刺方法：十井穴刺血，太冲用泻法，风池平补平泻，合谷用泻法。中脏腑脱证：取穴经验：关元、气海、膻中、足三里。针刺方法：关元、气海，用小炷麦粒灸，膻中、足三里温和灸10分钟或大炷灸3壮。中经络及中风后遗症：取穴经验：百会、风池；上肢瘫痪：肩髃透极泉、曲池透少海、合谷透后溪、尺泽、阳池、中渚；下肢瘫痪：环跳、委中、阳陵泉透阴陵泉、悬钟透三阴交、丘墟、太冲；语言謇涩加哑门、廉泉、通里(双)、照海(双)、天鼎(双)；口眼㖞斜加取下关、太阳、颊车、迎香。针刺方法：百会、风池平补平泻，阳池、中渚、丘墟、太冲、天鼎用泻法，余穴均平补平泻。孙申田治疗中风，取运动区(中央前回区)(双)、感觉区(中央后回区)(双)、配以情感区(额区)、完骨(双)。偏瘫偏身感觉障碍常规局部选穴，主要以手足阳经为主。上肢：肩髃、曲池、手三里、外关、合谷、中渚、八邪；下肢：环跳、风市、髀关、伏兔、梁丘、血海、阳陵泉、足三里、阴陵泉、绝骨、八风。针刺手法：头部穴位应用"经颅重复针刺法"，要求捻转频率不低于每分钟200次，连续捻转3~5分钟，每隔5分钟捻转1次，捻转3~4次，其他穴位得气为度。靳瑞治疗中风后遗症，以颞三针(耳尖直入上发际2寸为第一针，由第一针水平向前、后各旁开1寸，为第二、第三针)四神针为主，配合手三针(曲池、外关、手三里)、足三针(足三里、三阴交、太冲)、肩三针(肩髃穴为第一针，同水平前方二寸为第二针，同水平后方二寸为第三针)、舌三针(上廉泉、上廉泉穴左右旁开0.8寸)、腰三针(肾俞、大肠俞、委中)、膝三针(膝眼、梁丘、血海)、踝三针(解溪、太溪、昆仑)等。中风闭证选闭三针(十宣、人中、涌泉)；中风脱证选用脱三针(百会、神阙、人中)；失忆选头智三针(神庭、双本神穴)。

2. 治疗方法　杨兆民用耳针、头针、体针综合治疗中风。耳针：主取脑点、皮质下、肝、三焦相关部位。加减：后遗失语者，加心、脾、舌；后遗吞咽困难者，加口、耳迷根、咽喉；上肢偏瘫明显者，加肩、肘、腕，下肢偏瘫明显者，加髋、膝、踝、趾。头穴：取头穴运动区、足运感区、语言区，用针刺法；取顶颞前斜线、顶旁1线、顶旁2线，用针刺法。体针：①上肢瘫痪取大杼、肩髃、肩髎、曲池、手三里、外关、合谷、内关、大陵、八邪。操作：每次选用3~5穴，用针刺法。硬瘫者，用较强刺激；软瘫者，用平补平泻刺法；病久者，可配合艾灸法。②下肢瘫痪取环跳、风市、髀关、伏兔、阳陵泉、足三里、悬钟、昆仑、丘墟、三阴交、委中、曲泉、阴陵泉、商丘。操作：硬瘫者，用较强刺激；软瘫者，用平补平泻刺法；病久者，可配合艾灸法。③言语不清取廉泉、三阴交、太溪、通里。操作：廉泉穴针刺向舌根部位，应轻刺、慢刺，不能提插，适当留针，通里、三阴交、太溪用平补平泻手法；舌强者，加金津、玉液穴，沿舌下两旁各刺入0.5~1.0寸，不留针。④吞咽困难取廉泉穴、合谷、风池、丰隆。操作：廉泉穴针刺向舌根部位，应轻刺、慢刺，不能提插，适当留针，合谷、风池、丰隆穴用针刺轻刺法，稍加留针、行针。

于致顺用体针、头针、电针、拔罐综合治疗中风。中经络：半身不遂者，上肢用天鼎或极泉、肩髎、曲池、外关、合谷；下肢用环跳、阳陵泉、足三里、解溪、昆仑；指麻无力或痉挛配八邪、后溪；肌肤不仁可用皮肤针循经叩刺；语言不利配哑门、廉泉、通里；口眼㖞斜配翳风、地仓、颊车、合谷、内庭、太冲，按疾病部位可取牵正、人中、四白、下关等穴。中脏腑：闭证者选水沟、十二井、太冲、丰隆、劳宫；脱证者选关元、神阙(隔盐灸)。针刺方法：中经络毫针用泻法；闭证毫针刺用泻法或点刺出血；脱症用大艾炷灸。头针：中风患者有运动和感觉障碍，均可选用顶区和顶前区，伴有精神症状的（记忆力不集中、表情淡漠、智力障碍、性格改变、欣快易怒等）加额区；有视力障碍的加枕区；有语言障碍的加颞区；有吞咽困难、饮水反呛、声音嘶哑等加项区；有平衡障碍、共济失调加枕下区。针刺方法：丛刺，即根据病情在其相应的刺激区，平行刺到帽状腱膜下1.0~1.5寸，每区刺入3~5针，病变部位较大者，可多刺几针将病变部位覆盖，并长留针、间断捻转，在一定范围内延长留针时间可增加刺激量，而增加疗效，一般可留针8~10小时以上，在留针期间可捻转2~3次。电针：选取四肢穴位2~3对进针后行提插、捻转手法，使针感向远端扩散，然后用电针仪通电采用疏密或连续波，电流量使患者能耐受为度，此法适用于半身不遂。拔罐：选用小口径罐，在肩髃、肩髎、曲池、阳池、秩边、环跳、风市、伏兔、阳陵泉、丘墟等穴分组轮替应用，本方应用于半身不遂。

三、临床研究进展

（一）针灸治疗中风的文献数据挖掘

通过数据挖掘系统分析针灸治疗中风的文献发现，古代针灸治疗中风的不同病症选用的穴位不同，如半身不遂多选用手足阳明经、足少阳经穴位，不省人事多选用督脉、足少阳、手阳明等阳经穴位，口眼歪斜以面颊局部取穴为主，失语选取项背部穴位。总之，取穴重视局部选穴，特定穴所占比重较大，而在特定穴中又以交会穴最多，同时注意扶助正气。现代针灸治疗中风偏瘫以循经为基础，重视局部取穴，配合远端用穴，首选阳经腧穴，阳明经与少阳经的配伍关系最为常用；特定穴为选穴的主体，特别重视交会穴及肘膝关节以下的特定穴，例如曲池、合谷、足三里、阳陵泉、外关、手三里、悬钟、太冲等。

通过数据挖掘系统分析针灸治疗中风的文献发现，古代针灸治疗本病以针对症状为主、病因病机为辅，分部取穴和循经取穴为其选穴规律，以分布于阳经和督脉上的穴位为主，阴经穴位涉及较少。通过整理归纳古代文献关于针灸治疗中风的记载，可将中风归纳三大症状：半身不遂、口眼歪斜、语言謇涩或不语，针对这三大症状取穴频次较高的穴位分别是曲池、肩髃、百会、合谷、足三里；地仓、颊车、合谷、水沟、听会；百会、合谷、天窗、承浆、哑门。

2007年开展的一项基于临床科研一体化技术平台的中风针灸诊疗规范化方案研究，通过数据挖掘发现针灸治疗中风病的辨证特点是辨病为主，结合辨证、辨症、归经进行取穴，如构音障碍和失语常使用的穴位为百会、语门、廉泉、人迎、风府；吞咽障碍常使用的穴位为人迎、廉泉、百劳；认知障碍常使用的穴位为百会、风府、上印堂、风池、太阳、合谷、太冲；精神障碍常使用的穴位为百会、风府、上印堂、风池、太阳、合谷、太冲；二便障碍常使用的穴位为次髎、会阳；平衡障碍常使用的穴位为风池、印堂、太阳。

一项数据挖掘技术分析现代针灸治疗中风后遗症的经穴使用特点和规律，表明针灸治疗中风后遗症选穴以循经为基础，重视局部取穴，配合远端用穴的原则。取穴多选阳经腧穴，其中首选阳明经穴，主要分布在四肢；特定穴为选穴的主体，以五输穴、交会穴为多；阳明本经配穴、阳明同名经配穴、阳明少阳经配穴都是较为常用的配穴方法，尤以阳明经与少阳经腧穴的配伍组合最为常见。取穴频率较高的与古代所取基本一致（有合谷、曲池、足三里、肩髃、阳陵泉等）。

（二）针灸治疗中风的系统评价

2008 年 Cochrane 协作网上发表了针刺治疗急性中风的系统评价，该评价纳入 14 项 RCT，共 1208 例急性脑卒中患者，研究者认为，针刺是一种相对安全的治疗措施，在降低脑卒中长期病死或残疾率、病死或住院率以及改善神经功能缺损评分方面显示出有效的趋势，然而，因研究病例总数较少，且多数试验的方法学质量较低，尚不能做出针刺治疗急性脑卒中是否有效的确切结论。

国内学者发表了针刺治疗中风后不同症状的系统评价，结果显示针灸对中风后症状（运动障碍、吞咽障碍、失语症、抑郁等）有明确的疗效，但仍需高质量的文章来证实。

对于针灸疗法治疗脑卒中恢复期的疗效，有 3 项系统评价显示：有限证据支持针灸治疗脑卒中恢复期能改善神经功能缺损，有限证据支持醒脑开窍针刺法治疗脑卒中恢复期能改善神经功能缺损，但由于文献质量较低，需进一步验证针灸的疗效。2009 年在 Cochrane 协作网上发表了中风的针刺康复的系统评价，该评价收集 5 项临床试验，但因试验方法存在不足，所以不能证明针刺对亚急性或慢性中风患者有治疗作用。

对于支持针灸治疗脑卒中后肢体运动功能障碍的有效性，其中 2008 年发表的 1 项对于针灸治疗中风运动功能障碍的系统评价，纳入 23 项 RCT，共 2642 例患者，初步认为，针灸治疗中风偏瘫有效，但由于缺乏高质量的随机对照研究支持，针灸治疗中风偏瘫的疗效尚不能作最后结论。

关于针灸疗法治疗脑卒中吞咽困难的疗效，2008 年的 1 项研究，纳入 7 项 RCT，共 506 例患者，经 Meta 分析显示针灸有短期改善脑卒中后吞咽困难的趋势，但由于文献质量较低，目前尚不能对其疗效得出肯定结论。另有 1 项多中心的 RCT 显示，电针法对照安慰针刺治疗在改善患者口咽效能方面具有有效性；1 项低质量 RCT 显示，电针法对照安慰针刺治疗在缩短进食持续时间及改善患者的生活质量方面有优势。

2012 年 Cochrane 协作网上发表了针刺可改善中风患者的吞咽障碍。

（三）针灸治疗中风的临床疗效研究

1. 诊断标准　国外开展的临床研究普遍将亚型分类标准作为缺血性脑卒中的病因学分类标准；国内中医诊断多依据国家中医药管理局制定的《中风病诊断与疗效评定标准》及 2008 年中华中医药学会编写的《中医内科常见病诊疗指南中医病证部分》；西医诊断多依据中华医学会 2009 年编著《临床诊疗指南-神经病学分册》中所拟定的有关脑梗死的诊断标准及 1995 年中华医学会全国第四次脑血管病学术会议修订的《各类脑血管疾病诊断要点》作为诊断标准。

2. 干预和对照

（1）治疗组：目前开展的中风疗效评价研究的重点在于关注中风各期针灸的疗效如何，中风各期不同刺灸方法是否有效，不同的针灸治疗方案有否疗效差异，针灸疗法联合康复训练是否能提高治疗中风的疗效等。研究中针灸方法多样，包括单纯针刺、电针、头针、火针、眼针、舌针、艾条灸、温针灸等。研究还关注了特殊针刺疗法或特殊穴位治疗中风的有效程度，如醒脑开窍法、项针法、三通法、经筋刺法、芒针透刺法、颞三针法等。

（2）对照组：目前开展的中风疗效评价研究主要有两方面：以阳性药物为对照的试验，比较针灸治疗是否优于阳性药物或与阳性药物疗效相当。缺血性和出血性脑卒中分别对症药物治疗如甘露醇静脉滴注，必要时加用地塞米松，血压增高者给予心痛定或利血平肌内注射；降纤治疗予降纤酶、抗血小板治疗予阿司匹林对症处理等。另外，较多的是各种针灸方法之间的疗效比较。

3. 观察指标　关于针灸治疗中风的临床疗效评价，目前广泛采用国际上通用的神经功能缺损评分、生活质量评价等，国内也制定了中医证候的评价方法，针对不同的研究目的，疗效指标不同。

(1) 主要疗效指标：在《中国脑血管病防治指南》中推荐了常用脑卒中量表，包括主要应用的评价指标有：改良 Rankin 量表（Modified Rankin Scale）、日常生活能力量表—巴氏指数（Barthel Index）、格拉斯哥昏迷量表（Glasgow Coma Scale）、美国国立卫生研究院卒中量表（NIH Stroke Scale，NIHSS）、斯堪的那维亚卒中量表（Scandinavian Stroke Scale，SSS）。

(2) 次要疗效指标：中风病病期长，症状复杂多样，故评价的指标也多样化。如评价神经功能缺损的脑卒中神经功能缺损评分表（CNS）；评价致残程度的格拉斯哥量表（GOS）或牛津残障评分（OHS）；评价生活能力的日常生活活动能力 MBI 指数评分、健康状况调查简表（SF-36）、生存质量指数（quality of life index，QLI）等；评价运动功能的 Fugl-meyer（FMA）评分及功能性运动量表（Functional Alnbulation Category，FAC）。还采用简易精神状态评价量表（MMSE）评价认知功能；采用 Twichell-Brunnstrom 脑卒中恢复阶段评价量表来评价偏瘫肢体分期。另外，MPQ 疼痛测量量表、Asthworth 量表、CSI 痉挛指数、HAMD 抑郁焦虑量表等指标也常用。

4. 代表性研究结果　国际上近年来发表了一系列针刺治疗中风的临床试验，但对针刺疗效的评价不尽一致。天津中医药大学附属医院发表的一篇醒脑开窍与非经非穴针刺对脑梗死急性期神经功能影像的多中心随机对照研究论证针刺非穴时发生的变化多是机体的应激反应，治疗作用不大，说明醒脑开窍组对神经功能缺损的改善程度明显优于非经非穴组。另外在 JAMA 上发表的两篇针刺治疗缺血性中风和出血性中风的文献研究中，从循证医学的角度出发，运用 Meta 分析评价针刺治疗中风的疗效，证明针刺治疗中风有效，但仍缺乏大样本、多中心的试验研究。

2011 年 1 月印刷出版了中国针灸学会标准《中风假性球麻痹针灸临床实践指南》，2014 年 5 月又发布了《循证针灸临床实践指南：中风后假性球麻痹》（修订版）。指南推荐针灸治疗中风假性球麻痹的总原则为辨症治疗；假性球麻痹以吞咽困难和构音障碍为主要临床表现，针灸治疗假性球麻痹以对症选穴为主，结合循经远端选穴和（或）辨证选穴；对症选穴通常选取项部和颈部的穴位。强烈推荐体针疗法、项针疗法、醒脑开窍疗法、头体针结合疗法、针刺结合康复疗法等；同时也弱推荐刺血疗法、靳三针疗法、任督通调针刺法等。

(四) 针灸治疗中风的卫生经济学研究

目前针灸治疗中风的卫生经济学研究远没有临床疗效研究那么多，但是已经有部分学者对此开展部分研究，特别是中西医结合的卒中单元。目的：通过前瞻性、多中心、队列对照的研究方法，探讨中西医结合卒中单元治疗急性缺血性脑卒中卫生经济学价值。方法：将北京、上海五家三甲医院收集的 328 例急性缺血性脑卒中患者随机分为中西医结合卒中单元实验组和西医卒中单元对照组。实验组在单纯西医卒中单元常规治疗的基础上，早期介入中药、针灸、推拿、康复等为一体中西医结合综合治疗方案；对照组为西医卒中单元常规治疗结合早期康复锻炼，客观评价两组住院期间以及随访期间的经济成本的差异。结果：在住院治疗期间，试验组的治疗费及护理费用高于对照组。但在3个月及6个月随访期间，试验组的医疗费用及护理费用均低于对照组。结论：中西医结合卒中单元可以明显地减少卒中患者后续治疗的医疗费用，节约社会成本，具有良好的社会效益和经济效益。

（五）针灸治疗中风的临床机制研究

针灸治疗中风的临床机制主要与以下方面有关：①对血液流变学指数的影响：针刺可改善血液的浓、黏、聚、凝状态和血液流变学的多项指标，改善血循环，增加脑组织供血量，减轻了缺血边缘区细胞的缺血性损伤，有利于脑缺血半暗带区消除水肿、细胞修复，有利于脑组织形态修复及功能恢复。②对血管新生因子表达的影响：新生血管的形成有助于脑缺血半暗带区受损而未死亡的神经元修复，并可为自身神经干细胞向缺血区迁移和分化，对损伤神经组织的修复及重建具有重要意义。BFGF 与 VEGF 是血管新生的诱导因子，VEGF 能缩小梗死灶（容积），还可直接作用于神经细胞，促进神经功能恢复，增强海马齿状回、脑室管膜下区新生神经元的存活，刺激新生血管形成。外源性 VEGF 能刺激侧支循环形成和增加局部血流，改善局部缺血缺氧状态。针刺可提高患者血清 BFGF 和血清 VEGF 值，提示针刺能有效促进血管新生。③对脑血流、脑细胞的影响：有效地解除缺血早期的微血管痉挛，为周边侧支代偿血进入缺血区创造了条件。针刺可抑制脑细胞内活性钙调素（CaM）的水平，有类似尼莫地平的作用，针刺能够上调脑缺血 IL-1Ram RNA 的表达（IL-1Ram 是一种内源性拮抗剂），可拮抗白细胞介素-1β（IL-1β）的作用，起到神经保护的作用，电针可改善脑血流量，阻止脑缺血后血流量的下降，从而预防缺血性脑神经元的损伤。针刺督脉能够减轻脑水肿，减轻脑组织缺血性损害，减轻自由基的损害，促进血肿吸收，上调脑保护因子 Bcl-2 和细胞色素 C 氧化酶的活性，下调 TNF、BAX 的表达，阻断兴奋性氨基酸的神经毒性。具有抑制凋亡基因 caspase-3、caspase-9 的表达，阻断凋亡信号传导，保护脑神经元。④对生化及神经生化的影响：针刺对脑组织的缺血/再灌注损伤及继发神经损伤具有明显治疗保护作用。针刺督脉可有效降低脑组织中兴奋性氨基酸（Glu、Asp）的含量，阻止神经元的继发性坏死。针刺有提高离子泵的活性和抗氧化能力，降低脂质过氧化水平，改善缺血再灌注脑水肿的水平，同时能降低缺血再灌注脑组织中的一氧化氮合成酶的活性和一氧化氮的含量，调节神经递质和激素的代谢以及能量代谢、自由基代谢的作用，有效地改善脑缺血病灶。针灸通督法对患者骨髓干细胞动员、神经功能缺损的干预作用良好。在缺血和再灌注的过程中，神经元的变性乃至死亡与膜脂质过氧化的作用加强、自由基清除能力下降及能量代谢异常密切相关，针刺可有效地改善缺血再灌注造成的神经元延迟性损伤，有效地抑制了脂质过氧化反应，提高了机体抗氧化能力。⑤对神经电生理学的影响：随意性运动的建立是皮质中枢对运动感觉输入的应答。卒中后，大脑皮质功能的重组可通过神经细胞突触再生、发芽来实现，新突触的产生、其对神经冲动传导阈值的降低，都赖于运动信息的不断输入和强化。在脑卒中患者的康复治疗中，电针刺激能即时改善患者的脑电活动状态，改善慢波功率。电针还能引起非梗死侧大脑半球脑电活动的增强。

参 考 文 献

1. 王静．基于数据挖掘的古代治疗中风针灸处方配伍的研究．成都中医药大学，2009.
2. 张瑞峰，蒋松鹤．古代针灸防治"中风"处方规律的研究．针刺研究，2006，05：308-310.
3. 吴粮葶，李瑛，任玉兰．基于数据挖掘技术探析针灸治疗中风后遗症的经穴特点．中国针灸，2013，02：125-130.
4. 张义．基于数据挖掘的中风偏瘫现代针灸临床选穴规律研究．成都中医药大学，2012.
5. 刘荣，许能贵．针灸治疗中风选穴规律的古代文献研究．中华中医药杂志，2012，04：819-823.
6. 张婷婷．中风病针灸诊疗特点的研究．中国中医科学院，2012.
7. Zhang SH, Liu M, Asplund K, Li L. Acupuncture for Acute Stroke. Cochrane Database Of Systematic Reviews. 2005（No. 2）：CD003317.
8. 刘志丹，李海燕，宋毅，等．针灸治疗中风运动功能障碍随机对照临床研究文献系统评价．上海针灸杂志，2008，27（11）：38-42.
9. 王丽平，解越．针灸治疗卒中后吞咽困难的系统评价．中国针灸，2006，26（02）：141-146.
10. 张勇，傅立新，朱原，等．针刺治疗中风失语症疗效的系统评价．针灸临床杂志，2014，30（11）：62-65.
11. Zhang W, Sun JH, Gao Y, et al. System review on treating post-stroke depression with acupuncture. World Journal of Acupuncture-Moxibustion，2014，24（02）：52-59.
12. 杜元灏．针灸临床证据．北京：人民卫生出版社，2011.
13. Wu HM, Tang J, Lin XP, Lau JT, et al. Acupuncture for stroke rehabilitation. Cochrane Database of Systematic Reviews（Online）. 2006，CD004131.
14. Geeganage C，Beavan J，Ellender S，et al. Interventions for dysphagia and nutritional support in acute and subacute stroke. Cochrane Stroke Group. 2012，CD000323.
15. 国家中医药管理局脑病急症科研组．中风病辨证诊断标准（试行）．北京中医药大学学报，1996，17（3）：64-66.
16. 倪丽伟，申鹏飞，张智龙，等．"醒脑开窍"与非经非穴针刺对脑梗塞急性期神经功能影响的多中心随机对照研究．中华中医药杂志，2011，26（05）：894-897.
17. 张红智，张秋娟，鲍春龄，等．中西医结合卒中单元治疗急性缺血性脑卒中卫生经济学评价．中西医结合心脑血管病杂志，2012，10（08）：933-935.
18. 吴新贵．缺血性脑卒中针灸治疗机理研究的现状．广西中医学院学报，2001，4（03）：69-72.
19. 林栋．电针及主动运动对卒中患者即时状态脑电地形图的影响．福建中医学院，2004.

（赵吉平）

第二节　眩　晕

眩晕是自觉头晕眼花、视物旋转的一种症状，又称"头眩"、"掉眩"、"冒眩"等。眩晕的发生多与忧郁恼怒、恣食厚味、劳伤过度、跌仆损伤等因素有关。本病病位在脑，与肝、脾、肾相关。基本病机不外虚实两端，虚证为髓海不足或气血虚弱导致清窍失养；实证多与气、血、痰、瘀扰乱清窍有关。

眩晕作为主要症状或伴随症状可见于数十种疾病当中，本篇重点对良性发作性位置性眩晕、颈性眩晕、后循环缺血性眩晕、梅尼埃病引起的眩晕的部分内容进行讨论。

一、辨治要点

（一）辨证要点

1. 辨证思路　要根据眩晕症状特点、兼症、病程、体质等进行辨证。

主症：头晕目眩、视物旋转。轻者发作短暂，平卧或闭目片刻即安；重者如乘舟车，两眼昏花，旋转起伏不定，以致难于站立，或伴恶心、呕吐、自汗，甚至昏仆。

（1）辨虚实：一般新病多实，久病多虚；体壮者多实，体弱者多虚；发作期多实，缓解期多虚；病久常虚中夹实，虚实夹杂。

（2）辨兼症：头胀耳鸣，面赤目肿，烦躁易怒，舌红，苔黄，脉弦数者为肝阳上亢；头重如裹，视物旋转，舌淡，苔白腻，脉弦滑者为痰湿中阻；眩晕头痛，耳鸣耳聋，失眠，心悸，精神不振，面唇紫暗，舌黯有瘀斑，脉涩者为瘀血阻窍；面白或萎黄，神倦乏力，舌淡，苔薄白，脉弱者为气血虚弱；眩晕久作，少寐健忘，耳鸣，腰膝酸软，舌红，脉弦细者为肾精不足。

2. 病症鉴别　眩晕除与中风鉴别外，还应与晕厥相鉴别。晕厥又称"暴厥"、"卒厥"、"尸厥"等，是一种突然发生的、短暂的意识丧失状态，历时数秒至数分钟，发作时不能站立而昏倒，系一时性大脑供血不足或缺氧所致，可见于西医学的一过性脑缺血、脑血管痉挛、体位性低血压、低血糖昏迷、癔症性昏迷等疾病中。晕厥的前驱症状多为头昏，黑矇，随后意识丧失。晕厥病因复杂，应做全面体格检查进行鉴别，尤其要注意神志及精神状态，注意血压、心率、心律，有无神经系统异常体征等。

此外，明确眩晕的西医学诊断，对于治疗配穴有一定的意义。可通过测查血红蛋白、红细胞计数，测定血压、心电图、电测听、脑干诱发电位、眼震电图及颈椎影像学检查等进行疾病诊断。良性发作性位置性眩晕好发于老年人，常有特殊的诱发体位，如躺下、坐起、仰头取物，低头、转动头部或翻身时出现短暂眩晕，发作数分钟后，若停止不动，眩晕症停止，但是若位置再度改变，则眩晕症又会发作，并伴有眼震和自主神经症状，不予任何治疗，六个月症状也会自行缓解。颈性眩晕属于中枢性眩晕，临床表现复杂，一般有头晕，恶心，呕吐，耳鸣，视物不清等，最突出的特点为体位性眩晕，即当改变体位尤以扭转头部时眩晕加重，严重者可发生猝倒，但一般不伴有意识障碍。梅尼埃病以突发性眩晕、耳鸣、耳聋或眼球震颤为主要临床表现，眩晕有明显的发作期和间歇期。高血压者除头晕、血压升高之外，还常伴随头胀、心慌、烦躁、耳鸣、失眠等不适。贫血性眩晕常兼见乏力易倦、面色苍白、心悸气短、眼花耳鸣、纳差等，血象检查可以明确诊断。

（二）治疗要点

1. 治则治法　实证者，宜平肝潜阳，化痰定眩，以足少阳、足厥阴经穴及督脉穴为主；虚证者，宜补益气血，益精定眩，以督脉穴及肝、肾的背俞穴为主。

2. 处方

实证

（1）主穴：百会、风池、太冲、内关。

（2）配穴：肝阳上亢配行间、侠溪、太溪；痰湿中阻配头维、中脘、丰隆；瘀血阻窍配膈俞、三阴交。

虚证

（1）主穴：百会、风池、肝俞、肾俞、足三里。

（2）配穴：气血两虚配气海、脾俞、胃俞；肾精不足配太溪、悬钟、三阴交。

3. 刺灸法　实证者，毫针用泻法。虚证者，百会、风池用平补平泻法，足三里用补法。针刺风池穴应正确把握进针的方向、角度和深度；肝俞、肾俞向脊中斜刺1～1.5寸，施以捻转补法。三棱针法适用于眩晕实证；虚证者可用灸法，如艾条灸、隔物灸等。也可选用头针法、耳针法治疗眩晕。

4. 临证要旨　针灸治疗本病效果较好，但应分清标本缓急。眩晕较重者，先治其标；眩晕较轻或发作间歇期，注意求因治本。辨证时既要进行脏腑辨证，又要注重辨证与辨病相结合，要明确疾病诊断，辨病配穴。几乎所有的针灸处方中均选用了风池、百会，对于良性发作性位置性眩晕，针刺结合耳石复位法是目前临床常用的综合治疗方法，针刺取穴以风池、百会、气海、足三里、脾俞、完骨、丰隆为主；对于颈性眩晕，针刺可以松弛痉挛的肌肉，调节脑血管，增加脑供血，使眩晕及时得到缓解，常取风池、百会、颈夹脊穴、风府、完骨、天柱等；对于后循环缺血性眩晕头部腧穴、项部腧穴均重要，常用风池、百会、夹脊穴、天柱；针灸治疗梅尼埃病眩晕见效快，是目前治疗本病急性期较理想的一种治疗方法，百会穴、风池、上星、听宫、合谷、太冲、三阴交、丰隆、头针晕听区等是常用腧穴；对高血压病引起的眩晕，常配曲池、足三里或合谷、太冲，并应慎用强刺激；对于贫血所致眩晕，配膏肓、膈俞。

二、临床经验集锦

（一）古代经验

早在《内经》中已有用针灸治疗眩晕的记载。至清末为止，针灸治疗本证文献共达数百条之多。

1. 循经、分部选穴　分部选穴：①选头部穴：按照局部选穴的原则，治疗本证多取头部穴。常用穴是风池、百会、囟会、神庭、上星、风府、脑空等。例如《通玄指要赋》云："头晕目眩，要觅于风池。"《胜玉歌》曰："头痛眩晕百会好。"《扁鹊神应针灸玉龙经》中"针灸歌"谓："偏正头疼及眩晕，囟会神庭最亲切。"《铜人腧穴针灸图经》记载，曹操"患头风，发即心闷乱，目眩，华佗针（脑空）而立愈"等。②选阳经足背、手背穴：阳经均上达头面，而手、足部五输穴是经脉之气生成、发展、逐渐旺盛之处，故治疗亦多取手、足阳经穴，即手背和足背穴。常用穴为合谷、阳谷、解溪、昆仑、申脉、金门、至阴等。例如《医学入门》称"头目昏眩者，补申脉、金门"等。③选膀胱经背部穴：本证可因内伤杂病而起，故可用背俞穴调理脏腑。常用的是风门、肺俞、肝俞、心俞、胃俞等。如《针灸甲乙经》载："风眩头痛，鼻不利，时嚏，清涕自出，风门主之"、"眩，目中循循然……肝俞主之"。《针灸聚英》言："心俞：闷乱冒绝。"④选胃经下肢穴和任脉胸脘部穴：选用胃经的丰隆、足三里、中脘等穴来化痰治眩，如《采艾编翼》曰："内虚受寒，痰气阻塞，手足厥冷，麻痹眩晕：膻中、肺俞、下脘、气海、足三里、列缺，灸后服陈皮姜葱汤。"《医学入门》载："中脘：痰晕，痞满，翻胃，能引胃中生气强行。"就循经选穴而言，治疗本证多取三阳经穴，其中以太阳经穴为最多，其次为少阳经，再次为阳明经；古人亦考虑选用任脉穴。

2. 辨证、对症选穴　眩晕因感受外邪所致者，取膀胱经背俞穴，如《伤寒论》治疗太阳、少阳并病所引起的"眩冒"，"刺大椎第一间、肺俞、肝俞"。属于肝阳上亢者，取肝经穴及与肝相关穴，如《儒门事亲》曰："诸风掉眩，皆属于肝……可刺大敦，灸亦同。"《脉经》载，对于肝病导致的眩晕，当根据五季之不同，分别选用肝经的五输穴，同时配合取肝的募穴和相关穴筋缩来治疗。属于痰浊中阻者，取中脘、足三里、丰隆等穴，例如《循经考穴编》载："丰隆：一切风痰壅盛，头痛头眩。"《针灸大成》取中脘、鸠尾等穴"以疏其痰"，治疗张少泉夫人的"眼目黑瞀"。属于气血亏虚者，取相应的任脉穴、背俞穴以及足三里等，如《奇效良方》以"熨儿脐腹上下"的方法治疗小儿手足厥冷之"晕闷"；《医宗金鉴》以灸胃俞的方法治疗气血不足的"食毕头目即晕眩"。《玉龙经》："眩晕呕吐者，针风府；头眩善呕烦满者，取神庭、承光；头旋耳鸣取络却；头晕面赤不欲言，泻攒竹、三里、合谷、风池"；《针灸大全》："阴厥头晕及头目昏沉，大敦二穴、肝俞二穴、百会一穴。"

（二）现代经验

1. 选穴经验　绝大部分现代医家治疗眩晕均非常重视辨证选穴，部分专家也关注依据西医学诊断辨病配穴。程莘农将眩晕分为三型进行论治：肝阳上亢证以足厥阴、少阴经穴为主，取风池、肝俞、肾俞、太溪、行间；气血两虚证以任脉足太阴、阳明经穴为主，取百会、脾俞、关元、足三里、三阴交；痰湿内阻证以脾胃俞、募穴为主，取头维、脾俞、中脘、内关、丰隆。杨甲三将眩晕分为四型进行论治：肝阳上亢证选风池、太冲、侠溪、太溪、三阴交；耳鸣者加翳风、悬钟；头胀痛者加太阳、合谷；急躁者加内关；口苦者加阳陵泉；少寐多梦者加神门、四神聪。痰湿中阻证选头维、中脘、合谷、丰隆、解溪；胸闷者加膻中；恶心呕吐者加内关；食少多寐者加足三里。气血亏虚证选百会、足三里、三阴交、心俞、脾俞、胃俞；心悸失眠者加神门；纳呆者加中脘。肾精不足证选百会、风府、肾俞、悬钟、太溪；偏于阴虚者加照海、涌泉、神门；偏于阳虚者加命门、关元。郑魁山治疗内耳眩晕症，取风池、百会、神庭、听宫、内关、合谷、丰隆。心慌不寐配印堂、神门；神志昏迷配人中；耳聋耳鸣配耳门、听会；头胀痛、眼球震颤配太阳、攒竹；恶心呕吐、厌食配中脘、三阴交。贺普仁辨病取穴治疗眩晕，以中脘、天枢、足三里、内关、曲泽、绝骨、听宫、四神聪、神门、三阴交等为主穴。颈型眩晕配曲泽、绝骨、听宫；贫血证属气血不足配中脘、天枢、足三里、内关；神经官能症气虚肝郁型者，配四神聪、神门、内关、三阴交，毫针刺，四神聪、内关；梅尼埃病配四神聪、合谷、太冲、听宫、中脘。陈全新治疗眩晕，肝阳亢盛型取太冲、太溪、风池、肝俞；肝肾阴虚型取太溪、肾俞、百会、太冲，兼痰湿配内关、丰隆；心悸、失眠刺心俞、神门；腰酸足麻取命门、三阴交；血压高刺曲池、足三里；耳鸣刺听会、翳风。盛燮荪治疗眩晕主穴取风池、百会透四神聪、印堂、太冲，血压加取足三里、三阴交，脾虚痰湿中阻加取中脘、阴陵泉，恶心呕吐加取内关，耳鸣耳听不聪加取翳风，汗出四肢乏力加手三里。孙申田治疗耳源性眩晕取百会、上星、晕听区（前庭神经区）、完骨、听会、耳门、外关。靳瑞治疗眩晕以"晕痛针"为主，四神针（百会穴前后左右各旁开1.5寸）、印堂、太阳，肝阳上亢者加太冲、行间、足三里、印堂、侠溪、太溪、肾俞、内关；气血不足者加足三里、三阴交、肾俞、肺俞、内关、百会；肾精亏损者，加关元、肾俞、足三里穴；肾阳虚者加灸命门、百会、气海穴；痰湿中阻者加中脘、丰隆、内关、足三里、解溪穴。杨兆民治疗头晕以耳穴为主，取肾、肝、内耳、神门、枕，单纯性头晕者加头针晕听区；耳源性眩晕取内耳、肾、交感、枕，配用体穴；气血两虚证，取脾俞、膈俞、关元、气海、足三里、百会，肝阳上亢证取风池、太冲、肝俞、阳辅、三阴交，肾精亏损证取肾俞、肝俞、关元、太溪、悬钟、三阴交；痰浊中阻证取脾俞、中脘、丰隆、足三里、三阴交。配用头穴：晕听区、平衡区。

2. 针灸方法　承淡安治疗眩晕常根据兼症不同而取穴有异。头眩晕而吐：内庭针入3分，留捻1分钟；丰隆针入5分，留捻2分钟；中脘针入5～6分，留捻1分钟；风池针入3～4分钟，留捻1分钟，再灸3壮；上星灸3壮；解溪针入3分，留捻2分钟；神庭灸3壮；百会灸两壮。头眩晕：申脉针入2分，留捻1分钟，再灸3壮；风池灸5壮；上星、前顶各灸3～5壮；足三里针入5～6分，留捻1分钟，再灸3～5壮；后顶、脑空各灸3～5壮；百会灸3～5壮。脑昏目赤：攒竹针入4分，留捻2分钟；丰隆针入5～6分，留捻2分钟；风府针入3分，留捻1分钟，再灸3壮。头晕脑昏：风池温针；上星、肝俞，留针宜久。头昏目眩：肝俞、命门、肾俞、风池，温针。脑贫血（血虚眩晕）百会、风池、脾俞、关元、足三里，每日轻刺激后，再用药艾灸条灸治之。司徒玲治疗痰浊中阻眩晕（耳源性眩晕）取百会，用压灸法直接灸百会穴，每一壮取艾绒如花生仁大小，约烧至半段即用力压灭，促使带有艾叶挥发油的热，投射到百会深部。灸时使局部麻木不知痛，灸至知痛为止。温针灸风池、翳风、耳门、听会。盛灿若治疗眩晕，肝阳上亢型选风池、印堂、合谷、太冲、曲泉、听宫，太冲、合谷采用强泻法，余穴用泻法；听宫直刺0.5～1.2寸，曲泉直刺1～1.5寸。肾虚精亏型选肝俞、肾俞、太溪、三阴交、中极、上星、翳风，三阴交针刺得气后针尖略向上，使针感向上传为佳，中极直刺0.8～1.2寸，针感向下传为好，翳风直刺0.5～1寸，诸穴均用补法；肾俞、中极可温针或艾灸条，留针30分钟。气血两虚型选膈俞、脾俞、足三里、百会、大椎、头维、关元，膈俞、脾俞斜刺0.5～0.8寸，百会平刺0.5～0.8寸，关元直刺0.5～1寸，用补法；关元、百会、足三里用艾灸条，留针30分钟，每日或隔日1次。痰浊中阻型选中脘、丰隆、阴陵泉、风池、三阴交，风池直刺0.5～1寸，向鼻尖方向刺，中脘直刺0.5～1寸，丰隆、三阴交用泻法，余穴用平补平泻法。石学敏治疗椎-基底动脉供血不足所致眩晕：取内关、人中、三阴交、风池、完骨、天柱。操作：内关直刺1寸，提插捻转泻法。人中刺向鼻中隔，雀啄泻法。三阴交直刺1寸，捻转补法1分钟。风池、完骨、天柱直刺1寸，小幅度高频率捻转补法各1分钟。每日治疗两次，10次一疗程，需治2个疗程。治疗原发性高血压引起的眩晕：取三阴交、太冲、风池、太阳、人迎、曲池、合谷。操作：三阴交进针1寸，捻转补法1分钟。太冲进针0.5寸，捻转泻法1分钟。风池针向对侧眼角0.5～1寸，捻转泻法1分钟。太阳进针0.5寸，捻转泻法。人迎直刺0.5～1寸，提插泻法，使针感向头部放散，留针时需见针柄随动脉搏动。曲池、合谷进针1寸，捻转泻法各1分钟。每日治疗2次，15天1个疗程。治疗梅尼埃病：取风池、印堂、上星透百会、四神聪、听宫、头皮晕听区、合谷、太冲。操作：风池向外耳道斜刺1～1.5寸，捻转泻法1分钟。印堂雀啄泻法1分钟。上星透向百会进针3寸，小幅度高频率捻转1分钟，四神聪进针0.2～0.5寸，平补平泻。听宫张口取穴，直刺1～1.5寸，施捻转泻法，再配合电针增加刺激量。合谷直刺1寸，施捻转泻法1分钟。太冲直刺0.5～0.8寸，捻转泻法1分钟。每日治疗2次，7天为一个疗程。治疗颈性眩晕：取颈夹脊穴、风池、完骨、天柱。操作：颈夹脊进针0.5～1寸，捻转补法，每穴1分钟。风池、完骨、天柱进针1寸，小幅度高频率捻转补法，每穴1分钟。每日针刺 2 次，10 天一个疗程。治疗眼源性眩晕：主穴为风池、睛明、四白。肝阳上亢配太冲、行间；肝肾阴虚配三阴交；气血亏虚配足三里、关元。操作：风池进针 1 寸，捻转泻法 1 分钟。睛明直刺进针 0.5～1 寸，不提插捻转。四白斜刺入眶下孔，捻转泻法。太冲、行间进针 0.5 寸，捻转泻法 1 分钟。三阴交进针 1 寸，捻转补法。足三里进针 1～1.5 寸，捻转补法 1 分钟。关元进针 1～2 寸，呼吸补法 1 分钟。每天治疗 2 次，10 天为一个疗程。田从豁根据辨证取穴：外感风寒，郁于巅顶者，取风府、大椎、上星、合谷。风府、上星用泻法，留针 30 分钟。大椎、合谷用补法不留针。若壮热口渴脉数者皆用泻法，重刺不留针；肝火内动，上冲头目者，取百会、上星、合谷、肩髃、曲池、足三里、丰隆、阳陵泉。针用泻法，留针 1 小时；痰湿内蕴，随气上逆者，取足三里、丰隆、阴陵泉、肩髃、曲池。阴陵泉用补法，其他穴用泻法，皆留针 1 小时；阴虚肝阳上逆者，取天柱、上星、肾俞、太溪。天柱、上星用泻法，留针 30 分钟。肾俞、太溪用补法，留针 1 小时；中气下陷，清阳不升者，取关元、神阙、中脘、足三里。神阙用隔盐灸 5 壮。关元、中脘、足三里用补法，留针 1 小时。

三、临床研究进展

眩晕是临床常见病症，发病率高，病因复杂。本部分以后循环缺血、良性阵发性位置性眩晕、梅尼埃病、颈性眩晕为例，介绍国内外相关的代表性临床研究。

（一）针灸治疗眩晕文献数据挖掘

通过数据挖掘系统分析针灸治疗眩晕的文献发现，古代针灸治疗重视阳经腧穴，选穴以足太阳膀胱经穴位使用频率最多，其中运用频次和支持度较高的腧穴依次是风池、上星、阳谷、解溪、足临泣、神庭，采用的配穴方法多为局部配穴法、本经配穴法、上下配穴法、阳经与阳经配穴法、子母经配穴法。现代针灸治疗眩晕，在取穴、选经、配穴方法等方面与古代针灸有共同之处，多使用局部选穴，特定穴是处方的组成主要部分，但古代选穴中的阳谷、解溪、飞扬以及子母经配穴法则在现代针灸临床中较少见。

（二）针灸治疗眩晕的系统评价

有文献表明，眩晕作为后循环缺血（椎-基底动脉供血不足）的主要症状占到 80％以上，且常为首发症状，可表现为旋转感、摇摆感、晃动感、倾斜感，常伴恶心、呕吐、站立不稳等，甚者不敢睁眼。有学者对国内针灸治疗椎-基底动脉供血不足的临床试验质量做出了系统评价。该系统评价收集了针刺治疗椎-基底动脉供血不足的 16 篇文献，但大部分文献存在随机方法描述不清、未描述随机隐藏及盲法使用率、无样本量计算、无意向治疗分析等问题。结果表明，尽管针灸已被广泛运用于椎-基底动脉供血不足的防治，但因其 RCT 数量较少、质量水平仍然较低，尚无法为临床提供可信性高的证据，严重阻碍了针灸临床疗效的验证和发展。

（三）针灸治疗眩晕的临床疗效评价

有研究对 1978 年到 2005 年间，针灸治疗眩晕的临床文献 118 篇进行了分析，认为大量的临床文献都肯定了针灸治疗眩晕有一定疗效，功能性眩晕疗效优于器质性原因所致的眩晕。从文献报道看，在治疗上主要以头部腧穴为主，结合辨证和循经远端选穴，尤其是头部的百会和风池穴是最常用的主穴，文献表明针灸缓解眩晕有一定疗效。

1. 中医诊断标准 国内的临床试验常参考 1993 年卫生部制定的《中药新药治疗眩晕

的临床研究指导原则》中的眩晕诊断标准、国家中医药管理局 1994 年指定的《中医病证诊断疗效标准》中眩晕的诊断标准。

2. 西医相关疾病的诊断标准　在西医学中，引起眩晕的病因很多。针灸临床研究中，对于良性发作性位置性眩晕、颈性眩晕以及由椎-基底动脉供血不足、梅尼埃病、高血压病等引起的眩晕研究较多。本部分以良性阵发性位置性眩晕、梅尼埃病为例介绍国内外相关的代表性临床研究。

（1）良性阵发性位置性眩晕

1）诊断标准：国内的临床试验常参照中华耳鼻喉头颈外科杂志编辑委员会，中华医学会耳鼻喉科分会在 2006 年贵阳眩晕会议上制定的"良性阵发性位置性眩晕的诊断依据和疗效评价、良性阵发性位置性眩晕的诊断依据和疗效评估"。

2）干预和对照

治疗组：研究中治疗组的选择常以单纯毫针刺为主，取穴方法以局部取穴为主，配合辨证取穴。

对照组：目前开展的眩晕疗效评价研究主要以解释性试验为主，重点关注针灸治疗眩晕是否有效，常选用单纯改良 Epley 手法（耳石手法复位）和 Barbecue 360°体位翻滚复位法治疗作为阳性对照。

3）观察指标

主要疗效指标：根据 2006 年贵阳会议提出的疗效评估标准，主要针对眩晕或位置性眼震是否消失，分为痊愈、有效、无效。疗效评价时间：短期为 1 周，长期为 3 个月。

次要疗效指标：通过仔细询问患者是否出现变动诱发出眩晕感，走路是否出现平衡失调等，并再次进行 Dix-Hallpike 检查综合判定治疗结果；有研究参照了国家中医药管理局医政司编写的《22 个专业 95 个病种中医诊疗方案》中眩晕病诊疗方案中症候评价方法的中医症候量表进行评价。

（2）梅尼埃病

1）诊断标准：国内的临床试验常参照中华耳鼻喉头颈外科杂志编辑委员会，中华医学会耳鼻喉科分会在 2006 年贵阳眩晕会议上制定的"梅尼埃病的诊断依据和疗效评价、良性阵发性位置性眩晕的诊断依据和疗效评估"。

2）干预和对照

治疗组：研究中治疗组的选择以单纯毫针刺为主，取穴方法以耳部局部取穴配合循经取穴或辨证取穴。此外，针刺艾灸结合或针药结合也是较常用的干预手段。

对照组：目前开展的梅尼埃病疗效评价研究主要以解释性试验为主，重点关注针灸治疗梅尼埃病是否有效，多选用以扩张血管改善微循环、利尿减轻水肿、抗眩晕等对症治疗药物为主，如：甲磺酸倍他司汀片、盐酸培他啶加丹参、烟酸、维生素 B_6 及 ATP 等药物、西比灵、山莨菪碱、氢氯噻嗪等。

3）观察指标：采用专用量表梅尼埃眩晕分级评定和梅尼埃病听力疗效分级评定，这两个量表常常同时运用，以眩晕控制情况、听力情况及工作生活能力三个方面分别进行评价。

主要疗效指标：根据 2006 年贵阳会议提出的疗效评估的眩晕评定：采用治疗后 18～24 个月眩晕发作次数与治疗前 6 个月眩晕发作次数进行比较，按分值计。分值＝治疗后

18~24 个月眩晕发作次数/治疗前 6 个月眩晕发作次数×100，临床痊愈：0 分，眩晕完全控制，显效：1~40 分，眩晕基本控制，有效：41~80 分，眩晕部分控制，无效：81 分以上，眩晕未控制或加重。

次要疗效指标：根据 2006 年贵阳会议提出的疗效评估：眩晕评定、听力测定、活动能力评定。

4）代表性研究结果：有研究认为，从目前的文献资料看，针灸在缓解头晕、耳胀、耳鸣耳聋等主要症状上有一定疗效，针灸可以作为主要治疗方法，配合其他疗法的综合治疗比较符合临床实际，可将本病归入针灸 Ⅱ 病谱。同研究中，对针灸治疗本病的 57 篇临床文献进行分析，引起本病的病因很多，一般而言，血管性因素，如自主神经功能失调、动脉痉挛、毛细血管血液滞留等原因引起者，针灸效果最好；变态反应或免疫因素所致，针灸治疗仅能改善症状；代谢障碍引起内分泌功能不足者，则应该针对病因治疗为主，针灸疗效较差。间歇期进行针灸治疗，可取得较好的远期疗效。

（四）针灸治疗眩晕的临床机制研究

近年来开展了一些对于针刺治疗眩晕的临床疗效机制研究，如：①针刺治疗颈性眩晕的作用机制：对颈源性眩晕，针刺可以从改善椎动脉血流量，改善微循环以改善大脑供血。针刺可有效缓解或者解除局部肌肉痉挛，减轻了因椎间盘突出、椎体不稳等对周围神经、血管的刺激和压迫，促使脑血管扩张，改善椎-基底动脉的血流供应，增加脑血流量，有效解除颈项部组织间的无菌性炎症和椎动脉周围软组织的水肿，部分恢复大脑各动脉特别是椎-基底动脉的外围空间环境，并对动脉硬化引起的血管弹性降低有一定程度的改善作用，从而缓解眩晕。②针刺治疗脑梗死性眩晕的作用机制：有研究表明针刺可能通过调整颅内外血管舒缩功能，改善局部微循环障碍，使小脑梗死患者的脑部血循环量增加，提高脑组织的含氧量，加强病灶周围脑细胞的营养，改善皮质抑制状态，增强代偿功能，促进脑组织的修复，从而达到治疗眩晕的作用。③对梅尼埃病的作用机制：曾有报道指出，针刺局部穴位，可促使局部神经末梢（或血管自主神经末梢感受器）受到的刺激传递到中枢神经，通过脑神经调节后，反射性地改善其局部病理变化，从而改变其症状。针刺可改善血管运动神经、自主神经的功能，从而缓解迷路痉挛，改善局部循环，减轻迷路水肿。针刺对于人体的 JL-2-IFN-NFC 免疫网络的调节作用是防治本病的重要机制之一。上世纪七八十年代有许多外国研究证明针灸治疗本病有良好的疗效，但近年来未有跟进报道。

参 考 文 献

1. 中华医学会耳鼻喉科分会，2006 年贵阳会议，"良性阵发性位置性眩晕的诊断依据和疗效评价、良性阵发性位置性眩晕的诊断依据和疗效评估"．
2. 杜元灏．现代针灸病谱．北京：人民卫生出版社，2009.
3. 李享，寿依夏，任玉兰，等．古代不同时期针灸治疗眩晕用穴特点的数据挖掘研究．中国针灸，2014，05：511-515.
4. 詹倩，陈华德．古代针灸治疗眩晕处方的选穴规律研究．中国针灸，2014，04：359-362..
5. 杨丽红，黎波，熊俊，等．针灸治疗椎-基底动脉供血不足临床随机对照试验文献质量评价．中国中医药信息杂志，2009，16（10）：104-107.
6. 杜元灏．现代针灸病谱．北京：人民卫生出版社，2009 年．
7. 何刚．Epley 手法复位结合深刺翳风穴治疗后半规管良性发作性位置性眩晕临床观察．中国中医急症，

2015，24（07）：1251-1253.

8. 良性阵发性位置性眩晕的诊断依据和疗效评估（2006 年，贵阳）. 中华耳鼻咽喉头颈外科杂志，2007，03：163-164.

9. Lopez-Escamez JA，Carey J，Chung WH，et al. Diagnostic criteria for Menière's disease. J Vestib Res. 2015，25（1）：1-7.

10. 耿惠萍. 试论颈性眩晕的针刺治疗. 中国中医急症，2010，19（06）：971-972.

11. 沈雅婷，刘广霞，唐巍. 针灸治疗颈性眩晕近 5 年研究进展. 中医药导报，2012，18（03）：107-109.

12. 黄灵慧，邓士哲，贺思，等. 针灸治疗后循环缺血性眩晕研究进展. 针灸临床杂志，2015，31（03）：73-76.

13. 王元. 针刺治疗小脑脑干梗死所致眩晕疗效观察. 新中医，2013，45（04）：116-117.

14. 许舜沛，贺君，陈裕，等. 针灸治疗梅尼埃病国内外研究概况. 针灸临床杂志，2001，17（12）：46-47.

（赵吉平）

第三节　郁　证

郁证是以心情抑郁、情绪不宁、胸部满闷、胁肋胀满，或易怒喜哭，或咽中如有异物梗塞等为主要临床表现的一种病症。"郁"有积、滞、蕴结等含义，包括了外邪、情志等因素导致的各种积滞和郁结之证，但明代以后及今的郁证多单指情志因素所致之郁。郁证多与情志不舒、思虑过度、饮食不节等因素有关。本病病位在肝，可涉及心、脾、肾。肝气郁结，郁火、痰湿、神乱均可致气机郁滞，心神被扰，或心神失养而出现郁证。病久则心脾两虚，或肝肾不足。郁证以实证多见，也可由实转虚。郁证多见于西医学的神经衰弱、抑郁性神经症、焦虑性神经症、癔症、更年期综合征等疾病。

一、辨治要点

（一）辨证要点

1. 辨证思路　临床主要根据病程及全身兼症进行辨证。

主症：忧郁不畅，胸闷胁胀，善太息，不思饮食，失眠多梦，易怒善哭。部分患者会伴发突然失明、失听、失语、肢体瘫痪和意识障碍等。

（1）辨虚实：病程较短，胸胁胀痛，急躁易怒，咽中梗塞，时欲太息，脉弦或滑者多为实证；病程较长，神疲乏力，心悸不安，虚烦不寐，悲忧善哭，脉细者多为虚证。

（2）辨兼症：兼胸胁胀痛，舌苔薄白，脉弦者为肝气郁结；兼急躁易怒，口干而苦，舌红，苔黄，脉弦数者为气郁化火；兼咽中如有物梗塞，舌苔白腻，脉弦滑者为痰气郁结；兼精神恍惚，多疑易惊，悲忧善哭，舌淡，脉弦者为心神惑乱；兼多思善疑，失眠健忘，神疲纳差，舌淡苔薄，脉细者为心脾两虚；兼情绪不宁，五心烦热，两目干涩，舌红，少苔，脉细数者为肝肾阴虚。

2. 病症鉴别　临床上郁证中的梅核气主要与喉痹、噎膈鉴别；郁证中的脏躁证与癫病鉴别。

（1）喉痹：梅核气多见于青中年女性，因情志抑郁起病，自觉咽中异物感，咽之不下，咯之不出，其症状轻重与情绪波动有关，但无咽痛及吞咽困难。喉痹以青中年男性发病较多，多因感冒、长期烟酒及嗜食辛辣食物等引起，主要症状为咽干、咽痛、咽痒、灼热等，咽部症状与情绪波动无明显关系。

（2）噎膈：梅核气有咽部异物感，但进食无阻塞，不影响吞咽。噎膈则以吞咽困难为主，且梗塞感觉主要在胸骨后部位而不在咽部，多见于中老年男性，做食管检查常有异常发现。

（3）癫病：脏躁多发于中青年女性或绝经期缓慢起病，主要表现有情绪不稳定，烦躁不宁，易激惹，易怒善哭，时作欠身等，具有自知自控能力。癫病则发病无性别差异，主要表现有表情淡漠，沉默痴呆，出言无序或喃喃自语，静而多喜等，病者缺乏自知自控能力。

（二）治疗

1. 治则治法　疏肝理气，舒心解郁。取手足厥阴、手少阴经穴及督脉穴为主。

2. 处方

（1）主穴：百会、印堂、神门、太冲、内关、水沟。

（2）配穴：肝气郁结加膻中、期门；气郁化火加行间、侠溪；痰气郁结加丰隆、阴陵泉、天突；心神惑乱加通里、心俞、三阴交；心脾两虚加心俞、脾俞、三阴交、足三里；肝肾阴虚加三阴交、太溪、肾俞、肝俞。精神恍惚加中冲，失眠健忘加四神聪，神疲纳差加足三里。

3. 刺灸法　太冲、水沟行泻法，其余主穴行平补平泻法。精神恍惚可中冲点刺放血。亦可用耳针、电针、穴位注射等方法治疗。

4. 临证要旨　针灸治疗郁证以辨病取穴为主，辅以辨证取穴和对症取穴。轻度抑郁可以单纯采用针灸治疗；中度抑郁症若临床疗效欠佳，则需配合抗抑郁药物；重度抑郁症以抗抑郁剂治疗为主，针灸可以起到辅助作用。针灸治疗疗程要足够长，一般为4～6周。抑郁症一般人群推荐采用调神疏肝法治疗，以电针印堂、百会为主。对于躯体症状较多的患者，建议根据主要临床表现选用相应的穴位对症治疗。不能耐受针刺治疗的轻中度患者，可予以耳穴贴压治疗。

二、临床经验集锦

（一）古代经验

"郁"最早见于《内经》，其含义为五郁之气郁。《素问·六元正纪大论》提出了"五郁"的概念和治则。《丹溪心法》提出了"气、血、痰、火、湿、食"六郁学说，从病理角度探讨了郁病的演变规律，开拓了郁病理、法、方、药的专题研究。明代虞抟《医学正传·郁证》首用"郁证"作为病证名称。在古代文献中还有"癫病"、"脏躁"、"百合病"、"梅核气"、"呆证"、"狐惑病"等病名与抑郁症的临床表现类似。

1. 循经取穴　古代治疗郁证多取心经、心包经、膀胱经、督脉、脾经和胃经等经穴，先辨别症状归属的经脉，再选用该经腧穴治疗。如《灵枢·杂病》："喜怒而不欲食，言益小，取足太阴；怒而多言，刺足少阳。"杨上善注曰："怒，肝木也。食，脾土也。今木克土，故怒不欲食，宜补足太阴。"《灵枢·口问》："黄帝曰：人之太息者，何气使然？岐伯曰：忧思则心系急，心系急则气道约，约则不利，故太息以伸出之。补手少阴、心主、足少阳留之也。"

2. 对症取穴　古代医家治疗郁证以上部穴、阴面穴和末部穴为多。如《备急千金要方》：心懊微痛烦逆，灸心俞百壮。《备急千金要方·针灸下·风痹》：天井，主大风默默不知所痛，悲伤不乐。天井、神道、心俞，主悲愁恍惚，悲伤不乐。《扁鹊心书》：厥证，形无所知，其状若尸，由忧思惊恐，此症妇人多有之。灸中脘穴五十壮。《针灸资生经·心惊恐》：少冲，主太息烦满，少气悲惊。行间，主心痛数惊，心悲不乐。《针灸资生经·叹息》：少冲，主太息烦满，少气悲惊。行间，主不得太息。商丘、日月，治太息善悲。行间，治太息。丘墟，疗胸胁痛，善太息，胸满膨膨。《神应经》：喜哭，百会、水沟。《针灸大成》：咽中如梗，间使、三阴交。《针灸全生·噎膈》：善悲：心俞、大陵、大敦、玉英、膻中。

（二）现代经验

1. 选穴经验　贺普仁教授治疗郁病以开窍解郁，安神定志，疏调气机，通经活络为治则，取风府、内关、心俞、大陵，大椎和噫嘻。李仲愚教授选用自己的经验穴位鬼眼穴（该穴与针灸古籍中的"十三鬼穴"不同）治疗脏躁症。刘家瑛教授在针刺治疗组方选穴的过程中，以疏肝解郁、滋阴清热，镇心安神、健脾养心、益气补血为郁证的治疗原则，注意到郁证虚、实之辨证要点，分型论之，获得了满意的疗效。其中肝气郁结型选穴：太冲、支沟、阳陵泉、足三里等，以疏肝解郁，理气调中；气滞痰郁型选穴：内关、太冲、肝俞、膻中、丰隆、天突等，以疏肝理气，化痰解郁；气郁化火型选穴：太冲、肝俞、胆俞等，以疏肝解郁、泻热和胃；忧郁伤神型选穴：通里、神门、心俞、内关、三阴交，以养心安神；心脾两虚型选穴：神门、心俞、脾俞、肝俞、三阴交、足三里，以健脾养心，益气补血；阴虚火旺型选穴：三阴交、神门、太溪、心俞、肾俞等，以滋阴清热，镇心安神。

2. 针灸方法　石学敏治疗脏躁选用内关、人中、百会、四神聪、外关、合谷、太冲、天枢、足三里和华佗夹脊穴。内关捻转提插泻法，人中雀啄，以眼球充满泪水为度，百会、四神聪捻转补法，合谷、太冲呼吸泻法，天枢呼吸泻法，外关提插泻法，足三里捻转补法。符文彬教授针刺治疗郁证善用腹针以"引气归元"其操作方法：患者平卧，暴露腹部，皮肤常规消毒，选用直径为 0.22mm、长 40mm 的一次性毫针，在中脘、下脘、气海和关元穴所列顺序依次直刺，进针后捻转使局部产生针感，留针 30 分钟，起针后在"引气归元"4 个穴位上用麦粒大小的艾炷每穴灸 5 壮。罗和春教授电针治疗郁证，其中针百会，毫针与头皮呈 30°夹角，快速刺入头皮下，进针 0.5 寸；针印堂，提捏局部皮肤，平刺 0.5 寸。百会穴向前平刺，印堂穴向上平刺。百会、印堂均匀捻转，得气即止。得气后接电针仪，低频刺激，强度以患者能耐受为度，波形为疏密波或连续波。其余各穴直刺 0.5～1 寸。内关、太冲行捻转泻法，其余各穴依照"虚则补之，实则泻之"的原则，在得气的基础上施以捻转补泻，留针 20～30 分钟。

三、临床研究进展

郁证是临床常见病症，发病率日渐升高，对人体健康影响较大，针灸治疗本病具有较大优势，易为患者接受。本部分以郁证为例，介绍国内外相关的代表性临床研究。

(一) 针灸治疗郁证文献数据挖掘

通过数据挖掘系统分析针灸治疗郁证的文献发现，古代针灸治疗使用频次极高的穴位：行间、心俞、少冲；常用经络：足厥阴肝经和足少阳胆经、手厥阴心包经和手少阴心经。现代研究统计结果显示：治疗郁证多采用毫针刺、电针，使用频次极高的穴位：百会、印堂、太冲、三阴交；常用经络：督脉、足太阳膀胱经、足厥阴肝经和足少阳胆经。

(二) 针灸治疗郁证的系统评价

Cochrane 协作网 2010 年发表了一篇针刺治疗抑郁症的系统评价，该系统评价纳入 30 项针刺或电针、激光针等治疗抑郁症的 RCT 研究，结果发现没有充分的证据推荐应用针刺治疗抑郁症。此研究结果受限于大多数符合纳入标准的临床试验存在的高风险偏移。

(三) 针刺治疗郁证的临床疗效评价

1. 诊断标准　国际上临床研究以国际上公认的 ICD～10PHC 抑郁发作的诊断标准为首选；目前我国的抑郁症诊断与防治指南，主要根据 2003 年由中国卫生部疾病控制司中国疾病预防控制中心精神卫生中心、中华医学会精神病学分会和北京大学精神卫生研究所联合发布的《中国抑郁障碍防治指南》。

2. 干预和对照

(1) 治疗组：单纯抑郁症研究中治疗组的选择以毫针为主，取穴方法以辨证取穴和取经验穴位为主如五脏俞、智三针等。

(2) 对照组：目前开展的郁证疗效评价主要以解释性研究为主，重点关注针灸治疗郁证是否有效，常选用针刺结合耳针、假针刺、西药、空白比较，在以阳性药物为对照的试验中，主要以氟西汀、阿米替林、帕罗西汀作对照，以比较电针治疗是否优于阳性药物或与阳性药物疗效相当。

3. 观察指标　当前，人们已将临床痊愈作为抑郁症的治疗目标。临床痊愈意味着患者仅有极少抑郁症状且恢复了社会功能，通常以汉密尔顿抑郁量表 17 项评分≤7 分或蒙哥马利-艾森贝格抑郁量表评分≤10 分作为评价标准。

(1) 主要疗效指标：临床疗效（HAMD 减分率评定法）、汉密顿抑郁量表（HAMD）、抑郁自评表（SDS）、心理卫生自评表（SCL-90）、副反应量表（TESS）、抗抑郁药副反应量表（SERS）、世界卫生组织生存质量测定简表（WHO-QOL-BREF）综合评定。

(2) 次要疗效指标：不良反应等各项指标。

4. 代表性研究结果　英国 2013 年发表了一项针刺治疗 755 例抑郁症患者的随机对照研究，以评价针刺加常规疗法、心理辅导加常规疗法和单纯常规疗法之间的疗效差异，结果显示与单纯常规治疗相比，3 个月时针刺和心理辅导加常规治疗都明显缓解了抑郁症状。针刺疗法和心理辅导疗法之间没有显著差异。国内临床多开展的卒中后抑郁及更年期抑郁症的临床研究较多，广州中医药大学采用多中心随机对照研究，将 440 例患者分为针刺组、百忧解组、非穴位针刺组。结果显示针刺对于抑郁性神经症是一种有效、安全的疗法；针刺治疗抑郁性神经症的疗效可能优于百忧解或与百忧解相当，但副作用远低于百忧解。重庆医科大学中医学院发表了一项疏肝健脾针刺法治疗抑郁障碍的临床随机对照研究，结果显示针刺可以显著改善抑郁障碍患者的 HAMD-17 与 GQOLI-74 评分，近期疗效与西药相当，但远期疗效优于西药治疗。其疗效的持续可能与针刺对机体的整体调整有关。

（四）针刺治疗郁证的卫生经济学研究

英国约克大学 2014 年发表了一篇比较针刺、心理辅导和单纯常规疗法治疗抑郁症的成本效益分析，结果显示，在平均质量调整寿命年方面有差异，表明针刺治疗抑郁症是成本效益好的治疗方法，但是必须进一步研究确定针刺治疗是最具经济效益的治疗途径。目前我国尚无针灸治疗郁证的卫生经济学评价。

（五）针灸治疗郁证的临床机制研究

针刺治疗本病的环节和机制可概括为以下几种：①调节 HPA 轴功能。研究表明针刺可降低慢性应激大鼠下丘脑 CRF、肾上腺 CORT 的过度分泌，从行为学上表现为增加慢性应激模型大鼠的活动度，增加大鼠探究活动，改善慢性应激导致的快感缺乏。针刺可通过降低 5-HT 之间的关系，调整中枢及外周单胺类递质水平达到抗抑郁的作用。上述针刺的协同作用改善了 HPA 轴亢进状态。研究表明针刺可使抑郁症患者升高的 ACTH 和 COR 降低，并使血浆促肾上腺皮质激素和皮质醇的含量降低。②调节其他神经内分泌。针刺可有效地升高下丘脑生长抑素和降低血清胃泌素含量，纠正异常分泌。调节脑肠肽类激素的释放，改善大鼠抑郁状态下的消化功能；针刺可以改善大鼠抑郁状态下的性行为，可能通过调节性激素 T 波而发挥作用。头针治疗抑郁症的机制与其提供脑区葡萄糖代谢有关。③对脑源性神经营养因子（BDNF）的影响及对海马神经元的保护作用也是电针和艾灸治疗抑郁症的机制之一。电针对细胞因子 L-1β、TNF-α 的抑制作用也可能是电针治疗抑郁症的机制之一。头电针治疗抑郁症的机制可能与其提高脑区葡萄糖代谢有关。

参 考 文 献

1. 段冬梅，图娅，陈利平，等 . 电针与百优解对伴躯体症状抑郁症有效性评价 . 中国针灸，2008，28（3）：167-170.

2. 李敬华，周宇，张宁，等 . 刘家瑛教授针灸治疗郁证经验 . 中国医学创新，2014，11（6）：70-71.

3. 罗和春，Ureil Halbriech，沈渔村，等 . 电针与氟西汀治疗抑郁症患者的对照研究，中华精神科杂志，2003，36（4）：215-219.

4. 朱兆洪，丁柱 . 焦虑症的针灸临床治疗及选穴特点探讨，中国针灸，2008，28（7）：545-548.

5. 梁繁荣，吴曦 . 循证针灸学，北京：人民卫生出版社，2009.

6. Smith CA, Hay PPJ, MacPherson H. Acupuncture for depression. Cochrane Database of Systematic Reviews 2010, Issue 1. Art. No：CD004046.

7. Hugh MacPherson, Stewart Richmond, Martin Bland, et al. Acupuncture and Counselling for Depression in Primary Care：A Randomised Controlled Trial. Plos Medicine，2013，10（9）：e1001518.

8. Spackman E, Richmond S, Sculpher M, et al. Cost-effectiveness analysis of acupuncture, counselling and usual care in treating patients with depression：the results of the ACUDep trial. PLoS One，2014，9（11）：e113726.

9. 杜元灏 . 针灸临床证据，北京，人民卫生出版社，2011.

10. 杜元灏 . 中华针灸临床诊疗规范，南京，江苏科学技术出版社，2007.

（黄银兰）

第四节　心　悸

心悸，是指患者自觉心跳异常，心慌不安，甚则不能自主的一种病证。心悸多与体虚劳倦、七情所伤、感受外邪、药食不当等因素有关。本病的病位在心，与肝、脾、肾功能失调密切相关。七情刺激、素体胆怯及脏腑功能失常均可内犯于心，进而导致心神失养，或心神受扰而发病。心悸以虚证为多见，也可见虚实夹杂之证。心悸以症状命名，常作为某种疾病的主要症状或伴随症状见于西医学的心脏神经官能症、贫血、甲状腺功能亢进及器质性心脏病（冠心病、高血压性心脏病、风湿性心脏病、肺源性心脏病）等疾病中。本篇重点讨论以心律失常为主的病症。

一、辨治要点

（一）辨证要点

1. 辨证思路　临床主要根据病情虚实情况、全身兼症、轻重程度，结合病因进行辨证。

主症：自觉心跳异常，心慌不安，甚至不能自主。

（1）辨病情轻重：因惊恐劳累而发，时作时止，全身状况较好，则病情较轻，名惊悸；与惊恐无关，终日悸动，全身状况较差，则病情较重，名怔忡。

（2）辨兼症：常因惊恐而发，兼气短自汗，少寐多梦，舌淡，苔薄，脉细弦者为心虚胆怯；兼失眠健忘，头晕乏力，舌淡，苔薄白，脉细无力者为心脾两虚；兼少寐多梦，五心烦热，舌红少苔，脉细数者为阴虚火旺；兼胸闷，动则气短，咳吐痰涎，面浮足肿，舌淡，苔白滑，脉沉细者为水气凌心；兼心痛阵发，唇甲青紫，舌质紫黯，或有瘀斑，脉细涩或结代者为心脉瘀阻。

2. 病症鉴别　心悸应与真心痛相鉴别。真心痛乃胸痹进一步发展，相当于西医心肌梗死，症见心痛剧烈不止，伴有面色苍白，唇甲青紫或手足青冷至节，呼吸急促，大汗淋漓至晕厥，病情危笃。多见膻中或心前区憋闷疼痛，甚则痛彻左肩背、咽喉、胃脘部、左上臂内侧等部位，休息和含用药物多不能缓解。心电图可出现心肌损伤、坏死的特征性改变，血清心肌标志物阳性，超声心动图、心脏冠脉造影等检查可明确诊断。

（二）治疗要点

1. 治则治法　宁心安神，定悸止惊。以手少阴、手厥阴经穴及脏腑俞募穴为主。

2. 处方

（1）主穴：内关、神门、郄门、心俞、巨阙。

（2）配穴：心虚胆怯者配胆俞；心脾两虚配脾俞、足三里；阴虚火旺配肾俞、太溪；心脉瘀阻配膻中、膈俞；水气凌心配气海、阴陵泉。易惊配大陵；浮肿配水分。

3. 刺灸法　毫针平补平泻。水气凌心者加用灸法，心脉瘀阻者膈俞可用刺络拔罐。

4. 临证要旨　针灸治疗心悸不仅能控制症状，而且对引起心悸的疾病也有一定的治疗作用，但须先明确诊断。其疗效与心律失常的类型、病程及患者的病情有关。功能性心律失常及年龄小、病程短的患者疗效好；对心房颤动、各种冲动传导障碍者针刺疗效差；

治疗冲动起源性心律失常的疗效优于冲动传导障碍者；治疗冠心病引起的心律失常疗效优于风心病引起的心律失常。但在器质性心脏病出现心衰倾向时，应根据情况及时采用综合治疗措施。

二、临床经验集锦

（一）古代经验

心悸最早见于《内经》，《素问·平人气象论》记载："脉绝不至曰死，乍疏乍数曰死。"这是认识到心悸时严重脉律失常与疾病预后关系的最早记载。心悸病名首见于《伤寒论》和《金匮要略》，称之为"心动悸"、"心下悸"、"心中悸"和"惊悸"，其后诸代多沿袭此病名。宋代医家陈言在《三因极一病证方论》中提出"夫惊悸与怔悸，二证不同"。金元医家提出了"怔忡"之病名。

1. 循经选穴　古代治疗心悸取穴以手少阴心经和手厥阴心包经及其相表里经穴位为主，如《黄帝内经·素问遗篇》提及："心者，君主之官，神明出焉，可刺手少阴之源。"《灵枢·经脉》提及："心主手厥阴心包经之脉……心中憺憺大动，面赤目黄，喜笑不休。是主脉所生病者，烦心，心痛，掌中热。为此诸病，盛则泻之，虚则补之，热则疾之，寒则留之，陷下则灸之，不盛不虚，以经取之。"《针灸大成·刺热论》载："心热病者，先不乐，数日乃热。热争则卒心痛，烦闷善呕，头痛面赤无汗，壬癸甚，丙丁大汗，气逆则壬癸死。刺手少阴、太阳（少阴心脉，太阳小肠脉）。""心疟者，令人烦心甚，欲得清水，反寒多，不甚热，刺手少阴（神门针三分，灸可三壮）。"

2. 对症选穴　《针灸甲乙经》载："心痛善悲，厥逆，悬心若饥状，心憺憺而惊，大陵及间使主之；心憺憺而善惊恐，心悲，内关主之。"《千金方·孔穴主对法》载："巨阙、间使主胸中憺憺；通里主卒痛烦心，心中懊恼，数欠频伸，心下悸悲恐；太冲主羸瘦恐惧，气不足，腹中悒悒；蠡沟主数噫恐悸，气不足，腹中悒悒；曲泽、大陵主心下憺憺善惊……"《百症赋》记载："惊悸怔忡，取阳交、解溪勿误。"《针灸资生经》载："神门治惊悸少气，大陵主心下憺憺喜惊。"《玉龙赋》记载："心悸虚烦刺三里。"《针灸大成》载："百会主惊悸健忘。"《针灸大全》记载："心中虚弱，神思不安，取内关、百会、神门；心脏诸虚，怔忡惊悸，取内关、阴郄、心俞、通里。"《神应经》记载："心烦怔忡，鱼际。"

（二）现代经验

1. 选穴经验　现代治疗心悸取穴各医家虽有所不同，但可总结为俞募配穴、循经取穴、辨证取穴和对症选穴这四种方法。杨介宾认为透穴刺法既可精简用穴，又可扩大刺激面以增强针刺强度，或使针刺感应易于扩散传导，因而每使疗效倍增，故常使用内关透外关治疗心悸。治疗心包络经病之胸满心悸，喜笑不休，采用"原络配穴"或"主客配穴"的方法，取大陵原穴为主，配三焦经络穴外关为客；治疗心肾不交之心悸，取神门、三阴交、太溪以交通心肾，令阴阳协调，水火既济。石学敏治疗心悸以手少阴心经、厥阴心包经及脏腑俞募穴为主，根据不同兼症选用不同经络配穴，如心虚胆怯取心俞、巨阙、间使、神门、胆俞，善惊者，加大陵；自汗、气短甚者，加足三里、复溜等。

2. 治疗方法　陆瘦燕治病注重整体，治疗肾阴不足，离火妄动，宗气躁越，神气不宁所致心悸，乃用固本培元，补土宁神之法，取关元以培补本元，补足三里胃合以健脾胃，泻郄门、神门以安心神，泻内关宽胸兼以宁心，泻合谷、太冲以镇摄躁动之浮阳；治疗肝火扰心之心悸取行间、天枢用泻法，大都、中脘用补法，行提插补泻以实母虚子，泻南补北。李仲愚常用"神道八阵"治疗心悸等心血管疾病，选用五星三台杵或（和）七曜混元杵，用针头行杵针点叩法（8～10分钟），次予行杵针分理手法（5～10分钟），再用针柄行杵针运转手法（8～10分钟），其补泻手法随临床辨证虚实而定。程莘农治疗心神不宁之心悸选用心俞、胆俞：斜刺（0.5～0.7寸），巨阙：直刺（0.5～0.8）寸，神门、通里、内关、丘墟、丰隆：程氏三才法直刺人才，振颤催气，均平补平泻；治疗气血不足之心悸，选用心俞：斜刺（0.5～0.7寸），巨阙：直刺（0.5～0.8）寸，神门：程氏三才法直刺地才（0.5～0.8寸），振颤催气，内关：程氏三才法直刺地才（1～1.2寸），振颤催气，脾俞、胃俞：斜刺（0.5～0.7寸），足三里：程氏三才法直刺地才（1.5～2寸），均使用飞旋补法。贺普仁治疗心阳虚所致胸痛、心悸时使用火针刺激心俞、内关以及心前区等部位以壮心阳、益心气，缓解症状。治疗气血痹阻证之心悸则通调经脉，益气安神，取双侧内关以毫针刺，行捻转补法，每次治疗留针30分钟，隔日治疗1次。

三、临床研究进展

心悸是临床常见病症，对患者日常生活影响显著，但目前国内外针灸治疗本病的临床研究较少且缺乏设计严格的临床研究。本部分以心悸（心律失常）为例，介绍国内外相关的代表性临床研究。

（一）针灸治疗心悸文献数据挖掘

未检索到针灸治疗心悸的古代和现代文献数据挖掘研究结果。

（二）针灸治疗心悸的系统评价

韩国2011年发表了一篇针灸治疗心律失常的随机对照试验的系统评价，该评价收集了针灸治疗心律失常的10项临床试验，结果显示针灸是一种有效的治疗心律失常的有效手段。尽管缺乏严格的针刺研究试验，但本系统评价仍可说明当前证据级别下针刺治疗心律失常的疗效，并为未来的临床试验提供针刺干预的基本知识。然而，因为大多数的研究方法学质量较低，故该评价缺乏确凿的证据来支持针刺治疗心律失常的有效性。广州中医药大学2014年发表了一篇针刺治疗室上性心动过速有效性与安全性系统评价文章。该系统评价收集了5个研究包括323例病例，结果表明以针刺内关为主的针刺治疗室上性心动过速有效，未见不良反应报道。针刺治疗组较空白对照更能有效降低心率；临床有效率不管是近期疗效还是远期疗效，皆优于药物地尔硫䓬组；与心律平的即时效应无显著差异。目前证据提示针刺治疗室上速安全有效，但证据等级较低，结论论证强度有待提高。

（三）针灸治疗心悸的临床疗效研究

1. 诊断标准　目前针刺治疗心律失常的临床研究数量较少且质量欠佳，大部分研究报道缺失诊断标准内容，国内部分研究参照了第6版内科学和1994/2012年国家中医药管理局颁布的《中医病症诊断疗效标准》。

2. 干预和对照

（1）治疗组：目前开展的心悸疗效评价研究主要以解释性试验为主，重点关注针刺治疗心悸是否有效，研究中治疗组的方法以毫针刺为主，取穴多为手厥阴心包经、手少阴心经经穴及俞募穴。

（2）对照组：国内研究对照组多以抗心律失常的药物为主，如胺碘酮、普萘洛尔、美托洛尔片等；国外使用假针刺作为对照。

3. 观察指标

（1）主要疗效指标：房颤复发率、心电图疗效标准；中医证候疗效判断标准；中医单项症状评分方法；超声心动图；48小时动态心电图；临床症状改善情况等。

（2）次要疗效指标：一般项目，生活质量变化，安全性指标和VAS评分等。

4. 代表性研究结果　韩国庆熙大学2015年发表了一项电针治疗80例房颤患者的RCT临床研究，以比较针刺与假针刺防止房颤复发的疗效。结果显示如果在使用抗心律失常的药物时加入针刺疗法，可能会减低在持续性房颤患者使用电击复律恢复窦性心律后房颤的复发。广州中医药大学采用前瞻性随机对照研究方法，共纳入80例患者探析针刺双内关穴治疗快速性心律失常的即时疗效，结果显示治疗组中医症状总疗效与对照组相比有显著性差异。广州中医药大学进行的腹针治疗功能性室性早搏的随机对照研究，结果显示腹针治疗总有效率远高于对照组。

（四）针刺治疗心悸的卫生经济学研究

国内外尚无较全面的针刺治疗心悸研究领域的卫生经济学研究。

（五）针灸治疗心律失常的临床机制研究

现代研究认为针刺治疗心悸的临床机制包括以下三方面：①调节自主神经功能：心动过速时，针刺可以抑制交感神经活动或增强迷走神经张力；心动过缓时，针刺可以兴奋交感神经，调节心脏功能，针刺纠正心律失常。针刺改善心功能，增加冠脉血流量，以及激活垂体-肾上腺皮质系统的体液因子，亦可能在一定程度上协同对抗心律失常。有人认为，针刺治疗室上性早搏是通过调整肾上腺素能和胆碱能自主神经系统而实现的，并对心脏电生理有影响。抑制异位兴奋点的兴奋性，延长心脏动作电位的时限，针刺还可以激活Na^+-K^+-ATP（ATP）酶，使心肌复极均匀化，清除折返激动。②中枢机制：研究发现，延髓腹外侧区在刺激防御反应区引起的心血管反应中和在维持正常血压与心率中有重要作用，该区也是腓深神经传入冲动抑制刺激防御反应区诱发的心律失常升压反应与其他心血管反应的关键部位。③延长不应期：针刺能延长心室和心房的有效不应期与功能不应期，使心肌恢复兴奋性的时间延迟，避免过早搏动的发生，针刺还能降低心肌细胞动作电位的Vmax值，可减慢冲动的传导速度，使某些病理情况下产生的单向阻滞变为双向阻滞，从而中断折返激动。有人认为，针刺可以降低心耗氧量，使小静脉扩张，血流加速，改善心脏功能，并可降低心输出量，从而减慢心率或减少室早次数。

参 考 文 献

1. 梁繁荣．针灸学．北京：人民卫生出版社，2013.

2. 田德禄．中医内科学．北京：人民卫生出版社，2011.

3. 石学敏．针灸治疗学（供针灸类专业用）．上海：上海科学技术出版社，1998.

4. 谢新才，王桂玲．国医大师贺普仁．北京：中国医药科技出版社，2011.

5. 杨金生．国医大师程莘农．北京：中国医药科技出版社，2012.

6. 田代华（整理）．黄帝内经素问．北京：人民卫生出版社，2005.

7. 李柳骥，李志明，林毅．心律失常．北京：人民军医出版社，2012.

8. 杨介宾．杨介宾临床经验辑要．北京：中国医药科技出版社，2001.

9. 张永辉，陆鹏，刘敏，等．近10年针灸治疗心脏神经症的临床应用概况．针灸临床杂志，2014，2：

82-83.

10. 万冬梅. 针刺治疗心律失常机理的研究. 黑龙江中医药大学, 2008.

11. 邹敏. 针刺配合隔姜灸治疗心律失常疗效观察. 中国针灸, 2009, 11: 876-878.

12. 康学智, 夏莹. 针刺治疗心律失常等心脏疾病的临床与基础研究进展. 针刺研究, 2009, 6: 413-420.

13. 林右翎, 孙环宇, 李兰媛, 等. 透穴组方针刺互动法治疗心悸 30 例. 中国针灸, 2014, 10: 977-978.

14. 邹演梅. 腹针治疗功能性室性早搏的随机对照研究. 广州中医药大学, 2013.

15. 覃丽梅. 针灸治疗心律失常的研究进展. 针灸临床杂志, 2005, 2: 57-58.

16. 李志明. 心律失常现代中医文献的整理与研究. 北京中医药大学, 2007.

17. 程德纲. 心悸病证的古代文献研究与学术源流探讨. 北京中医药大学, 2005.

18. 魏明. 心悸病证的古今文献研究. 北京中医药大学, 2011.

19. 陈一鸣. 岭南医学流派对心悸病证治的思想研究. 广州中医药大学, 2011.

20. 黄琴峰, 吴绍德. 针灸学家陆瘦燕学术经验点滴. 上海针灸杂志, 1994, 3: 97-98.

21. 赵苗苗, 王蕾. 中西医结合治疗心律失常研究进展. 河南中医, 2015, (4): 720-722.

22. 唐波炎. 针刺内关穴治疗快速性心律失常的即时疗效观察. 广州中医药大学, 2010.

23. 马翮, 苏秀文. 中医治疗心悸（心律失常-室性早搏）72 例临床疗效观察. 中国医药指南, 2012, (17): 288-289.

24. Lomuscio A, Belletti S, Battezzati PM, et al. Efficacy of Acupuncture in Preventing Atrial Fibrillation-Recurrences After Electrical Cardioversion. Journal of Cardiovascular Electrophysiology, 2011, 22: 241-247.

25. Kim TH, Choi TY, Lee MS, et al. Acupuncture treatment for cardiac arrhythmias: A systematic review of randomized controlled trials. International Journal of Cardiology. 2011 Jun 2; 149 (2): 263-5.

26. 温万鑫, 李显生, 郭新峰, 等. 针刺治疗室上性心动过速有效性与安全性系统评价与 Meta 分析. 中国针灸, 2014, 11: 1146-1150.

27. Park J, Kim HS, Lee SM, et al. Acupuncture Antiarrhythmic Effects on Drug Refractory Persistent Atrial Fibrillation: Study Protocol for a Randomized, Controlled Trial. Evid Based Complement Alternat Med. 2015.

28. VanWormer AM, Lindquist R, Sendelbach SE, et al. The effects of acupuncture on cardiac arrhythmias: a literature review. Heart Lung. 2008 Nov-Dec; 37 (6): 425-31.

29. 杜元灏. 中国针灸交流通鉴（临床卷·下）. 西安: 西安交通大学出版社, 2012.

（黄银兰）

第五节 不 寐

　　不寐是以经常不能获得正常睡眠，睡眠时间、深度不足为特征的病证。轻者入睡困难，或寐而易醒，时寐时醒，或醒后不能再寐；重则彻夜不寐。《景岳全书》认为不寐的机制在于"神不安"。不寐常与饮食不节、情志失常、劳逸失调、病后体虚等因素有关。病位在心，与肝、脾、肾等脏腑功能失调密切相关。各种情志刺激及内伤因素导致火、痰等病理产物存留于体内，影响于心，使心神失养或心神被扰，心神不安，阴跷脉、阳跷脉功能失于平衡，而出现不寐。西医学中的神经衰弱、绝经前后诸症、焦虑性神经症、抑郁性神经症、慢性消化不良、贫血、动脉粥样硬化症等以不寐为主要临床表现时，可参照本节辨证论治。

一、辨治要点

（一）辨证要点

1. 辨证思路

（1）辨虚实：兼见心烦易怒，脘闷胁胀，口苦，多由肝火、脾胃不和所致，属实证；兼见头晕耳鸣，神疲乏力，心悸健忘，多由肾虚、胆虚、心脾亏虚所致，属虚证。

（2）辨脏腑：兼多梦易醒，心悸健忘，舌淡，苔薄白，脉细弱者为心脾两虚；兼心烦不寐，或时寐时醒，手足心热，颧红潮热，舌红，苔少，脉细数者为心肾不交；兼夜寐多梦，易惊善恐，舌淡，苔薄，脉弦细者为心胆气虚；兼难以入睡，急躁易怒，舌红，苔黄，脉弦数者为肝火扰神；兼眠而不安，胸闷脘痞，舌红，苔黄腻，脉滑数者为脾胃不和。

2. 病症鉴别　不寐应与一时性失眠、生理性少寐、他病痛苦引起的失眠相区别。不寐是指单纯以失眠为主症，表现为持续的、严重的睡眠困难。若因一时性情志影响或生活环境改变引起的暂时性失眠不属病态。至于老年人少寐早醒，亦多属生理状态。若因其他疾病痛苦引起失眠者，则应以祛除有关病因为主。

（二）治疗

1. 治则治法　宁心安神，舒脑安眠。取手少阴、足太阴经穴及督脉穴为主。

2. 处方

（1）主穴：神门、三阴交、百会、安眠、照海、申脉。

（2）配穴：心脾两虚配心俞、脾俞；心肾不交配太溪、肾俞；心胆气虚配心俞、胆俞；肝火扰神配行间、侠溪；脾胃不和配足三里、内关。健忘配四神聪；多梦配大陵。

3. 刺灸法　毫针平补平泻，照海用补法，申脉用泻法。配穴则虚补实泻。心胆气虚者可配合灸法。亦可用皮内针、耳针、推拿及刮痧等方法治疗。

4. 临证要旨　针灸治疗不寐效果明显，疗效确切，治疗时间以下午和晚上为宜。古代医家治疗不寐，多取足太阴脾经下肢部和足太阳膀胱经背部腧穴，针灸并用，针法上多用补法。在针灸治疗的同时，患者应忌暴饮、忌浓茶、节肥甘，合理安排作息时间并适当进行体育锻炼。

二、临床经验集锦

（一）古代经验

不寐最早见于《阴阳十一脉灸经》和《足臂十一脉灸经》，称为"不卧"、"不得卧"。"不寐"病名首见于《难经》。在古代文献中还有"不能眠"、"目不瞑"、"失眠"、"无眠"、"不得睡"、"少睡"、"不睡"、"艰寐"等称呼。《难经》记载本病："老人卧而不寐，少壮寐而不寤者，何也……老人血气衰，肌肉不滑，荣卫之道涩，故昼日不能精，夜不能寐也。"《灵枢·经脉》中脾所生病者明确记载本病。

1. 辨证选穴　《灵枢·口问》载："阳气尽，阴气盛则目瞑，引起目瞑，阴气尽，而阳气盛，则寤矣。泻足少阴，补足太阳。"《针灸甲乙经·目不得眠不得视及多卧卧不安不得偃卧肉苟诸息有音及喘》记载："惊不得眠，善龄水气上下五脏游气也，三阴交主之。不得卧，浮郄主之。"《针灸集成·心胸》记载"心热不寐：解溪、泻，涌泉、补，立愈。"

2. 对症治疗 《针灸甲乙经》记载："隐白、天府、阴陵泉，治不得卧。"又：厉兑、隐白均治"足胫寒，不得卧"。太白治疗"热病满闷不得卧"。《备急千金要方》："阴交、气海、大巨主惊不得卧。"《针灸聚英》载："不得卧兮治太渊，公孙隐白阴陵泉，并治三阴交穴上，通宵得寝期安然。"《针灸大成》载："不得卧：太渊、公孙、隐白、肺俞、阴陵泉、三阴交。"《医宗金鉴》载："胆俞主灸胁满呕，惊悸卧睡不能安。"

(二) 现代经验

1. 选穴经验 杨甲三将不寐分为心脾不足、阴亏火旺和痰湿积淤三型，心脾不足方用脾俞、太白、心俞、神门、三阴交，胸脘痞满加期门、中脘；阴亏火旺型方用神门、内关、百会和三阴交；痰湿积淤型方用足三里、中脘、合谷和神门。石学敏治疗不寐分为五型，心肾不交用神门、肾俞、心俞和三阴交；心脾不足用神门、脾俞、足三里和三阴交；肝胆火旺用神门、三阴交、肝俞、合谷和太冲；痰火郁滞用神门、丰隆、太冲和行间；气滞血瘀用神门、膈俞、肝俞、气海、四神聪和三阴交；胃气不和用神门、足三里、胃俞、脾俞、气海和中脘。贺普仁以补虚祛邪，交通阴阳为治则，依照辨证不同，分别选用心俞、肾俞、照海、中脘、内关等穴。

2. 针灸方法 承淡安治疗不寐选用太渊针入2~3分，留捻1分钟。公孙针入4~5分，留捻2分钟。隐白针入1分，留捻1分钟。肺俞针入3分，留捻1分钟。阴陵泉针入3~4分，留捻2分钟。三阴交针入3分，留捻2分钟。杨介宾治疗不寐以疏肝解郁，宁心安神为治则，方用百会、风池、心俞、神门、三阴交和四神聪、安眠、肝俞、通里、太溪，2组处方，循经远近相伍，每日1次，每次1组，交换治疗。用28号毫针，取双侧平补平泻中等刺激，得气后留针30分钟，留针过程中，每5分钟提插捻转促气1次，以加强针感传导。心俞、肝俞针后加拔火罐，留罐15分钟，以局部潮红为度。睡前2小时治疗，效果更佳。田从豁治疗失眠重视辨别虚实，用2个处方，处方一：百会、神庭、印堂、神门、巨阙、三阴交，安眠，处方二：大椎、心俞、膈俞、脾俞、肾俞、肝俞。2组处方可交替使用也可以一方为主，一方为辅灵活选用，处方一镇静功能强于处方二。虚证手法轻，以补法为主，留针时间宜长，隔日针刺或一周两次针刺。实证者配合大椎、心俞放血，放血采用三棱针点刺，刺后于局部拔罐以利出血，放血量以2~3毫升为宜，放血每周1~2次，不可每日放血。针刺后可用艾条于穴位局部悬灸，每次灸15~20分钟，令患者感到穴位处有温热感为宜。

三、临床研究进展

不寐是临床常见病症，发病率高，对患者的日常生活影响显著。失眠的治疗现状是方法多，指南少，目前国内只有失眠诊治专家共识。本部分将以不寐为例介绍国内外相关的代表性针灸临床研究。

(一) 针灸治疗不寐文献数据挖掘

运用数据挖掘系统分析近10年针灸治疗失眠的临床文献发现，针灸治疗失眠使用频次最高的穴位为神门，督脉穴位选用最多，常用穴位分布在头面颈项部，重视局部选穴和远道取穴相配合，特定穴中交会穴的使用占优势；关联规则分析显示穴位间相关性最高的是太溪-四神聪-神门；最后通过聚类分析得出 6 个有效聚类群和核心穴对 10 对，为针灸治疗失眠提供了临床思路。另一项数据挖掘分析现代针灸治疗失眠的研究显示毫针刺法是针灸治疗失眠的主要技术，宁心安神、调和阴阳是针灸治疗失眠的主要治则；循经取穴与局部取穴并重，本经配穴和上下配穴并举；高度重视特定穴的运用；辨证以脏腑辨证为主；特定穴应用以输穴、原穴、八脉交会穴和背俞穴为主。

（二）针灸治疗不寐的系统评价

香港大学 2012 年在 Cochrane 协作网发表了针刺治疗失眠的系统评价，该系统评价收集了 33 项针刺治疗失眠的临床试验，共纳入 2293 例失眠患者，结果显示与假针刺或无治疗比较，针刺可以提高大部分患者的睡眠质量，但在敏感性分析中假设脱失较严重时针刺治疗失眠的效果则不确定；与其他方法单独治疗失眠比较，针刺作为其他方法的辅助手段可能会有限地提高失眠患者的睡眠质量；亚组分析中，只有针刺而不是电针显示出疗效。由于低方法学质量、高异质性和发表偏倚，目前的证据不支持或反对针刺治疗失眠，尚需大样本的高质量临床试验来验证。

（三）针刺治疗不寐的临床疗效研究

1. 诊断标准　国外开展的针刺治疗不寐症的诊断标准选用美国精神科协会所制定的《精神障碍诊断和统计手册》（第 4 版），国内的临床试验亦常用此标准，也参考 2012 年国家中医药管理局颁布的《中医病证诊断疗效标准》和《中国精神障碍分类与诊断标准》（ccMD232R）。

2. 干预和治疗

（1）治疗组：研究中治疗组的选择以单纯毫针刺为主，取穴方法以辨证取穴、循经取穴和安眠穴位为主。亦有选择观察耳穴、皮内针等方法治疗不寐的临床研究。

（2）对照组：目前开展的不寐疗效评价研究主要以解释性试验为主，重点关注针灸治疗不寐是否有效，常选用假针刺、非穴浅刺作为安慰剂对照，也有选择对不寐治疗作用很小或无效的穴位作为对照的方法。在以阳性药物为对照的试验中，主要以舒乐安定、艾司唑仑、安定片等作对照，以比较针灸治疗是否优于阳性药物或与阳性药物疗效相当。

3. 观察指标

（1）主要疗效指标：生活质量、睡眠质量评分量表（匹兹堡睡眠质量指数），注意力集中测试，白天功能评分量表（斯坦福嗜睡量表、爱泼沃斯嗜睡量表）。

（2）次要疗效指标：睡眠损害量表、睡眠个人信念和态度量表、Beck 抑郁量表、焦虑程度等。

4. 代表性研究结果　国际上近年来发表的针刺治疗不寐的大样本临床 RCT 文章较少，韩国庆熙大学 2009 年发表了一项皮内针治疗卒中后失眠的双盲随机对照研究，共纳入 52 例患者，结果显示皮内针针刺神门和内关可以降低交感神经的兴奋性，是有效的治疗卒中后失眠的方法。首都医科大学做的一项随机、单盲、安慰对照的临床研究，共纳入 180 例原发性失眠患者，观察针刺提高原发性失眠患者睡眠质量和日间功能。结果显示与安慰针刺和艾司唑仑对比，针刺能显著改善睡眠质量和日间功能。湖南中医药大学做的一项针刺治疗不寐的临床研究，对比肝胆俞募穴与常规取穴治疗失眠的临床疗效，结果显示针刺肝胆俞募穴为主治疗不寐在改善睡眠质量方面疗效明显，并能有效地改善患者抑郁和焦虑状态，其作用比常规取穴更明显，有较大的临床运用价值。黑龙江中医药大学做的一项随机对照研究比较针刺与舒乐安定治疗不寐的临床研究，结果显示针刺治疗心肾不交型不寐患者，能延长睡眠时间，改善睡眠质量，在中医症状方面，具有显著的疗效。

（四）针刺治疗不寐的卫生经济学研究

目前尚无针灸治疗不寐的卫生经济学评价研究。

（五）针灸治疗不寐的临床机制研究

针灸治疗失眠的西医学机制有以下几点：①改善脑血供：刺激头部穴位，可调节大脑血液循环，改善大脑血供，缓解头昏、头痛、多梦等症状；同时能刺激大脑皮质，抑制大脑异常放电，使人体达到真正的放松状态而进入睡眠。②改善睡眠节律及睡眠质量：滚针对失眠-觉醒周期具有良好的整体双重调节性，大面积背部的物理刺激，可能有效调整了紊乱的自主神经功能及体表的微循环系统，并激发了相应的内脏调控神经，通过神经、体液调节作用达到治疗目的。③延长睡眠时间：耳压治疗有较好的协同作用和明显的叠加效应，针刺通过经络传入途径作用于中枢，而磁珠本身通过磁刺激耳穴具有调剂中枢神经功能的作用，磁场作用于穴位时，刺激可由神经传入到大脑，再由大脑来调节人体局部或全身，而磁场有促进入眠、延长睡眠时间等镇静作用。

参 考 文 献

1. 丰芬，阎博华，安雪梅，等．针灸治疗失眠临床经验总结．辽宁中医药大学学报，2012，14（06）：105-106.

2. 任珊，孙伟霞，高希言，等．针刺治疗失眠经验探讨．河南中医学报，2008，23（3）：49-50.

3. 阮步青．阮氏针刺法治疗失眠症临床经验．中国针灸，2013，33（7）：645-647.

4. 张绍华．符文彬．针灸治疗失眠经验．中医杂志，2011，52（19）：1692-1693.

5. 李黄彤，黄泳，陈麟，等．薄氏腹针治疗慢性失眠症62例疗效观察．河北中医，2010，32（4）：558-559.

6. 张璞璘，高希言．针刺四神聪穴治疗失眠的多中心随机对照研究．中医杂志，2008，49（8）：712-714.

7. 韩东岳，周丹，蒋海琳，等．王富春教授治疗失眠经验．中华针灸电子杂志，2014，3（3）：5-7.

8. 李滋平．针刺百会、神庭穴为主治疗失眠症110例临床观察．针灸临床杂志，2006，22，（9）：38-39.

9. 黄凯裕，梁爽，许岳亭，等．基于数据挖掘的针灸治疗失眠的选穴规律分析．中国针灸学会临床分会2014年年会暨第二十一次全国针灸临床学术研讨会论文集：139-143.

10. Cheuk DKL，Yeung W-F，Chung K，et al．Acupuncture for insomnia. Cochrane Database of Systematic Reviews 2012，9：CD005472.

11. Hachul H，Garcia TK，Maciel AL，et al．Acupuncture improves sleep in postmenopause in a randomized，double-blind，placebo-controlled study. Climacteric. 2013，16（1）：36-40.

（黄银兰）

第六节　哮　　喘

哮喘是以突然发作的呼吸急促，喉间哮鸣，甚则张口抬肩，不能平卧为主要表现的反复发作性疾患。哮与喘都有呼吸急促的表现，而"哮"以呼吸急促，喉间有哮鸣音为特征；"喘"以呼吸困难，甚者张口抬肩为特征。临床所见哮必兼喘，喘未必兼哮。哮喘的发生常与外邪、饮食、情志、体虚等因素有关，病理因素以痰为根本。病位在肺，与脾肾关系密切。其发生多为痰饮伏肺，每因外邪侵袭、饮食不当、情志刺激、体虚劳倦等诱因引动而触发，以致痰壅气道，肺气宣降功能失常。哮喘多见于西医学的支气管哮喘、慢性喘息性支气管炎、肺炎、肺气肿、心源性哮喘等疾病之中。

一、辨治要点

(一) 辨证要点

1. 辨证思路　临床主要根据喘息状况、全身兼症，结合病程、病因等进行辨证。

主症：呼吸急促，喉中哮鸣，甚则张口抬肩，鼻翼煽动，不能平卧。

(1) 辨虚实：实证病程短，或当发作期，表现为哮喘声高气粗，呼吸深长有余，呼出为快，体质较强，脉象有力。虚证病程长，反复发作或当缓解期，表现为哮喘声低气怯，气息短促，呼吸为快，体质虚弱，脉弱无力。

(2) 实喘辨外感内伤，虚喘辨病变脏器：外感者起病急，病程短，多有表证；内伤者病程久，反复发作，无表证。

(3) 辨兼症：喉中哮鸣如水鸡声，痰多，色白，稀薄或多泡沫，常伴风寒表证，苔薄白而滑，脉浮紧者为风寒外袭；喉中痰鸣如吼，胸高气粗，痰色黄或白，黏着稠厚，伴口渴，便秘，舌红，苔黄腻，脉滑数者为痰热阻肺；喘促气短，动则加剧，喉中痰鸣，痰稀，神疲，汗出，舌淡，苔白，脉细弱者为肺气虚；气息短促，呼多吸少，动则喘甚，耳鸣，腰膝酸软，舌淡，苔薄白，脉沉细者为肾气虚。

2. 病症鉴别　哮喘需与心源性哮喘鉴别，可从症状与体征、发病史、发病特点、理化检查及与西医疾病的关系等方面加以鉴别。心源性哮喘常见于左心心力衰竭，发作时的症状与哮喘相似，但心源性哮喘多有高血压、冠状动脉粥样硬化性心脏病、风心病和二尖瓣狭窄等病史和体征。胸部 X 线检查、心脏 B 超和心功能检查有助于鉴别。

(二) 治疗要点

1. 实喘其治在肺，重在祛邪理气；虚喘其治在肾，重在扶正培元。实喘病情的发展，往往与正虚有关，虚喘病情的加重，也常因复感外邪，因此虚实夹杂的情况亦很常见，临证时应根据标本缓急辨证施治。

2. 处方

(1) 实证

治法：祛邪肃肺，化痰平喘。取手太阴肺经穴及相应背俞穴为主。

主穴：列缺、尺泽、肺俞、中府、定喘。

配穴：风寒外袭配风门、合谷；痰热阻肺配丰隆、曲池；喘甚者配天突。

刺灸法：毫针泻法，风寒者可加灸。痰热阻肺者定喘穴用刺络拔罐法，配穴用泻法操作。

(2) 虚证

治法：补益肺肾，止哮平喘。取相应背俞穴及手太阴、足少阴经穴为主。

主穴：肺俞、膏肓、肾俞、太渊、太溪、足三里、定喘。

配穴：肺气虚配气海、膻中；肾气虚配阴谷、关元。

刺灸法：毫针补法。可酌用灸法或拔罐。

4. 临证要旨　针灸从缓解期和发作期两个阶段防治本病已被大量文献所证实，可明显缓解其发作频率和严重程度。多数研究认为针刺对急性期哮喘疗效较佳，灸法对缓解期疗效更好；寒哮针灸疗效优于热哮；病程越短、患者年龄越小、疗效越好；反之，疗效较差。针灸治疗的主要适应证可能以轻度哮喘为主。本病患者冬季发作较重而夏季较轻，故古人提出"冬病夏治"的治喘方法，且临床实践也已证明在夏季针灸确有显著疗效。另外，缓解期可配合埋线疗法效果更佳。

二、临床经验集锦

（一）古代经验

哮喘一证早在《内经》中就有很多记载，隋《诸病源候论·上气鸣息候》中进一步阐述了发生气喘的病因病机，元代朱丹溪在《丹溪心法》中首创哮喘病名，将"哮喘"作为独立的病名成篇，并提出"未发以扶正为主，既发以攻邪气为急"的治疗法则，此论一直为后世医家所宗。针灸治疗哮喘，最早见于《内经》，如《素问·骨空论》："其上气有音者，治其喉中央，在缺盆中者。"《针灸甲乙经·邪在肺五脏六腑受病发咳逆上气》篇中，提出治咳逆上气的常用腧穴已达25个之多，以后历代针灸著作均记载甚丰。

1. 循经取穴、分部取穴和辨证取穴　循经取穴以任脉、膀胱经、肺经、胃经和肾经等穴位为主，如《灵枢·经脉》中肺经的"是动病"及"所生病"都有哮喘之征，常用太渊、中府、列缺、云门、尺泽、经渠等穴。分部取穴多取胸脘部、上背部、前臂阴面和小腿足三里等胃经穴为主。如《圣济总录》记载："诸咳而喘息有音，甚则唾血者，太渊主之，浮肿则治在经渠。"《灵光赋》记载："吐血定喘补尺泽。"辨证治疗分为寒喘、热喘、虚喘和痰饮喘四型。寒喘取肺局部及相关经络之穴，热喘以取上部穴为多，如《素问·刺热》篇提及"热争则喘咳"，"刺手太阴、阳明，出血如大豆，立已"。虚喘多选有补益作用之穴，包括足三里、腹部穴及相应背俞穴等。痰饮喘多取与肺、脾（胃）相关部位及经络的腧穴，以祛痰化湿。如《玉龙歌》曰："吼喘之症嗽痰多，若用金针疾自和，俞府乳根一样刺，气喘风痰渐渐磨。"

2. 针法灸法　针刺方法包括刺压痛穴、久留针和补荥通俞等法。如《灵枢·五邪》中记载"邪在肺则病皮肤痛，寒热，上气喘"，"取之膺中外俞，背三椎之旁，以手疾按之，快然，乃刺之"。《针灸集成》曰："喘急，上星、合谷、太溪、大陵、列缺、下三里，久留针下其气。"《医学纲目》谓"肺热叶焦则肺喘鸣"，"补其荥鱼际，通其俞太渊，至秋病已"。古文献中用艾灸治疗本证的记载甚多，如《针灸大成》称灵台穴"今俗灸之，以治气喘不能卧，火到便愈，禁针"。古人还用放血疗法治疗邪入血分的哮喘，所取穴位多在指端、肘、腕或体表血络瘀滞明显处。如《千金要方》云"咳喘，曲泽出血立已"。

（二）现代经验

1. 选穴经验　杨甲三治疗哮喘以辨证论治为主，冷哮以助阳护卫培土为治则，方用太祖（经外奇穴，位在第六与第七颈椎之间）、大椎、身柱、肺俞、风门、中脘、丰隆、太渊。平时减中脘加脾俞。胃俞、肾俞均重灸。热哮以清肺通胃，降浊止哮为治则，方用肺俞、尺泽、天突、中脘、丰隆。实喘以清上实下为治则，方用鱼际、劳宫、少府、阴谷。虚喘以温固下元为治则，方用关元、三阴交、复溜、太渊、膻中。杨介宾治疗哮喘以宣肺止咳，降逆平喘为治则，方用天突、肺俞、中府、俞府、太渊和膻中、气海、风门、尺泽、丰隆2组处方，每日1次，每次1组，交换治疗。邱茂良针灸治疗哮喘，急性发作期宜解痉定喘，方用大椎、太渊、食中指本节后1寸（背侧）；有表证当表里同治，方用外关、合谷、风门、天突、尺泽、丰隆和肺俞、中府、尺泽、天突、足三里。因于寒宜温肺化痰，方用肺俞、风门、太渊、天突、膻中、气海、足三里和肺俞、脾俞、太渊、膻中、足三里。缓解期宜调补脾肾，方用肺俞、脾俞、肾俞和太渊、关元、足三里、三阴交，两组穴位交替使用，每日1次。邵经明根据哮病的发病机制，提出以针刺肺俞、大椎、风门为主防治哮病的方法，冠名以"三穴五针法"。三穴同用，在哮喘发作期，可使肺内气道阻力降低，哮喘即时得到缓解；用于缓解期治疗可使肺功能不断得到改善，以巩固远期疗效。

2. 治疗方法　承淡安治疗哮喘的特点在于灸法使用的非常多。冷哮灸灵台5～7壮、俞府、乳根各灸5壮，膻中、天突各灸3壮。虚喘灸关元数十壮、肾俞和足三里各灸十数壮。热哮天突针入5分，留捻2分钟。膻中针入2分，留捻2分钟。合谷针入4～5分，留捻1分钟。列缺针入2分，留捻2分钟。手三里针入4分，留捻2分钟。足三里针入5分，留捻2分钟。太冲针入2～3分，留捻2分钟。丰隆针入4分，留捻3分钟。实喘鱼际针入3分，留捻1分钟。阳溪针入3分，留捻1分钟。解溪、昆仑各针入3分，留捻1分钟。合谷针入5分，留捻2分钟。足三里针入8分，留捻2分钟。期门针入4分，留捻2分钟。乳根针入3分，留捻1分钟。司徒铃治疗哮喘发作期以宣肺、降气、平喘为治则，选肺俞、大椎、百劳穴用挑刺法，并用梅花针点刺颈背腰骶背俞穴区及颈前天突区皮部。缓解期刺大椎、肺俞以调畅肺气。贺普仁强调治疗哮喘其本在肺，方法以温通法为主，以中粗火针，用速刺法。其首选腧穴为肺俞，其次为定喘、大椎、曲垣、秉风等穴。

三、临床研究进展

针灸治疗哮喘，不仅具有良好的近期疗效，也有一定的远期效果，是目前我国防治哮喘的常用方法之一。本部分以支气管哮喘为例，介绍国内外相关的代表性临床研究。

(一) 针灸治疗哮喘文献数据挖掘

通过数据挖掘系统分析近现代期刊穴位敷贴治疗支气管哮喘的临床文献发现，穴位选择以肺俞穴为主穴，3组膀胱经和任脉腧穴配伍交替使用。第一组定喘、脾俞、肾俞，第二组膻中、天突、大椎，第三组心俞、膈俞、膏肓。

(二) 针灸治疗哮喘的系统评价

Cochrane协作网2009年发表了一项针刺干预慢性哮喘的系统评价。该系统评价收集了12项符合纳入标准的针刺治疗哮喘的临床试验研究，其中包含多种类型针刺和伪针刺方法、结果分析和不同的治疗时间点，由于试验报告和试验质量欠佳被认为影响结果的概括，显示目前没有充分的证据推荐针刺治疗哮喘。进一步的研究需要确定针刺的复杂性和不同类型。中国2014年发表了热敏灸治疗哮喘的系统评价，该系统评价纳入14项热敏灸治疗哮喘的RCT研究，结果显示热敏灸没有显示出比传统西药有优势的疗效，也许远期疗效比悬灸有优势。因为临床报道的RCT质量欠佳，此结论有待高质量RCT报道验证。

(三) 针刺治疗哮喘的临床疗效研究

1. 诊断标准　2014版全球哮喘防治创议（GINA2014）明确提出哮喘是一种异质性疾

病，以慢性气道炎症为特征，诊断哮喘必需检测肺功能，肺功能是哮喘诊断的金标准。国内临床研究常参照不同年代中华医学会呼吸病学分会哮喘学组制定的《支气管哮喘防治指南》。

2. 干预和对照

（1）治疗组：研究中治疗组的方法多样如穴位敷贴、灸法、埋针及毫针刺等，取穴多在胸背部，十四经脉中均有取穴。

（2）对照组：目前开展的哮喘的疗效评价研究主要以解释性试验为主，重点关注针灸治疗哮喘是否有效，国外多用假针刺和等待治疗作为对照。国内主要以抗哮喘药物为主做对照如喘康速气雾剂、万托林等。

3. 观察指标

（1）主要疗效指标：根据全球哮喘防治创议，哮喘治疗的目标是达到并维持临床控制（6项）。目前国内外研究中疗效评价主要以肺功能为主要评价指标，也有采用临床症状的控制作为评价指标。

（2）次要疗效指标：目前的研究主要以心率变异性检测和哮喘患者生活质量量表作为次要疗效指标。

4. 代表性研究结果 针刺治疗哮喘的临床 RCT 国内外报道较少，国外开展的针刺治疗哮喘的临床研究的样本量偏小，国内开展的临床研究报道质量欠佳。韩国 2010 年发表了一篇针刺治疗哮喘的 RCT 研究，45 例符合标准的哮喘患者随机分入针刺组、假针刺组和等待治疗组。三组都维持平喘药的使用。针刺组和假针刺组均每周治疗 3 次共 4 周，结果显示在肺功能方面平均呼气峰流速值（PEF）和最大呼气量（FEV）在三组间没有显著差异，针刺组在韩国成人哮喘患者生活质量量表（QLQAKA）和过度换气指数（TDI）两方面比等待治疗组明显改善，还需进一步大样本的 RCT 研究验证针刺在改善哮喘患者生活质量和临床症状的疗效。北京中医药大学东直门医院发表了一项从肺肠论治支气管哮喘的 RCT 研究，以评估肺经经穴和大肠经穴在哮喘治疗中的有效性和安全性，结果显示从肺、肠论治以及肺肠合治均有助于减轻哮喘患者大、小气道的阻塞程度，改善肺功能，从而达到平喘的目的。而对照组按需吸入万托林，只能暂时缓解症状，对患者的肺功能无明显改善作用。且肺肠合治的改善作用更明显，说明肺经穴与大肠经穴通过两经的表里络属关系具有协同作用。

（四）针刺治疗哮喘的卫生经济学研究

德国 2014 年对 306 例接受针刺治疗的过敏性哮喘患者进行了成本分析，两组在接受免费常规治疗的基础上，159 例患者接受针刺治疗，147 例接受等待治疗，通过分析法定医疗保险信息和标准问卷发现，针刺治疗组与对照组相比，有显著的成本差异，但按照质量调整寿命年（quality adjusted life year，QALY）比较针刺治疗有明显的治疗效果，因此从患者生活质量的角度出发认为针刺是一种有效且划算的辅助治疗方法。国内目前尚无针刺治疗哮喘研究领域的卫生经济学研究，这是今后针刺治疗哮喘临床研究努力的方向之一。

（五）针灸治疗哮喘的临床机制研究

针灸治疗哮喘的环节，包括与慢性气道炎症有关的病理过程、变态反应、免疫调节及自主神经调节等，其作用机制是通过多水平、多环节、多途径及双向调节等途径来完成的。针灸治疗哮喘的关键环节可能包括以下五个方面。①对肺功能的影响：研究表明，针刺后哮喘患者的肺功能出现明显改善，可降低支气管高反应性（BHR）。患者深吸气量、补呼气量、肺活量和最大通气量增加，呼气流量加快，1秒、2秒和3秒用力呼气容积占用力肺活量比值增加。②减轻或抑制气道重塑：针刺能减轻嗜酸性粒细胞（EOS）在气道的浸润，从而可减少嗜酸性粒细胞阳离子蛋白（ECP）的释放，抑制气道重塑。③解除支气管痉挛：针刺能明显降低哮喘患者血清嗜酸性粒细胞水平。针刺治疗后白三烯D4对白细胞黏附可产生显著的抑制作用，并可降低过敏性哮喘患者的血液组胺量，改善支气管平滑肌的功能。④针灸对支气管哮喘血清抗原—特异性IgE，IgG，IL-4，淋巴细胞转化率，及对淋巴细胞亚群功能的改变有重要意义。提示针灸对过敏性哮喘患者IgE介导肥大细胞脱颗粒引起的速发型变态反应和对过敏性哮喘患者黏膜SIgA免疫高反应状态有明显抑制作用。哮喘病患者常伴有干扰素产生或释放能力降低。针刺可提高患者体内干扰素水平。针刺可使患者血清增高的IL-5水平明显降低，对IL-5的抑制作用，可能是其治疗哮喘的作用机制之一。⑤整体调节：针刺治疗哮喘，可能通过对机体的整体调节作用，促进慢性气道炎症病理过程的改善，减少抗哮喘药物的应用剂量，改善肺功能，增加机体抗病能力，减少哮喘的发作。

参考文献

1. 邱茂良．中国针灸治疗学．南京：江苏科学技术出版社，2009.
2. 杜元灏．中国针灸交流通鉴 临床卷·下．西安：西安交通大学出版社，2012.
3. 贺普仁．贺普仁针灸三通法．北京：科学出版社，2014.
4. McCarney RW，Brinkhaus B，Lasserson TJ，et al. Acupuncture for chronic asthma. Cochrane Database of Systematic Reviews 1999，（1）：CD000008.
5. Xiong J，Liu Z，Chen R，et al. Effectiveness and safety of heat-sensitive moxibustion on bronchial asthma：a meta-analysis of randomized control trials. J Tradit Chin Med. 2014 ，34（4）：392-400.
6. 杨金生．国医大师程莘农．北京：中国医药科技出版社，2012.
7. 朱世增．陆瘦燕论针灸．上海：上海中医药大学出版社，2009.
8. 杨介宾．杨介宾临床经验辑要．北京：中国医药科技出版社，2001.
9. Linde K，Allais G，Brinkhaus B，et al. Acupuncture for migraine prophylaxis. Cochrane Database Syst Rev，2009，（1）：CD001218.

（黄银兰）

第七节 胃 痛

胃痛，又称"胃脘痛"、"胃心痛"、"心下痛"，是指上腹胃脘部近心窝处疼痛为主症的病证。多兼有胃脘部痞满、胀闷、嗳气、吐酸、纳呆、胁胀、腹胀、吐血、黑便、呕吐、腹痛等消化系统症状。胃主受纳腐熟，为后天之本，足阳明胃经之主。寒邪犯胃，凝滞不散阻碍气机；或饮食不节，胃气壅滞不通；或情志所伤，肝气横逆犯胃；或瘀血阻滞胃络；或湿热中阻；或脾胃虚弱，气机不畅等原因，皆可导致胃失和降，气机"不通"或"不荣"则痛。胃痛常见于西医学的功能性消化不良、急慢性胃炎、消化性溃疡、胃痉挛、胃下垂等。

一、辨治要点

（一）辨证要点

1. 辨证思路　临床应重点分辨实证、虚证两种胃痛，再进一步辨虚实的类别。

（1）辨虚实证：实证，上腹胃脘部疼痛剧烈，痛处拒按，饥饿时痛减缓，纳后痛增。虚证，胃脘部隐隐疼痛，痛处喜按，空腹痛甚，纳后痛减。

（2）辨兼证：兼得温则减，遇寒加重，为寒邪犯胃；兼嗳腐吐酸，嘈杂不舒，呕吐或矢气后痛减，为饮食停胃；兼痛连胁肋，嗳气频频，吐酸，情志不畅，为肝气犯胃；兼刺痛，故定不移，痛处拒按，疼痛持久，为瘀阻胃络；兼痛势急迫，胃闷灼热，口苦口干，为湿热中阻；兼神疲乏力，四肢倦怠，为脾胃虚寒；兼胃脘灼热隐痛，饥而不欲饮食，口燥咽干，五心烦热，消瘦乏力，为胃阴不足。

2. 病症鉴别　胃痛主要与真心痛相鉴别，可从症状与体征、病机、发病特点、理化检查及与西医疾病的关系等方面加以鉴别。真心痛常见于心绞痛、急性心肌梗死等导致的胸部疼痛，发作突然，疼痛剧烈，多为刺痛，痛引肩背，常伴心悸气短，汗出肢冷，病情危急，若抢救不及时，常可危及生命，正如《灵枢·厥论》载："真心痛手足青至节，心痛甚，旦发夕死，夕发旦死。"心电图、心脏彩超检查、冠脉造影等可初步判断。

（二）治疗要点

1. 治则治法　通络理气、和胃止痛；以局部取穴，循足阳明、任脉、手厥阴经穴及俞募穴为主，配以辨证和对症取穴。

2. 处方

（1）主穴：足三里、中脘、内关。

（2）配穴：寒邪犯胃加胃俞、神阙；饮食伤胃加天枢、梁门；肝气犯胃加太冲、期门；瘀阻胃络加膈俞、郄门；湿热中阻加丰隆、阴陵泉；脾胃虚寒加脾俞、胃俞、关元、神阙；胃阴不足加三阴交、太溪、内庭。呃逆甚加膈俞、膻中，胁痛明显加阳陵泉。

3. 操作　急性胃痛针刺宜用泻法，刺激强度可稍大；慢性胃痛依据疾病采用补法或泻法，中强度刺激；点刺出血用于瘀血阻络或者久病入络者；灸法用于寒性胃痛和久病虚证胃痛，常用温针灸、隔物灸、雷火灸和药线灸等，常灸足三里、关元，隔姜或附子饼或隔盐灸神阙。亦常采用穴位注射、穴位埋线、电针等。

4. 临证要旨　针灸治疗胃痛的疗效与引起胃痛的病因关系密切，其中以非器质性病变疗效最好，可首选针灸或单用针灸疗法，治疗时间以上午为宜。对胃溃疡出血、穿孔引起的胃痛，应谨慎处理，及时采用外科手术治疗，以免耽误病情。胃脘部疼痛常和肝胆胰疾病疼痛类似，胃痛常建议做胃镜或者 B 超检测，明确病因治疗。器质性疾病常病程较长，常配合药物等综合治疗。胃痛需注意饮食规律，控制酒精、辛辣等食物摄入。

二、临床经验集锦

（一）古代经验

胃痛病名最早见于《阴阳十一脉灸经》，在古代文献还有胃脘痛、心下痛、上腹痛、脐上痛、胸下痛等称呼。《内经》明确提出该病的治疗穴位，此后至清末，针灸治疗本病证文献近百条。

1. 循经选穴　多条经络直接或间接循行于胃，古代多选胃经、脾经、任脉、膀胱经、肾经、肝经、心包经等相关穴位。胃脘痛与脾、胃的关系最为密切，所以古人多取脾、胃经穴予以治疗，《灵枢·经脉》中脾经的"是动病"和"所生病"，即分别有"胃脘痛"和"心下急痛"之证，常用穴为公孙、商丘、大都、太白及足三里、乳根等，如《灵枢·邪气藏府病形》记载"胃脘当心而痛……取之三里"，《类经图翼》："中脘：凡脾冷不可忍，心下胀满，饮食不进不化，气结疼痛雷鸣者，皆宜灸之，此为府会，故凡府病者当治之。"《类经图翼》取巨阙，配大都等穴，治疗"胃心痛，腹胀胸满，或蛔结痛甚，蛔心痛"，《标幽赋》云："脾痛胃疼，泻公孙而立愈。"《灵枢·厥病》曰："胃心痛也，取之大都、太白。"任脉循行于胸腹正中，经胃脘部，胃脘痛又常与正气亏乏、奔豚气上相关，故又多取小腹部任脉穴以补虚调气，常用穴为中脘、气海、关元、下脘、巨阙等；膀胱经穴之背俞穴，与胃之经气输注密切，常用穴为膈俞、胃俞、脾俞、肾俞等；肾经、肝经循行于胸腹部，与胃脘部关系也很密切，且肝木、肾阳也影响着脾胃功能，常用穴为水泉、阴谷、幽门及太冲、章门、期门等，如《千金要方》取"水泉、照海"，治疗"心下痛"；心包与胃相邻，心包经可治疗胃痛，如《针灸大全》记载内关主治"胁肋下疼，心脘刺痛"。

2. 对症选穴　胃冷痛多选天枢、公孙、足三里、膈俞、气海等散寒温中，如《针灸甲乙经》载天枢主治"冬日重感于寒则泄，当脐而痛，肠胃间游气切痛"；《循经考穴编》记载公孙主治"膈胁冷气相乘，胃脾疼痛"；《周氏经络》记载足三里主治"胸胃内寒冷而疼"；《类经图翼》记载膈俞主治"膈胃寒痰暴痛"；《名医类案》载："滑伯仁治一妇，病寒为疝，自脐下上至心，皆胀满攻痛，而胁疼尤甚……此由寒在下焦，宜亟攻其下，毋攻其上，为灸章门、气海、中脘，服元胡桂椒。"胃热痛多选远道五输穴为多，常选公孙、厉兑、脾俞等，如《千金要方》记载公孙主治"实则胃热，热则腹中切痛"；《循经考穴编》记载厉兑主治"胃中积热，胃脘疼痛，便结便血"；《针灸甲乙经》记载脾俞主治"热引胃痛"。虚痛常选脾、胃、任脉经穴，如《类经图翼》云："商丘：脾虚腹胀，胃脘痛，可灸七壮。"《周氏经络》记载足三里主治"凡五劳七伤……胸胃内寒冷而疼"；《太乙神针》记载气海主治"脏气虚惫，真气不足"之"心脐下冷痛"。气郁痛，可有气聚、气逆、气上、气攻痛等症状，多选胸脘、小腹部穴及相应背俞穴，如《针灸集书》云："章门、气海、期门、关元、中极、中府、四满、阴交、石门、天枢、中脘、气穴，以上穴并治奔豚气，上腹痛。"食积痛多选脾、胃经及胃脘部穴，如《类经图翼》记载下脘主治"脐上厥气坚痛，腹胀满，寒谷不化"；《针灸大全》记载公孙配解溪、太仓、三里，治疗"胃脘停食，疼刺不已"。水湿痰痛多选与脾、胃相关的穴位，如《类经图翼》记载膈俞主治"膈胃寒痰暴痛"；《循经考穴编》记载内庭主治"胃口疼，停痰积冷"；《针经指南》记载内关主治"水膈并心下痞痛（脾胃）"。总之，对于各型胃痛，以脾胃相关穴为主，包括循经局部及远端穴，以及脾胃的背俞穴、八脉交会穴等。对于寒痛、虚痛、气痛，多取小腹部穴气海、关元、中极等；对于热痛，则常选四肢部的五输穴等。

（二）现代经验

1. 选穴经验　郭诚杰取中脘、梁门(双)、梁丘(双)、足三里(双)、太冲(双)、行间(双)、内庭(双)治疗肝气犯胃型胃脘痛。郑魁山治疗脾胃虚寒中气下陷型胃痛取上脘、中脘、内关、足三里。张缙治疗胃阴疼痛取中脘、建里、足三里(双)、三阴交(双)。魏稼治疗脾胃气虚、肝胃不和型胃痛采用太冲、期门、三阴交、足三里、胃俞、脾俞等。

2. 治疗方法 张缙中脘采用搓针得气，飞法取凉，建里捻转得气，足三里、三阴交采用捻转得气，闭其下气，行青龙摆尾配循摄法使针感上传过膝。魏稼治疗脾胃气虚、肝胃不和型胃痛四肢穴用"迎随补泻"中的"随补法"，顺经络循行方向针刺，痛甚者加"饿马摇铃"法，两指夹针柄持续运动，左右摇摆针柄约 10 分钟，10 分钟后再加行 1 次，如此 20 余次。

三、临床研究进展

胃痛为临床常见症状，多种急慢性胃部功能性、器质性疾病皆可发生，发病率较高，严重影响患者生活质量。功能性消化不良表现胃痛、胃胀等，目前尚无有效的药物治疗，本部分以功能性消化不良为例，介绍国内外相关的代表性研究。

（一）针灸治疗功能性消化不良的文献数据挖掘

通过对古今临床文献数据挖掘发现，古代针灸治疗功能类似性消化不良症状（"胃脘痛"、"痞满"、"胃痞"、"痞症"等）穴位频次排列前 10 位的依次降序为足三里、中脘、脾俞、公孙、胃俞、内关、膈俞、水分、太白、内庭，其中胃俞、内关、膈俞、水分的使用频次相同。古代重视特定穴的使用，73% 的穴位均为特定穴。检索 1970 年至 2007 年 3 月现代针灸临床处方数据挖掘发现，针灸治疗功能性消化不良症状的穴位频次依次降序为足三里、中脘、内关、胃俞、天枢、太冲、脾俞、上巨虚、下巨虚、梁丘等，以循经取穴为主，注重特定穴的使用。

（二）针灸治疗功能性消化不良的系统评价

2014 年 Cochrane 协作网发表了针灸治疗功能性消化不良的系统评价，文献共纳入 7 项研究共 542 例患者。其中 4 项研究为针灸（手针或者电针）与西药对照（西沙比利、多潘立酮、伊托必利），结果显示在改善功能性消化不良的症状积分以及发作次数上二者无显著性差异。3 项研究为针灸与假针灸的对比试验，结果显示针灸在尼克残疾指数（Neck Disability Index，NDI）、简明健康量表（36-Item Short Form Health Survey，SF-36）、自我评价焦虑量表（Self-Rating Anxiety Scale，SAS），自我评价抑郁量表（Self-Rating Depression Scale，SDS）改善程度，在定性、定量综合分析均优于假针灸干预。在副作用报道方面，1 项研究显示针灸比药物副作用小，针灸与假针灸副作用无统计学差异。

（三）针灸治疗功能性消化不良的临床疗效研究

1. 诊断标准 目前国际上主要采用罗马Ⅱ或者罗马Ⅲ标准，国内诊断标准主要依据中华医学会 2007 年制定的《中国消化不良诊治指南》。

2. 干预和对照

（1）治疗组：研究中治疗组的常选择以单纯毫针刺、或电针，取穴方法以局部取穴配合循经取穴或辨证取穴。

（2）对照组：目前多采用假针灸治疗，或者口服西药阳性药物作对照，如西沙比利、多潘立酮、伊托必利等。

3. 观察指标

（1）主要指标：目前对功能性消化不良的主要指标大多为症状改善评分、发作次数、尼克残疾指数（NDI）、利兹消化不良问卷（Leeds Dyspepsia Questionnaire，SF-

LDQ）等。

（2）次要指标：目前次要指标大多为简明健康量表（SF-36）、自我评价焦虑量表（SAS）、自我评价抑郁量表（SDS）等，或中国尼平消化不良指数（Nepean dyspepsia index，NDI）、血清胃泌素等。

4. 代表性研究结果　近年来，针灸治疗功能性消化不良主要研究验证其有效性和安全性。成都中医药大学研究显示研究结果显示，针刺对消化不良症状和生活质量量表改善有效，且针刺胃经特定穴优于假针灸和伊托必利，进一步分析发现，针灸对餐后不适型功能性消化不良症状改善比上腹部痛型功能性消化不良效果更优。北京广安门医院研究也证实针刺穴位上并行手法在改善消化不良症状、生活质量积分、精神症状积分上优于非穴位不行手法，并且在调节胃泌素和胃慢波传导上有差异。巴西茹伊斯迪福拉联邦大学医院研究也证实针刺特定穴结合药物治疗对功能性消化不良的生活质量、焦虑、抑郁改善疗效优于针刺非特定性结合药物治疗。

（四）针灸治疗功能性消化不良的临床机制研究

近年来研究者们从分子生物学、神经影像学、代谢组学等相关技术研究针刺治疗功能性消化不良的临床机制，发现：①针刺可提高胃肠道运动的血浆胃动素、胃泌素，降低抑制胃肠道运动的生长抑素，降低诱发饱胀感的胆囊收缩素；②大脑代谢和功能活动方面，功能性消化不良患者的脑葡萄糖代谢比健康人增高，循经取穴治疗后，功能性消化不良患者双侧脑岛、丘脑、海马旁回等葡萄糖代谢出现显著降低，同时针刺胃经特定穴比胃经非特定穴针刺更能唤起内脏感觉运动网络、情绪网络、认知网络三大脑功能网络协同和一致的响应，针对与病情密切相关的重点脑区具有更强的靶向性调节；③针灸提高患者体内葡萄糖、乙酸盐、高密度脂蛋白、卵磷脂的含量升高，降低乳酸、亮氨酸/异亮氨酸、N-乙酰糖蛋白、低密度脂蛋白/极低密度脂蛋白。

参 考 文 献

1. 任玉兰，赵凌，刘迈兰，等. 基于数据挖掘探析古代针灸治疗功能性消化不良的选穴特点. 辽宁中医杂志，2009，36（2）：259-262.

2. 贺兴东，翁维良，姚乃礼，孙光荣. 当代名老中医典型医案集（第二辑）——针灸推拿分册. 北京：人民卫生出版社，2014.

3. 赵建新，佘延芬，黄茂. 针灸名家医案精选导读. 北京：人民军医出版社，2007.

4. Lan L，Zeng F，Liu GJ，et al. Acupuncture for functional dyspepsia. Cochrane Database Syst Rev，2014，（10）：CD008487.

5. Ma TT，Yu SY，Li Y，et al. Randomised clinical trial：an assessment of acupuncture on specific meridian or specific acupoint vs. sham acupuncture for treating functional dyspepsia. Aliment Pharmacol Ther，2012，35（5）：552-561.

6. Ma T，Zeng F，Li Y，et al. Which subtype of functional dyspepsia patients responses better to acupuncture a retrospective analysis of a randomized controlled trial. Forsch Komplementmed，2015，22（2）：94-100.

7. Jin Y，Zhao Q，Zhou K，et al. Acupuncture for functional dyspepsia：a single blinded，randomized，controlled trial. Evid Based Complement Alternat Med，2015，2015：904926.

8. Lima FA，Ferreira LE，Pace FH. Acupuncture effectiveness as a complementary therapy in functional

dyspepsia patients. 2013，Arq Gastroenterol，50（3）：202-207.

9. Zeng F，Lan L，Tang Y，et al. Cerebral responses to puncturing at different acupoints for treating meal-related functional dyspepsia. Neurogastroenterol Motil，2015，27（4）：559-568.

10. Zeng F，Qin W，Ma T，et al. Influence of acupuncture treatment on cerebralactivity in functional dyspepsia patients and its relationship with efficacy. Am J Gastroenterol，2012，107（8）：1236-1247.

11. Wu Q，Zhang Q，Sun B，et al. H NMR-based metabonomic study on the metabolic changes in the plasma of patients with functional dyspepsia and the effect of acupuncture. J Pharm Biomed Anal，2010，51（3）：698-704.

12. Zeng F，Song WZ，Liu XG，et al. Brain areas involved in acupuncture treatment on functional dyspepsia patients：a PET-CT study. Neurosci Lett，2009，456（1）：6-10.

（王建明　郭太品）

第八节　呕　　吐

呕吐是胃内物质经食道排出口腔为临床表现的一种病症。古代有"呕"、"吐"、"哕"等称谓，有物有声者谓之呕，有物无声谓之吐，无物无声干呕者谓之哕，临床上常呕与吐同时发生，合称呕吐。呕吐病位在胃，与肝、脾密切相关。风、寒、暑、湿、燥、火、秽浊之气侵犯于胃；或饮食不节、不洁，损伤脾胃；或情志损伤脾胃；或久病体虚，脾胃虚弱无力难以腐熟运化水谷等，均可导致胃失和降，胃气上逆而致呕吐。呕吐可出现在多种疾病中，如急慢性胃炎、神经性呕吐、心源性呕吐、急性中毒、颅脑损伤、外科手术后及肿瘤放化疗术后等。

一、辨治要点

（一）辨证要点

1. 辨证思路

（1）辨虚实：实证，发病急、病程短，呕吐量多；虚证，发病缓、病程长，呕吐清稀且量少，常伴有全身困倦乏力。

（2）辨兼证：兼发热恶寒，头身疼痛，为外邪犯胃；兼呕吐酸腐，脘腹胀满，吐而后快，嗳气厌食，为食滞内停；兼情志不畅，嗳气吞酸，为肝气犯胃；兼呕吐清水痰涎，脘闷纳呆，为痰饮内阻；兼呕吐清稀且量少，全身困倦乏力，为脾胃虚弱。

2. 病症鉴别

（1）呕吐与反胃：二者病机皆为胃失和降，胃气上逆，都具有呕吐表现。但反胃因脾胃虚寒，胃难以腐熟食物，出现食物欲吐出为快症状。呕吐则为有物有声，可因外邪、情志、虚弱导致胃气上逆所致。

（2）呕吐与噎膈：二者皆有呕吐症状。噎膈指进食受阻难入，或食入即吐，或因噎不能食，多因内伤所致，病程长，病情重，预后不良。呕吐则进食顺畅，病轻，病程短，预后较好。

（二）治疗要点

1. 治则治法　和胃降逆，理气止呕，取足阳明胃经、手厥阴心包经、胃之募穴为主。

2. 处方

（1）主穴：内关、足三里、中脘。

（2）配穴：外邪犯胃加外关、大椎；食滞内停加天枢、梁门；肝气犯胃加太冲、期门；痰饮内阻加丰隆、公孙；脾胃虚弱加脾俞、胃俞。腹胀者加气海；肠鸣者加脾俞、大肠俞；泛酸干呕者加公孙。

3. 操作　毫针刺，实证用泻法，虚证用补法，虚寒者可配艾灸。

4. 临证旨要　针灸治疗呕吐的疗效较好，诊疗过程中应明确病因，对于非器质性病变的呕吐效果较佳，对于其他疾病引起的呕吐应注重原发病的治疗。特别是食物或者农药中毒，常为人体保护性反应，不应急于止吐。对各种原因引起的中枢性颅脑损伤引起的呕吐应谨慎对待。

二、临床经验集锦

（一）古代经验

呕吐病名最早见于《内经》，呕吐症状在古代既有单独症状出现，也有作为一种伴随症状出现。从《内经》及后世的医家张仲景、巢元方、孙思邈、朱丹溪等对该病都有阐述。

1. 循经选穴　古代治疗呕吐取穴以足阳明、足少阴、足太阴、任脉经穴为主，这些经脉直接或者间接循行经过胃，取穴以胃的局部体表对应穴和循行远端穴位为主。脾胃之气上逆可致呕吐，肾经经气上逆也可致呕吐，如《太素·寒热·经脉厥》："故足少阴脉气失逆，心腹虚满呕吐，下利出青色者，少腹间冷也。"因此局部取穴常取腹部的不容、天枢、上脘、幽门、玉堂等，如《补注铜人腧穴针灸图经·腹第三行左右凡二十四穴》载："不容二穴……治腹满疹癖不嗜食，腹虚鸣呕吐……天枢二穴……疗夹脐切痛……呕吐、霍乱、寒疟。"《太乙歌》曰："兼上脘，刺心疼呕吐。"《针灸大全·席弘赋》云："呕吐还须上脘疗。"《针灸聚英·百证赋》曰："烦心呕吐，幽门开彻玉堂明。"背部的腧穴常选魄户、魂门、脾俞、胃俞等，如《外台秘要》云："魄户……主肩膊间急……咳逆上气，呕吐烦满。膈关……主背痛恶寒，脊强仰难，食不下，呕吐多涎。魂门……主胸胁胀满，背痛恶风寒，饮食不下，呕吐不留住。脾俞……主腹中气胀……欲呕，身重不动。胃俞……主胸中寒胀，食多身羸瘦，腹中满而鸣，腹风厥，胸胁支满，呕吐。"循经远端取穴，常取脾胃经四肢部足三里、隐白、太白等穴，如《普济方·针灸门》云："三里……灸三壮，主阳厥……热病汗不出，喜呕吐。"《圣惠方·具列一十二人形共计二百九十六穴》载："隐白二穴者……主腹中有寒热起……膈中呕吐；太白二穴……治身热烦满，腹胀食不化，呕吐。"

2. 对症选穴　较早对呕吐的认识常因感受寒热所致，如《素问·举痛论》云："寒气客于肠胃，厥逆上出，故痛而吐也。"《素问·至真要大论》云："诸呕吐酸……皆属于热。"《圣惠方·具列四十五人形》："少商二穴……主疟寒热，烦心善哕，唾沫唇干，呕吐不下食，肠胀腹满，微喘，心下膨膨然。"在治疗上，常有肺寒热所致呕吐，常伴有胸满咳嗽，取云门、中府、太渊等，如《西方子明堂灸经·胸部第四行》云："云门二穴……主呕逆上气，胸肋彻背痛……中府二穴……主喉痹，胸满塞，寒热，胸中满痛，面腹肿，及膈寒食不下，呕吐还出，及肺系急，咳辄胸痛。"《玉龙经·六十六穴治证》曰："太渊……治咳嗽腹胀，心疼呕吐，上气，眼疾。经渠……治热病喘逆心痛呕吐。"其他脏腑感受寒热，引动气逆呕吐，常伴头痛目眩，如《针灸逢源·经穴考正》载："少海……治寒热齿痛，目眩，发狂，呕吐涎沫。"《普济方·针灸门》云："头维……主寒热头痛如破，目痛如脱，喘逆，烦满呕吐，流汗难言。"此外，饮酒呕吐选率谷，呕吐兼痰证选丰隆，情志不畅选太冲等对症治疗，如《医学入门·针灸·治病要穴》："率谷主伤酒，呕吐，痰眩。"《医学入门·针灸·治病要穴》载："丰隆主痰晕，呕吐，哮喘。"《医学入门·针灸·附杂病穴法》："足少阴疟，呕吐甚，欲闭户牖，刺大钟。"

（二）现代经验

1. 选穴经验　陆瘦燕治疗脾肾阳虚、命门火衰型呕吐，取中魁（双）、足三里、中脘、关元。郑魁山治疗肝气犯胃型呕吐取内关、足三里、行间。刘家荫治疗神经性呕吐取内关（双）、中脘、神道、灵台。杨介宾治疗胃虚型神经官能性呕吐，取：①足三里、中脘、脾俞、期门、关元；②上脘、气海、内关、公孙、日月；③巨阙、胃俞、间使、章门、天枢，三穴方交替使用。

2. 治疗方法　陆瘦燕治疗脾肾阳虚、命门火衰型呕吐艾炷灸，每穴7～11壮，灸壮米粒大，轮流施灸，每穴2次。魏稼治疗肝气犯胃、胃失和降之神经性呕吐，针刺太冲、风池、肝俞、肾俞、足三里、内关、中脘等，若3次失效后乃按压攒竹，风池、肝俞、胃俞附近压痛点重按揉。于书庄治疗寒湿秽浊阻滞中焦型呕吐，灸神阙，针刺内关、足三里；暑湿秽浊阻滞中焦型呕吐，取双侧尺泽放血。欧阳群治疗慢性胃炎脾肾两虚型呕吐悬灸双侧涌泉穴，每次持续1小时以上。钟梅泉肝郁气滞、胃气不和型神经官能性呕吐，选5～10胸椎两侧、腰部、上腹部、颌下部、中脘、期门、天枢、内关、阳性物梅花针叩击。

三、临床研究进展

呕吐为临床常见病症，发病率高，给患者带来严重的困扰，目前治疗呕吐西医尚无特异性的药物和治疗方式。本部分以术后引起的呕吐为例，介绍国内外针灸治疗的代表性研究。

（一）针灸治疗术后的呕吐文献数据挖掘

通过数据挖掘系统分析针灸治疗肿瘤放化疗后的呕吐的文献发现，穴位频次由高到低依次为：足三里、内关、中脘、公孙、太冲、神门、膈俞、脾俞、胃俞、建里；取穴体现了以循经取穴的基础上配合经络辨证为主，以特定穴为主，注重上下配穴和远近配穴对疾病进行治疗；耳穴使用频次由高到低依次为胃、神门、皮质下、交感、肝、脾、贲门、内分泌、膈、耳中。

（二）针灸治疗术后呕吐的系统评价

2013年美国研究者在Journal Of Clinical Oncology杂志上发表针灸治疗癌症放化疗术后系统评价结果显示，针灸对癌症术后呕吐有效。香港2015年Cochrane协作网发表了内关穴治疗手术后呕吐的系统评价，总共纳入59篇临床研究显示，单纯针灸内关穴与药物相比疗效没有差异性，内关联合止呕药比单纯止呕药疗效更优，针刺内关穴副作用小且安全。因此针灸治疗手术后呕吐为一种有效、副作用小、安全的治疗手段。

(三) 针灸治疗术呕吐的临床疗效研究

1. 诊断标准因手术后呕吐仅仅作为一个症状，目前开展的研究诊断标准因主要需要手术的疾病不同而采用不同疾病的诊断标准，没有单独为术后呕吐制定统一标准。

2. 干预和对照

(1) 治疗组：治疗组的选择以单纯毫针刺为主，取穴方法以内关配合远端取穴为主。

(2) 对照组：目前开展的针灸治疗术后呕吐疗效评价研究主要以解释性试验为主，重点关注针灸治疗是否有效，常选用假针刺、非穴浅刺作为安慰剂对照，也有选择对治疗作用很小或无效的穴位作为对照的方法。在以阳性药物为对照的试验中，阳性药物主要有胃复安、赛克力嗪、奋乃静、氟哌利多、昂丹司琼、地塞米松等为主，比较针刺加药物是否优于单纯药物治疗及针刺是否优于或者等于药物疗效。

3. 观察指标

(1) 主要指标：呕吐的发生次数。

(2) 次要指标：抗呕吐药物使用及呕吐程度视觉模拟量表。

4. 代表性研究结果 近年来国际上开展了针灸治疗术后呕吐的一系列临床研究，结果均表明针灸有效。泰国朱拉隆功大学和朱拉隆功国王纪念医院开展了一项针灸内关与抗呕吐药昂丹司琼对妇科肿瘤化疗所致的呕吐的疗效对比研究，结果显示针灸可以降低恶心呕吐的发生，并且提高生活质量，且副作用极低。伊朗 ADJ 医科大学观察单独针刺内关穴对比内关配伍合谷穴对手术后恶心呕吐的发生率，结果发现内关配伍合谷穴治疗发生率低于单纯针刺内关穴。挪威奥斯陆大学对扁桃体手术后呕吐治疗，结果发现针刺内关结合药物标准治疗呕吐发生率比单纯标准治疗更低。中南大学湘雅医院观察足三里穴位注射治疗腹腔镜手术后呕吐研究，把 160 例患者随机分为 4 组，A 组（足三里维生素 B_1 穴位注射＋静脉注射昂丹司琼）、B 组（足三里维生素 B_1 穴位注射＋静脉注射生理盐水）、C 组（足三里假穴注射＋静脉注射昂丹司琼）、D 组（非穴维生素 B_1 穴位注射＋静脉注射生理盐水）；结果发现 24 小时内术后呕吐发生率为：A 组 6％、B 组 9％、C 组 11％、D 组 33％，证明穴位注射足三里可降低术后呕吐的发生率。

参 考 文 献

1. 赵建新，佘延芬，黄茂. 针灸名家医案精选导读. 北京：人民军医出版社，2007.

2. An Q, Chen B, Guo Y, et al. A preliminary discussion on rules of clinical acupoint selection of acupuncture for the treatment of chemotherapy-induced nausea and vomiting. World Journal of Acupuncture-Moxibustion (WJAM) . 2015，25 (2)：39-44＋66.

3. Lee A, Chan SK, Fan LT. Stimulation of the wrist acupuncture point PC6 for preventing postoperative nausea and vomiting. Cochrane Database Syst Rev，2015，(11)：CD003281.

4. Garcia MK, McQuade J, Haddad R，et al. Systematic review of acupuncture in cancer care：a synthesis of the evidence. J Clin Oncol，2013，31 (7)：952-960.

5. Rithirangsriroj K , Manchana T，Akkayagorn L. Efficacy of acupuncture in prevention of delayed chemotherapy induced nausea and vomiting in gynecologic cancer patients. Gynecol Oncol，2015，136 (1)：82-86.

6. Alizadeh R，Esmaeili S，Shoar S，et al. Acupuncture in preventing postoperative nausea and vomiting：efficacy of two acupuncture points versus a single one. J Acupunct Meridian Stud，2014，7 (2)：71-75.

7. Liodden I, Howley M, Grimsgaard AS, et al. Perioperative acupuncture and postoperative acupressure can prevent postoperative vomiting following paediatric tonsillectomy or adenoidectomy: a pragmatic randomised controlled trial. Acupunct Med, 2011, 29 (1): 9-15.

8. Chen ZY, Lin L, Wang HH, et al. Ondansetron combined with ST36 (Zusanli) acupuncture point injection for postoperative vomiting. Acupunct Med. 2014, 32 (2): 124-131.

（王建明 郭太品）

第九节 腹 痛

腹痛是指胃脘至耻骨毛际之间的部位发生疼痛为主要症状的病证。腹部涉及肝、胆、脾、胰、大肠、小肠、膀胱、脾、子宫等多个器官及相关膜系、韧带等附属结构，因此这些部位损伤或者功能失调皆可导致腹痛。十二正经、任、督、冲、带、阴维、阴跷等循行于腹，外邪直中；或因饮食不洁、不节；或因情志失调；或瘀血阻络等，皆可导致气机阻滞而腹痛。腹痛为临床常见症状，常见于急慢性胃肠炎、肠易激综合征、肠梗阻、阑尾炎、胆囊炎、胆道蛔虫、胆结石、子宫及附件炎症、输尿管结石、急慢性胰腺炎、肠道蛔虫等。

一、辨治要点

（一）辨证要点

1. 辨证思路　腹痛病因复杂，涉及脏器较多，临床上要辨腹痛缓急、兼症和部位。

（1）辨缓急：发病急骤，痛势剧烈，痛处拒按，属急性腹痛，多为实证；病程长，时发时止，痛处喜按，属慢性腹痛，多为虚证，或虚实夹杂。

（2）辨兼症：兼腹痛暴急，喜温恶寒，肠鸣腹痛，四肢寒冷，为寒邪内积；兼腹痛拒按，胀满不舒，烦渴欲饮，大便秘结或溏滞不畅，为湿热壅滞；兼脘腹满闷，攻窜不定，痛引少腹，恼怒加剧，为气滞血瘀；腹痛绵绵，时发时止，遇劳加重，痛处喜按，为脾阳不振。

（3）辨腹痛部位：胁肋、少腹痛多属于肝胆病证；脐上部位疼痛多属于脾胃病证；脐以下小腹疼痛多属于小肠、膀胱、子宫疾病；右侧小腹痛多属于肠痈；两侧或一侧腹痛多属于肾脏、输尿管、子宫附件等病证。

2. 病症鉴别　腹痛主要与胃痛相鉴别，可从症状、部位、西医检查等方面加以鉴别。胃痛常主要见于急慢性胃炎、胃溃疡等引起，疼痛位于心下胃脘处，常伴有恶心、嗳气、吐酸等症状，胃镜检查常可区分。

（二）治疗要点

1. 治则治法　通调腑气、缓急止痛。辅以胃下合穴及小肠、大肠募穴为主。

2. 处方

（1）主穴：足三里、关元、天枢。

（2）配穴：寒邪内积加神阙、公孙；湿热壅滞加阴陵泉、内庭；气滞血瘀加太冲、血海；脾阳不振加脾俞、神阙。

3. 操作　针刺实证宜用泻法，可强刺激；虚证用补法，中、轻度刺激。急性腹痛刺激强度可加大。瘀血腹痛可点刺出血。灸法适合治疗阳虚腹痛，常用温针灸、隔物灸、雷火灸和药线灸气海、足三里、关元、中脘等，神阙主要用隔姜、盐、附子饼灸。穴位注射、电针等也经常用于治疗腹痛。急性腹痛可每日治疗 1～2 次，慢性腹痛每日或隔日治疗一次。

4. 临证要旨　针灸治疗腹痛的疗效与引起腹痛的病因关系密切，其中以非器质性病变疗效较好，治疗前应明确诊断。腹痛涉及消化系统、泌尿生殖系统多个脏器、腹膜、肠系膜、子宫附件韧带等炎症、结石、梗阻、寄生虫、肿瘤等疾病，根据肝、胆、脾、胰、小肠、大肠、子宫和卵巢及附件、肾、输尿管、膀胱所在部位和疼痛性质及全身表现综合判断，同时应做 B 超、CT、生化等检查，一些急性腹痛如急性胰腺炎、急性阑尾炎、肠梗阻或穿孔、宫外孕等若外科手术治疗不及时，可危及生命。

二、临床经验集锦

（一）古代经验

腹痛病名最早见于《阴阳十一脉灸经》，在古代文献中还有少腹痛、小腹痛等称呼。

1. 循经取穴　治疗腹痛以手阳明大肠经、足阳明胃经、足太阴脾经为主，古代记载这些经脉的大部分穴位皆可治腹痛，其中足三里、天枢、中脘等穴尤为常用穴。如《四总穴歌》："肚腹三里留。"《马王堆汉墓帛书·足臂十一脉灸经》："足太阴脉出大指内廉骨际……腹痛，腹胀……皆久灸足太阴。"《针灸大成》："同一腹痛也，而有中脘、当脐、少腹之分。"《脉经》："阳气不足，阴气有余，则寒中肠鸣腹痛；阴阳俱有余若俱不足，则有寒有热，皆调其三里。"《医学入门·经络·经穴起穴》："天枢，平脐傍三寸，针入五分，灸百壮……又积冷气绕脐切痛冲心，腹痛腹胀，肠胃游气切痛。"

2. 对症选穴　常依据腹痛的原发病因，如妇人病引起腹痛，肾病引起腹痛，瘀血、寒热、气血等腹痛。如《史记·扁鹊仓公列传》："臣意即灸其足蹶阴之脉，左右各一所，即不遗溺而溲清，小腹痛止。"《脉经·肾足少阴经病证》："肾病者……虚即胸中痛，大腹小腹痛，清厥，意不乐，取其经足少阴、太阳血者。"《医学入门·经络·经穴起止》："鱼际……针入二分，禁灸，主头痛目眩……腹痛不食。"《圣惠方·具列四十五人形》："温留二穴……肠鸣腹痛，伤寒身热……针入三分，可灸三壮。"《针灸资生经·唾血》："吐血，腹痛雷鸣，天枢百壮。"《针灸穴法》："背心腹痛，气胀，积聚吐血下血，一切血证：膈俞二穴。"《普济方·针灸门·小腹痛》："治小腹疝气痛，穴：脐中。"《太乙神针心法·阴疝小便门》："寒疝腹痛：针阴市、太溪、肝俞。"《针灸全生·发痧》："黑痧：腹痛、头疼发热，恶寒，腰背强痛，不得睡卧，百劳、天府、委中、十宣、列缺。"《普济方·针灸门·月事》："治月事不时，血结成块，肠鸣腹痛，不嗜食，穴天枢。"《针灸全生·妇女》："经水正行，头晕小腹痛，阳交，内庭，合谷。"《针灸集成·乳肿》："产后腹痛，气海百壮。"《针灸大成·肠痔大便门》："血痔泄腹痛，承山，复溜。"

（二）现代经验

1. 选穴经验　于书庄治疗肝失疏泄、气机阻滞型腹痛取内关、足三里、人中。郑魁山治疗食积型腹痛取中脘、天枢、气海、上巨虚。徐风林治疗肝胆湿热蕴积型腹痛，取梁丘、内关、中枢、太冲。司徒铃取内关、公孙、十宣治疗急性腹痛。王品山治疗十二指肠溃疡气血两虚型腹痛，地机埋线，配合甲乙组穴交替使用（甲组穴：中脘、合谷、太冲、足三里、公孙；乙组穴：关元、外庭、阴陵泉）。路绍祖治疗急性胰腺炎食积型腹痛取内关、曲池、梁门、梁丘、足三里。吴旭治疗急性胆囊炎、肾结石、急性胃脘痛等急性上腹痛，气滞型、胃热型胃脘痛多取穴悬钟、神道，胃寒型、痉挛性胃脘痛则多取穴承山；脘腹胀痛则多以陷谷配内庭，并常温针灸天宗、膈俞，此外还发现一些经验穴：素髎、鸠尾、印堂、静穴（$T_6 \sim T_{12}$ 两旁，$1.5 \sim 2.0cm$ 处的阿是穴）、安穴（髂前上棘与髂后上棘之间的压痛点）、精灵穴（在手背部，第四、五掌骨骨间隙后缘，腕背横纹与掌骨小头连线之中点凹陷处）也可止急性腹痛。陈全新治疗急性腹痛采用针刺治疗，其中治疗急性阑尾炎主穴采用上巨虚、足三里或足阑尾穴、天枢或腹阑尾穴，发热加曲池，呕吐配内关，腹痛剧烈配合谷和内庭，阑尾脓肿加血海和膈俞；在治疗细菌性痢疾湿热型用天枢、中脘、足三里、合谷，寒湿型用三焦俞、天枢、关元、大肠俞，疫毒型用十宣、委中、足三里、天枢、大肠俞；治疗胆道蛔虫蛔厥证用阳陵泉、日月，湿热滞结以太冲、阳陵泉、内关、胆俞、日月为主穴辨证配穴。

2. 治疗方法 蒲英儒治疗虚寒性十二指肠溃疡腹痛平补平泻天枢、三阴交、承浆保持得气感40分钟，同时艾灸足三里、关元10分钟。师怀堂治疗术后肠粘连腹痛取阿是穴采用滞针提拉法：进针后针尖刺向腹壁与肠粘连处行滞针手法然后轻轻提动针柄，患者出现疼痛牵拉感，继续单向捻转，把针滞紧，同时左手食指用力按压进针处皮肤，然后用右手猛提针柄，左手同时弹起但不离开皮肤，患者急呼，此时粘连处撕脱。吴旭治疗急性上腹痛的针灸手法特色为"形为单手、实不离双、动如太极、力在针峰、导气为主"等，其主要手法式为单手持针，中指代押手，以拇、示二指夹持为主，中指为辅等，常针灸结合、刺络放血，并重视透刺；其中素髎直刺 $5 \sim 8mm$，不捻转；鸠尾嘱患者吸气时进针；印堂穴向下刺以鼻端胀痛为度；静穴向脊柱方向刺入 35mm 左右行提插捻转；安穴刺入 $25 \sim 35mm$ 行提插捻转；曲泽、胃俞部等穴附近静脉明显暴露处向上斜刺 $15 \sim 25mm$，慢慢出针不按针孔，任其自然出血停止；筋缩、髀关、劳宫、内关、中渚、曲池、梁丘、尺泽等穴常需得气后捻转以加强刺激，其中曲池需强捻转，同时令患者深呼吸，使针感向近心端传导，直至疼痛缓解，而梁丘穴则需得气后继续捻转 $3 \sim 5$ 分钟使针感上传，尺泽穴需通过捻转提插以使针感向近心端传导，传导至胃则疗效更好，而大陵、至阳则轻度提插捻转，令患者配合呼吸或用手按压胃脘部，疼痛缓解后起针，合谷穴则建议间歇运针。陈全新治疗急性腹痛，主要采用泻法，依据病情和穴位，十宣放血、耳穴埋针、神阙隔盐灸等。

三、临床研究进展

腹痛是为临床常见疾病症状，病因较多，本部分以肠梗阻、直肠癌等肠部手术后为例，介绍国内外代表性研究。

（一）针灸治疗肠部手术后的系统评价

2015 年一项足三里穴位注射治疗肠部术后系统评价，共纳入 30 篇 2967 名患者，证实在肛门首次排气时间方面，足三里穴注射新斯的明、维生素 B_1、胃复安疗效优于常规治疗，维生素 B_1 足三里注射优于肌内注射，此外在肠鸣音改善时间和第一次排便时间足三里穴位注射均有效。

（二）针灸肠部术后的临床疗效研究

1. 诊断标准　主要依据症状、病史、血生化、腹部超声或者放射（X线或CT）成像检查。

2. 干预和对照

（1）治疗组：研究中治疗组的常选择以单纯毫针刺、或电针，取穴方法以局部取穴配合循经取穴或辨证取穴。

（2）对照组：目前多采用假针灸治疗，或者空白对照。

3. 观察指标

（1）主要指标：第一次肛门排气时间、第一次肠鸣音时间和第一次排便时间。

（2）次要指标：恶心呕吐、术后痛、食物容忍时间、住院天数、重新入院率等。

4. 代表性研究结果　针灸治疗肠部手术临床RCT研究主要关注其有效性和安全性，大部分研究证实针灸对肠部手术后功能改善有效，但也有少部分报道无效。香港中文大学研究显示电针直肠癌腹腔镜术后与没有接受针灸治疗相比可以缩短术后排便时间和住院时间，电针与假针灸相比同样缩短术后排便时间，电针与非针灸治疗或者假针灸治疗在止痛药需求量、运动时间上更有效。新疆医科大学附属肿瘤医院研究显示，在患者首次肠鸣音时间、排气时间、排便时间方面，温针灸治疗肠癌术后快于中药治疗和常规治疗。此外，美国纪念斯隆凯特琳癌症中心对直肠癌术后肠梗阻研究发现，针灸与假针灸相比，对术后固体食物忍受度、第一次直肠排气时间、肠运动、疼痛、恶心呕吐等改善没有显著性差异，需要大样本试验进一步验证。

参 考 文 献

1. 赵建新，佘延芬，黄茂. 针灸名家医案精选导读. 北京：人民军医出版社，2007.

2. 吴晓亮，陆斌，孙建华，等. 吴旭教授针灸治疗急性上腹痛临证经验举隅. 中国针灸，2014，34（3）：289-291.

3. 陈全新. 几种急性腹痛的针灸治疗. 新中医，1983，（8）：40-41＋56.

4. Wang M，Gao YH，Xu J，etal. Zusanli（ST36）acupoint injection for preventing postoperative ileus：A systematic review and meta-analysis of randomized clinical trials. Complement Ther Med. 2015，23（3）：469-483.

5. Ng SS，Leung WW，Mak TW，et al. Electroacupuncture reduces duration of postoperative ileus after laparoscopic surgery for colorectal cancer. Gastroenterology，2013，144（2）：307-313.

6. 张双燕，杜业勤. 温针灸对肠癌术后患者胃肠功能及免疫功能的影响. 中国针灸，2011，31（6）：513-517.

7. Deng G，Wong WD，Guillem J，et al. A phase II，randomized，controlled trial of acupuncture for reduction of Post-colectomy Ileus. Ann Surg Oncol，2013，20（4）：1164-1169.

（王建明　郭太品）

第十节　泄　泻

泄泻是以排便次数增多，粪便稀薄，甚至泻出如水样为主症的病证。大便溏薄称为

"泄"，大便如水注称为"泻"。多由于外邪入侵、脏腑功能失调、情志影响以及饮食内伤等原因，致使脾虚湿盛，清浊不分，病及大肠而成。泄泻病位在肠，与脾关系最为密切，也与胃、肝、肾有关。本病一年四季均可发生，但以夏秋两季较为常见。本证可见于多种疾病，临床可概分为急性泄泻和慢性泄泻两类。又称作"腹泻"，常见于西医的急慢性肠炎、胃肠功能紊乱、肠易激综合征、溃疡性结肠炎、肠结核等疾病。

一、辨治要点

（一）辨证要点

1. 辨证思路　辨暴泻与久泻（缓急）、辨寒热虚实、辨兼夹症。

（1）辨暴泻与久泻：一般而言，暴泻者起病较急，病程较短，泄泻次数频多，常以湿盛为主。而久泻（慢性泄泻）者起病较缓，病程较长，迁延日久，泄泻呈间歇性发作，常以脾虚为主。或久病及肾，出现五更泄泻，腰酸怕冷，是命门火衰，脾肾同病。

（2）辨虚实寒热：凡病势急骤，脘腹胀满，腹痛拒按，泻后痛减，小便不利者，多属实证。凡病程较长，腹痛不甚，腹痛喜按，小便利，不渴，多属虚证。粪质清稀如水，腹痛喜温，畏寒，完谷不化，手足欠温，多属寒证。粪便黄褐，味臭较重，肛门灼热，泻下急迫，小便短赤，口渴喜冷饮，多属热证。

（3）辨兼夹症：外感泄泻，多夹表证，当进一步辨其寒湿、湿热、暑湿。寒湿泄泻，舌苔白腻，脉象濡缓，泻多鹜溏；湿热泄泻，舌苔黄腻，脉象濡数，泻多如酱黄色；暑湿泄泻，多发于夏暑炎热之时，胸脘痞闷，舌苔厚腻。食滞胃肠之泄泻，以腹痛肠鸣，粪便臭如败卵，泻后痛减为特点；肝气乘脾之泄泻，以胸胁胀闷，嗳气少食，每因情志郁怒而增剧为特点；脾胃虚弱之泄泻，以大便时溏时泻，夹有水谷不化，稍进油腻之物，则大便次数增多为特点；肾阳虚衰之泄泻，以腹痛肠鸣，泻后则安，形寒肢冷，腰膝酸软为特点。

2. 病症鉴别　中医学诊断泄泻，应与痢疾、霍乱进行鉴别：

（1）痢疾：两者均表现为便次增多、粪质稀薄，且病变部位均在肠间，但泄泻以大便次数增多，粪便稀溏，甚则泻出如水样，或完谷不化为主症，而痢疾以腹痛，里急后重，便下赤白黏液为特征。

（2）霍乱：两者均有大便稀薄，或伴有腹痛，肠鸣。霍乱是一种上吐下泻同时并作的病证，发病特点是来势急骤，变化迅速，病情凶险，起病时先突然腹痛，继则吐泻交作。而泄泻仅以排便异常为主要表现，粪质稀溏，便次频多，其发生有急有缓，且不伴有呕吐。

西医学鉴别泄泻，主要从泄泻机制与疾病的关系加以判断。渗透性腹泻常见于糖类、脂肪、蛋白质吸收不良，肠内容物渗透压增高；分泌性腹泻常见于霍乱、肠结核、Crohn病等；消化功能障碍性腹泻常见于慢性胰腺炎、慢性萎缩性胃炎、胃大部切除术后；动力性腹泻常见于肠炎、甲状腺功能亢进症、糖尿病、胃肠功能紊乱等。

（二）治疗

1. 治则治法　除湿导滞、通调腑气，以任脉及足阳明、足太阴经穴为主。

2. 处方

（1）主穴：大肠俞、中脘、天枢、上巨虚。

（2）配穴：寒湿泄泻加脾俞、阴陵泉；湿热泄泻加内庭、曲池；暑湿泄泻加阴陵泉、内庭，脾胃虚弱加脾俞、足三里、太白；食滞肠胃加下脘、梁门，肝气乘脾加期门、太冲；肾阳虚衰加肾俞、神阙、关元。

3. 刺灸法　诸穴均常规针刺。寒湿困脾、脾胃虚弱及脾气下陷者可施隔姜灸、温和灸或温针灸；肾阳亏虚者可用隔附子饼灸，神阙用隔盐灸法。针刺得气后留针 30 分钟。急性泄泻每日治疗 1～2 次，慢性泄泻每日或隔日治疗 1 次。

4. 临证要旨　针灸治疗泄泻有较好疗效，针刺时间以上午（7：00～11：00）之间疗效较好。若急性胃肠炎所致泄泻、腹痛、呕吐并作，病情较轻者可单用毫针针刺治疗即可获效，病情较重伴有发热者，可配合曲泽、委中放血，也可显效，甚至一次治愈。若因慢性肠炎、溃疡性结肠炎所致者，宜重用灸法、火针，并配合埋线疗法、中药内服等综合治疗。若属肠易激综合征者，嘱患者一定要调情志，避免过度精神刺激。

二、临床经验集锦

（一）古代经验

泄泻之名，早见于宋·张杲《医说》："有人久患泄泻，以暖药补脾及分利小水，百种治之不愈。医诊之心脉独弱，以益心气药补脾药服之愈。"

1. 辨证选穴　《灵枢·九针十二原》："飧泄取三阴。"《灵枢·四时气》："飧泄，补三阴之上，补阴陵泉，皆久留之，热行乃止。"《脉经》根据脉证提出相应治法，单独施针："脾病者……虚则腹胀，肠鸣，溏泄，食不化。取其经，足太阴、阳明、少阴血者。"《针灸甲乙经》："飧泄，太冲主之"阴陵泉主之。"《世医得效方》卷五：泄利不止，灸脐中名神阙穴，五壮或七壮，艾炷如小筋头大，及关元穴三十壮，其穴在脐下三寸。

2. 对症选穴　《针灸聚英·窦氏八穴》泄泻不止，滑肠，先取公孙，后取内关；寒痛泄泻，先取列缺，后取照海。《针灸大成·治症总要》："大便泄泻不止，中脘、天枢、中极。"《针灸大成·八脉图并治症穴》："泄泻不止，里急后重，下脘、天枢、照海。"《针灸集成·大便》："大渴饮水多为滑泄，水入即泄，泄而复饮，此无药，当灸大椎三五壮，泄泻三五年不愈，灸百会五七壮即愈。"

（二）现代经验

1. 选穴经验　王乐亭治疗泄泻，取其经验方"老十针"：上脘、中脘、下脘、气海、天枢(双)、足三里(双)、内关(双)，实证用泻法、虚证用补法、寒证用灸法，在同一方中也可根据不同的施用手法，泻实补虚，随机应变。贺普仁治疗泄泻，主穴长强，寒湿灸神阙，湿热商阳、内庭点刺放血，伤食取曲池、里内庭，脾胃虚弱取脾俞、章门，肝气乘脾取肝俞、脾俞、太冲，肾阳不足取肾俞、命门。焦建秀治疗泄泻，寒泄取天枢、中脘、足三里、并隔盐灸神阙，热泄取天枢、止泻、中脘、上巨虚、合谷、内庭，寒热泄泻取天枢、止泻、下巨虚、大肠俞、长强，脾虚泄泻取大横、止泻、足三里、脾俞、大肠俞，脾肾阳虚五更泻取肾俞、命门、脾俞、大横、关元、足三里。石志敏治疗泄泻取双侧足三里、上巨虚、三阴交，并隔姜灸神阙穴。黄荣活治疗泄泻取百会、关元、天枢、气海、命门，并灸足三里。

2. 针灸方法　王忠华治疗泄泻神阙穴灸、罐并用，治疗时先在神阙穴处用艾灸隔盐灸，每次 20 分钟，每日 3 次，再在神阙穴处拔火罐，每次 8～15 分钟，每日 1 次。张孝福治疗功能性腹泻用艾条灸配合针刺，用雀啄灸法灸脾俞、胃俞穴，每次 5 分钟，10 天为 1 疗程，腹胀者，针刺中脘、天枢、足三里穴，症状好转时，停用针刺，继续用艾条灸治。陈学农治疗慢性腹泻主穴天枢、大肠俞，脾肾阳虚加肾俞、脾俞、关元穴，用补法，留针 30 分钟，并温针灸，胃肠湿热加阴陵泉、足三里、水分穴，用泻法，留针 30 分钟，并用 66805 电针机连续挡 900 次/分钟频率通电，肝脾不和泻太冲，补肝俞、脾俞，留针 30 分钟，并以 200 次/分钟频率通电，每日 1 次，10 次为 1 疗程，两疗程间休息 1 周。

三、临床研究进展

随着社会竞争不断增强，人们所面临的思想压力越来越大，长期工作紧张、饮食不节、身体素弱免疫力低下、精神刺激以及感染某种病毒等引起脾胃内伤，而表现脾虚的证候，致使脾虚型泄泻越趋多见。本部分以脾虚泄泻为例，介绍国内外相关的代表性临床研究。

（一）针灸治疗脾虚泄泻文献数据挖掘

通过数据挖掘系统分析针灸治疗脾虚泄泻的文献发现，古代针灸治疗从处方来看，腧穴主要组成为天枢、足三里、神阙、中脘、关元、脾俞等，都是使用频次极高的穴位；泄泻病的刺灸法应遵循"腹部针刺与温灸相结合，四肢施以针刺"的方法。古代医家治疗泄泻，以任脉、胃经、脾经及腹部腧穴为主，灸法的应用多于其他针灸疗法。现代研究表明，针灸有调整胃肠运动、影响消化道分泌、促进食物消化吸收的作用，并能增强网状内皮系统及白细胞的吞噬功能，达到抗炎效果。

（二）针灸治疗脾虚泄泻的系统评价

由 Lim B 和 Manheimer E 等 2006 年在 Cochrane 协作网发表了 IBS-D 针刺预防的系统评价。该系统评价的目的是确定针灸是否比不治疗更有效，比"假"（安慰剂）针灸更有效，并作为有效用于治疗肠易激综合征。使用 Jadad 评分量表和量表信度和效度方法学质量进行评估，该评估在系统控制和测量结果方面存在异质性。因此，目前还没有定论针灸是否比假针刺或其他干预治疗 IBS-D 更有效。现多种方法联合治疗将成为 IBS-D 的治疗一种趋势，包括中药多种治法的联合应用、针药联合治疗、中西医结合治疗等。

（三）针刺治疗脾虚泄泻的临床疗效研究

1. 诊断标准 目前国外开展的临床与研究均推荐采用受国际认同的罗马标准Ⅲ，罗马Ⅲ标准是在 2006 年修订的。国内的临床试验参照中华中医药学会脾胃病分会 2009 年发布《肠易激综合征中医诊疗共识意见》制订的脾虚湿阻肠易激综合征，以及在 2002 年国家药品监督管理局颁布的《中药新药临床研究指导原则》中脾胃虚弱"泄泻"而综合制定。

2. 干预和对照

（1）治疗组：治疗组的选择以单纯毫针针刺为主，取穴方法以局部取穴配合循经取穴或辨证取穴。

（2）对照组：目前研究显示国内研究存在治疗类型较单一，不重视随机隐藏及盲法的应用，在以阳性药物为对照的试验中，主要以匹维溴铵、纤维素、洛哌丁胺以比较针灸治疗是否优于阳性药物或与阳性药物疗效相当。国外研究整体质量较高，但假针刺对照设置合理性不足。今后的研究应充分考虑上述问题，严格按照随机对照的临床研究方法对针刺治疗肠易激综合征的有效性进行进一步探讨，更好地为临床决策提供证据。

3. 观察指标

（1）主要疗效指标：根据 IBS 指南的相关规定，脾胃虚弱型泄泻的临床疗效评价[8]主要以大便次数、大便性状、黏液便、排便不尽感、肠鸣音等症状的改善情况来衡定。研究中常采用治疗前后临床各个临床症状积分的量表，如《疾病临床诊断与疗效标准》证候疗效评分法制定的消化道症状评分、症状 VAS 评分、肠易激综合征生活质量评价量表（IBS-QOL）评分、肠道症状尺度量表 BBS、症状自评量表 SCL-90、生活质量量表 SF-36、HAMA、HAMD 量表评分。

（2）次要疗效指标：可根据结肠蠕动频率、血浆胃动素（MTL）、血浆 VIP、结肠黏膜 5-HT、5-HT3R 的表达、肠镜下观察等指标的变化情况，来探讨针刺治疗泄泻的效应及机制。

4. 代表性研究结果　国内外近年来发表了一系列针刺治疗脾虚泄泻的临床试验。Zhan DW、Sun JH 等 2014 年在《中国针灸》发表一项针刺治疗 57 例脾虚泄泻患者的多中心 RCT 研究。针刺组（29 例）针刺太冲、足三里和三阴交等进行治疗，每天一次，每周 5 次；用药组（28 例）与匹维溴铵（3 次/日，50mg/次）和双歧杆菌乳酸菌素片（每日 3 次，4 片/次）服药治疗，四周作为一个疗程。用 ELISA 方法测量两组在治疗前后的血清 5-羟色胺，与用药组相比，临床症状评分针刺组在四周治疗后明显优于用药组，发现针灸的疗效优于药物在腹泻型肠易激综合征的治疗。研究表明：针灸治疗可以减少内脏敏感性，改善肠道蠕动，调节脑肠交互功能的不平衡。Fu Y、Zhang HF 等 2014 年在《中国针灸》发表一项进行针刺治疗脾虚泄泻患者的多中心 RCT 研究，针刺对脾虚的腹泻型肠易激综合征及其对细胞因子的影响模式的临床治疗效果。分为针刺组和药物组（其中 dicetel 和双歧杆菌乳杆菌三联活菌胶囊口服被使用），分析针刺效应。发现针刺组比西药组起效更快，在一个星期的治疗后好转。

（四）针刺治疗脾虚泄泻的卫生经济学研究

天津中医药大学研究生院和天津南开医院 2011 年发表在《中国针灸》杂志上的，从针灸对市场价格的需求弹性和供给弹性及其影响因素、针灸服务的种类和性质，结合实际情况成本分析后认为：在经济学层面上，针灸服务市场是客观存在的；医疗行业与一般商品或服务相比是缺乏弹性的，针灸作为一类卫生产品，在不同情况下，其需求和供给弹性亦是可变的，通过针灸与中药相比进行研究，前者往往起效迅捷、立竿见影，且针具耗材量小，可反复使用，用于灸疗的中药材大多为容易采集加工的价廉之品，患者的成本较低。后者见效可能较慢但疗效更加持久，中药的培育、采集、加工、制剂、流通等环节的成本都会体现在药价中，患者的隐性支出相对较多。国内针刺治疗领域的卫生经济学研究还相对不足。

（五）针灸治疗脾虚泄泻的临床机制研究

近年来针刺治疗脾虚泄泻的临床机制主要从以下方面开展：①尿 D-木糖排泄率：脾虚患者尿 D-木糖排泄率低于正常，而经针灸治疗后尿 D-木糖排泄率显著提高。其机制可能与其调节胃肠运动，增加酶的分泌及其活性，从而促进机械和化学消化，延长吸收有关；②唾液淀粉酶活性影响：脾虚泄泻患者酸刺激前唾液淀粉酶活性偏高，酸刺激后唾液淀粉酶活性下降；麦粒灸能提高唾液淀粉酶活性，促进消化功能。此作用机制可能与麦粒灸调节自主神经的功能，使唾液腺的分泌功能恢复正常，唾液淀粉酶活性转正常有关。③红细胞 C3b 受体花环率的影响：脾虚患者小肠吸收功能障碍所致的贫血、低蛋白血症使红细胞 C3b 受体数量减少、损伤或活性下降，导致红细胞免疫功能降低，脾虚泄泻患者隔药灸后 RBC-C3b 花环形成率明显升高，IC 花环率有下降趋势，提示隔药饼灸能改变红细胞免疫调控状态，增强机体红细胞的特异性免疫功能。④T 细胞免疫力：针灸天枢穴能改善 T 细胞亚群紊乱的状态，增强细胞免疫功能，有利于 CD_4 介导的 B 淋巴细胞分泌 SIgA，增强肠道局部免疫功能，有效保护肠道黏膜的完整性，脾虚证时，肠液中 SIgA 增高，脾虚泄泻患者粪便 SIgA 也增高，经麦粒灸治疗后，血清 SIgA 降低，提示麦粒灸能降低血清 SIgA，对治疗脾虚导致的泄泻具有重要意义。

参 考 文 献

1. 魏国丽，郑学宝. 中西医结合治疗老年溃疡性结肠炎疗效评价. 中国中西医结合学会虚证与老年病专业委员会. 第八次全国中西医结合虚证与老年医学学术研讨会论文集. 中国中西医结合学会虚证与老年病专业委员会：2005：3.

2. Lim B, Manheimer E, Lao L, Ziea E, Wisniewski J, Liu J, Berman B. Acupuncture for treatment of irritable bowel syndrome. Cochrane Database Syst Rev. 2006，(4)：CD005111. Review. Update in：Cochrane Database Syst Rev. 2012，5：CD005111.

3. 徐俊荣，罗金燕. 罗马Ⅲ标准解读. 胃肠病学. 2006，21（11）：720-722.

4. 郑筱萸. 中药新药临床研究指导原则. 北京：中国医药科技出版社，2002：3（1）：139-143.

5. 占道伟，孙建华，罗开涛，等. 针刺治疗腹泻型肠易激综合征及其对患者血清 5-羟色胺的影响. 中国针灸，2014，02：135-138.

6. 付勇，章海凤，熊俊，等. 热敏灸治疗肠易激综合征不同灸量的临床疗效观察. 中国针灸，2014，01：45-48.

7. 刘彬，李平. 针灸行业供求变动影响因素探析. 中国针灸，2011.

8. 毛廷丽，周思远，张怀艺，等. 针灸治疗腹泻型肠易激综合征现代文献计量分析与评价. 辽宁中医杂志，2014，12：2711-2713.

9. 郭光丽，鲍虎豹. 温针灸治疗腹泻型肠易综合征疗效指标. 现代中西医结合杂志，2010.

（冀来喜）

第十一节　便　　秘

便秘是指粪便在肠内滞留过久，秘结不通，排便周期延长，或者周期不长，但是粪质干结，排出艰难，或者粪质不硬，虽有便意，但便而不畅的病证。便秘在我国古代称之为"大便难"、"后不利"、"不更衣"、"阴结"、"阳结"、"脾约"等，其发生与脾胃受寒、肠中有热有关，基本病机在于胃肠燥热、津液内亏、燥屎内结、气机闭塞致大肠传导功能失职。便秘的病位在大肠，同时与肺、脾、胃、肝、肾密切相关。

西医学按有无器质性病变将便秘分为器质性和功能性两类，功能性疾病所致的便秘又分为慢性传输型便秘、排便障碍型便秘、混合型便秘。本文所论述的便秘主要包括习惯性便秘、药物性便秘、肠易激综合征等功能性便秘。

一、辨治要点

(一) 辨证要点

1. 辨证思路 临床应分清寒热虚实，实秘包括热秘、气秘；虚秘包括冷秘、虚秘。

(1) 热秘：大便干结，腹胀腹痛，身热，口干口臭，喜冷饮，舌红，苔黄或黄燥，脉滑数。

(2) 气秘：大便秘结，欲便不得，腹痛连及两胁，得矢气或便后则舒，嗳气频作或喜叹息，纳食减少，胸胁痞满，苔薄腻，脉弦。

(3) 冷秘：大便秘结，腹部拘急冷痛，拒按，手足不温，畏寒喜暖，苔白腻，脉弦紧或沉迟。

(4) 虚秘：虽有便意，但排便不畅，或数日无便却腹无所哭，临厕努挣乏力，挣则心悸气短，便后疲乏，大便并不干硬，舌质淡，脉细弱。

2. 病症鉴别 中医学诊断便秘，应与积聚、肠结进行鉴别：

(1) 积聚：两者均可出现腹部包块，但便秘的包块在小腹左侧，常呈条索状，当大便通畅后，包块即可消失。而积聚之包块腹部各处均可出现，形状不一，且与排便无关。

(2) 肠结：便秘患者日久不排便时，左下腹部可扪及条索状包块，甚则多处可扪及包块，均为粪块所致，此时应注意与肠结鉴别。鉴别点在于肠结多为急病，因大肠通降受阻所致，表现为腹部疼痛拒按，大便完全不通，且无矢气和肠鸣音，严重者可吐出粪便。便秘多为慢性久病，因大肠传导失常所致，表现为腹部胀痛，大便干结艰行，可有矢气和肠鸣音，或有恶心欲吐，纳食减少。

临床上，最容易与功能性便秘混淆的疾病是肠易激综合征（IBS），两者均属于功能性肠病，钡餐或肠镜检查也无病变显示，所不同的是 IBS 有腹胀和（或）腹痛，且和异常的排便（便秘或腹泻）有关，分为三个亚型：便秘型（C-IBS），腹泻型（D-IBS）和交替型（A-IBS）。而大抵功能性便秘（FC）患者无腹痛，仅有排便性状、排便困难程度及排便不尽感的异常表现，需与 C-IBS 相鉴别。

(二) 治疗要点

1. 治则治法 通调腑气、润肠通便，取大肠的背俞穴、募穴及下合穴为主。实秘用泻法，虚秘、冷秘则用补法。

2. 处方

(1) 主穴：天枢、大肠俞、上巨虚、支沟、照海。

(2) 配穴：热秘加曲池、内庭；气秘加中脘、太冲；冷秘加灸神阙、关元；虚秘加足三里、脾俞、气海。

3. 刺灸法 诸穴均用常规针刺；冷秘、虚秘可用温针灸、温和灸、隔姜灸或隔附子饼灸。

4. 临证要旨 针灸治疗便秘有较好疗效，可将支沟、天枢、上巨虚作为治疗各型便秘的基本处方。针刺时间以上午（5：00~9：00）疗效最好。习惯性便秘患者除针刺治疗外，还要注意改变生活方式，增加膳食纤维摄取及饮水量，少吃辛辣油腻食物，增加活动量；肠易激综合征患者要调整心理状态，消除紧张情绪，有助于建立正常排便反射；慢性传输型便秘，多以气血不足为主，可重灸气海、足三里以推动肠蠕动。

二、临床经验集锦

(一) 古代经验

针灸治疗便秘早在《灵枢·杂病》就有记载，如"腹满，大便不利，腹大，亦上走胸嗌，喘息喝喝然，取足少阴。腹满，食不化，腹响响然，不能大便，取足太阴"。

1. 循经选穴 古代针灸治疗便秘多用足三阴经、膀胱经、任脉、三焦经和胃经的经穴。局部腧穴选取：天枢、章门、石关、中髎、神阙、膀胱俞、气海。如《针灸大成》："膀胱俞，主腹满，大便难。"《千经方》："石关，主大便闭，寒气结，心坚满。"循经远取的腧穴使用频次最多的主要有：太白、照海、足三里、支沟、太溪、大钟、承山、大敦。《针灸甲乙经》"大便难，腹胀，承山主之。"《玉龙歌》道："大便闭结不能通，照海分明在足中。"《针灸聚英·席弘赋》"大便闭塞大敦烧"。体现出古代便秘取穴以远端穴位为主，配以局部取穴。

2. 对症选穴 古代根据引起便秘的原因和便秘的虚实进行选穴和补泻，如《针灸甲乙经·卷之九·三焦约内闭发不得大小便第十》曰："内闭不得溲，刺足少阴、太阳与骶上以长针。气逆取其太阴。厥甚，取少阴、阳明动者之经。"《景岳全书·秘结》亦云："阳结者邪有余，宜攻宜泻者也；阴结者正不足，宜补宜滋者也。知斯二者即知秘结之纲领矣。"《医学纲目》曰："大便不通：照海（泻之立通）、太白（泻之，灸亦可）"。《针灸大成》曰："大便秘结不通：章门，太白，照海……宜先补后泻。"《杂病穴法歌》："大便虚秘补支沟，泻足三里效可拟。"

(二) 现代经验

1. 选穴经验 承淡安治疗大便闭塞取穴支沟、照海、太白；治疗大便不通取穴二间、承山、太白、大钟、足三里、涌泉、昆仑、照海、章门、气海。杨甲三治疗便秘，热秘泻足三里、天枢，补照海、支沟；气秘泻大敦、足三里，补支沟、太白；虚秘补气海、足三里、脾俞、胃俞；冷秘补大肠俞、肾俞、支沟、照海，灸关元。程莘农脾约便秘取大横。田从豁治疗便秘处方大肠俞、天枢、上巨虚、列缺、支沟。吕景山支沟配阳陵泉治疗孕妇便秘。陈巩荪耳针取直肠、大肠、肝、脾等穴点治疗习惯性便秘。石学敏治疗便秘先刺双侧丰隆、再刺腹部四穴，水道(左)、归来(右)、及水道归来各旁开2寸处。

2. 针灸方法 王乐亭治疗中风便秘取内关、天枢多选用平补平泻或泻法。针内关时以中指或无名指抽动，或针感传至中指及（或）无名指为最佳，上脘、中脘、下脘、足三里、气海多选用迎随补法，一般留针20～30分钟。郑魁山治疗热秘针中脘、天枢、足三里、上巨虚用凉泻法，使腹部和下肢产生凉感，留针30分钟。张缙治疗便秘取穴足三里、承山、天枢、腹结。足三里毫针斜刺1.2寸，搓法得气，闭其下气，针尖向上，用白虎摇头法使针感过膝关节，取气至病所手法，将针感送至胃部，留针30分钟；承山毫针直刺1.2寸，捻转法，得气后留针30分钟；天枢毫针直刺1.2寸，盘法得气，留针30分钟；腹结毫针直刺1.2寸，盘法得气，留针30分钟。孙学全治疗便秘取大肠俞、小肠俞、足三里及阳性反应部位，左下腹、臀部及大腿后侧阳性反应部位拔火罐10～15分钟，大肠俞、小肠俞针1.5～2寸，足三里针1.5寸，捻转手法，均间歇行针15～30分钟，5～10分钟捻针1次，每日治疗一次。高希言治疗便秘时，患者俯卧，医者取2寸毫针针刺八髎穴，进针1.5寸，得气后行泻法，留针。用灸箱在八髎穴部位施灸，热度控制在43℃左右，持续施灸 40 分钟。

三、临床研究进展

便秘患者在长期便秘，得不到好转后，首先是就疾病本身来说，得不到效果明确的治疗，使患者担忧，易产生心理障碍，其次便秘诱发的诸如痔疮、痤疮、月经不调等影响患者生活质量，产生心理障碍。本部分以功能性便秘为例，介绍国内外相关的代表性临床研究。

（一）针灸治疗便秘的数据挖掘

古代治疗便秘多取胃经穴，如足三里、内庭、天枢、上巨虚。多取膀胱经之背俞穴，如大肠俞、小肠俞、膀胱俞。多取足三阴经穴，如太溪、照海、太白。多取腹部穴，常取天枢、神阙、石门。支沟、承山是治疗便秘的特效穴，使用穴次也较高。现代针灸普遍使用穴组、耳穴压豆、穴位注射、穴位埋线，以局部取穴为主，配以远端经穴或随证加减。除用毫针针刺以外，多用电针、芒针、灸法、拔罐等方法，或多种方法相结合的综合治疗。

（二）针灸治疗便秘的系统评价

有关针刺疗法对于便秘功效的研究很少，文献报道的信息也很罕见。国外 Broide E 等一项对于 17 名便秘儿童的研究结果显示，经过 10 周的治疗，与对照组相比，针刺疗法使肠运动频率和血浆阿片样物质的水平逐渐增加，但 Klause A G 等报道电针刺激治疗 8 例结肠无力型便秘患者，发现治疗后结肠传输时间及粪便排出频率无明显改变。国内蔡超等的一篇针灸治疗慢性功能性便秘疗效的系统评价一文中，从 Meta 分析的结果来看，针灸治疗慢性功能性便秘的有效率和痊愈率是优于或平于药物的，即针灸在总体疗效方面是优于西药和中药的。但绝大多数研究均着重于症状改善的讨论，未对研究对象生活质量的指标进行评估，也没有研究对卫生经济学方面的指标进行描述。在针灸治疗干预措施上，以足阳明胃经、足太阳膀胱经、手少阳三焦经和足太阴脾经在腹部、背俞穴和骶尾部腧穴为主，所选的腧穴主要包括天枢、足三里、上巨虚、支沟、大肠俞、三阴交等。

（三）针刺治疗便秘的临床疗效研究

1. 诊断标准　国际上采用美国胃肠病委员会研究制定的功能性便秘罗马Ⅲ诊断标准；国内参照 2012 年国家中医药管理局颁布的《中医病证诊断疗效标准》中的标准、中华医学会制定的《我国慢性便秘的诊治指南》以及 1993 年中华人民共和国卫生部药政局发布的《中药新药临床研究指导原则》。

2. 干预和对照

（1）治疗组：治疗组的选择以单纯毫针针刺为主，取穴方法以局部取穴配合循经取穴或辨证取穴。

（2）对照组：目前多数研究仍以一般的临床疗效观察和总结为多，涉及遵循随机、双盲对照研究、远期疗效追踪及基础实验研究的很少，相关的研究亟待深入。有研究以浅刺非穴点作为假针刺。在以阳性药物为对照的试验中，主要以口服枸橼酸莫沙必利片、西沙比利、聚乙二醇 4000、麻子仁丸作对照，以比较针灸治疗是否优于阳性药物或与阳性药物疗效相当。

3. 观察指标

（1）主要疗效指标

1）排便次数：依据患者日记卡，计算每周大便次数。

2）粪便性状评分（Bristol Stool Form Scale，BSFS）：依据大便性状分别对不同的便质做出详细的区分，分为7个等级：1分为分离的硬团；2分为团块状；3分为干裂的香肠便；4分为柔软的香肠便；5分为软的团块；6分为泥浆状；7分为水样便。

3）排便困难程度：根据困难程度计分，0分为无困难；1分为需医师提醒，用力才能排出；2分为不需医师提醒，非常用力才能勉强排出；3分为需要按摩肛周甚至用手抠。

（2）次要疗效指标

1）便秘伴随症状：将腹痛、腹胀、食欲不振3个症状按严重程度和频度评分。按严重程度计0～3分，0分为无症状；1分为轻度，症状轻微，需注意才能感觉到；2分为中度，自觉症状明显，但不影响工作生活；3分为重度，自觉症状明显，影响工作生活。按症状频度计0～3分，0分为无症状；1分为每周发作1～2天；2分为每周发作3～5天；3分为几乎每天发作或持续。

2）患者生活质量评分：问卷分为感觉、睡眠、精力、日常活动、饮食、性生活共6个方面，求得每一方面的累加分数，进行两组间治疗前后的差值比较。

（3）客观效应指标

1）胃肠运输时间（GITT）测定：20枚钡条，48 h排出（通过）肠道百分比（%）。

2）皮质醇（CORT）、P物质（SP）、血管活性肠肽（VIP）、血清胃动素（MTL）水平测定：《便秘诊断治疗暂行标准》、《中华肛肠病学》都将实验室检查如结肠传输实验、排粪造影等纳入疗效评价标准中，但是临床上实验室检查与患者的功能状态并不完全符合，说明并不是所有的实验室检查都适合参与疗效评价，必须筛选敏感指标。

4. 代表性研究结果　天津中医药大学张红丽等评价针灸与药物对照治疗单纯性功能性便秘的有效性。按照循证医学的要求全面检索关于针灸治疗单纯性功能性便秘的国内外文献，选择符合要求的随机对照试验和临床对照试验进行系统评价，并使用专门的统计学软件对其进行 Meta 分析。结果显示，针灸无论是近期有效率、愈显率（包括治疗前后的自主排便次数、CCS、症状量表评分比较方面），还是远期有效率，均不亚于药物组，且随访复发率低，安全性均良好。南京中医药大学金洵等对90例便秘患者分别用两组针刺处方隔日交替进行针刺，第一组：天枢、气海、上巨虚。第二组：中髎、下髎、大肠俞。其中，天枢、上巨虚、中髎、下髎使用电针，结果发现针刺对慢传输型便秘（STC）的效果比盆底痉挛综合征（SPFS）、肠易激综合征（IBS-C）的效果更好。

（四）针刺治疗便秘的卫生经济学研究

美国北卡罗来纳州大学 Nyrop K A 等对203名便秘患者的保健成本进行研究，每个患者平均每年的直接医疗保健成本的费用估计为7522美元。因此，慢性便秘具有相当大的负面影响。国内研究者也在该领域做了尝试性研究，广州中医药大学赵洁等分别对针刺组取天枢、大肠俞、曲池、上巨虚，西药组采用枸橼酸莫沙比利片5 mg 口服，治疗便秘的成本-效益分析进行了比较，发现针刺大肠的合募俞及下合穴对便秘的后期疗效比枸橼酸莫沙比利疗效好，但是治疗费用稍高于西药，从远期效益来看，针灸治疗具有临床推广应用价值。

（五）针灸治疗便秘的临床机制研究

人体和动物研究显示目前主要着眼于从神经调节、肌电活动、内分泌、感觉和运动等方面探讨针刺对胃肠道的影响：①针灸治疗与神经调节：针灸治疗可以促进肠蠕动，能够有效改善功能性便秘患者的临床症状，其发生机制可能与针刺可以调节人体的交感和副交感神经、促进机体平衡、调节肠道运动有关。针刺刺激相应腧穴的深层感受器，可以激发神经末梢兴奋，通过外周神经向神经中枢发放冲动，神经冲动传入后在中枢实现整合与调制，然后再经传导通路作用于脏腑器官从而实现针刺的治疗作用。②针灸治疗与神经内分泌：研究认为，针刺能够使机体产生整体非特异性调节效应，这种效应可通过神经—内分泌—免疫网络系统发挥作用。针刺足三里穴可使大鼠脑干中 SP 的基因表达增加，结肠 SP 含量显著增高，以促进胃肠运动。③针灸治疗与肌电活动：针刺近部腧穴，直接作用于异常活动的盆底肌，抑制肌肉痉挛，降低静息状态下盆底肌肌电活动。针刺八髎穴中的中髎、下髎治疗盆底失弛缓型便秘有一定的临床疗效，可能是通过刺激 $S_{1\sim4}$ 骶神经的神经分布区域中的传出和传入神经，影响神经对盆底肌的支配，而使盆底肌功能发生改变。④针灸治疗与精神心理调节：针刺对脑肠肽的调节是针刺调节胃肠功能的重要机制，西医学研究发现功能性便秘与焦虑、抑郁等心理精神因素密切相关。脑—肠轴是双向通路，中枢神经系统不仅能调节胃肠道，胃肠症状亦可反作用于中枢。

参 考 文 献

1. Broide E，Pintov S，Portnoy S，et al. Effectiveness of acupuncture for treatment of childhood constipation. Digestive Diseases and Sciences，2001，46（6）：1270-1275.

2. Klauser A G，Rubach A，Bertsche O，et al. Body acupuncture：effect on colonic function in chronic constipation. Zeitschrift Fur Gastroenterologie，1993，31（10）：605-608.

3. 蔡超，马文龙，王霄箫，等．针灸治疗慢性功能性便秘疗效的系统评价．新疆中医药，2014，03：33-34.

4. Drossman DAI. The functional gastrointestinal disorders and the Rome process. Gut，1999，45（12）：1-5.

5. 国家中医药管理局．中医病证诊断疗效标准．南京：南京大学出版社，1994：202.

6. 中华医学会消化病学分会胃肠动力学组．我国慢性便秘的诊治指南（草案）．中华消化杂志，2002，11：43-46.

7. 中华人民共和国卫生部．中药新药临床研究指导原则．北京：1993：50.

8. Liu Z，Liu J，Zhao Y，et al. The efficacy and safety study of electro-acupuncture for severe chronic functional constipation：study protocol for a multicenter，randomized，controlled trial. Trials，2013，14：176.

9. 六味安消胶囊临床研究协作组．六味安消胶囊治疗慢性功能性便秘的多中心临床研究．中华消化杂志，2004，24（5）：297-298.

10. 任媛媛．腹四针治疗慢性功能性便秘热秘型 70 例．陕西中医，2011，32（9）：1228 -1229.

11. Park JE，Sul JUKang K，et al. The effectiveness of moxibustion for the treatment of functional constipation：a randomized，sham-controlled，patient blinded，pilot clinical trial. BMC Complement and Alternative Medicine，2011，11：124.

12. 张红丽，张虹，朱原，等．针灸与药物治疗单纯性功能性便秘疗效的系统评价．针灸临床杂志，2014，10：56-63.

13. Nyrop KA, Palsson OS, Levy RL, et al. Costs of health care for irritable bowel syndrome, chronic constipation, functional diarrhoea and functional abdominal pain. Alimentary Pharmacology Therapeutics. 2007, 26（2）：237-248.

14. 赵洁，唐纯志，于隽，等．针灸治疗便秘的卫生经济学评价．针灸临床杂志，2013，04：4-6.

15. 张琼，倪敏，樊志敏．针灸治疗功能性便秘作用机制探讨．针灸临床杂志，2014，11：79-81.

（冀来喜）

第十二节　尿　失　禁

尿失禁是指在清醒状态下小便不能控制而自行排尿的一种病证，可分为充溢性尿失禁、无阻力性尿失禁、反射性尿失禁、急迫性尿失禁和压力性尿失禁五类。尿失禁属中医学"小便不禁"范畴，其发生常与禀赋不足、老年肾亏、暴受惊恐、跌打损伤、病后体虚等因素有关。本病病位在膀胱，与肾、脾、肺关系密切。基本病机是下元不固、膀胱失约。

一、辨治要点

（一）辨证要点

1. 辨证思路　本病临床应重点判别病之虚实及病情之缓急。

（1）辨虚实：辨证首先要判别病之虚实，实证发病急，主要包括湿热下注和下焦瘀滞；虚证为发病缓，渐及小便不固，多以肾气不固和脾肺气虚为主。

（2）辨缓急：尿失禁临床发生有缓急之分，急性尿失禁多为突发，多与暴受惊恐、外伤有关，若老年人或体质虚弱之人则多因气虚失于固摄而致，症状为逐渐出现并加重。

（3）辨兼症：小便频数灼热，时有尿自遗，舌红，苔黄腻，脉滑数为湿热下注；小便不禁，小腹胀满隐痛，舌黯，苔薄，脉涩者为下焦瘀滞。小便不禁，尿液清长，腰膝酸软。舌淡，苔薄，脉沉细无力者为肾气不固；尿意频急，时有尿自遗，小腹时有坠胀，气短乏力，舌淡红，脉虚无力者为脾肺气虚。

2. 病症鉴别　尿失禁当与尿崩症相鉴别。尿失禁是指在清醒状态下小便不能控制而自行流出的一种病证，尿崩症是由于下丘脑-神经垂体病变引起小便异常，其临床特点为多尿、烦渴、低比重尿或低渗尿。

（二）治疗要点

1. 治则治法　益肾固脬。取膀胱的背俞穴、募穴为主。

2. 处方

（1）主穴：中极、膀胱俞、肾俞、三阴交。

（2）配穴：肾气不固配关元、命门；脾肺气虚配肺俞、脾俞；湿热下注配秩边透水道、阴陵泉；下焦瘀滞配次髎、蠡沟。

3. 刺灸法　毫针常规刺。刺中极时针尖朝向会阴部；肺俞、脾俞不可直刺、深刺。肾气不固、脾肺气虚可加灸。

4. 临证要旨　针灸治疗本病有较好的疗效，但应注意对原发病的治疗。平素加强锻炼，增强体质，经常做收腹、提肛练习。

二、临床经验集锦

（一）古代经验

尿失禁，古代属遗溺范畴，最早见于《内经》，《甲乙经》中沿用此名，或称为遗尿、遗溲、小便遗。《三因极一病证方论·遗尿失禁证治》篇云："膀胱不利为癃，不约为遗溺者，乃心肾气传送失度之所为也。故有小涩而遗者，有失禁而出不自知。"

1. 循经选穴　古代治疗尿失禁取穴特点是以局部配合远道取穴为主，在局部取穴中，常用者为小腹任脉穴和其他相关穴，使用率较高的有气海、关元、神阙，而远端穴位以阴陵泉、阳陵泉、委中、大敦、神门等为主。在《针灸甲乙经·卷之九》记载："遗溺，关门及神门、委中主之。"杨继洲在《针灸大成》中提到："小便不禁：承浆、阴陵、委中、太冲、膀胱俞、大敦；遗溺：神门、鱼际、太冲、大敦、关元。"而涉及的经脉以足厥阴肝经、任脉、督脉、足太阴等为主。《景岳全书》论述关元穴的治疗作用中提出："主治积冷，诸虚百损，脐下绞痛渐入阴中，冷气入腹，少腹奔豚，夜梦遗精，白浊，五淋，七病，溲血，小便赤涩，遗沥，转胞不得溺，妇人带下痕聚，或血冷，月经断绝，一云但是积冷虚乏皆宜灸，孕妇不可针，针之落胎……治阴证伤寒及小便多，妇人赤白带下，俱当灸此。"指出了关元对小便异常的治疗作用。

2. 对症选穴　古代多数医家认为本病主要责之肾气、肾阳不足，膀胱虚寒，故艾灸是常用的治疗手段。孙思邈在《备急千金要方》中记载："通里，主遗尿。关门、中府、神门，主遗尿。阴陵泉、阳陵泉，主失禁遗尿不自知。""消渴，小便数。灸肾俞二处三十壮。"并论述了灸法治疗尿失禁："遗溺，灸遗道，挟玉泉五寸，随年壮；又灸阳陵泉随年壮；又灸足阳明随年壮。遗溺失禁，出不自知，灸阴陵泉，随年壮。"王执中在《针灸资生经·小便不禁遗尿》中记载了针灸治疗不同状况的小便不禁遗尿的方法："承浆主小便不禁，关元、涌泉主小便数，关门、中府、神门主遗尿，阴陵泉、阳陵泉主失禁遗尿不自知，太冲主女遗尿，期门、通里、大敦、膀胱俞、太冲、委中、神门治遗溺，阴包治遗溺不禁。"

（二）现代经验

1. 选穴经验　王乐亭治疗尿失禁常取气海、关元、中极、三阴交、大敦、太冲。郑魁山治疗中风所致的尿失禁，取气海、关元、腰俞、会阳。

2. 治疗方法　承淡安的《中国针灸学》中记载了直接灸治疗尿失禁，分为强刺激、中刺激和弱刺激3种：强刺激其艾炷如绿豆大，捻为硬丸，自十二壮至十五壮；中刺激其炷如鼠粪大，捻成中等硬丸，自七壮至十壮；弱刺激其炷如麦粒大，宜松软而不宜紧结。陆瘦燕用烧山火手法治疗虚寒型遗尿收效甚佳。石学敏等通过补脾益肾治疗尿失禁，取内关(双)、水沟、三阴交(双)、秩边透水道(双)。操作方法：先刺双侧内关，直刺0.5～1.0寸，采用提插捻转结合的泻法，施手法1分钟；继刺水沟，向鼻中隔方向斜刺0.3～0.5寸，采用雀啄手法（泻法），以患者眼球湿润或流泪为度；再刺三阴交，沿胫骨内侧缘与皮肤呈45°斜刺，针尖刺到原三阴交穴的位置上，进针0.5～1.0寸，采用提插补法，针感到足趾，以患肢抽动3次为度；秩边透水道：患者取侧卧位，以30号毫针，取秩边穴透向水道穴5～6寸，令针感向会阴部、小腹部放射，施提插手法1分钟。

三、临床研究进展

尿失禁在临床多见于老年人和体质虚弱患者，也是中风病的常见并发症，对患者的日常生活影响显著，本部分主要介绍国内外相关的代表性临床研究。

（一）针灸治疗尿失禁文献数据挖掘

通过数据挖掘系统分析针灸治疗尿失禁的文献发现，古代针灸治疗尤其重视局部和远端选穴。局部取穴使用率较高的穴位有气海、关元、神阙，而远端穴位以阴陵泉、阳陵泉、委中、大敦、神门等为主，且多以特定穴为主。现代针灸治疗尿失禁的取穴仍是遵循古人的治疗方法且有所发展，如腹部选穴以任脉及经外奇穴为主，有关元、中极、归来、提托等；腰骶部及背部选穴以足太阳膀胱经穴为主，有会阳、八髎及相关背俞穴；四肢部选穴以足阳明胃经及足三阴经腧穴为主，如足三里、三阴交、阴陵泉、太溪、太冲等；另有选择头针法者，以足运感区、百会、生殖区、顶区为主。

（二）针灸治疗尿失禁的系统评价

王蕾等以计算机检索 2013 年 11 月以前的 CNKI、万方数据库、维普数据库，手工检索《中国针灸》等杂志及相关会议论文，获取所有涉及针刺治疗压力性尿失禁的随机和半随机对照试验，利用 RevMan 5.0 软件对相关信息进行 Meta 分析和失安全数分析，漏斗图分析发表偏倚。结果显示针刺组均优于对照组，失安全数分析显示评价结果较为稳定；漏斗图图形左右基本对称，发表偏倚不大。显示针刺治疗压力性尿失禁有效，且优于西药和盆底肌训练。针灸治疗尿失禁可为广大患者提供一条简便、有效、安全的治疗途径，应在临床上推广。

（三）针刺治疗尿失禁的临床疗效研究

1. 诊断标准　根据国际尿控协会（ICS）第一次（1975 年）和第五次（1979 年）会议制定的标准化名词定义，尿失禁分为以下类型：真性尿失禁、压力性尿失禁、急迫性尿失禁、混合性尿失禁、充溢性尿失禁、反射性尿失禁、不稳定性尿失禁、完全性尿道关闭功能不全。其后国际尿控协会于 2005 年正式出版诊治指南。美国泌尿外科学会（AUA）和欧洲泌尿外科学会（EAU）分别于 1997 年和 2006 年发布了尿失禁诊治指南。加拿大、日本等发达国家也都发布了自己的指南，针对各自国家尿失禁的患病及诊治情况做出了规范。2007 年中华泌尿外科学会在查阅文献并参考国际尿控协会尿失禁咨询委员会、美国泌尿外科学会、欧洲泌尿外科学会和加拿大泌尿外科学会尿失禁诊治指南中关于女性压力性尿失禁诊治的部分内容，结合我国情况编写指南。

2. 干预和对照

（1）治疗组：研究中治疗组的选择多以毫针刺为主，尚有应用针灸结合、电针法、耳针法、灸法、针灸配合穴位贴敷、芒针、综合疗法等。取穴以局部穴位为主，常配合四肢部的穴位和腰骶部穴位。

（2）对照组：目前开展的尿失禁疗效评价研究主要以解释性试验为主，重点关注针灸治疗是否有效。对照组设置主要选用假针刺作为安慰剂对照、不同针灸疗法对照。在阳性药物对照中，主要以氯脂醒、三磷酸腺、盐酸米多君片等作对照。

3. 观察指标

（1）主要疗效指标：包括排尿日记的总排尿量、总排尿次数、总漏尿事件次数、功能性膀胱容量和最大尿流率、膀胱顺应性、valsalva 漏尿点压、最大膀胱压测定容量、最大尿流率时逼尿肌压力、最大尿道压、最大尿道闭合压和静态时功能性尿道长度。

（2）次要疗效指标：国际尿失禁咨询委员会尿失禁问卷简表评分。

4. 代表性研究结果　陈跃来将 199 例急迫性尿失禁患者随机分为治疗组 131 例和对照组 68 例。治疗组采用针刺治疗，取穴分为：①中极、大赫、水道、三阴交；②会阳、中膂俞、次髎、委中。两组穴位隔日交替使用。对照组采用药物治疗，口服酒石酸托特罗定片（舍尼停），3 星期后进行疗效评价。结果两组治疗后急迫性尿失禁和尿急的症状、ICI-Q-SF 症状积分和生活质量评分均较同组治疗前有明显改善，治疗组优于对照组。认为针刺是一种治疗急迫性尿失禁的有效方法。

（四）针刺治疗尿失禁的卫生经济学研究

有文献报道在美国每年用于脑卒中后尿失禁家庭护理花费高达 110 亿美元，Green 等报道，在澳大利亚和新西兰，中风后尿失禁患者的康复费用为 185.6 美元/天，而无尿失禁患者的费用为 156.82 美元/天。国内虽没有进行专门的统计预测，但在这方面的花费也应该不是一个小数字。因而探索中风后尿失禁的优化治疗方案，进一步研究中风后尿失禁及其预后相关因素，提高患者的生存质量，减轻家庭、社会经济负担，显得尤为重要。在中国，据不完全统计，在治疗尿失禁的费用上，以女性压力性尿失禁手术治疗为例，时间需 8～10 天、费用 1 万元左右。关于针灸治疗尿失禁的具体费用尚未有明确报道，但分析近些年发表的针灸治疗尿失禁的论文统计看，针灸的治疗成本较低，而且具有较好的社会经济效益，可为临床治疗方案的优选提供参考依据，值得进一步研究及推广。

（五）针灸治疗尿失禁的临床机制研究

近年来针刺治疗尿失禁的临床机制主要从以下方面开展：①兴奋大脑皮质：通过针刺头部的穴位如四神聪等，穴位在大脑皮质运动区和中央小叶附加运动区的体表投影区，针刺这些穴位能通过兴奋大脑皮质，反射性地调节自主神经，从而控制脊髓排尿中枢。②对神经功能的影响：针刺局部如腹部穴位，能够刺激阴部神经的传出纤维，重建其神经肌肉兴奋性，以增强提肛肌及其他盆底肌及尿道周围横纹肌的功能，使尿道外括约肌收缩力增强，较长期电刺激后，还可增加盆底横纹肌中的抗疲劳的肌纤维数量。通过刺激经阴部神经的传入纤维，通过神经元连接至骶髓逼尿肌核，抑制逼尿肌核兴奋，再经盆神经传至逼尿肌，抑制逼尿肌收缩，改善膀胱储尿功能。电刺激冲动上行至胸腰段，使交感神经元兴奋，α-肾上腺素能受体使膀胱颈及尿道近端收缩，进一步增加尿道关闭功能，β-肾上腺素能受体兴奋，膀胱底松弛，增加膀胱颈之封闭性。刺激腰骶部的次髎、会阳，其针感都可直至病所，电针刺激骶神经根，从而调节下泌尿道功能而治疗尿失禁。既能改善膀胱逼尿肌与尿道括约肌功能的协调性，也能增强盆底的支持作用，从而改善尿失禁压力性因素和急迫性因素。总之，通过对尿道、膀胱的双重作用增加尿控，达到治疗尿失禁的目的。

参 考 文 献

1. 王涛，许军峰，石学敏，等．醒脑开窍针刺法为主治疗不稳定膀胱 1 例．吉林中医药，2013，33（4）：421.

2. 周攀，王玲玲，张建斌．承淡安《中国针灸学》对艾炷直接灸的贡献．中国针灸，2014，34（4）：409-412.

3. 宋丰军，蒋松鹤，郑士立. 电针治疗中风后尿失禁多中心随机对照研究. 中国针灸，2013，33（9）：769-773.

4. 卢涛，梁玉宏. 卒中与大小便失禁. 国外医学：脑血管疾病分册，1999，7（2）：90.

5. Green J P，Smoker I，Ho M T，et al. Urinary in continence in subactue care a retrospective analysis of clinical outcomes and costs. Medical Journal of Australia. 2003，178（11）：550-553.

6. 李龙坤，宋波，金锡御. 盆底肌电刺激对羊尿道功能影响的实验研究. 中华泌尿外科杂志，2002，23（5）：307-9.

7. Caputo RM，Benson JT，Mc Clellan E. Intravaginal maximal electrical stimulation in the treatment of urinary incontinence. J Report Med. 1993；38（9）：667-671.

8. 苏静，文建国，土庆伟，等. 盆底肌电刺激治疗女性真性压力性尿失禁的近期疗效. 中国临床康复，2006，10（13）：131-133.

9. 王蕾，傅立新，朱原，等. 针刺治疗压力性尿失禁疗效国内文献的系统评价. 针灸临床杂志，2014，30（9）：64-67.

10. 金锡御，宋波. 尿动力学检查在尿失禁诊治中的意义. 中华泌尿外科杂志，1998，19（3）：190-192.

11. 曾莹杰，陈超，邢曼，等. 针刺治疗急迫性尿失禁的临床评价研究. 上海针灸杂志，2012，31（7）：485-487.

12. 康红千. 调神醒脑针刺法治疗老年性尿失禁52例. 中医药临床杂志，2007，19（2）：147.

13. 金春兰，周新尧，庞然. 电针治疗女性混合性尿失禁疗效观察. 针灸临床杂志，2013，29（6）：59.

（衣华强）

附：尿　潴　留

尿潴留是指膀胱内充满尿液而不能正常排出，按其病史、特点分急性尿潴留和慢性尿潴留两类。急性尿潴留起病急骤，膀胱内突然充满尿液不能排出；慢性尿潴留起病缓慢，病程较长，下腹部可触及充满尿液的膀胱，但患者不能排空膀胱，由于疾病的长期存在和适应，痛苦反而不重。尿潴留属中医学"癃闭"范畴，癃闭的发生常与久病体弱、情志不畅、外伤劳损、饮食不节、感受外邪等因素有关。本病病位在膀胱，与肾、三焦、肺、脾关系密切。基本病机是膀胱气化功能失常。

一、辨治要点

（一）辨证要点

1. 辨证思路　本病临床应重点判别病之虚实及病情之缓急，病势之轻重。

（1）辨虚实：癃闭的辨证首先要判别病之虚实，若发病急，小便闭塞不通，努责无效，小腹胀急而痛为实证，实证当辨湿热、肝郁、浊瘀、肺热之偏胜。发病缓，小便滴沥不爽，排出无力，甚则点滴不通，精神疲惫为虚证，虚证当辨脾肾虚衰之不同，阴阳亏虚之差别。

（2）辨缓急：小便闭塞不通为急病；小便量少，但点滴能出者为缓证。由"癃"转"闭"为病势加重，由"闭"转"癃"为病势减轻。

2. 病症鉴别　尿潴留主要与淋证相鉴别。两者均属膀胱气化不利，皆有排尿困难，点滴不畅的证候。但尿潴留无尿道刺痛，每日尿量少于正常，甚或无尿排出，而淋证则小便频数短涩，滴沥刺痛，欲出未尽，而每日排尿量正常。

（二）治疗要点

1. 治则治法　调理膀胱，行气通闭。取膀胱的背俞穴、募穴、下合穴为主。

2. 处方

（1）主穴：中极、膀胱俞、委阳、三阴交、阴陵泉。

（2）配穴：膀胱湿热配委中、行间；肝郁气滞配蠡沟、太冲；浊瘀阻塞配膈俞、血海；肺热壅盛配肺俞、尺泽；肾气亏虚配肾俞、大钟；脾气虚弱配脾俞、足三里。

3. 刺灸法　毫针常规刺，针刺中极前应首先检查膀胱的膨胀程度，以决定针刺的方向、角度和深度，膀胱充盈者不能直刺，应针尖向下，使针感能到达会阴并引起小腹收缩、抽动为佳，不可过深；肾气亏虚、脾气虚弱者可用温针灸。

4. 临证要旨　针灸治疗癃闭的效果较好，特别是对因产后、术后、疼痛、紧张导致的癃闭疗效肯定。若膀胱充盈过度，经针灸治疗 1 小时后仍不能排尿者，应及时导尿。在治疗过程中，应嘱患者消除精神紧张，反复做腹肌收缩、松弛的交替锻炼。另有癃闭患者兼见哮喘、神昏时应注意观察，必要时采取综合治疗措施。

二、临床经验集锦

（一）古代经验

癃闭之名，首见于《内经》，该书称其为"癃闭"或"闭癃"，对其病因、病机、病位都作了较为详细的论述。《灵枢·经脉》中肝经的"是主肝所生病"已明确记载本病证。

1. 局部、远端选穴　古代治疗癃闭取穴特点是以局部配合远道取穴为主，涉及的经脉有足厥阴肝经、任脉、督脉、足太阴脾经等。如《素问·骨空论篇》："督脉为病……痔，遗溺……督脉生病治督脉，治在骨上，甚者在齐下营。"在《针灸大成》则记载："小便不通，阴陵泉、气海、三阴交……复刺后穴：阴谷、大陵。"在局部取穴中，常用小腹部任脉穴和其他相关穴，例如《针灸甲乙经》称："三焦约，大小便不通，水道主之。"《圣济总录》曰："关元穴，灸一七壮，主转胞不得小便。"远端取穴多取肾、肝、脾三经，太溪、照海、大钟、三阴交等均为常用穴，如《通玄指要赋》记载："阴陵开通于水道。"《灵枢·经脉》记载大钟可治"实则闭癃"的症状。《针灸甲乙经》记载大敦主治"小便难而痛"，而《千金要方》则用灸少商、隐白的方法治疗"小便数而少且难"。

2. 对症选穴　在常规取穴、针刺的同时，针对癃闭的不同证型，在取穴、方法上也有差异。对于实证以泻法为主，《灵枢·热病》记载："癃，取之阴跷及三毛上及血络出血。"《外台秘要》载："崔氏疗小便不通方：足大踇趾奇间有青脉，针挑血出，灸三壮愈。"对热证取清热为主的穴位，如《类经图翼》治疗"便赤溺难白浊"的方法是"写行间火而热自清，木气自下"。对于虚证以补法或灸为主，《针灸逢源》记载治疗"阴寒盛小便不利"可以"灸石门"以振奋人体阳气，增强自身调整功能，《扁鹊心书》治疗水肿臌胀，小便不通以"急灸命关二百壮以救脾气，再灸关元三百壮以扶肾，水自运消矣"为法。

（二）现代经验

1. 选穴经验　杨甲三治疗癃闭要点在于补益元气，调畅三焦气机，基本处方用列缺、照海相配，虚象明显的配三阴交、肾俞、膀胱俞补益肾气，湿热明显伴有尿痛者配阳谷、关元清热利湿。萧少卿治疗湿热型癃闭常选用的中极、膀胱俞、三阴交、阴陵泉、气海、委阳、行间、八髎穴。

2. 治疗方法 王乐亭治疗癃闭常取百会、龙门、阴陵泉、足三里、三阴交、关元，采用实则泻之、虚则补之的方法，虚证常用灸法。根据"贺氏三通法"之温通法与已故名医金针王乐亭的经验，总结出隔姜和隔盐灸神阙的方法，用于中风后排尿障碍的治疗并进行前瞻性研究。食用盐填满肚脐（神阙穴），把生姜切成厚度 0.7～0.8cm，形状近圆形的姜片，其最小直径不小于 4 cm。将艾绒捏成底面直径约 3cm、高约 3 cm 的圆锥体，置于姜片之上。再将姜片和艾绒置于填满食盐的神阙穴上。点燃艾绒，待其全部燃尽，连续灸2 壮，每日 1 次。患者同时接受针对卒中的常规针刺治疗，取曲池、合谷、内关、足三里、阳陵泉、三阴交为主穴加减，平补平泻手法。

三、临床研究进展

尿潴留在临床多见于老年人和体质虚弱的患者，也是中风病的常见并发症，特别是临床外科妇科手术后患者更易于发生本病，对患者的日常生活有很大影响显著，本部分主要介绍国内外相关的代表性临床研究。

（一）针灸治疗尿潴留文献数据挖掘

通过数据挖掘系统分析针灸治疗尿潴留的文献发现，古代针灸临床治疗以取局部穴位为主，常用穴位有关元、神阙、石门和曲骨。同时，古代医家亦重视远端取穴，远端穴位多取肾、肝、脾三经，常用穴为阴谷、照海、涌泉、太溪、大钟、大敦、太冲、阴陵泉、三阴交等。背部的小肠俞、大肠俞、膀胱俞、次髎、肾俞也是常用穴位。现代针灸临床治疗癃闭的取穴多是在古人选穴的基础上，通过经络辨证，循经取穴以达到治疗目的，注重特定穴、穴位配伍的使用。从经脉而言仍注重任脉、足三阴经、背俞穴的选用，还对不同证型采取不同方法的疗效进行了系统全面的研究。

（二）针灸治疗尿潴留的系统评价

左小宏等评价针刺治疗中风后尿潴留的有效性，认为针刺治疗中风后尿潴留较常规疗法疗效好，但是由于纳入研究数量和质量上的缺陷，有必要进一步提高研究以获得更高效的证据。刘利花等评价针灸治疗术后、产后尿潴留的文献质量与疗效可信度，采用 RevMan5.1 软件对纳入的针灸治疗产后、术后尿潴留的 RCT 文献进行 Meta 分析。结果显示针灸治疗术后、产后尿潴留的疗效高于对照组；针灸为主各治疗方法疗效高于对照组；同一对照干预与不同针灸治疗的亚组分层表明针灸治疗产后、术后尿潴留的有效率优于其他疗法。由此得出结论：针灸治疗术后、产后尿潴留的疗效有一定优势，这从循证医学方面给出了证据支持，因此可以考虑在临床上大力推广针灸疗法治疗产后、术后尿潴留。此外，为了进一步完善循证医学证据，还需要开展更多严格设计的 RCT 文献来完善临床资料。

（三）针刺治疗尿潴留的临床疗效研究

1. 诊断标准 尿潴留的临床诊断和排除标准参照《现代中医临床诊断学》中尿潴留的诊断标准、中华中医药学会在《中医内科常见病诊疗指南-西医疾病部分》（ZYYXH/T50—135-2008）、中医诊断参照国家中医药管理局《中医病证诊断疗效标准》 （ZY/T001.1—001.9-94）的行业标准。

2. 干预和对照

(1) 治疗组：研究中治疗组的选择多以毫针刺为主，尚有应用针灸结合、电针法、穴位按压、穴位注射、耳针法、灸法、针刺配合穴位贴敷、温针、综合疗法等。取穴以局部穴位为主，常配合四肢部的穴位和腰骶部穴位。

(2) 对照组：目前开展的癃闭疗效评价研究主要以解释性试验为主，重点关注针灸治疗是否有效。对照组设置主要选用不同针灸疗法对照。在阳性药物对照中，主要以新斯的明等作对照。

3. 观察指标

(1) 主要疗效指标：膀胱功能指标包括日均单次排尿量、平均膀胱容量、残余尿量测定。症状指标的改善标准，包括如下：痊愈：能自动排尿，残余尿在 0~50ml；显效：能自动排尿，但膀胱内残余尿 50~100ml；有效：偶能自动排尿，膀胱内残余尿 50~100ml，靠间歇性导尿排空膀胱残余尿；无效：不能自动排尿，靠留置尿管排尿。

(2) 次要疗效指标：目前的研究主要以生活质量的评估作为次要疗效指标。

4. 代表性研究结果　广东省中医院麻醉科贺必梅等观察了针刺对腰麻术后尿潴留的干预作用。将 154 例行腰麻术患者随机分为观察组（80 例）和对照组（74 例）。观察组在腰麻术后选取双侧府舍、水道行电针治疗。结果认为针刺可以明显缩短腰麻术后自主排尿时间，促进膀胱排尿反射的恢复，具有促进排尿、降低术后尿潴留发生的作用。金晓飞、冀来喜等观察秩边透水道针刺治疗非细菌性前列腺炎和前列腺痛，通过多中心随机对照，治疗组采用秩边透水道针刺治疗；对照组采用中药坐浴治疗。结果显示秩边诱水道针刺可有效治疗非细菌性前列腺炎和前列腺痛。

（四）针刺治疗尿潴留的卫生经济学研究

国内外对癃闭（尿潴留）的治疗费用没有专门的报道，由于引起的原因不同，临床费用差异极大。特别是涉及手术、消炎的治疗费用较多。在中国，据不完全统计，在治疗癃闭的费用上，以前列腺增生的治疗为例，治疗康复时间长，费用高达几万元左右。关于针灸治疗癃闭的具体费用尚未有明确报道，但分析近些年发表的针灸治疗癃闭的论文统计看，针灸的治疗成本较低，而且具有较好的社会经济效益，可为临床治疗方案的优选提供参考依据，值得进一步研究及推广。

（五）针灸治疗尿潴留的临床机制研究

近年来针刺治疗癃闭的临床机制主要从以下方面开展：①对膀胱功能的影响：西医学研究表明，针灸可增加膀胱的兴奋性及紧张性，提高膀胱逼尿肌的收缩力，增加盆神经的放电频率，增加盆神经的兴奋性及传导，对神经的再生起到一定促进作用。通过动物实验表明，穴位电针治疗神经源性尿潴留可能是通过增强膀胱收缩能力和增加逼尿肌收缩频率，提高逼尿肌兴奋性，从而达到膀胱排尿功能的重建；②对神经靶器官-肌肉的影响：针灸治疗尿潴留的可能机制是，由于针刺对再生神经靶器官-肌肉的刺激，使肌肉在电针过程中有节律地舒缩，可能是对神经元树突支配可塑性产生诱导作用的基础，体现了针刺宣通阳气、活血通经的作用；③对排尿中枢的影响：西医学认为关元、中极、气海、水道等下腹穴位于膀胱的体表投影位置区，可影响膀胱局部的传入传出神经，调整其功能状态。针刺八髎穴、膀胱俞、肾俞等膀胱经穴位可直接或间接刺激低级排尿中枢，通过影响其传入及传出神经，反射性兴奋脊髓及高级排尿中枢，协调逼尿肌和尿道括约肌功能，有助于排尿反射的形成。④对神经、神经丛的影响：有研究发现三阴交浅层有隐神经分布，属 L_4 神经节段，其深部的长屈肌及趾长屈肌属 L_5，S_1 神经节段支配，电刺激可通过反射弧传导到脊髓后根激发骶髓排尿中枢，引起反射性排尿，进而改善尿潴留。有研究发现，针刺进入盆腔后，针体和针尖周围为骶丛和盆神经丛，针体和针尖周围由背侧向腹侧、由内而外依次为骶交感干及其分支，第3、4骶神经的内脏支、盆神经丛，针刺可通过这些神经传至支配下尿路功能的各级中枢，并调节这些中枢兴奋性，从而改变这些神经传出的兴奋性，实现对下尿路功能的调节作用。

参 考 文 献

1. 刘慧林，王麟鹏．隔姜隔盐灸治疗中风后排尿功能障碍对照研究．中国针灸，2006，26（9）：621-624.
2. 萧少卿．萧少卿针灸精髓．北京：人民卫生出版社．2010：208.
3. 田丽芳，田阳春．杨甲三教授治疗老年病经验．北京针灸骨伤学院学报，2002，9（1）：23-25.
4. 左小宏，傅立新，申昕，等．针刺治疗中风后尿潴留的系统评价．针灸临床杂志，2012，28（11）：51-53.
5. 路学荣，刘海兴，高丽红．针灸与康复治疗中风后尿潴留 32 例观察．实用中医内科杂志，2007，21（8）：74.
6. 刘利花．针灸治疗术后、产后尿潴留的 Meta 分析．山东中医药大学，2014.
7. 卜广平．电针三阴交治疗脊髓损伤性尿潴留 12 例．中国针灸，1994，14（1）：5.
8. 国家中医药管理局．中医病症诊断疗效标准．南京：南京大学出版社，1994.
9. 贺必梅，潘飞鹏，张森森．针刺干预腰麻术后尿潴留的疗效评价．中国针灸，2015，35（3）：209-211.
10. 金晓飞，冀来喜，郝重耀，等．秩边透水道针刺治疗非细菌性前列腺炎和前列腺痛临床观察．新中医，2012，44（2）：92-94.
11. 何彩华．容量感觉训练法对脊髓损伤患者膀胱功能训练效果观察．中华现代护理学杂志，2008，5（11）：981-982.
12. 朱文锋，何清湖．现代中医临床诊断学．北京：人民卫生出版社，2003：921.
13. 中华中医药学会．中医内科常见病诊疗指南-西医疾病部分（ZYYXH/T50-135-2008）北京：中国中医药出版社，2008：162-167.
14. 国家中医药管理局．中医病证诊断疗效标准（ZI/T001.1-001.9-94）北京：国家中医药管理局，1994：44-45.
15. 张红建，李秀荣，赵磊．针灸治疗宫颈癌术后尿潴留的研究．护理学杂志，2000，15（6）：323-326.
16. 李澎涛，陶之理．电针对周围神经再生过程中脊髓运动神经元树突形态的影响．中国针灸，1997，17（4）：237-239.
17. 王俊华，陈邦国，尹晶，等．电针关元穴对脊髓损伤后尿潴留模型大鼠逼尿肌兴奋性的影响．湖北中医学院学报，2009，11（4）：6-8.

（衣华强）

第十三节　消　渴

消渴是以多饮、多食、多尿、形体消瘦，或尿浊、尿有甜味为主要临床表现的病证。

本病的发生常与禀赋不足、饮食不节、情志失调、劳欲过度等因素有关，病变脏腑主要在肺、胃、肾，又以肾为关键，基本病机是阴虚燥热。消渴分为上、中、下三消，上消属肺燥，中消属胃热，下消属肾虚。西医学之糖尿病、尿崩症，可参考本节治疗。

一、辨治要点

（一）辨证要点

1. 辨证思路　本病临床应重点分辨病位、辨标本、辨主症和并发症。

（1）辨病位：消渴病变脏腑主要在肺、胃、肾三脏，以多饮、多食、多尿为主，根据"三多"症状的轻重程度不同，有上、中、下三消之分。其中，以口渴多饮为主者，称为上消；以多食易饥为主者，称为中消；以尿频量多为主者，称为下消。

（2）辨标本：消渴以阴虚为主，燥热为标，两者互为因果，且临床阴虚和燥热表现各有侧重。一般初病多以燥热为主，病程较长者则阴虚与燥热互见，日久则以阴虚为主，进而由于阴损及阳，导致阴阳俱虚。肺燥津伤，津液失于敷布，则脾胃不得濡养，肾精不得滋助；脾胃燥热偏盛，上可灼伤肺津，下可耗伤肾阴；肾阴不足则阴虚火旺，亦可上灼肺胃，终致肺燥胃热肾虚，故"三多"之症常可相互并见。

（3）辨本症与并发症：消渴的本症为"三多一少"，而多有并发症为本病的另一特点。本症与并发症的关系，一般以本症为主，并发症为次。多数患者，先见本症，随病情的发展而出现并发症。但亦有少数患者与此相反，如少数中老年患者，"三多"及消瘦的本症不明显，常因痈疽、眼疾、心脑病证等为线索，最后确诊为本病。

2. 病症鉴别　消渴当与口渴症相鉴别。口渴症是指以口渴而多饮水的症状，此症可出现于多种疾病过程中，尤以外感热病为多见。但与消渴相比，口渴症不伴有多食、多尿、尿甜、形体消瘦等特点。

（二）治疗

1. 治则治法　清热润燥，养阴生津。取相应的背俞穴及足太阴、足少阴经穴为主。

2. 处方

（1）主穴：肺俞、胃俞、肾俞、胃脘下俞、三阴交、太溪。

（2）配穴：上消配太渊、少府；中消配内庭、地机；下消复溜、太冲。阴阳俱虚者配关元、命门；视物模糊配太冲、光明；肌肤瘙痒配膈俞、血海；上肢疼痛肩髃、曲池；上肢麻木配少海、手三里；下肢疼痛或麻木配阳陵泉、八风。

3. 刺灸法　肺俞、胃俞、胃脘下俞不可深刺，以免伤及内脏。余穴常规针刺。阴阳俱虚者可配合灸法。

4. 临证要旨　针灸治疗消渴对早、中期患者及轻型患者效果较好，但需坚持较长时间治疗。针灸对消渴的并发症（自主神经功能紊乱、肢体疼痛、膀胱病变和神经病变等）有较好疗效。若病程长而病重者，应积极配合药物治疗。消渴病患者的皮肤极易并发感染，在针刺过程中应注意严格消毒。西医学中的尿崩症，因具有多尿、烦渴的临床特点，与消渴病有某些相似之处，可参考上述内容进行配合治疗。

二、临床经验集锦

(一) 古代经验

消渴之名，首见于《素问·奇病论》，根据病机及症状的不同，《内经》还有消瘅、肺消、膈消、消中等名称的记载，认为五脏虚弱，过食肥甘，情志失调是引起消渴的原因，而内热是其主要病机。至刘河间则对其并发症作了进一步论述，如《宣明论方·消渴总论》记载，消渴一证"可变为雀目或内障"。明代戴思恭《证治要诀》明确提出上、中、下之分类，及至明清以前，对消渴的治疗原则及治疗，有了更为广泛深入的研究。

1. 局部、远端选穴　古代治疗消渴，特别是有咽喉干、嗜饮症状的，除了取局部穴位，如《针灸甲乙经》记载："消渴嗜饮，承浆主之。"还选取了远端穴位，如在《针灸大成》有记载："消渴，水沟、承浆、金津、玉液、曲池、劳宫、太冲、行间、商丘、然谷、隐白（百日以上者，切不可灸）。"其远端穴位以手足末端为主，且以足三阴经穴为主，如《医宗金鉴·卷八十五》记载："太溪主治消渴病。"《百症赋》则有"行间涌泉，主消渴之肾竭"的论述。

2. 选取背俞穴　关于消渴病的病机，《灵枢·五变》认为："五脏皆柔弱者，善病消瘅。"所以古人在治疗中常取调理脏腑的背俞穴，如《神灸经纶》记载："消渴，承浆、太溪、支正、阳池、照海、肾俞、小肠俞、手足小指尖。"特别是古人提出了治疗消渴的经验效穴——胃脘下俞，在《备急千金要方》记载："消渴，咽喉干，灸胃管下输三穴各百壮，穴在背第八椎下横三寸间寸，灸之。"

古人还对消渴的针灸禁忌做了论述，如孙思邈提出，对消渴"初得患者可如方灸刺之"，而消渴病中后期则禁止进行针灸治疗，否则易致痈疽坏证，即"凡消渴病经百日以上者，不得灸刺。灸刺则于疮上漏脓水不歇，遂致痈疽羸瘦而死"。

(二) 现代经验

1. 选穴经验　杨甲三针对消渴病发展的内在规律，在治疗中重点采取补脾阴、清胃燥之法。针灸取穴根据病程的变化，取手足阳明经、足太阴脾经、手太阳小肠经以及腹部募穴、背俞穴为主，配合中药能够很快控制病情，使血糖恢复正常。其并发症治疗在此基础上，结合辨病、辨证施治，也能收到较为满意的疗效。王乐亭的"手足十二针"是治疗半身不遂的首选方法，取穴有合谷、曲池、足三里、阳陵泉、内关、三阴交，有学者用以治疗消渴病之周围神经病变，效果显著。

2. 治疗方法　消渴的针灸治疗中，针刺和灸法最为常用，其他如耳针、经穴注射、神经干刺激、埋线疗法、温针灸等均被用于治疗糖尿病。著名针灸学家陆瘦燕的"烧山火"、"透天凉"可使血中葡萄糖与柠檬酸（糖代谢中间产物）含量发生双向调节结果。程莘农治疗消渴取然谷、肾俞、三阴交，针刺一般分为天、人、地三部，进针在几秒钟完成，痛苦少，得气快，一般3～5下得气，若不得气，多实施震颤手法辅助得气。消渴病患者的皮肤极易并发感染，在针刺过程中应注意严格消毒。由于此种原因，在古代提及的放血疗法治疗消渴病临床应用很少，这也是我们临床应该注意的。

三、临床研究进展

消渴是临床常见病症，发病率高，对患者的日常生活影响显著，特别是消渴病的并发症经常危及患者生命。本部分重点介绍国内外治疗消渴病相关的代表性临床研究。

（一）针灸治疗消渴文献数据挖掘

通过数据挖掘系统分析针灸治疗消渴的文献发现，古人运用针灸治疗消渴的常用穴位以局部和远端穴位配合为主，局部主要有承浆、水沟、金津、玉液，远端穴位主要有太溪、关元、足三里、照海，且多取背俞穴。常用经络以足太阳膀胱经、足三阴经、任脉为主，这与消渴本虚标实为病机特点相吻合。在治疗方法上，最常用灸法，针刺次之。在针刺手法上，因为本证多为本虚标实之证，往往表现出热证，呈亢奋状态，"急则治其标"，故多施泻法，如《针灸集成·卷二》云："食渴：中脘针，三焦俞、胃俞、太渊、列缺针，皆泻。"根据现代临床报道，归纳出糖尿病常用的针灸处方中以四肢部的穴位分布最多，其中尤以下肢穴位居多；其次为背腰部的穴位；再次为腹部的穴位。主要穴位按使用频次排序依次为足三里、三阴交、肾俞、脾俞、曲池、合谷、中脘、太溪、关元、胰俞、气海、阳陵泉、内关、胃俞、肺俞、肝俞等。

（二）针灸治疗消渴的系统评价

蔡燕等在 2010 年通过检索针灸治疗糖尿病的随机对照试验并进行 Meta 分析，系统评价了针灸治疗糖尿病的疗效。Meta 分析结果显示针灸能显著治疗糖尿病。资料表明针灸治疗糖尿病临床疗效显著。刘美君等通过计算机检索 CENTRAL、Cochrane、Web of Science、CBM、CNKI、VIP 和万方数据库，查找所有有关针灸治疗 2 型糖尿病周围神经病变的 RCT，采用 Revman 5.2 软件进行 Meta 分析，并采用 GRADE 系统进行证据质量评价。结果共纳入 7 个研究，364 例患者。Meta 分析结果显示针灸与药物比较两组间有统计学意义，表明针灸能提高治疗 2 型糖尿病周围神经病变的有效率。

（三）针刺治疗消渴的临床疗效研究

1. 诊断标准　美国糖尿病学会（ADA）从 1998 年开始发布糖尿病医学诊治指南，并从 2002 年起依据最新研究证据每年年初发布新版内容。消渴病（糖尿病）中医分期辨证与疗效评定标准由中国中医药学会内科学会消渴病（糖尿病）专业委员会第三次大会（1992 年 5 月 18 日山东明水）通过。国内中医诊断标准可参照中华中医药学会《糖尿病中医中医防治指南》（ZYYXH/T3.1-3.15-2007），西医诊断标准可参照中华医学会糖尿病分会《中国 2 型糖尿病防治指南 2007》。

2. 干预和对照

（1）治疗组：研究中治疗组的选择多以单纯毫针刺为主，尚有应用电针法、耳针法、穴位埋线、灸法、综合疗法等。取穴以四肢部的穴位最多，其中尤以下肢穴位居多，其次为背腰部的穴位，再次为腹部的穴位。

（2）对照组：目前开展的消渴病疗效评价研究主要以解释性试验为主，重点关注针灸治疗是否有效。对照组设置主要选用假针刺作为安慰剂对照、不同针灸疗法对照。在阳性药物对照中，主要以达美康、优降糖、消渴丸等作对照。

3. 观察指标

（1）主要疗效指标：按照《中医新药临床研究指导原则》主要疗效检测指标（血糖、糖化血红蛋白）判定标准，通过血糖的变化进行判断。

（2）次要疗效指标：目前的研究主要以血胰岛素、C 肽的变化、肝功、肾功、血脂、体重指数、眼底、心电图和生活质量的评估等作为次要疗效指标。

（3）并发症的疗效指标：糖尿病周围神经病变的疗效主要依据神经检查评分参照 Dyck 评分标准，肢体的触觉、痛觉用 10g 尼龙单丝检查。糖尿病视网膜病变的疗效主要观察基线特征、双眼视力、眼底常规检查及黄斑部光学相干断层扫描变化情况。糖尿病膀胱的疗效指标主要有每次尿量、残余尿量。

4. 代表性研究结果　周平南等观察了针灸治疗新发肥胖 2 型糖尿病（T2DM）的疗效及可行性。将 76 例新发肥胖 T2DM 患者随机分为两组，治疗组 40 例，对照组 36 例。治疗组采用针灸治疗加生活方式改变，对照组采用生活方式改变，3 个疗程（即 3 个月）后比较患者体重指数（BMI）、空腹血糖（FPG），糖化血红蛋白（HbAlc）、空腹胰岛素（FINS）、稳态模型评估的胰岛素抵抗指数（HOMA-IR）。结果显示针灸能降低新发肥胖 2 型糖尿病患者血糖、糖化血红蛋白，减轻体重，改善胰岛素抵抗，改善 β 细胞功能。认为针灸治疗新发肥胖 T2DM 有效、安全。Tong 等对 40 名 2 型糖尿病患者分时段进行针刺治疗，结果表明针刺对降低血糖水平有较好的即时作用。鲁茜等观察了针灸对糖尿病周围神经病变的临床疗效，将 60 例患者随机分为治疗组（30 例）与对照组（30 例），两组均应用运动治疗、饮食控制、日服降糖药物或胰岛素皮下注射控制血糖，后治疗组予针灸治疗，对照组予非治疗穴位耳穴贴敷治疗。结果显示治疗组在治疗后胫神经、正中神经 MCV、SCV 有显著变化，且两组神经传导速度提高的幅度比较差异显著，针灸治疗糖尿病周围神经病变疗效确切。

（四）针刺治疗消渴的卫生经济学研究

1997 年美国用于糖尿病的花费是 980 亿美元，其中 440 亿美元为直接医疗消费，540 亿美元为间接花费，间接花费指的是由于糖尿病致残、致死所带来的经济支出。糖尿病患者的人均医疗消费是 10071 美元。中国人民解放军第 306 医院 1995—1999 年糖尿病患者住院费用的增长及分布情况初步显示，糖尿病医疗费用的支出相当高。5 年内该院总计收住 948 例糖尿病患者，年人均总住院费用 1995 年为 2382 元；1996 年为 2767 元；1997 年为 4429 元；1998 年为 4815 元；1999 年为 4847 元。国内研究者也在该领域做了尝试性研究，黄慧等研究观察使用中西医结合方法治疗糖尿病周围神经病变的临床疗效和经济成本的分析，将 60 例糖尿病患者随机分为治疗组（基础治疗＋温针灸方法）30 例、对照组（基础治疗）30 例，观察其临床疗效及成本-效果分析，结果治疗组总有效率 93.3％；对照组总有效率 73.3％；无论是成本效果比分析（C/E）还是增量成本效果比分析（△C/△E），治疗组治疗方案优于对照组。最终认为使用中西医结合治疗糖尿病周围神经病变疗效好，且经济实用。国内针刺治疗消渴病研究领域的卫生经济学研究还相对不足，这也是今后努力的方向，研究成果将进一步促进针灸的推广和应用。

（五）针灸治疗消渴的临床机制研究

近年来针刺治疗消渴的临床机制主要从以下方面开展：①对血糖、葡萄糖耐量、糖基化血红蛋白的影响：对于消渴患者其血糖、葡萄糖耐量、糖基化血红蛋白异常，而针刺可以降低血糖、葡萄糖耐量、糖基化血红蛋白使之趋于正常。②对胆固醇、甘油三酯、低密度脂蛋白胆固醇水平的影响：通过针灸临床研究发现，针刺可以降低胆固醇、甘油三酯、低密度脂蛋白胆固醇。③对胃肠道激素分泌的影响：古人有"食不充饥灸三里"之语，其治疗疾病的机制可能与针刺足三里穴能明显促进胃肠道激素分泌有关，而胃肠道的内分泌环境与胰岛素分泌也有相关性，胃肠道激素能促进胰岛素分泌。④对胰 β 细胞的修复及胰岛素的合成和分泌的影响：临床研究发现，针刺消渴患者的三阴交穴，对生理功能正常的胰脏有调节胰岛素分泌的作用。由于背俞穴与交感神经链的体表投影区基本重合，故针刺背俞穴可通过刺激运动、中枢神经有效地改善局部微循环，促进胰β细胞的修复及胰岛素的合成和分泌。⑤对下丘脑-垂体-胰岛轴功能的影响：针刺可调节中枢神经系统的兴奋性，从而调节下丘脑-垂体-胰岛轴的功能，增强胰岛素受体的敏感性，提高葡萄糖受体对葡萄糖敏感性。⑥对丙酮酸激酶活性的调节：针刺肝胆经原、合穴，观察其降糖作用及对丙酮酸激酶活性、肝糖原含量的调节作用，发现针刺可以使丙酮酸激酶活性、肝糖原含量最接近正常对照组。

参 考 文 献

1. 曲齐生，杨善军．针刺夹脊穴对 2 型糖尿病患者胰岛素抵抗疗效观察．中医药信息，2007，24（1）：50-51.
2. 何玲，王瑞辉，张卫华，等．针刺肝胆经穴对糖尿病大鼠糖代谢的影响与机理研究．中华中医药学刊，2007，27（1）95-97.
3. 刘立公，顾杰，方东行．消渴的古代针灸治疗特点分析．中国文献杂志，2004，（2）：13-14.
4. 陈跃来．针刺治疗糖尿病的思路与方法．甘肃中医学院学报，1998，15（1）：39-40.
5. 侯安乐．糖尿病患者针刺三阴交后血糖变化的观察．浙江中医杂志，1993，28（9）：411.
6. 郭登峰．背针疗法．山西：山西科学技术出版社，1997：5-9.
7. 马萍，纪中，于航，等．电针对糖尿病人鼠学习记忆障碍及海马 NT-3 表达的影响．中国比较医学杂志，2008.18（8）：14-17.
8. 段红应，周朝华，刘生华，等．手足十二针配合中药治疗糖尿病周围神经病变 25 例．中医外治杂志，2014，23（1）：25-26.
9. 刘清国．杨甲三教授针灸学术思想简介．中国针灸，2008，28（5）：359-364.
10. 陆瘦燕．"烧山火"、"透天凉"两种手法对体温和某些体液成分的影响．上海中医药杂志，1965，（9）：33.
11. Yang W, Lu J, Weng J, et al. Prevalence of diabetes among men and women in China. N EngI J Med, 2010，362（12）：1090-1101.
12. Xu Y, Wang L, He J, et al. Prevalence and control of diabetes in Chinese adults. JAMA, 2013，310（9）：948-959.
13. 高珊，李瑞，田环环，等．近 10 年来针灸治疗糖尿病的研究进展．针灸临床杂志，2013，29（12）：51-54.
14. 蔡燕，彭楚湘．针灸治疗糖尿病的 meta 分析．中华中医药学刊，2010.28（11）：2412-2415.
15. 刘美君，刘志诚，徐斌．针灸治疗 2 型糖尿病周围神经病变的系统评价．浙江中医药大学学报，2014，38（11）：1326-1331.
16. 周平南，彭鹏鸣，王蓉娣．针灸治疗新发肥胖 2 型糖尿病疗效观察．针灸临床杂志，2013，29（1）：21-23.
17. 鲁茜，孔德明，崔瑾，等．针灸治疗糖尿病周围神经病变 60 例观察．中医临床研究，2014，6（2）：58-60
18. Tong S. Lv HB, Liu j Q. Instant effect of acupuncture on lowering blood glucose. World Acupuncture Moxib. 2011，21（1）：30-32.
19. 许樟荣．糖尿病卫生经济学研究的意义与现状．中华内科杂志，2002，41（11）：787-788.
20. Dyck PJ. Detection, characterization, and staging of polyneuropathy：assessed in diabetics. Muscle Nerve, 1998，11：21.

（衣华强）

第十四节 痴　呆

痴呆，又称"痴证"、"呆病"，是由髓减脑消，神机失用导致的一种神志异常的疾病，以呆傻愚笨，智能低下，善忘等为主要临床表现。脑为髓海，元神之府，神机之用，故凡气、火、痰、瘀诸邪内阻，上扰清窍，或由精、气、血亏损不足，髓海失充，脑失所养，均可导致痴呆。本病常见于西医学的老年性痴呆（阿尔兹海默病）、血管性痴呆、小儿大脑发育不全等病。本篇主要以血管性痴呆为例进行介绍。

一、辨治要点

（一）辨证要点

1. 辨证思路　本病乃本虚标实之证，临床上以虚实夹杂者多见，且本病病位主要在脑，与心、肝、脾、肾关系密切，因而辨证时应重点辨别疾病虚实，明确病变脏腑，分清病情轻重。

（1）辨虚实：痴呆虚者，临床以神气不足、面色失荣、形体枯瘦、言行迟弱为特征；痴呆实者，临床表现为智能减退、反应迟钝等。

（2）辨脏腑：年老体衰、头晕目眩、神情呆滞、记忆力减退、认知功能下降、腰膝酸软、齿枯发焦，病位在脑与肾；若兼见食少纳呆、气短懒言、口涎外溢、四肢不温、五更泄泻，病在脑与脾肾；若兼见失眠多梦、五心烦热，病在脑与心肾；若兼见双目无神、筋惕肉瞤、毛甲无华，病位在脑与肝肾。

（3）辨病情轻重：血管性痴呆一般分为轻度、中度、重度。轻、中度患者可见表情呆滞，目光晦黯，言辞颠倒，健忘善感等；重度患者可见举动不强，或傻哭傻笑，不知饥饱，生活自理能力丧失等。

根据辨证思路，可将痴呆分为肝肾不足证、气血虚弱证、痰浊阻窍证和瘀血阻络证。

2. 病症鉴别　痴呆主要与健忘相鉴别，可从临床症状、理化检查及与西医疾病关系等方面加以鉴别。痴呆常见于阿尔茨海默病、血管性痴呆、额颞叶痴呆、路易体痴呆等，以不知前事或问事不知为特征，颅脑 MRI 及痴呆量表评估可见相应病理改变。健忘以善忘前事为特征，相应的理化检查一般无异常。

（二）治疗

1. 治则治法　以补肾填精，健脑益智为基本原则，治疗以取督脉、肾经腧穴为主，配以辨证取穴和对症选穴。

2. 处方

（1）主穴：四神聪、百会、太溪、大钟、悬钟、足三里。

（2）配穴：肝肾不足加肝俞、肾俞；气血虚弱加气海、膈俞；痰浊阻窍加丰隆、中脘；瘀血阻络加委中、膈俞。

3. 操作　各腧穴均常规针刺；四神聪刺向百会穴；百会穴针后可加灸 20 分钟。肝肾不足、气血虚弱者针灸并用，补法；痰浊阻窍、瘀血阻络者以针为主，平补平泻。每日或隔日治疗 1 次。

4. 临证旨要　针灸治疗痴呆有一定效果，但针灸疗程一般较长。对于痴呆轻症应进行耐心的认知训练和教育，合理安排患者生活和工作；重症者要注意生活护理，防止跌倒、迷路、褥疮及感染等异常情况发生。

二、临床经验集锦

(一) 古代经验

痴呆一名首见于《华佗神医秘传》之"华佗治痴呆神方"，在古代针灸文献中还有呆痴、痴呆、呆病等描述；在《景岳全书》中，"痴呆"首次作为独立性疾病被描述："凡平素无痰，而或以郁结，或以不遂，或以思虑，言辞颠倒，举动不经，或多汗，或善愁，其证千奇百怪，无所不至。"

1. 循经选穴　古代治疗痴呆取穴多选用督脉头部穴位为主，肝经、脾经、任脉和膀胱经经穴为辅，再辨证配穴。虚证者，多配填精补髓、健脾补肾、益气养血，多取肾经、膀胱经、任脉及脾胃经穴为主；实证者，配合化痰开窍、清心平肝、活血通络、解毒化浊，多取心经、肝经、脾经及任脉穴。

2. 对症选穴　肾精亏损选用太溪、三阴交等；心脾两虚选用内关、外关、脾俞、阴陵泉等；痰浊阻窍选用丰隆、内庭等；气滞血瘀选用气海、血海等；气虚血瘀选用关元；肾阳虚衰选用腰阳关、肾俞等穴。

(二) 现代经验

1. 理论创新　蔡圣朝以肾虚为本，阳虚为根，痰瘀为标为病机，施治强调"审因论治"针灸注重"精疏取穴"，提取从"神-脑-督脉-肾-任脉"轴防治痴呆，独创温阳补肾灸法治疗痴呆。

2. 选穴经验　张道宗治疗血管性痴呆选用神庭、百会、风府、哑门、大椎、至阳、腰阳关、命门。刘公望治疗痴呆选用公孙、内关透大陵、上星透印堂、头维向后方透刺、百会透后神聪、四白。

3. 治疗方法　石学敏治疗血管性痴呆取内关、太冲、丰隆，直刺 25～37mm，提插泻法 1 分钟；风池，直刺 37mm；百会、四神聪，向后平刺 25mm，小幅度高频率捻转补法；三阴交，直刺 25～37mm，提插补法 1 分钟；水沟，向上斜刺 2～3mm，雀啄泻法，以眼球湿润或流泪为度。张家维治疗痴呆先针风池、风府，平补平泻，不留针；围针刺四神聪，针尖方向朝百会；再刺素髎，行雀啄法 3 次；大陵、神门、太溪，补法，其余穴位行平补平泻法；针后再悬灸百会、风池、风府、大椎、至阴 5～10 分钟。张建军治疗痴呆取上星透百会、印堂、四神聪、内关、风池、完骨、天柱、太阳、血海、丰隆、太冲、太溪、三阴交、足三里、阴陵泉。上星透百会、印堂、四神聪、内关，平补平泻；风池、完骨、天柱、太阳、足三里、阴陵泉，补法；太冲、三阴交、丰隆、血海，泻法。均留针 30 分钟。

三、临床研究进展

(一) 针灸治疗血管性痴呆文献数据挖掘

通过数据挖掘系统分析针灸治疗血管性痴呆的文献发现，针灸治疗以督脉穴位为多；主穴选用以百会、四神聪、风池、水沟和神庭为主；以百会、四神聪、风池、神庭、水沟加足三里为多。穴位所属部位以头部及腰背部最多；特定穴以五输穴及背俞穴应用最多。

（二）针灸治疗痴呆的系统评价

彭氏等于 2004 年在《中国针灸》发表了电针治疗血管性痴呆的系统评价。该系统评价纳入了 5 个临床试验，均为国内研究。其主要结局指标包括患者的生存质量、认知功能、记忆功能、社会或行为能力、整体功能和不良事件。结果显示电针治疗血管性痴呆安全，对血管性痴呆整体功能和认知功能较对照组有效；电针对血管性痴呆患者生存质量、记忆功能的评价因纳入研究均限于对血管性痴呆患者整理功能、认知功能、社会能力的评价，缺少对生存质量和肌力功能的评价，故不能肯定其效果；此外，结果显示电针对血管性痴呆的社会或行为能力无效。该系统评价因纳入研究少，其结果提示尚需更多高质量的研究以使证据强度更高。2007 年，彭氏等再次于 Cochrane 协作网发表了针刺治疗血管性痴呆的系统评价，该系统评价的干预措施在 2004 年发表的系统评价的基础上新增毫针和头针。该系统评价收集了 35 项针刺治疗血管性痴呆的临床试验，均为国内研究，该系统评价提示因纳入试验的随机方法、盲法、试验组别设计等试验设计方法学的不足，所以尚不能为针刺治疗血管性痴呆的有效性提供有力的证据。

（三）针刺治疗痴呆的临床研究

1. 诊断标准　国内外开展的临床研究多以美国精神障碍诊断和统计手册的 DSM-IV 诊断标准、ICD-10 标准、美国加利福尼亚阿尔兹海默痴呆诊断和治疗中心的 ADDTC 标准以及美国、瑞士国际会议颁布的 NINDS-AIREN 标准为主。国内临床试验常参考 1990 年 5 月修订的《老年呆病的诊断、辨证分型及疗效标准》及 1994 年卫生部药监局制定的《中药新药临床研究指导原则》的疗效评定标准。

2. 干预和对照

（1）治疗组：常用的干预措施有毫针、电针、综合疗法、头针、穴位注射等，取穴方法以局部取穴配合循经取穴或辨证取穴。

（2）对照组：目前国内外开展的针灸治疗血管性痴呆的对照措施多样，其中以假针刺、阳性药物治疗为主。常用的阳性药物以血管扩张剂、与神经递质有关的药物和亲智能药物为主，如尼莫地平、多奈哌齐、胞二磷胆碱等。

3. 观察指标

（1）主要观察指标：对于针灸治疗血管性痴呆的疗效评价，临床研究主要以行为学积分量表作为主要观察指标，包括：简易智力状态检查（MMSE）、长谷川痴呆量表（HDS）、社会活动功能量表（FAQ）、老年性痴呆评分量表（ADAS）、认知能力筛选检查（CCSE）、Blessed 痴呆量表（BDS）。

（2）次要观察指标：主要以理化检查为主包括：自由基三项（SOD、LPO、GSH-Px）、血脂三项（TC、TG、HDL-C）、NO 含量、脑电图、脑血流量、脑血流图、脑地形图、经颅多普勒和事件相关电位（ERPs）等。

4. 代表性研究结果　2008 年，张氏等在《中国针灸》发表的一项头电针治疗 270 例血管性痴呆的临床多中心随机对照研究，以评估针药组、电针组和药物组比较，其临床治疗效果的差异。针药组采用头针配合口服尼莫地平；电针穴取四神聪、百会、神庭、风池；电针组采用头电针治疗；药物组单纯口服尼莫地平，均治疗 6 周。治疗前后分别进行 MMES、ADL-R 和 P300 的检测。结果提示头电针与头电针配合口服尼莫地平均能改善血管性痴呆患者认知功能和日常生活活动能力，疗效优于单纯口服尼莫地平，且安全性高。

（四）针灸治疗血管性痴呆的机制研究

近年来针刺治疗血管性痴呆的机制研究主要从以下方面开展：①调节自由基系统：针刺通过调节一氧化氮的表达与降低一氧化氮合酶活性和提高超氧化物歧化酶与降低丙二醛（MDA）含量以改善痴呆患者学习记忆能力和认知功能。②调节神经递质的释放：针刺通过抑制一氧化氮的释放和调节乙酰胆碱释放与降低乙酰胆碱转移酶从而改善痴呆患者的认知功能。③升高生长抑素含量：生长抑素（SS）是与认知功能有关的皮质之间进行联系的重要递质；海马精氨酸加压素（AVP）含量的降低在脑缺血后学习记忆障碍的进程中可能有决定作用。通过针刺能提高血管性痴呆患者海马 SS 和 AVP 的含量，以增强患者学习记忆能力。④促进大脑损伤后再修复：针刺通过增加海马内突触数量、突触活性区面积和突触小泡数量及体积以提高患者的学习记忆能力。⑤调节血管活性物质：针刺通过调节异常升高的血浆中的神经肽（ET）含量从而抑制 ET 对脑组织的损害。⑥抑制神经细胞凋亡：针刺通过抑制及减少 β 淀粉样蛋白（Aβ）在人体脑内的沉积，从而抑制神经细胞的凋亡。⑦抑制炎性细胞因子及白细胞介素-1β 与白细胞介素-6 的产生：针刺通过抑制炎性细胞因子及白细胞介素-1β 与白细胞介素-6 的产生以缓解炎性反应和神经元的变性坏死，从而改善患者的学习记忆功能。

参 考 文 献

1. 周仲瑛 . 中医内科学 . 第 2 版 . 北京：中国中医药出版社，2007.

2. 王启才 . 针灸治疗学 . 第 2 版 . 北京：中国中医药出版社，2007.

3. 朱才丰，潘洪萍，贺成功 . 蔡圣朝主任医师针灸治疗痴呆学术思想探析 . 辽宁中医药大学学报，2015，（08）：110-112.

4. 程红亮，胡培佳，王涛，等 . 张道宗的通督调神针刺法治疗脑病经验 . 中国临床保健杂志，2015，（04）：426-428.

5. 松川秀夫，刘公望 . 刘公望教授对痴呆的针灸治疗经验 . 天津中医药，2006，（01）：79-81.

6. 杜宇征 . 石学敏院士针刺治疗急症、疑难病症学术思想浅析 . 中国针灸，2010，（12）：1025-1028.

7. 彭旭明，陈尚杰，张家维 . 张家维教授治疗痴呆经验简介 . 中国针灸，2010，（12）：1025-1028.

8. 金晓仙，高旸，张建军 . 张建军针刺治疗痴呆临床经验 . 新中医，2014，（09）：20-21.

9. Feng SW, Ren YL, Fan SL, et al. Discovery of acupoints and combinations with potential to treat vascular dementia：a data mining analysis. Evidence-Based Complementary and Alternative Medicine. 2015：310591.

10. 彭唯娜，赵宏，刘志顺，等 . 电针治疗血管性痴呆的系统评价 . 中国针灸，2004，24（5）：297-301.

11. Peng WN, Wang Y, Zhang Y, et al. Acupuncture for vascular dementia. The Cochrane Database of Systematic Reviews，2007，（2）：CD004987.

12. 张虹，赵凌，何成奇，等 . 头电针治疗血管性痴呆的临床多中心随机对照研究 . 中国针灸，2008，（11）：783-787.

13. 罗梅桂，罗本华 . 针灸治疗血管性痴呆的机理研究进展 . 广西中医药大学学报，2014，（04）：97-99.

（龚　标）

第十五节　颤　振

颤振，又称为"震颤"或"振掉"，是以头部摇动或肢体颤抖为主要临床表现的病证，多发于老年人。本病的发生常与年老体虚、情志过极、劳逸失当或久病脏腑受损等因素有关。其病位虽在筋脉，但与脑髓、肝、肾、脾等脏器受损有关，内脏虚损，或痰浊、瘀血等互阻脉络，筋脉失养均可导致本病的发生。临床常见以震颤为主要症状的疾病有帕金森病、特发性震颤和小脑性共济失调。伴发震颤表现的其他神经性疾病有：路易氏体痴呆、肝豆状核变性、亨廷顿舞蹈病、多系统萎缩等。本篇重点讨论临床以震颤为主要症状的疾病。

一、辨治要点

（一）辨证要点

1. 辨证思路　临床主要根据发病轻重、全身兼症进行辨证。

（1）辨病情轻重：轻者仅头摇或手足微颤；重者头部震摇大动，肢体颤动不止，甚则有痉挛扭转样动作，或兼有项强，四肢拘急，失去生活自理能力。

（2）辨标本虚实：本病为本虚标实。肝肾阴虚、气血不足等脏腑气血功能失调为病之本，属虚，多表现为颤抖无力、腰膝酸软、眩晕体瘦、缠绵难愈等，常遇烦劳而加重；风、火、痰、瘀等引起风动之象为疾病之标，属实，多表现为颤振较剧、肢体僵硬、烦躁不宁、胸闷体胖等，常遇郁怒而发。临床多虚实夹杂证，但应注意其主次偏重。

（3）辨兼症：兼头晕目眩，耳鸣，腰膝酸软，舌体瘦，质黯红，脉细弦者为肝肾亏虚；兼四肢乏力，面色无华，舌质黯淡，苔白，脉细无力者为气血不足；兼胸脘痞闷，头晕目眩，舌体胖大，质淡有齿痕者为痰浊风动。

2. 病症鉴别　颤振主要与抽搐相鉴别，可从症状与体征、病机、发病特点、理化检查及与西医疾病的关系等方面加以鉴别。抽搐常见于癫痫大发作、癔病性抽搐、肌病性肌萎缩等，多起病突然，抽搐频作、牙关紧闭、角弓反张、上下肢抽动，发作不定时，伴发热、痰涎壅盛、喉中痰鸣、腹胀、斑疹等，根据病史、症状、体格检查及相关实验室检查脑脊液、血糖、X线、脑电图等可见相应病理改变。

（二）治疗要点

1. 治则治法　补益肝肾、化痰通络，息风止痉。取足厥阴、手足少阳经穴为主。

2. 处方

（1）主穴：百会、风池、曲池、合谷、太冲。

（2）配穴：肝肾亏虚加肝俞、肾俞、三阴交；气血不足加气海、血海、足三里；痰浊风动加丰隆、中脘、阴陵泉。震颤甚者加大椎；头项僵直者加天柱；下颌颤动者加承浆；上肢不稳者加手三里、肘髎、外关，下肢不稳者加足三里、阳陵泉；肢体僵直者加大包、期门。

3. 操作　针刺用平补平泻法或根据病情施用补法，可结合灸法，每天或隔天治疗1次。

4. 临证要旨 颤振是一种难治性疾病，迄今尚无根治的药物。针灸治疗颤振的疗效与病情严重程度及病程长短密切相关。针刺后多平补平泻，刺激宜采用轻、浅、微弱手法，留针时间宜长，取"静以久留，微以徐往"之意。治疗期间应注意精神调养，起居有节，饮食宜清淡，劳逸适度，适当参加体育锻炼。

二、临床经验集锦

（一）古代经验

《内经》总结了本病"风胜则动"、"诸风掉眩，皆属于肝"等规律性的病因病机认识，认为"振掉"应咎之于肝，但针对震颤和僵直等风气内动病证的治疗方法，《内经》并无记述。颤振病名最早见于明·孙一奎《赤水玄珠》，书中言："颤振者，人病手足动摇，如抖擞之状，经脉约束不住，而莫能任持，风之象也。"首次将以震颤为主要临床表现的疾病统一命名为颤振症。古代文献中还有"振掉"、"掉"、"强直"等症状类似的名称。明代《医学纲目》和《证治准绳·杂病》等均明确记载本病症。

1. 循经选穴 古代治疗颤振根据症状表现，多选四肢穴（手臂、臂阴面、足阳面、腿阳面、臂阳面、足阴面）。手足少阳经、膀胱经穴，常用穴如足临泣、阳陵泉、中渚、承山、金门；心包、心经穴，如曲泽、内关、少海、神门、通里。其中，曲泽穴的取穴次数居于首位，正如《神应经》中云"手腕动摇：曲泽"；此外，督脉长强穴也常用，《针方六集》载有长强可治"头重颤摇"。取长强穴，通过疏通督脉经气，以治疗头部的震颤摇动。《千金翼方》云："治头风动摇，灸脑后玉枕中间七壮。"《甲乙经》云"头项摇瘛，牙车急，完骨主之"；《针经指南》记载后溪主治"手足颤掉"；《采艾编翼》曰"手颤：灸天井、阳溪"；《针灸聚英·八法八歌》载有后溪主治"手足急挛战掉"。《针灸大成》治疗"手足俱颤，不能步行握物"，远端取后溪、配阳溪、曲池、腕骨、阳陵泉、绝骨、公孙、太冲。

2. 对症选穴 颤振因心肝火旺所致者，应清泻心肝，常选用曲泽、太冲、肝俞、神门。如《针灸集成》云："手臂善动：曲泽七壮，太冲、肝俞、神门。"心虚胆寒者，则要养心温胆。如《针灸大全》治疗"心虚胆寒，四体颤掉"，取内关，配胆俞、通里、临泣。年老体衰、元气亏虚、肝肾不足者，古人灸关元等穴，以补"脐下肾间动气"。如《扁鹊心书》载："手颤病……常服金液丹五两，姜附汤，自愈，若灸关元三百壮，则病根永去矣。"

（二）现代经验

1. 选穴经验 承淡安提出应调节全身运动之功能，取穴：风池(双)、身柱(双)、命门、中脘、关元、曲泽(双)、后溪(双)、天柱(双)、大杼(双)、至阳、上脘、气海、孔最(双)、申脉(双)。复用艾条灸治命门、关元。彭静山治疗颈部及上下肢震颤，取穴：崇骨(双)、百劳(双)、曲池(双)、合谷(双)、足三里(双)、内庭(双)。程莘农治疗阴血亏虚、风阳内动之颤振，用风池(双)、手三里(双)、合谷(双)、内关(双)、神门(双)、阳陵泉(双)、足三里(双)、三阴交(双)。靳瑞治疗颤振常用"颤三针"，即四神针（四神聪外侧 0.5 寸）、四关（合谷、太冲）(双)、风池(双)。陈全新治疗肝肾阴虚型颤振取舞蹈震颤区、百会、风池(双)、本神(双)、肝俞(双)、肾俞(双)、太冲(双)、合谷(双)，同时配耳穴肝、肾、脾、神门、心、内分泌点。胡萌培治疗痰热风动型震颤取百会、四神聪、气海、中极、合谷(双)、太冲(双)。

2. 治疗方法 临床上针刺治疗颤振方法多样。①头针疗法：焦顺发认为大脑中央前方的头皮投影部位上的舞蹈震颤控制区可治疗对侧肢体不自主运动和震颤。方法是：取舞蹈震颤控制区，快速平稳捻针，每日一次。治疗数例患者，大多通过几次治疗后颤振有所控制。方云鹏治疗颤振，采用头皮针系统中的双侧书写穴和运平穴及思维点，日一次，针刺三次后，患者震颤明显控制；五次后，手指震颤停止，随访两月未复发。②腹针疗法：薄智云提出治疗颤振主穴用引气归元（中脘、下脘、气海、关元）、中极；辅穴：腹四关（滑肉门(双)、外陵(双)）、下风湿点(双)、气穴(双)、大横(双)。何天有用铺灸法辨证施治治疗颤振，气血两虚、阴虚风动者取头顶穴区、枕下穴区、颈部穴区、背俞上穴区、背俞中穴区、背俞下穴区、腰脊穴区；肝郁血虚、痰热风动型取头顶穴区、颈部穴区、背俞中穴区、背俞下穴区、丰隆穴区；肝肾不足、阳亢风动型取头顶穴区、枕下穴区、颈部穴区、背俞上穴区、背俞中穴区、背俞下穴区、腰脊穴区。管正斋在辨证取穴基础上，配合益脑十六穴和管氏舌针，在临床诊治时均取得一定疗效。

三、临床研究进展

颤振多见于老年人，属临床多发病，严重影响患者的日常生活质量，目前西医尚缺乏特异性治疗方法。本部分以帕金森病为例，介绍国内外相关的代表性临床研究。

（一）针灸治疗帕金森病文献数据挖掘

通过数据挖掘系统分析针灸治疗帕金森病的文献发现，古代针灸治疗重视四肢局部取穴，尤以关节部位居多，例如肘部的曲泽、少海，腕部的腕骨、阳溪，膝部的阳陵泉，掌指关节部的后溪等；与此同时，古代医家重视选用五输穴、原穴、八脉交会穴等特定穴，在循经取穴上多取手足少阳经、膀胱经穴及心包、心经穴。现代医家运用针灸治疗帕金森病的取穴是在督脉为主结合经络辨证的基础之上，以头部和四肢关节部位取穴为基本规律对疾病进行治疗，取穴以督脉、大肠经、胆经为主，尤以太冲、百会、合谷、风池使用频次最高。现有的临床治疗除头针、体针、腹针等针刺方法外，灸法以及针药结合等方法也得到广泛使用。

（二）针灸治疗帕金森病的系统评价

一项系统评价研究共纳入13个随机对照试验，包括832例患者。大多数试验方法学质量不高，小样本试验居多，6个试验仅提及随机字样，随机方法可能不充分；13个试验均未描述是否实施分配隐藏，因此可能造成选择性偏倚。同时2个试验为多中心RCT，1个试验采用不透光密闭信封进行分配隐藏。对于针灸这种操作性强的干预措施，实施者和受试者盲法运用不符合临床实际，所以在随机分配和结局测量过程中运用盲法就显得尤为重要。这项系统评价把针灸作为一个整体进行研究，涉及的针刺方法有头部电针、腹针和针灸，对照的西药包括美多巴、安坦和苄丝肼-左旋多巴3种。针灸治疗帕金森病的疗效与这三种西药比较，差异尚无统计学意义，但不良反应少。

（三）针刺治疗帕金森病的临床疗效研究

1. 诊断标准 国外开展的临床研究诊断按照欧洲神经病协会联盟（EFNS）和国际运动障碍性疾病协会欧洲分会（MDS-ES）2013年制订的帕金森病（PD）诊断指南的临床诊断标准。国内诊断标准根据2014年中华医学会神经病学分会帕金森及运动障碍组编写的《中国帕金森病治疗指南（第三版）》确定的标准。中医诊断标准参照第三届中华全国中医学会老年病学术研讨会（1991 年）通过的《中医老年颤证诊断和疗效评定标准》。

2. 干预和对照

（1）治疗组：研究中治疗组的选择以毫针结合常规药物治疗为主，取穴以循经取穴配合辨证取穴。

（2）对照组：常选用不针刺仅用常规药物治疗作为对照组，主要为帕金森病指南中提及的一线药物，如美多芭、氟西汀等，以比较针灸结合常规药物治疗是否优于药物治疗，或与药物疗效相当。

3. 观察指标　帕金森病是一种慢性进行性疾病，很难治愈。目前国内乃至国际对帕金森病的研究，其疗效主要是以临床症状改善作为评价标准。国内主要采用改良 Webster 量表评分进行评价，该量表共有十大症状，分为临床控制、显效、有效和无效四个标准。另外，目前的研究还采用 39 项帕金森病生存质量量表（Parkinson′s disease questionnaire-39，PDQ-39），统一帕金森病评定量表（Unified Parkinson′s Disease Rating Scale，UP-DRS），帕金森病睡眠量表（Parkinson′s disease sleep scale，PDSS）等对帕金森患者情况进行评估。PDQ-39 是帕金森病的专用评分调查问卷，能敏感地反映帕金森患者的病情变化。UPDRS 是国际公认的帕金森病症状评定量表，包括 4 个亚量表，分别对患者精神、行为和情绪，日常生活活动，运动检查和治疗的并发症进行评估。PDSS 对帕金森患者睡眠总质量、白天过度困倦、失眠、多噩梦、睡眠破碎、早醒和幻觉等几个睡眠方面问题进行评价。还有研究采用疼痛问卷对患者肢体疼痛进行评估。此外，还有许多研究采用影像学方法（PET-CT、fMRI）对比针刺治疗与非针刺治疗前后帕金森病患者大脑结构或功能的变化情况。

4. 代表性研究结果　目前国际上发表的针刺治疗帕金森病的临床试验尚少，对针刺疗效的评价不尽一致。体针、头针、蜂针治疗帕金森均有所报道。美国亚利桑那大学 2015 年在 Gerontology 发表的关于电针对改善特发性帕金森患者姿势平衡的 RCT 研究，通过评估电针与假针治疗组的统一帕金森评定量表（UPDRS）、生活质量、摔倒情况及疼痛问卷等情况，临床评价发现，电针治疗对患者的心理状态、行为的整体状况、日常生活活动等均有改善，但变化都很小，没有显著的差异。该前瞻性试验初步表明电针可能是帕金森病平衡紊乱的替代疗法。另外，韩国庆熙大学 2009 年在国际著名期刊 Movement Disorders 发表了一篇关于针刺阳陵泉治疗帕金森病，并结合磁共振成像扫描技术的 RCT 研究，以评估针刺与隐蔽安慰剂、公开安慰剂探索针刺治疗帕金森病的神经机制。结果显示，针刺对患者手运动功能有显著改善，接受针灸治疗的患者壳核和初级运动皮质有激活，且激活与增强患者个人运动功能相关。该试验结果表明，针刺治疗可能通过激活基底节、丘脑环路改进帕金森患者的运动功能。另一项国内的临床研究采用针刺联合美多芭治疗帕金森病，在基础西医治疗方案（口服美多芭）的基础上，针刺组结合风池、完骨、天柱、哑门等穴进行治疗，结果表明，针刺组患者 Webster 量表及各症状评分（包括僵直、震颤、自我照顾能力等）均明显优于基础西药治疗组。

（四）针灸治疗帕金森的临床机制研究

近年来针刺治疗帕金森的临床机制主要从以下方面开展：①抗脑组织氧化损伤：针刺可使超氧化物歧化酶（SOD）活性升高，提高 SOD 与谷胱甘肽过氧化物酶（GSH-PX）活力，降低过氧化脂质与丙二醛含量，说明针灸可能参与 PD 氧化应激机制的调节。②提高脑内多巴胺的含量及脑内多巴胺神经元的兴奋性：针灸前后测定所有病例的脑干诱发电位指标及 Webster 量表的积分值，结果发现针灸可能提高脑内多巴胺的含量及脑内多巴胺神经元的兴奋性，从而获得了临床疗效。③增加脑血流量：针刺可改善帕金森病患者脑部血液循环，提高血流速，从而增加脑血流量。④大脑功能活动和连接：采用神经影像学方法研究发现，针刺可能会刺激脑内密布的网络系统，同时又通过各区域间的网络连接进行功能的传导，调节壳核、丘脑和运动辅助区的功能。

参考文献

1. 梁繁荣，赵吉平．针灸学．第 2 版．北京：人民卫生出版社，2012.
2. 承淡安．中国针灸学．北京：人民卫生出版社，1955.
3. 彭静山．针灸秘验．沈阳：辽宁科技出版社，1985.
4. 纽雪松．北京针灸名家丛书·毫发金针——胡荫培．北京：中国中医药出版社，2012.
5. 陈全新．陈全新针灸经验集．北京：人民卫生出版社，2004.
6. 焦顺发．头针．太原：山西人民出版社，1982.
7. 方云鹏．头皮针．西安：陕西科学技术出版社，1982.
8. 薄智云．腹针无痛治百病．北京：中国中医药出版社，2012.
9. 何天有．何氏铺灸治百病——灸法的重大突破．中国中医药出版社，2013.
10. 刘立公，顾杰，纪军．肢体震颤的古代针灸治疗特点分析．中西医结合学报，2006，4（1）：86-87.
11. 任泓宇，王兴兴，郑禹，等．针灸治疗帕金森病选穴规律的探讨．上海针灸杂志，2015，34（1）：70-72.
12. 杨丽红，杜元灏，熊俊，等．针灸治疗帕金森病疗效的系统评价．中国循证医学杂志，2010，10（6）：711-717.
13. Chae Y，Lee H，Kim H，et al. Parsing brain activity associated with acupuncture treatment in Parkinson's diseases. Movement Disorders，2009，24（12）：1794-1802.
14. Toosizadeh N，Lei H，Schwenk M，et al. Does integrative medicine enhance balance in aging adults Proof of concept for the benefit of electroacupuncture therapy in Parkinson's disease. Gerontology，2015，61（1）：3-14.

（龚　标）

第十六节　痿　　证

痿证是指肢体筋脉弛缓，痿软无力，不能随意活动，甚至伴有肢体麻木、肌肉萎缩的一类病证。本病多因外邪侵袭、饮食不节、久病体虚导致经络阻滞，筋脉功能失调，筋肉失于气血津液的濡养而成痿证。《黄帝内经》将痿证分为皮、脉、筋、骨、肉五痿，并提出"治痿者独取阳明"。痿证以虚证为主，或本虚标实；其病位可分为五脏病变致痿以及经络病变致痿，病变的脏腑多与肺、脾（胃）、肝、肾有关，病变的经络多与阳明经等有关。本病证可突然发病、也可缓慢形成；轻者肢体软弱无力，重者肢体痿废不用，肌肉萎缩。临床上以下肢痿弱无力较为多见，故又称"痿躄"。本病多见于西医学的感染性多发性神经根炎、运动神经元病、重症肌无力、周围神经损伤、外伤性截瘫等。

一、辨治要点

（一）辨证要点

1. 辨证思路　临床先根据发病缓急和肢体痿软程度辨虚实；再对全身兼症进行脏腑辨证。

（1）辨虚实：发病急，肢体力弱，肌肉萎缩不明显，多为外感温热毒邪或湿热之邪，属实证；发病缓慢，肢体弛缓，肌肉萎缩明显，多为内伤饮食或劳倦，致脾胃虚弱或肝肾阴虚，属虚证。以虚证为主，或本虚标实。

（2）辨兼症：痿证是以肢体软弱无力，筋脉弛缓，甚则肌肉萎缩或瘫痪为主证。兼见发热多汗，心烦口渴，小便短黄，舌红，苔黄，脉细数，为肺热伤津；兼见肢体微肿而麻木不仁，或足胫热感，小便赤涩，舌红，苔黄腻，脉细数，为湿热袭络；兼见食少纳呆，腹胀便溏，面浮不华，神疲乏力，为脾胃虚弱；兼见腰脊酸软，不能久立，或伴眩晕耳鸣，舌红，少苔，脉沉细数，为肝肾亏损。

2. 病症鉴别

（1）痿证与痹证鉴别：其要点是不痛与痛，痹证以肢体疼痛，酸楚，重著，麻木为主症，发病与气候有明显的关系；而痿证以肢体软弱无力，筋脉弛缓，甚则肌肉萎缩或瘫痪为主症，发病与气候没有明显的关系。

（2）痿证与中风后软瘫鉴别：痿证以手足软弱无力、筋脉弛缓不收、肌肉萎缩为主症，起病缓慢，起病时无突然昏倒不省人事，口舌歪斜，言语不利。以双下肢或四肢为多见，或见有患肢肌肉萎缩，或见筋惕肉瞤。中风后软瘫是下运动神经元受到损害，所支配的肌肉肌力减弱，肌张力降低，同时腱反射减弱消失；中风后软瘫亦有见肢体肌肉萎缩者，多见于后遗症期由半身不遂而废用所致。

（二）治疗要点

1. 治则治法　祛邪通络，濡养筋脉。以手足阳明经穴和夹脊穴为主。

2. 处方

（1）主穴：上肢：颈胸段夹脊穴、肩髃、曲池、外关、合谷；

下肢：腰部夹脊穴、环跳、髀关、足三里、阳陵泉、三阴交、悬钟、解溪。

（2）配穴：肺热伤津加尺泽、肺俞、二间；湿热袭络加阴陵泉、大椎、内庭；脾胃虚弱加脾俞、胃俞、关元；肝肾亏损加太溪、肾俞、肝俞。上肢肌肉萎缩加手阳明经排刺；下肢肌肉萎缩加足阳明经排刺。

3. 操作　足三里、三阴交用补法，余穴用泻法或平补平泻法，夹脊穴用平补平泻法。配穴按虚补实泻法操作。另外，还可以用皮肤针反复叩刺背部肺俞、脾俞、胃俞、膈俞和手足阳明经线。隔日1次；电针法在瘫痪肌肉处选取穴位，针刺后加脉冲电刺激，以患者能耐受为度，每次20分钟。

4. 临证要旨　针灸治疗本病有较好的疗效，结合现代康复医学、神经病学理论，对于肌张力低的软瘫期要强刺激阳经穴位以诱导张力出现，在肌张力高的硬瘫期若单独针刺阳经的穴位会加重痉挛，不利于康复（阳明经多分布于伸肌群，刺之可使本来已痉挛的伸肌群紧张性进一步加强）；临床上往往补泻兼施，在软瘫期以补为主，但不仅补阳明经，在硬瘫期补阳兼泻阴。对于久病关节畸形者应配合其他疗法；卧床患者应保持四肢功能体位，以免造成足下垂或内翻，必要时可用护理架及夹板托扶；另外注意预防褥疮；在治疗期间，应加强主动及被动的肢体功能锻炼，以助及早康复。针灸治疗多次无效或症状继续加重者，需要查明病因及时采取综合治疗措施。

二、临床经验集锦

（一）古代经验

痿证记载最早见于《素问·痿论》，根据其发病的病因、部位及临床表现不同，有"骨痿"、"筋痿"、"肉痿"、"脉痿"和"皮痿"之称。在古代文献中还有"痿厥"、"痿易"、"风痿"、"痿躄"等称呼。

1. 选经经验　《黄帝内经》首次提出"治痿者独取阳明"。明·王肯堂《证治准绳》在治法上则对"治痿独取阳明"从生理病理关系上作了阐述。所谓"治痿独取阳明"，一般是指补益后天，健脾益气、益胃养阴；或清化阳明湿热而言。清·吴亦鼎《神灸经纶》首次运用灸手足髓孔穴治疗痿证，提出阳跷脉治疗"苦腰背痛、癫痫、僵仆、恶风、枯痿痹、体强"。开创了阳跷脉治疗痿证先河。清代大医家叶天士从奇经、络脉治痿方药有所发挥，强调了奇经八脉在痿证治疗中的作用。如"冲任虚寒而成痿者，通阳摄阴，兼实奇脉为主。肾阳、奇脉兼虚者，通纳八脉，收拾散越之阴阳为主"，"胃督肾阳皆虚者，两固中下为主。并常常奇络同治"；"阳明虚，营络热，及内风动而成痿者，以清营热，熄内风为主"；"邪风入络而成痿者，以填补精髓为主"。

2. 用穴经验　从《黄帝内经》和《难经》以来的文献研究，直到晋代《针灸甲乙经》才有了关于治疗痿证用穴的相关记载。

（1）循经选穴：古代治疗痿证取穴多以四肢部手足阳明、少阳经穴为主，主要有太白、丘墟、光明、合谷、京骨、中封、绝骨等。《针灸甲乙经》记载："痿不相知，太白主之。痿厥，身体不仁，手足偏小，先取京骨，后取中封、绝骨皆泻之。痿厥寒，足腕不收，躄，坐不能起，髀枢脚痛，丘墟主之。虚则痿躄，坐不能起，实则厥，胫热肘痛，身体不仁，手足偏小，善啮颊，光明主之。"又"痱痿、臂腕不用，唇吻不收，合谷主之"。此外，依据"痿躄足不收，取之少阳阳明之别"，又"百节弛纵，取脾、手太阳之络"。分别取足少阳胆经的络脉从其本经所别出之处的络穴——光明，足阳明胃经的络脉从其本经所别出之处的络穴——丰隆，及取脾之大络从其本经所别出之处的络穴——大包，手太阳小肠经的络脉从其本经所别出之处的络穴——支正来治疗痿证。

（2）对症选穴：痿证因湿热所致，常选用气冲、足三里、上巨虚、太溪穴，如金元四大家之一的李东垣主张："脾胃虚弱，湿痿，汗泄，妨食，三里、气街（又名气冲）出血，不愈，于上廉（又名上巨虚）出血。"还提出"成痿者，以导湿热，引胃气出行阳道，不令湿土克肾水，其穴在太溪"。痿证因相关脏腑受损所致，常采用"各补其荥而通其俞"的对症选穴方法，如《医学纲目》载："肺热叶焦，补其荥鱼际，通其俞太渊，心热生脉痿，补其荥劳宫，通其俞太陵，肝热生筋痿，补其荥行间，通其俞太冲，肾热生骨痿，补其荥然谷，通其俞太溪，脾热生肉痿，补其荥大都，通其俞太白。"此外，《外台秘要》首创灸三阴交治"脾病者身重若饥足痿不欲行善瘛脚下痛"；灸丘墟"治痿厥寒足腕不收躄坐不能起"；灸外丘治疗"肤痛痿痹"；灸浮白治"足缓不收痿不能行"。

(二) 现代经验

1. 选穴经验 王乐亭治疗痿证选穴遵循以下四原则: 一是遵《内经·痿论》之"治痿独取阳明"经旨,选手足阳明经穴;二是督脉是阳明之海,阳主动,取督脉穴是治痿的主要措施;三是夹脊穴,促进通督兴阳;四是随症取穴。秦亮甫治疗痿证重视"主取督脉,以治四肢",选取百会、印堂、风池(双)、率谷(双)、头临泣(双)、大椎、陶道、身柱、中枢、脊中、命门、腰阳关、十七椎等,同时配合运用头八针增强疗效,即百会、风府、风池(双)、太阳(双)、合谷(双)。如上肢麻痹不用,加肩髃、曲池、外关、中渚、合谷等穴;如下肢痿弱无力加伏兔、膝眼、足三里、三阴交、丘墟、太冲等穴。杨介宾选择手足阳明经穴作为治疗痿证的主要穴位,以此作为独取阳明的原则具体实施,把益气养血作为针灸治痿的基本方法。气虚型以益气升阳为主,取百会、膻中、中脘、气海等穴;血虚型以养阴补血为主,取关元、血海、三阴交、太溪、太冲等穴。随症选穴:兼湿热者,配用大椎、大杼、曲池、合谷等穴;脾虚胃弱者,配用曲池、合谷、足三里、隐白等穴;吉兰-巴雷综合征配用筋缩、悬枢、居髎、风市、髀关、阴市等穴;周围性神经炎配用上巨虚、下巨虚、解溪、丘墟、曲池、外关、合谷、四缝等穴;强精益髓配用肾俞、命门、阳陵泉、悬钟等穴;补荣荥通俞配用大都、行间、内庭、太溪、临泣、束骨等穴。

2. 治疗方法 秦亮甫治疗痿证多采用温针灸,每穴灸2壮,留针20分钟;针后循督脉加拔火罐,留罐5~10分钟,每周2次。杨介宾治疗气虚型痿证选用百会、膻中、中脘、气海等穴,用补阳留针阵动术,取动则生阳之义,针刺得气后留针30分钟,留针期间行针3次,每次行针1~2分钟;血虚型选用关元、血海、三阴交、太溪、太冲等穴,用补阴留针静止术,取静则生阴之义,针刺得气后留针30分钟,留针期间不行针。孙申田治疗重症肌无力眼肌型,以"补中益气、升阳举陷"为治则,取百会、膻中、关元、气海为主穴;配穴取完骨(双)、攒竹、丝竹空(双)、太阳(双)、四白(双)、外关(双)、足三里(双)、三阴交(双)、太冲(双)。百会穴手法要求捻转稍加提插,捻转速度200转/分钟以上,连续3~5分钟。膻中穴逆任脉循行方向,平刺入1.0~1.5寸深,行捻转补法。关元、气海穴直刺入1.0~1.5寸深,施以补法,刺激强度以患者耐受为度;其余腧穴常规针刺,施以平补平泻手法。

三、临床研究进展

本部分以重症肌无力(myasthenia gravis,MG)为例,介绍国内外相关的代表性临床研究。MG是神经-肌肉接头处传递功能障碍导致的自身免疫性疾病,表现为局部或全身骨骼肌无力或易疲劳,活动后加重、休息或胆碱酯酶抑制剂治疗后减轻,对患者的日常生活影响显著。

(一) 针灸治疗重症肌无力文献数据挖掘

MG属痿证范畴,通过数据挖掘系统分析针灸治疗痿证的古代文献发现:以足三里、光明、跗阳、三阴交、复溜为选用穴位中的高频穴位;在十四经脉中以足三阳经的选用最为常见;在人体部位中以四肢部特别是下肢部穴位的选用最为常见;选用的穴位中多数为特定穴;特定穴中以五输穴、原穴、络穴、下合穴以及交会穴最为常见;以足三里、三阴交及曲池、肩髃、合谷两组穴位的配合使用较常见。痿证到病变后期多以虚证为主,或虚实夹杂,以采用灸法治疗为宜。

（二）针灸治疗重症肌无力的系统评价

从针灸取穴的特点、各种疗法的分析及机制研究方面，对近 10 年针灸治疗重症肌无力的文献进行综述。结果显示针灸治疗 MG 在改善症状、延缓病程、改善患者生活质量、减少西药用量及其副作用、增强体质、提高抗病能力等方面都有积极的疗效。但临床研究和机制研究中还存在一些问题有待改进，如应注重 MG 西医分型与中医辨证论治的相关性；研究疗效标准不统一，疗效的判断也无客观指标，缺少科学性，影响了结果的可信度；应加强针灸治疗重症肌无力临床机制方面的研究等。

（三）针刺治疗重症肌无力的临床疗效研究

1. 诊断标准　国外开展的临床研究极少，国内的临床试验常参考 2012 年国家中医药管理局颁布的《中医病证诊断疗效标准》及《现代临床免疫学》等诊断标准，依据典型的临床表现，经肌疲劳试验、新斯的明试验和 AchRab 滴度测定等诊断 MG。

2. 干预和对照

（1）治疗组：研究中治疗组的选择以单纯毫针刺或温针灸为主，多配合基础药物治疗，取穴方法以局部取穴配合循经取穴或辨证取穴。

（2）对照组：目前开展的重症肌无力疗效评价研究采用随机对照研究极少，多以自身对照为主。在以阳性药物为对照的试验中，主要以溴吡斯的明片等作对照，观察组虽然在治疗 MG 进展期没有脱离西药，但是药物剂量明显小于对照组，克服了西药治疗所带来的毒副作用。

3. 观察指标　目前的研究主要以临床症状、新斯的明试验、乙酰胆碱受体抗体（AchRab）试验、重症肌无力临床绝对和相对评分法等为观察指标。

4. 代表性研究结果　国内近年来发表了一系列针刺治疗 MG 的临床试验，对针刺疗效的评价基本一致。在以阳性药物为对照的试验中，如 1999 年《中国针灸》发表一项温电针治疗 MG 102 例的随机对照临床观察，观察组治疗采用急性期以溴吡斯的明片等治疗，待病情缓解稳定后再单独针灸治疗，对照组采用溴吡斯的明片等阳性药物治疗，治疗时间为 4 年，以评估针刺与阳性药物比较临床治疗效果的差异。结果显示：在有效率方面，两组有效率均为 100.00％，但缓解率分别为 85.29％和 34.44％，观察组明显优于对照组，两组比较差异有显著性意义（$P < 0.005$），说明观察组疗效更稳定持久。在 AchRab 滴度方面，两组治疗前 AchRab 滴度全部高于正常值，治疗后均降至正常范围。两组治疗前和治疗后 AchRab 滴度比较差异无显著性意义（$P > 0.1$），但自身治疗前后比较差异均有显著性意义（$P < 0.05$），表明针刺配合溴吡斯的明治疗亦能降低和稳定 AchRab 滴度水平。

（四）针灸治疗重症肌无力的临床机制研究

近年来针灸治疗 MG 的临床机制主要从以下方面开展：①对血清白细胞介素-4（IL-4）、血清白细胞介素-6（IL-6）的影响：IL-4、IL-6 是 MG 中心效应分子，MG 患者血清 IL-4、IL-6 含量升高；针刺后血清 IL-4、IL-6 含量明显下降，表明针灸可能通过减少血清 IL-4、IL-6 含量，抑制 B 细胞的活化，从而减少 AchRab 抗体的生成；②对睾酮（Te）和雌二醇（E_2）的影响：针刺后 MG 患者 E_2 显著下降，Te 升高，CD_8 细胞升至正常，CD_4/CD_8 比值趋于正常，可能恢复其免疫稳定，AChRab 滴度显著下降。综上，针灸能够降低和稳定 AchRab 滴度水平，从而改善 MG 患者临床症状。

参 考 文 献

1. 王永炎，严世芸．实用中医内科学．上海：上海科学技术出版社，2014.
2. 钮韵铎．金针再传．北京：科学技术出版社，1994.
3. 刘艳艳，李璟，秦亮甫．秦亮甫针药结合治疗痿病经验．上海中医药杂志，2012，46（02）：1-3.
4. 杨介宾．针灸治痿独取阳明的理论和实践．中国针灸，1994，(S1)：308-309.
5. 李贞晶，孙忠人．孙申田教授针刺治疗重症肌无力眼肌型的临床体会．针灸临床杂志，2012，28（03）：58-59.
6. 郑俭昭．中医古代文献针灸治疗痿病的选穴整理与分析．广州中医药大学，2011.
7. 姜京明，姜京平，姜京玲，等．针刺结合中西药治疗重症肌无力240例．中国针灸，2006，26（6）：441-442.
8. 江岸，李平．通督调神针法治疗重症肌无力临床观察．四川中医，2015，33（3）：152-155.
9. 许凤全，李红霞，黄涛．温针灸配合药物治疗重症肌无力128例临床观察．中国针灸，2006，26（5）：339-341.
10. 吴云天，王曙辉，崔星，等．温电针治疗对重症肌无力患者血清IL-6的影响．当代医学，2010，16（21）：24-25.
11. 王曙辉，崔星，冯军．温电针合西药治疗重症肌无力及其对患者血清IL-4的影响．中国针灸，2007，27（12）：901-903.
12. 赵武能，廖运新，姜东海，等．针刺对重症肌无力患者血浆雌二醇和睾酮的影响．中华临床医师杂志（电子版），2007，1（3）：46-48.
13. 杨春梅，陈立典，陶静，等．从现代康复医学角度谈治痿独取阳明．辽宁中医杂志，2011，38（11）：2179-2181.
14. 王曙辉．温电针治疗重症肌无力102例疗效观察．中国针灸，1999，9：517-518.
15. 张迪，岳增辉，姜京明，等．针灸治疗重症肌无力临床研究进展．辽宁中医药大学学报，2012，14（4）：241-243.
16. 王荟清，辛随成．痿证的古代针灸文献整理及分析．新疆中医药，2014，32（2）：28-32.

（龚 标）

第十七节　面　　瘫

　　面瘫是以口角㖞斜、眼睑闭合不全为主的一种病症，又称为"口眼㖞斜"、"口僻"等。本病多因劳累过度，正气不足，脉络空虚，卫外不固，风寒或风热乘虚而入，导致面部经络气血阻滞，筋脉失养而发病。中医认为，本病病位在面部，与太阳、阳明经筋有关。足太阳经筋为"目上冈"，足阳明经筋为"目下冈"，故眼睑不能闭合者病在足太阳和足阳明经筋；口颊部主要为手太阳和手、足阳明经筋所主，故口㖞者病在此三条经筋。我国神经系统疾病流行病学调查表明，面瘫的发病率约为0.43%，居所调查疾病的第6位。面瘫一般分为中枢性面瘫和周围性面瘫，本节主要介绍周围性面瘫，最常见于贝尔麻痹。

一、辨治要点

（一）辨证要点

1. 辨证思路　临床主要根据面部症状、病程长短和全身兼症进行辨证。

主症：本病包括眼部和口颊部筋肉的症状。起病突然，常在睡醒后发现一侧面部肌肉板滞、麻木、瘫痪，额纹消失，眼裂变大，露睛流泪，鼻唇沟变浅，口角下垂歪向健侧，患侧不能皱眉、蹙额、露齿、鼓腮、闭目。部分患者发病初期时有耳后、乳突部位疼痛，少数患者出现患侧耳道疱疹、舌前 2/3 味觉减退或消失及听觉过敏等症状。

（1）辨病期：根据病程，通常将周围性面瘫分为四期：①急性期：面瘫出现后 1～7 天内。此期由于病邪所侵犯的范围扩大，而使面瘫症状逐渐加重，与邪气在皮部（即孙络）相对应。②静止期（亦称亚急性期）：面瘫出现后 1～3 周。此期周围性面瘫临床症状相对稳定，不再加重，与邪气在络脉相对应。③恢复期：面瘫出现 3 周～6 个月。此期由于邪盛之势已衰，正气逐渐恢复，病变之经络功能亦逐渐恢复，与邪气在经筋、经脉相对应。④后遗症期：病程 6 个月以上。急性期以实为主，后遗症期以虚为主。部分患者病程迁延日久，可因瘫痪肌肉挛缩，口角反牵向患侧，甚至出现面肌痉挛，从而形成"倒错"现象。

（2）辨兼症：发病初期，面部有受凉史，舌淡苔薄白，脉浮紧者为风寒外袭；发病初期，多继发于感冒发热或其他头面部炎症性、病毒性疾病，舌红苔薄黄，口渴，脉浮数者为风热外袭；恢复期或病程较长的患者，肢体困倦乏力、面色淡白、头晕，舌淡苔白，脉沉细者为气血不足。

（3）辨病位：根据病位，通常将周围性面瘫分为三种：①单纯性面神经炎：发病部位位于茎乳突孔或以下，临床表现为面肌运动功能障碍，主要有额纹消失、眼裂增大、鼻唇沟平坦、口角下垂，示齿时口角歪向健侧。②贝尔面瘫：发病部位位于面神经管内（茎乳突孔内），面神经管中鼓索和镫骨肌神经之间，临床表现除与轻型单纯性面神经炎相同的面肌麻痹，还伴随有舌前 2/3 味觉丧失、涎腺分泌功能障碍，如果损伤在镫骨肌神经之上，还可有听觉过敏等。③亨特面瘫：多因疱疹病毒侵犯面神经，发病部位位于膝状神经节处，岩浅大神经也多受累，临床表现为面瘫，舌前 2/3 味觉丧失，涎腺分泌功能障碍，听觉障碍，泪腺分泌丧失，耳甲与乳突压痛，还可出现耳廓、外耳道疱疹；亨特综合征前驱症状多表现为耳痛，其次为膝状神经节带状疱疹。

2. 病症鉴别　周围性面瘫主要与中枢性面瘫相鉴别：可以从病因、发病特点、症状与体征、辅助检查等方面进行鉴别。中枢性面瘫的病因为颈内动脉闭塞或血管瘤、高血压性血管病变所致的颅内出血及颅内肿瘤所导致的面神经核上行通路部位受损，主要表现为病灶对侧下部面部表情肌瘫痪（鼻唇沟变浅或消失，口角下垂），但皱额、皱眉和闭眼动作无障碍，常伴有面瘫同侧的肢体瘫痪，并且预后比周围性面瘫差。头颅 CT 可发现脑出血、脑肿瘤等颅内病变。

（二）治疗

1. 治则治法　祛风通络，疏调经筋为基本原则；局部取穴，以手足阳明经穴为主。

2. 处方

（1）主穴：阳白、四白、颧髎、颊车、地仓、合谷。

（2）配穴：风寒外袭者加风池、列缺；风热外袭者加风池、外关、大椎、曲池；气血不足者加足三里、气海；抬眉困难者加攒竹、丝竹空；乳突后疼痛者加翳风；人中沟歪斜者加水沟；颏唇沟歪斜者加承浆；鼻唇沟变浅者加迎香；示齿不能加巨髎；耳鸣、耳聋加听会；舌麻、味觉减退者加廉泉；流泪者加太冲。

3.操作　面部腧穴均用平补平泻法。在急性期，面部取穴宜少、针刺宜浅、手法宜轻，肢体远端的穴位行泻法且手法宜重；恢复期可加灸法，足三里施行补法，合谷、太冲行平补平泻法。

4.临证要旨　针灸治疗周围性面瘫具有良好疗效，是目前治疗本病的首选方法。面瘫的针灸治疗应分期论治。急性期应尽早介入针灸治疗，推荐毫针刺为主的刺灸方法。面部腧穴宜采用多针浅刺或平刺法，针法上不强求针感，面部针刺部位的刺激量不宜太大，选穴不宜太多；静止期推荐毫针刺为主的刺灸方法，可配合艾灸、面部按摩、红外线照射或穴位注射等疗法。面部腧穴宜采用皮下透刺、深刺法，临床症状较重且体弱的患者可针后加灸，面部用隔姜灸或悬灸法，四肢用温针灸以加强针刺的温通经脉和补益气血之力；恢复期推荐毫针透刺为主的刺灸方法，面部腧穴宜少针深刺，注意针法上应以补法为主，适当延长留针时间，同时重用灸法，以加强活血化瘀的功效。此外，治疗期间患者应加强自我护理，面部应注意局部保暖，避风寒，避免冷水洗脸，必要时应戴口罩、眼罩。眼睑闭合不全者，应每日点眼药水以防止感染；饮食宜清淡、易消化并富有营养，忌食肥甘厚味及生冷辛辣之品；做好口腔护理，饭后用温开水漱口，睡前刷牙；注意劳逸结合，保证足够睡眠时间；面瘫患者容易因容貌改变而发生情绪变化，应尽量放松心情，稳定情绪，积极配合治疗；患者可加强自我表情肌功能锻炼，自行对镜做皱额、闭眼、吹口哨、示齿等动作。周围性面瘫的预后与面神经的损伤程度密切相关，肌电图可作为面神经损伤程度的辅助检查。一般而言，无菌性炎症导致的面瘫预后较好，病毒导致的面瘫预后较差，其中亨特氏面瘫具有面部残疾率高、并发症多的特点，不仅给患者造成面部缺憾，影响美观，还带来心理和社会上的障碍，严重影响患者的身心健康。针灸疗法中常用灸法、闪罐法和穴位埋线等刺灸方法，面部腧穴宜采用透刺、排刺、围针刺等；在采用针灸治疗的同时，早期应结合抗病毒、减轻面神经水肿和营养神经等治疗方法。面瘫患者若6个月仍不能恢复者，多留有后遗症。

二、临床经验集锦

(一)古代经验

古代无"面瘫"病名，多分散在载有"口㖞"、"眼㖞"、"口眼㖞斜"、"㖞僻"、"口僻"等病名的文献中。《灵枢·经筋》："足阳明之经……卒口僻，急者目不合，热则筋纵，目不开。颊筋有寒，则急引颊移口，有热则筋弛纵缓，不胜收，故僻"、"足之阳明，手之太阳，筋急则口目为噼，目眦急不能卒视"，叙述了本病的特征。

1.选穴特点

(1)局部取穴：古代针灸治疗面瘫以头面部局部取穴为主，常用穴位有地仓、颊车、迎香、承浆、水沟等。《针灸甲乙经·阳受病发风》载："口僻，巨髎主之。口不能水浆，㖞僻，水沟主之。"《普济方·针灸门·口缓》曰："治口闭，穴：地仓。"《备急千金要方·针灸下·诸风》载："口病，承泣、四白、巨髎、禾髎、上关、大迎、颧骨、强间、风池、迎香、水沟，主口㖞僻不能言。"

(2)循经取穴：手足三阳经均上行于头面，故古代针灸治疗面瘫多取手足阳明经、足少阳经穴。常用穴有合谷、列缺、内庭、冲阳、太渊、偏历等。《针灸大成·鼻口门》曰："口㖞眼㖞：颊车、水沟、列缺、太渊、合谷、二间、地仓、丝竹空。"《铜人腧穴针灸图经》载，内庭主治"口㖞齿龋痛"；冲阳主治"偏风口眼㖞斜"。《针灸甲乙经·手足阳明脉动发喉病》载："口僻，刺太渊，引而下之。口僻，偏历主之。"

（3）交叉取穴：古代治疗面瘫常取㖞斜的对侧穴位。如《备急千金要方·诸风·风懿》载："治卒中风口㖞方……患右灸左，患左灸右。"《古今医统大全·针灸直指·诸证针灸经穴》曰："中风口眼㖞斜……㖞左则灸右，㖞右则灸左，艾炷如麦大，频频灸之，口眼正为止。"《肘后备急方》指出："若口左僻，灸右吻；右僻，灸左吻。"

2. 针灸方法

（1）灸法：古代治疗此病多采用灸法，如《普济本事方》载："灸中风口眼㖞斜不正者，右于耳垂下麦粒大灸三壮。"《肘后备急方》："灸手中指节上一丸，㖞右灸左也。"古人采用的灸法包括化脓灸、麦粒灸、苇筒灸等。如《疯门全书》载："灸承浆穴七壮，灸疮愈再灸，再愈，三灸之后，服二圣散。"《备急千金要方》中有"中风口㖞，灸手交脉三壮。左灸右，右灸左，其炷如鼠屎形，横安之两头下火"的记载。《千金要方》载："治卒中风口㖞方：以苇筒长五寸，以一头刺耳孔中，四畔以面密塞之，勿令泄气，一头内大豆一颗，并艾烧之令燃，灸七壮，即差。"

（2）针刺：古代治疗面瘫注重针刺方法。有些强调采用泻法，如《百症赋》道："太冲泻唇㖞以速愈。"《针灸大成》中提出左右两侧补泻兼施的针刺方法："㖞左，泻左补右；㖞右，补左泻右"。古人亦常用透刺法，多为地仓与颊车的透刺。如《针灸逢源》载："颊车针向地仓，地仓针向颊车。"《针灸大成》卷五杨氏治症中颊车穴下说："此穴针入一分，沿皮向下透地仓穴。"

（3）外治法：古代治疗面瘫采用的外治法有热熨、穴位敷贴等。如《医学纲目》提及"膏油熨其急者"。《东医宝鉴》曰："外用南星、草乌各一两，白及一钱，白僵蚕七枚为末，姜汁调涂㖞处。"

（二）现代经验

1. 选穴经验 程莘农治疗面瘫以祛风活血通络为基本治疗原则，选取百会、风池以疏风透表散邪；足三里、三阴交、合谷、太冲鼓舞正气，调和全身气血；颧髎、阳白、睛明、四白、迎香、颊车疏通局部经气。陈全新治疗面瘫选穴精炼，根据面瘫不同的分期而选取不同穴位。疾病初期（一周内），选穴以远道循经取穴为主，局部尽量少取，甚至不取，属风寒犯络型取合谷、足三里，热毒伤络型取曲池、外关、风池等穴，血瘀阻络型取血海、三阴交；疾病中期选穴分4组，第1组（眼周穴位）：太阳、鱼腰、阳白、攒竹，第2组（面颊部穴位）：翳风、颧髎、四白、迎香，第3组（下颌部穴位）：颊车、大迎、地仓、承浆，第4组（四肢穴位）：外关、足三里、合谷等。每次从4组中各选用1个穴位，共4个穴位针刺，穴位交替使用；晚期根据患者恢复情况选穴，如眼睑闭合不全选太阳、鱼腰、四白，面肌松弛选下关、颧髎、迎香。晚期患者气血不足者可加用背俞穴，对于病程超过2个月以上的患者，会出现病久脉络失养、阴阳失衡的情况，需选用健侧的穴位以调节患侧和健侧的阴阳平衡。

2. 治疗方法 杨介宾治疗面瘫主穴为患侧上、下睑结膜及颊结膜，配穴有两组，一组为地仓透颊车、阳白、球后、迎香、人中、合谷；一组为禾髎透颧髎、颐中、承泣、足三里、列缺。操作方法：睑结膜及口腔黏膜刺血法，余穴平补平泻，针后于患侧下关处留罐5～10分钟。其中睑结膜及口腔黏膜刺血法：先用手指翻开患者上眼睑，使上眼睑结膜充分暴露，用生理盐水棉球消毒后，选用28号毫针或细三棱针对准睑结膜等距离点刺5～7针，深度以针尖触及睑板，点刺后血液渗出为度。面颊部口腔黏膜点刺时，嘱患者张大口腔充分暴露施术部位，以酒精棉球消毒后以口齿咬合线所对处黏膜为横轴，以第2磨牙所对处黏膜为起点，用15cm长三棱针每隔0.5cm左右点刺1针，深度以点破黏膜，血液渗出为度。刘朝晖擅长用灸法治疗面瘫，将纯艾条4支捆成一束，点燃后，重灸患侧，包括耳后乳突处，以致皮肤变红，以患者可忍受的热力为度，尽可能使热力深透肌肤；同时进行上下左右来回移动，每日灸2次，每次约20分钟。赖新生治疗顽固性面瘫强调针药结合，尤以针刺方法为主，且针刺应以手针为主，不用电针。针刺时可采用齐刺、巨刺、透刺等多种传统手法，交叉补泻。选穴多取患侧翳风、牵正、下关、阳白、鱼腰、太阳、四白、迎香、地仓、颊车、承浆，以及健侧合谷和双侧足三里。

三、临床研究进展

（一）针灸治疗面瘫文献数据挖掘

通过数据挖掘系统分析针灸治疗面瘫的文献发现，古代针灸治疗此病以祛风通络为原则，重视头面部穴位的应用，其中地仓、颊车、水沟、承浆、听会的使用频次较高，而四肢部取穴多取四肢远端穴位，其中合谷、太渊、列缺的使用频次较高；经络多选用足阳明胃经、手阳明大肠经、督脉和足少阳胆经；古人重视针灸并用，且多用灸法，尤以小艾炷灸常用；针灸治疗面瘫的古代文献对于辨证取穴、病程及疗程少见具体论述。现代针灸治疗面瘫是基于循经取穴的经络辨证基础之上，重视局部取穴和远端配穴对疾病进行治疗，其中地仓、颊车、合谷、阳白、迎香、翳风的使用频次较高；取穴以手足阳明经穴为主；重视具有特殊作用的特定穴，其中交会穴、原穴和五输穴运用广泛。

（二）针灸治疗面瘫的系统评价

四川大学华西医院2010年在Cochrane协作网发表了针刺治疗贝尔面瘫的系统评价。该系统评价收集了针刺治疗贝尔面瘫的6项随机对照临床试验，结果显示针刺治疗贝尔面瘫有效，6项RCT中未报道有关针刺的任何副作用，但因研究设计和研究报告（包括随机方法、分配隐匿及盲法的不明确）的不足以及临床试验的差异性导致针刺治疗面瘫的有效性受到了限制。今后需要更多高质量的临床研究来证明针刺治疗面瘫的有效性。

（三）针刺治疗面瘫的临床疗效研究

1. 诊断标准　目前，国外开展的有关周围性面瘫的临床研究较少，常用美国或加拿大耳鼻咽喉头颈外科学会的相关贝尔麻痹临床诊断标准，国内有关周围性面瘫的临床研究数量较多，诊断标准种类繁多且不统一，西医标准常选用王维治或贾建平主编的《神经病学》和陶天遵主编的《临床常见疾病诊疗标准》，而中医诊断常选用王启才主编的《针灸治疗学》和2012年国家中医药管理局颁布的《中医病证诊断疗效标准》。

2. 干预措施

（1）治疗组：研究中治疗组的选择以单纯针刺或针刺联合其他疗法为主，取穴方法以局部取穴配合循经取穴或辨证取穴。

（2）对照组：目前开展的周围性面瘫疗效评价研究重点关注针刺治疗方案的选择，常选用常规针刺手法或穴位作为对照组。以阳性药物为对照的临床试验较少，其中阳性对照药物多选用类固醇类药物、维生素类药物等。

3. 观察指标

（1）主要疗效指标：周围性面瘫的临床疗效评价主要以治疗前后临床症状改善（总体有效率）和面神经功能评定 [Houses-Brackmann 分级量表、Sunnybrook（Toronto）评分标准]。House-Brackmann 评定标准是由面神经疾病委员会和美国耳鼻咽喉科—头颈外科推荐采用的唯一标准，可判断面瘫病变程度的轻重，临床运用广泛。

（2）次要疗效指标：主要以症状体征量化评分、面神经电生理检查评价以及面部残疾指数 Facial Disability Index（FDI）评分量表作为次要疗效指标。面神经电生理检查包括面神经运动传导、面肌电图、面神经电图和瞬目反射等，这些检查对客观评价面神经功能恢复具有重要意义。面部残疾指数 FDI 评分量表，它是一种与面部神经功能有关的躯体残疾和社会心理因素的简单自评式问卷。通过患者面神经疾病的躯体和社会心理的有意义的变化，对残疾程度和疗效进行评价。FDI 量表共有 10 个问题，1～5 项反映躯体功能，6～10 项反映社会功能。该表简便易行，对面部神经功能障碍及由此带来的社会心理影响进行全面评价，在疗效评价方面具有重要意义。

4. 代表性研究成果 近年来，有关周围性面瘫的临床研究数量较多，但对针刺疗效的评价不尽一致。中国教育部神经疾病重点实验室 2013 年在 Canadian Medical Association Journal 杂志上发表了一项针刺治疗 238 例贝尔麻痹的随机对照临床研究，以评估针刺得气与不得气比较临床治疗效果的差异。结果显示针刺得气组在面神经功能评定、生活质量评定方面优于针刺不得气组。韩国完成了一项针刺治疗贝尔麻痹后遗症的随机对照临床研究，试验结果为针刺组在改善 FDI 评分方面优于等待治疗组。香港进行了一项针刺治疗 119 例面瘫患者的随机对照临床研究，结果发现针刺组、类固醇药物组和常规治疗组三组之间疗效没有差异。成都中医药大学完成了一项 408 例面瘫患者针刺治疗的多中心随机对照临床研究，结果显示针刺组、针药结合组在临床症状体征、Houses-Brackmann 量表评分、FDI 评分方面与药物组比较有显著差异。成都中医药大学完成了另一项 900 例针灸择期治疗周围性面瘫多中心大样本随机对照试验，将患者分为分期针刺、分期针刺加灸、分期针刺加电针、分期针刺加经筋排刺以及不分期针刺 5 个治疗组，结果显示 5 种治疗方案各期疗效比较差异均没有统计学意义；分期针刺、不分期针刺在急性期介入均优于恢复期介入；分期针刺加经筋排刺对鼓索以上和鼓索以下神经定位的疗效比较差异有统计学意义，鼓索以下疗效优于鼓索以上。

（四）针灸治疗面瘫的卫生经济学研究

目前仅检索到关于针灸治疗面瘫卫生经济学评价的临床对照试验 2 项。贵州黔东南州人民医院分别对针灸组和西药组进行了医疗费用的比较，发现针灸组的医疗费用显著少于西药组。四川省隆昌县中医院对 61 例顽固性面瘫患者的针刺治疗组与常规治疗组进行了临床疗效和医疗费用的比较，结果显示同等针刺疗效情况下，治疗组比对照组节省 308.9 元，所需医疗费用为对照组的 87.59%。国内针刺治疗面瘫研究领域的卫生经济学研究还相对不足，这也是今后努力的方向，研究成果将进一步促进针灸的推广和应用。

（五）针灸治疗周围性面瘫的作用机制

近年来针刺治疗面瘫的临床机制主要从以下方面开展：①调节免疫功能：顽固性面瘫的发病与免疫球蛋白的异常增高有关，灸法可以显著降低顽固性面瘫患者免疫球蛋白 IgA、IgC、IgM 含量。②调节面瘫健、患侧的穴位温度差：面瘫患者健、患侧面部温度呈现明显不对称，且温度不对称程度与病变程度呈正比关系。针灸可以促使面瘫患者温度降低或者升高，使面部左右侧同名穴位温度差值减少，从而恢复良好对称性。③对脑功能的影响：有研究发现面瘫急性期可使脑部功能连接中断，而针刺可以增强面瘫患者脑部的功能连接。另有研究通过神经影像学研究方法发现，针刺通过强化感觉运动中枢不同皮质之间的功能联系，促进基于突触可塑性的脑功能重组而发挥针刺治疗周围性面瘫的临床作用。④改善血液微循环：周围性面瘫的发病机制与面神经血运障碍有关，外环境因素如凉风吹袭引起供血小动脉痉挛，面神经因缺血而水肿，同时又受到面神经管的限制，使血管受压而导致缺血加重，因而产生麻痹和瘫痪。有研究发现针灸治疗可改善甲襞、口唇微循环，使输入、输出枝管径增大，管袢数增加，血流速度加快。另有研究发现针刺通过降低面瘫患者异常升高的血浆内皮素而改善微循环。⑤对血液动力学的影响：有研究采用高频彩色多普勒超声诊断技术，观察测量周围性面瘫患者针灸治疗前后患侧面动脉及其分支收缩期峰值血流速度（PSV）、舒张末期血流速度（EDV）及阻力指数（RI），结果发现针灸治疗可以明显改善病变部位的血流动力学参数，增加面部血流供应量，从而促进面瘫的恢复。⑥增强肌肉收缩：电刺激可激发失神经支配的肌纤维主动收缩、保持肌细胞固有的收缩和舒张特性、激发强有力的收缩、促进细胞内的新陈代谢、减缓肌蛋白因失神经支配后的变性过程、减少肌糖原的丧失、减轻麻痹的肌肉内的瘀血和淋巴液的淤积、改善血液循环、减弱肌纤维变性和肌细胞的结缔组织增生。

综上，针灸治疗 Bell 麻痹的机制在于疏通经络、调理气血、增强机体抵御外邪的能力；增强脑部功能连接；增加神经的兴奋性、促进神经再生和侧支建立、加强肌肉收缩和功能恢复。

参考文献

1. 梁繁荣，赵吉平. 针灸学. 北京：人民卫生出版社，2012.

2. 朱肇昕. 运用经络理论指导周围性面瘫的针灸治疗. 针灸临床杂志，2004，20（3）：3-4.

3. 中国中医科学院，中国针灸学会. 中国循证临床实践指南. 北京：中国中医药出版社，2011：43-56.

4. 张葆樽，安得仲. 神经系疾病定位诊断. 北京：人民卫生出版社，1975.

5. 史玉泉，周孝达. 实用神经病学. 上海：上海科学技术出版社，1995.

6. 梁繁荣，吴曦. 循证针灸学. 北京：人民卫生出版社，2009.

7. 赵永智. 针刺结合埋线治疗亨特面瘫的效果观察. 中国当代医药，2015，22（5）：159-161.

8. 贾瑛. 电针结合不同药物治疗亨特面瘫疗效观察. 光明中医，2011，26（12）：2502-2504.

9. 孔亚明. 针灸治疗亨特氏面瘫 40 例. 湖南中医杂志，2010，26（5）：66-67.

10. 包连胜，高霞，高燕. 温针灸治疗亨特面瘫疗效观察. 上海针灸杂志，2009，28（12）：713-714.

11. 何建琼. 中西医结合治疗亨特氏面瘫 70 例. 光明中医，2015，30（1）：123-124.

12. 喻晓春. 针灸名家医案解读. 第 3 版. 北京：人民军医出版社，2014.

13. 吴昊. 陈全新教授治疗面瘫经验. 中国针灸，2011，31（5）：429-431.

14. 周丹凤，赖新生. 赖新生教授针灸治疗顽固性面瘫经验介绍. 广州中医药大学学报，2013，30（5）：748-752.

15. 李学智，梁繁荣，吴曦，等. 基于文献数据分析的古代针灸治疗周围性面瘫规律探讨. 时珍国医国药，2008，19（9）：2176-2177.

16. 杨洁，任玉兰，吴曦，等. 基于数据挖掘技术的针灸治疗贝尔面瘫 RCT 文献的用穴规律分析. 中华中医药杂志，2010，25（3）：348-351.

17. Chen N, Zhou M, He L, et al. Acupuncture for Bell's palsy (Review). The Cochrane Collaboration and published in The Cochrane Library. 2010，8：1-28.

18. 李瑛，吴曦，胡卡明，等. 针灸择期治疗周围性面瘫临床研究现状与评价. 中医杂志，2008，49（5）：465-468.

19. Xu SB, Huang B, Zhang CY, et al. Effectiveness of strengthened stimulation during acupuncture for the treatment of Bell palsy：a randomized controlled trial. Canadian Medical Association Journal，2013，185（6）：473-9.

20. Kwon HJ, Choi JY, Lee MS, et al. Acupuncture for the sequelae of Bell's palsy：a randomized controlled trial. Trials, 2015，16：246.

21. Tong FM, Chow SK, Chan PY, et al. A prospective randomised controlled study on efficacies of acupuncture and steroid in treatment of idiopathic peripheral facial paralysis. Acupuncture in Medicine，2009，27（4）：169-73.

22. Li Y, Liang FR, Yu SG, et al. Efficacy of acupuncture and moxibustion in treating Bell's palsy：a multi-center randomized controlled trial in China. Chinese Medical Journal (English)，2004，117（10）：1502-6.

23. LI Ying, LI Yan, LIU Li-an, et al. Peripheral facial paralysis treated with acupuncture moxibustion by stages：a multi-central large-sample randomized controlled trial. Word Journal of Acupuncture-Moxibustion，2011，21（4）：1-7.

24. 秦云. 针灸与西医治疗面瘫的临床疗效及经济学的比较. 时珍国医国药，2013，24（3）：723-724.

25. 杨丽霞，吴俊，周贤刚，等. 针刺治疗顽固性面瘫的疗效-成本分析. 山东中医杂志，2015，34（12）：931-934.

26. 王宏伟，文新，魏清琳. 百会灸治疗顽固性面瘫及其对免疫球蛋白的影响. 中国针灸，2013，33（4）：306-308.

27. 张栋，高惠合，温宝珠. 面瘫与面部温度对称性关系的热像图研究. 中国医学影像学杂志，1996，4（3）：171-172，184.

28. 陈冰俊，屈萧萧，张栋，等. 针灸调整面瘫患者面部穴位温度对称性观察. 中国中医基础医学杂志，2011，17（5）：556-559.

29. He X, Zhu Y, Li C, et al. Acupuncture-induced changes in functional connectivity of the primary somatosensory cortex varied with pathological stages of Bell's palsy. Neuroreport，2014，25（14）：1162-8.

30. 杨骏，李传富，张庆萍，等. 合谷穴针刺周围性面瘫患者脑功能成像初步分析. 长春中医药大学学报，2012，28（4）：608-610.

31. 李坚将，刘辉. 针灸治疗面瘫及对口唇、甲襞微循环的影响. 上海针灸杂志，2001，20（5）：16-18.

32. 李南华. 浅针（推针）治疗急性期贝尔面瘫的临床疗效观察及对血浆内皮素的影响. 福建中医药大学，2011.

33. 张建平，夏耀林，王晓英，等. 周围性面瘫患者针灸治疗前后面动脉及其分支血流动力学研究. 山西中医学院学报，2013，14（3）：55-56.

34. 金完成，李路草，詹欣荣，等. 针刺、敷药综合治疗重症面瘫160例临床与实验观察. 中国针灸，1991，（4）：9-11.

35. 潘华，李守然. 电针与常规针灸治疗周围性面神经麻痹对照研究. 中国针灸，2004，24（8）：531-533.

（龚　标）

第七章 妇儿科病证针灸临床研究

第一节 痛 经

痛经是指经期或行经前后出现的周期性小腹疼痛，又称"经行腹痛"。痛经的发生常与饮食生冷、情志不畅、起居不慎等因素有关。基本病机不外虚实二端，实者为冲任瘀阻，气血运行不畅，胞宫经血流通受阻；虚者为冲任虚损，胞宫失却濡养。本病病位在胞宫，与冲、任二脉及肝、肾关系密切。西医学中，可分为原发性痛经和继发性痛经。原发性痛经，也称功能性痛经，是指生殖器官无器质性病变者。常发生于月经初潮或初潮后不久，多见于未婚或未育妇女，往往在结婚或生育后，痛经可有不同程度的减轻或消失。一般疼痛于月经来潮前数小时开始，并逐步加重，可持续数小时或2～3天不等。继发性痛经多继发于生殖器官的某些器质性病变，如盆腔子宫内膜异位症、子宫腺肌病、子宫肌瘤、慢性盆腔炎、盆腔粘连、盆腔充血，有些妇女在放置宫内节育器后，也可能引起痛经等。常发生在月经初潮后2年以后。本篇重点讨论原发性痛经。

一、辨治要点

（一）辨证要点

1. 辨证思路 临床应抓住痛经发作的年龄、诱因、加重因素、疼痛处于月经期的时段、性质、持续时间、缓解方式等，结合月经的经色、经量、及全身情况，先可分"虚证"、"实证"，再以"气血"、"寒热"、"脏腑"分型。

主症：经前或经行或经后少腹疼痛。

（1）气滞血瘀：经前或经期小腹胀痛或刺痛为主，拒按，伴胸胁乳房胀痛，经行不畅，紫暗有块，舌紫黯，有瘀斑或瘀点，脉弦涩。

（2）寒凝血瘀：经前或经期小腹冷痛为主，得热痛减，经量少，色黯苔白，脉沉紧。

（3）气血虚弱：经期或经后小腹隐痛喜按，经色淡，伴神疲乏力，舌淡苔薄，脉细弱。

（4）肾气亏损：经期或经后小腹隐痛为主，喜温喜按，绵绵作痛，伴腰酸，耳鸣，月经量少质稀，舌淡苔薄，脉沉细。

2. 鉴别诊断 中医学诊断痛经，应与盆腔炎、经行吐衄、异位妊娠、堕胎进行鉴别。

（1）盆腔炎：左右少腹疼痛拒按，多伴有发热，白带增多，不具有周期性发作的特点。

（2）经行吐衄：小腹疼痛，多伴有周期性的吐衄或衄血，且经量减少或不行等。

（3）异位妊娠：可有停经史，阴道有少量血，突起一侧少腹撕裂样痛，腹部检查有明显压痛及反跳痛，妊娠试验阳性。

（4）堕胎：有停经史和早孕反应，阴道流血和腹痛时往往可见胚胎排出，尿妊娠试验阳性或弱阳性。

（二）治疗

1. 治则治法　调理冲任，温经止痛。取任脉及足太阴经穴为主。

2. 处方

（1）主穴：中极、三阴交、地机、十七椎、次髎。

（2）配穴：气滞血瘀配太冲、血海；寒凝血瘀配关元、归来；气血虚弱配气海、血海；肾气亏损配肾俞、太溪。

3. 操作　针刺中极，宜用连续捻转手法，使针感向下传导。寒凝血瘀、气血虚弱、肾气亏损可加灸法。疼痛发作时可用电针。发作期每日治疗1～2次，非发作期可每日或隔日一次（一般在月经来潮前5～7天开始治疗）。

4. 临证旨要　针灸对原发性痛经有较好的疗效，对继发性痛经，应及时诊断原发病变，给予相应治疗。建议患者注意经期卫生和保暖，避免过食生冷，精神刺激和过度劳累。

二、临床经验集锦

（一）古代经验

痛经一名最早见于《金匮要略·妇人杂病脉症并治》："带下，经水不利，少妇满痛，经一月再见。"《诸病源候论》则首立"月水来腹痛候"，这些为研究及治疗痛经奠定了一定的基础。

1. 局部对症选穴　文献研究发现，唐以前针灸治疗疾病的用穴数量非常少，常仅用单穴治疗，痛经所选单穴的最大特点是都位于腹部，属于局部取穴。如晋代皇甫谧《针灸甲乙经·妇人杂病第十》："女子胞中痛，月水不以时休止，天枢主之。小腹胀满痛引阴中，月水至则腰脊痛，胞中瘕，子门有寒。引髎髀。水道主之……妇人少腹坚痛，月水不通，带脉主之。"唐代孙思邈《千金要方》中有"少腹胀满痛引阴中，月水至则腰背痛，胞中瘕，子门寒，大小便不通，刺水道入二寸半，灸五壮，在大巨下三寸"的记载，也是腹部单穴处方，并介绍了刺、灸法。日本的丹波康赖在《医心方·治妇人月水腰痛方》卷二十一中记载有："百病针灸，治月水腰痛方，灸中极穴在含脐下四寸。"元代王国瑞《针灸玉龙经·针灸歌》中记载有："妇人血气痛难禁，四满灸之效可许。"明代高武《针灸聚英·卷一·足阳明经脉穴》记载有："水道……主妇人小腹胀满，痛引阴中，月水至则腰背痛，胞中瘕，子门寒。"《针灸聚英·卷二·治例玉机微义·妇人》中记载有："妇人月事不利，腹中痛，灸水泉五壮。"《针灸聚英·卷之四·天元、太乙歌》中记载有："女人血气阴交当。"《针灸聚英·卷之四·腧穴证治歌》中有："小腹坚治带脉中……月水不调约成结，用针关元水自调。"可以看出《针灸聚英》中对月水腹痛的记载取穴基本沿用了前人水道、带脉、关元、水泉等穴。

2. 循经辨证选穴　元代窦汉卿《针经指南》创八脉交会穴，在《针经指南·定八穴所在》中记载了八脉交会穴的内关穴和列缺穴可以治疗痛经："内关二穴主治二十五证……妇人血刺痛……列缺穴主治三十一证……妇人血积痛或败血。"元代杜思敬《针经摘英集·治病直刺诀》中记载："治小腹疼痛不可忍者，刺任脉关元一穴，次针足阳明经三里二穴。"此条应用了关元穴和足三里穴，其取穴为局部配合远端。《针灸玉龙经·盘石玉直刺秘传》记载有："妇人血气痛：合谷（补），三阴交（泻）。"在治疗时主张合谷用补法，三阴交用泻法，明确记录了针刺补泻手法在痛经中的应用，这种治疗痛经的方法一直沿用到了现在，现代临床上也有用合谷、三阴交双穴治疗痛经的。《针灸大全》中没有明确的提出对痛经的治疗，只是提出了"血气"、"连脐腹痛"、"妇人疾"等一些的文字。到了明代杨殉在《针灸集书·卷之上·腧穴治病门类·妇人血气痛》中记载有："四满，石关治子脏积冷，或有恶血，内逆满痛，中极，下极，曲泉，阴交并治血结成块。"此条文明确标记出治疗"妇人血气痛"，说明其对痛经本病有了深刻的认识，而且在本条中记载了两种不同的痛经证型（寒凝证和血瘀证），其处方也是多穴处方，寒凝证用四满、石关治疗，血瘀证用中极、下极、曲泉、三阴交治疗。明代张介宾《类经图翼·六卷》中记载有：水道，月经至则腰腹胀痛。清代李学川《针灸逢源》记载有："经水正行，头晕，小腹痛，合谷，阳交，内庭。室女月水不调，脐腹疼痛，肾俞，关元，三阴交。"明代杨继洲《针灸大成》是一部经典大作，其在《针灸大成·八卷妇人门》记载有："小腹坚带脉血块：曲泉，复溜，三里，气海，丹田，三阴交；月水不调，因结成块：针间使。"《针灸大成·九卷》中还记载有："女人经水正行，头晕，少腹痛：照海，阳交，内庭，合谷。"清代吴亦鼎在《神灸经纶》中记载有："经行头晕，少腹痛，内庭。"明、清晚期对痛经这个病已经有了明确的认识，并且在取穴上尝试了不少新的穴位，如内庭、阳交等。说明在针灸治疗疾病中，明、清晚期医家在积极拓展和尝试腧穴更加大范围的主治，或者说，这时候的医家已经走出了《针灸甲乙经》、《针经指南》治疗疾病的特点，寻求疗效更佳更适合临床的新的针灸取穴方法。

（二）现代经验

1. 选穴经验　王乐亭治疗实证痛经：关元、中极、血海、地机、水道、合谷、曲池，虚证痛经：灸关元、脾俞、肾俞、肝俞、胃俞、足三里、三阴交。石学敏分气滞血瘀型痛经：气海、中极、行间、太冲、三阴交；寒湿凝滞型：关元、三阴交、公孙、地机、水道；气血虚弱型：脾俞、关元、足三里、血海；肝肾亏损型：肝俞、肾俞、大赫、关元、三阴交。针灸名家陈大中，治疗虚寒性痛经处方：肾俞、中极、次修、地机。针灸名家赵尔康，治疗寒凝胞宫型痛经处方：气海. 关元、血海、三阴交，行间。针灸名家姜淑明，治疗气滞血瘀型痛经处方：中极、归来、地机。

2. 针灸方法　院士承淡安先生在治疗痛经时，主张用针刺配合中药内服联合治疗痛经，并且其在辨证分型时很特殊，承淡安先生对痛经的分型很少，主要分为两个证型，即气滞血瘀型和气血亏虚型。在针刺取穴上，气滞血瘀型主要是局部配合远端取穴，局部取气海、中极，远端配合谷、地机、血海；气血亏虚型局部取关元、气海，远端配足三里、三阴交。承淡安先生不主张长时间留针，其在针刺时多捻留1～5分钟即出针。另外，对少女初次行经即痛，以后每行必痛，经期尚准的患者，不主张用针刺治疗，承淡安先生认为待其发育之后，会自行痊愈。陆瘦燕先生在针灸治疗上主张调畅气血的运行，在痛经治疗的取穴上，陆瘦燕先生主张用三阴交、血海二穴，通调三阴经之气血，另加关元穴行气散瘀，取这些穴位用针刺治疗后，气行则血行，痛经可止。在针刺方法上，陆瘦燕先生主张三阴交、血海二穴针刺得气后留针 15 分钟，关元穴针刺得气即可出针。在痛经治疗的时机上，陆瘦燕先生主张在每次行经前未痛时先针刺 1～2 次，经净后再针刺 1～2 次。针灸名家陈大中，治疗虚寒性痛经：操作：温针灸。于每次月经前针治 3 次。针灸名家赵尔康，治疗寒凝胞宫型痛经操作：气海、关元采用三进一退法补之，使针感向小腹部两旁扩散，下达阴部，血海、三阴交、行间施以平补平泻法，并在针柄上裹以艾绒各灸 5 壮，每于月经后 1 周开始治疗，隔日 1 次，7 次为 1 疗程。针灸名家姜淑明，治疗气滞血瘀型痛经操作：取中极、归来进针后，令针感向下放射；再针地机二穴，均行泻法，针后加灸，留针 15 分钟。

三、临床研究进展

痛经是临床女性常见病症，发病率高，对患者的日常生活影响显著，特别是原发性痛经，目前西医尚缺乏特异性治疗方法。本部分对痛经介绍国内外相关的代表性临床研究。

（一）针灸治疗痛经文献数据挖掘

通过数据挖掘系统分析针灸治疗痛经的文献发现，在对所有这些穴位进行初步总结，可以看出：①古代医家常用穴位分布有明显特点：最多用的是腹部的穴位，如关元、中极、气海、水道、阴交、天枢、石门；上肢主要用合谷；下肢主要用三阴交、血海。因此，古代针灸常用穴位还是遵循着局部配合远端（主要是腹部穴位配合下肢穴位）取穴的原则。②古代绝大部分针灸医家都主张在治疗疾病时针灸取穴要精少，治病常用单穴或双穴疗法，从资料中可以观察出，古代医家在针灸治疗痛经时，多取用单穴，此单穴多为局部取穴，如果用双穴治疗，则多在治疗时局部取穴配合远端取穴（主要是下肢穴位），早期单穴处方为多，直到明清后期，多穴处方才逐渐增多，这时的针灸处方选穴，已接近现代针灸的特点，分析其原因，应该是随着时代的推移，针灸理论逐渐完善，尤其配穴法理论从无到有，从有到逐渐丰富，使古代在处方用穴上，也是由单穴—双穴—多穴逐渐发展变化。

（二）针灸治疗痛经的系统评价

美国 2011 年在 Cochrane 协作网发表了针灸相关疗法治疗原发性痛经效果的系统评价。该系统评价收集了针刺治疗痛经的 10 项临床试验，结果显示在痛经急性发作或常规治疗中，针刺治疗可实现额外的获益；目前阶段虽没有证据表明真针刺可优于假针刺，但针刺与预防性药物治疗相比，至少疗效相当，或者更有效，且针刺治疗的不良反应较少；针灸治疗痛经可为广大患者提供一条简便、有效、安全的治疗途径，应在临床上推广。

（三）针刺治疗痛经的临床疗效研究

1. 诊断标准 凡在经期或经期前后（1 周内）出现下腹部疼痛，并伴随月经周期发作，连续 3 次以上而经妇科检查（B 超检查及已婚者妇科检查，未婚者行肛门指诊检查）排除生殖系统器质性病变，确定为原发性痛经。中医诊断标准按照国家中医药管理局发布的《中医病证诊断疗效标准》。

2. 干预和对照

（1）治疗组：研究中治疗组的选择以单纯毫针刺为主，取穴方法以局部取穴配合循经取穴或辨证取穴。

（2）对照组：目前开展的痛经疗效评价研究主要以解释性试验为主，重点关注针灸治疗痛经否有效，常选用假针刺、非穴浅刺作为安慰剂对照。

3. 观察指标

（1）主要疗效指标　目前主要采用视觉模拟评分量表（visual analog scales，VAS）、语言评价量表（verbal rating scales，VRS）等评价痛经疼痛强度。以及月经期紧张忧郁问卷（menstrual distress questionnaire，MDQ）、COX 痛经症状量表（the COX menstrual symptom scale，CMSS）、痛经症状日志（the daily symptom scale，DSS）等评价痛经症状。

（2）客观疗效指标：可根据彩色多普勒超声评价子宫动脉血流参数搏动指数（PI）、阻力指数（RI）、收缩期峰值/舒张期峰值（A/B）。磁共振成像作为一种评价痛经疼痛程度的新方法虽然较其他评价量表客观，能产生良好的软组织对比，能够很好地观察月经周期中子宫横向解剖变化，快速成像技术，使子宫运动可视化，如子宫内膜肌层的配置和信号强度微妙运动等指标的变化情况，来探讨针刺治疗痛经效应及机制，但此方法价格昂贵，且计算较为复杂，故未能广泛应用。

4. 代表性研究结果　国际上近年来发表了一系列针刺治疗痛经的临床试验，但对针刺疗效的评价不尽一致。德国柏林社会医学研究所、流行病学和卫生经济学研究所，查利特大学医学中心 2008 年在发表了一项针刺治疗 649 例《美国妇科杂志》患者的多中心RCT 研究，以评估针刺和不针刺（等待治疗）比较临床治疗效果的差异。结果显示针刺在降低痛经发作方面优于无针刺。国内姜立言选用上髎、次髎、中髎为主穴，配合辨证选穴关元、三阴交、足三里、太冲、地机；对照组口服消炎痛片；治疗组总有效率97.06%，对照组为 85.29%，说明针刺治疗原发性痛经临床疗效显著；汪文清观察治疗 122 例，取穴三阴交（双）、地机（双）、血海（双）、合谷（双）。结果针刺组（总有效率 96.2%）疗效明显优于西药（80%）和安慰剂组（13.3%）。

（四）针刺治疗痛经的卫生经济学研究

德国柏林社会医学研究所、流行病学和卫生经济学，查利特大学医学中心在《美国妇科杂志》上发表文章中对 649 例接受针刺治疗的原发性痛经患者进行了成本分析后认为，与单纯的普通治疗相比，额外的针灸治疗能提高痛阈，改善疼痛和生活质量，并且有较高的成本效益。国内针刺治疗痛经研究领域的卫生经济学研究还相对不足，这也是今后努力的方向，研究成果将进一步促进针灸的推广和应用。

（五）针灸治疗痛经的临床机制研究

目前主要着眼于从神经调节、抑制前列腺素的释放、内分泌、中枢机制等方面探讨针刺对痛经的影响：①抑制子宫平滑肌痉挛：针刺局部可刺激盆丛神经、腰神经和交感干，可调整子宫平滑肌的舒缩状态，缓解子宫平滑肌痉挛，改善缺血缺氧状态，从而缓解腰骶部及大腿内侧的疼痛。研究表明，针刺三阴交对子宫功能具有双向良性调节作用，既可以促进子宫平滑肌收缩，又可缓解子宫平滑肌痉挛，可提高腹部皮肤的痛阈。②抑制前列腺素的释放：原发性痛经的发生与月经时子宫内膜释放前列腺素有关，内膜中前列腺素的水平与痛经的程度成正相关。前列腺素可诱发子宫平滑肌收缩的强度和频率增加，且收缩不协调或呈非节律性，异常子宫收缩使子宫缺血缺氧，引起痛经。针灸可抑制子宫内膜释放前列腺素，因此对原发性痛经的治疗有非常好的疗效。研究表明，针刺可以调节女性生殖内分泌功能，对妇科疾病有良好的治疗作用，催产素通过与其受体结合使子宫收缩，同时刺激子宫内膜细胞释放前列腺素，两者协同使子宫收缩。③调节内分泌：针灸通过对下丘脑-垂体-性腺轴的刺激，改变卵泡刺激素、黄体生成素、雌二醇、孕酮的水平，使生殖内分泌的功能恢复正常，防止痛经的发生。④中枢机制：原发性痛经的发生受精神、神经因素影响，内在或外来的刺激可使痛阈降低。思想焦虑、恐惧以及生化代谢物质可通过中枢神经系统刺激盆腔疼痛纤维引起痛经。针灸可调节中枢神经系统功能，缓解精神紧张，用较强的刺激能取得移神止痛的效果；并能促进机体释放镇痛物质（如脑啡肽等），提高机体痛阈。刺激穴位可使导水管周围灰质释放内源性阿片多肽（吗啡样物质），通过模拟内源性抗痛物质脑啡肽的作用，激活中枢神经阿片受体产生镇痛作用。

<h1 style="text-align:center">参 考 文 献</h1>

1. 高树中. 针灸治疗学. 上海：上海科技出版社，2009.
2. 崔秀琼. 痛经的古今针灸处方用穴研究. 中国中医科学院，2007.
3. 毕国峰. 三位针灸名家治疗痛经方法的应用. 中外健康文摘，2010，07（29）：128-129.
4. Witt CM, Reinhold T, Brinkhaus B, et al. Acupuncture in patients with dysmenorrhea: a randomized study on clinical effectiveness and cost-effectiveness in usual care. American Journal of Obstetrics and Gynecology, 2008, 198 (2): 166. e1-166. e8.
5. 姜立言. 针刺治疗原发性痛经34例临床体会. 中国中医急症，2007，16（5）：620-621.
6. 汪文清. 针刺治疗原发性痛经临床观察. 湖北中医杂志，2007，29（6）：57-57.
7. 李耀功，杨茹. 针刺对雌性大鼠垂体雌激素受体MRNA表达和血雌二醇水平研究. 针刺研究，1998，23（1）：28-32.
8. 徐铮，刘丽军，修贺明，等. 针刺对乳腺增生病患者T细胞群与性激素关系的影响. 上海针灸杂志，1998，（5）：7.
9. 杨雅琴，黄光英. 针刺对痛经小鼠止痛作用及其机制的研究. 中国针灸，2008，28（2）：119-121.

（李　璟）

<h2 style="text-align:center">第二节　绝经前后诸证</h2>

绝经前后诸证，又称"断经前后诸证"。该病证以妇女在绝经前后出现潮热，面赤汗出，手足心热，烦躁易怒，失眠健忘，精神倦怠，耳鸣心悸，腰背酸痛，月经紊乱等为主要临床表现。妇女"七七"之年，肾气渐衰，任脉亏虚，太冲脉衰，天癸将竭，导致机体阴阳失调，或肾阴不足，阳失潜藏；或肾阳虚衰，经脉、脏腑失于温养，而出现一系列脏腑功能紊乱的症候。相当于西医学中的"围绝经期综合征"，可见于老年女性卵巢功能衰竭患者及双侧卵巢切除或放射治疗后双侧卵巢功能衰竭出现围绝经期综合征表现者，由于妇女卵巢功能衰退，性激素减少而出现的一系列躯体、精神及心理状态改变的时期。

一、辨治要点

(一) 辨证要点

1. 辨证思路 绝经前后诸证的主要症状有月经失调、情绪不稳、阵发潮热等。中医常根据其并发症状的特点主要将其分为肾阴不足和肾阳虚衰。

(1) 肾阴不足：头晕耳鸣、心烦易怒、潮热汗出、五心烦热、腰膝酸痛、口干舌燥、溲黄便结、舌红、苔少、脉沉细弦。

(2) 肾阳虚衰：头昏脑涨、忧郁善忘、形寒肢冷、精神萎靡、腰膝冷痛、纳呆腹胀、大便稀溏、舌胖大、苔白滑、脉沉细弱。

临床辨证虽以肾阴阳之虚为主，但绝经前后诸证常涉及其他脏腑，如心、肝、脾等，须根据并发症状辨证兼治。

2. 病症鉴别 绝经前后诸证主要是以自主神经功能紊乱而引起的一组综合征，临床多与癫病、抑郁症及月经先后不定期相鉴别。

(1) 癫病：癫病发病无年龄性别差异，主要表现有表情淡漠，沉默痴呆，出言无序或喃喃自语，静而多喜等，病者缺乏自知自控能力。绝经前后诸证多发于中老年女性，主要表现有情绪不稳，烦躁不宁，易激惹，易怒善哭，月经失调，病者具有自知能力。临床可通过患者自知力情况及激素水平测定进行鉴别。

(2) 抑郁症：抑郁症以显著而持久的心境低落为主要临床特征。绝经前后妇女易出现抑郁、焦虑不安等表现，更严重者出现消极厌世和自杀行为。而绝经前后诸证是以内分泌及自主神经系统功能紊乱为主要症状。临床需根据患者主要症状及抑郁评分表进行鉴别。

(3) 月经先后不定期：月经先后不定期以月经紊乱为主要特征，月经不按正常周期来潮，或提前或延后7天以上，且连续三个月经周期。绝经前后诸证亦会出现月经紊乱，易与月经先后不定期混淆，然而其主要症状包括手足心热、烦躁易怒等。临床应根据患者年龄及主要症状，实验室检查进行鉴别。

(二) 治疗

1. 治则治法 以益肾宁心、调和冲任、疏肝健脾为基本原则；治疗以循经远取足少阴、太阴及任脉穴位配合背俞穴为主。

2. 处方

(1) 主穴：百会、关元、肾俞、太溪、三阴交。

(2) 配穴：心肾不交、心火内扰加心俞、神门、内关；肝阳亢盛加风池、太冲、涌泉；脾肾阳虚加脾俞、足三里。

3. 操作 本病常虚实夹杂，以虚为本。各穴均采用常规针刺，先泻后补或平补平泻，亦可配合灸法及电针三阴交、太溪穴疏密波治疗。发病初期每日治疗1次，两周后视症状改善程度，可改为隔日1次。病情稳定后须坚持1个月巩固治疗，隔日1次或每周2次。临床也可采用耳针疗法，取皮质下、内分泌、内生殖器、肾、神门、交感，每次选用2~3穴，针刺或埋针、压籽或压磁刺激，2日1次，两耳交替。

4. 临证要旨 针灸对绝经前后诸证疗效良好，本病常伴有情志改变，故治疗时应注意心理疏导，畅达情志，并配合穴位宁心安神定志。鉴于绝经前后诸症以肾之阴阳亏虚，气血不足为主要病机，故临床治疗以补法为主，运用电针配合治疗时采用疏密波弱刺激为宜，可以配合温和灸法。临床可配合中药治疗。

二、临床经验集锦

（一）古代经验

古代医学文献中对绝经前后诸证并无专门的记载，该病的病因病机、临床表现及治疗多散见于"不寐"、"脏躁"、"百合病"、"梅核气"、"郁证"、"年老经断复来"等病证中。直到 1964 年中医妇科专家卓雨农根据历代医籍有关记载，结合临床实践，提出"绝经前后诸证"。

1. 循经取穴　《素问·上古天真论》云："女子七七任脉虚，太冲脉衰少，天癸竭，地道不通。"女子在 50 岁左右，肾气渐衰，冲任虚损，天癸将绝，精气不足，肾阴亏虚或肾阳不足至气血阴阳失衡，从而导致脏腑功能失调，遂发诸症，可见绝经前后诸证的发病机制主要为脏腑气血功能失调。《素问·奇病论》篇曰："胞络者系于肾，少阴之脉。"膀胱经下络于肾而达胞宫，根据"经脉所通，主治所及"的原则，膀胱经可以调节胞宫这个奇恒之腑，从而达到治疗目的，常选取肾俞、肝俞等。任主胞胎，任脉为阴脉之海，起于胞中，出于会阴，行于胸腹，调节机体的阴经经气，从而缓解围绝经期相关症状，常选取关元、气海。此外肝、脾、肾经腧穴也较为常用。

2. 特定穴运用　古代医家在治疗绝经前后诸证中尤为注重特定穴的选用，其中所取交会穴多分布于足太阳膀胱经、足少阴肾经、足太阴脾经等多条经脉上。其中常用的交会穴为三阴交、中极等。以三阴交为例，三阴交是脾经腧穴，又是足三阴经交会穴，取之可理肝脾肾三脏，调冲任二脉，以滋气血生化之源，使胞宫得养。故古代医家常选用三阴交作为主穴治疗绝经前后诸证。五输穴则多取足三里、神门、复溜、足临泣等。

（二）现代经验

1. 选穴经验　现代针灸治疗绝经前后诸证多以培补肝脾肾三阴经为主线，配合相关背俞穴；注重任督二脉的关元、百会等穴以调失衡之阴阳；临床常用胃经足三里、脾经三阴交、肝经太冲、心包经内关，治疗方法上则以体针为主，配合电针、灸法等。谷世喆教授认为绝经前后诸证患者五脏六腑功能都失调，其中以肾虚为根本。以肾阴虚为例，治法则以养肾阴为主，兼清虚热。选穴为太溪、太冲、三阴交、百会、内关等，平补平泻治疗。石学敏院士认为绝经前后诸证的致病基础为肾精亏虚，脑肾失济，调神益肾是针刺治疗的根本法则，创制调神益肾针法，选取风府、百会、气海、肾俞为主穴，随证配以肝俞、脾俞、太溪、三阴交、足三里、内关、太冲、四神聪等。王居易调整经络法治疗绝经前后诸证，用审切循按扪方法在手足十二经肘膝以下寻找异常反应如痛点、结节、空涩感等，找到异常经络，然后结合症候判断病变经络，再通过经络思维找到调整经络，应用选取调整经络的特定穴（包括五输穴、原穴、络穴、郄穴、背俞穴、募穴、八脉交会穴等特定穴）进行调整。王国才教授认为此证主要是由于肾阴阳失调而发，临床可分为阴虚、阳虚、阴阳两虚等证，运用推拿合并针灸的方法治疗本证。肾阴虚者取风池、百会、太阳、肩井、大椎、膻中、心俞、膈俞、肝俞、肾俞、曲池、神门、血海、足三里、三阴交、太冲等穴，肾阳虚者取风池、百会、肩井、大椎、身柱（上二穴交替每次取一穴）、内关、神门（上二穴交替每次取一穴）、心俞、膈俞（上二穴交替每次取一穴）、肝俞、脾、胃俞（上三穴交替，每次取一穴）、肾俞、臀上、委中、承山、足三里、三阴交、丘墟、太冲等穴。

2. 针灸方法　石学敏院士将绝经前后诸证主要分为两型。肾阴不足：心俞针尖向脊柱方向斜刺，进针 0.5～1 寸，施捻转补法；肾俞直刺 1 寸，施捻转补法；太溪直刺 1 寸，施提插补法；三阴交直刺 1 寸，施捻转或提插补法；太冲直刺 0.5 寸，施平补平泻法。针对肾阳虚衰：关元直刺或向下斜刺 1～2 寸，令针感传至会阴部；脾俞、肾俞向脊柱方向斜刺 0.5～1.0 寸，施捻转补法；章门斜刺 0.5～0.8 寸，施捻转补法，不宜直刺、深刺，以免伤及内脏器官；足三里直刺 1～1.5 寸，施捻转补法。王国才教授的针灸方法为自创的禅针法，每穴用快速无痛进针法进针后，用快速小幅提插、捻转法、由浅而深运针候气，气至后施泻法，使得气感保持在中强度并使之沿经脉传导，持续约 20～30 秒，出针。

三、临床研究进展

绝经前后诸证作为临床常见病症，多发生于 45～55 岁女性，严重影响该年龄段妇女的日常生活质量，对其身心健康造成困扰。目前西医治疗多采用雌激素替代疗法（HRT），然而相关试验表明长期应用 HRT 存在诱发心血管及乳腺疾病的危险。针灸治疗绝经前后诸证有安全性高、副作用小等优点。本部分将主要介绍国内外针灸治疗绝经前后诸证相关的代表性临床研究。

（一）针灸治疗绝经前后诸证的文献数据挖掘

通过数据挖掘系统分析针灸治疗绝经前后诸证的文献发现，古代针灸治疗该病症尤为重视特定穴的运用，如交会穴、五输穴等。交会穴是经脉之间相互交叉回合，使脉气相同，扩大治疗作用。所取交会穴多分布于足太阳膀胱经、足少阴肾经、足太阴脾经等经脉，如三阴交、中极、百会等。五输穴则以足三里、神门为多。反映出绝经前后诸证与肾、心、肝、脾四脏关系密切，同时体现出中医辨证论治及整体治疗的观点。现代针灸治疗绝经前后诸证以三阴交、肾俞、神门、太冲等穴位最为常见，而经络则主要集中于膀胱经、任脉、脾经。其治疗主要针对病因，以补肾为本，兼调心、肝、脾诸脏，理气血、安心神。多以培补肝脾肾三阴经为主线，配合相关背俞穴；注重任督二脉的关元、百会等穴以调失衡之阴阳；临床常用胃经足三里、脾经三阴交、肝经太冲、心包经内关，治疗方法上则以体针为主，配合电针、灸法等。

（二）针灸治疗绝经前后诸证的系统评价

加拿大拉瓦尔大学研究人员于 2013 年在 Cochrane 协作网发表了关于针灸治疗绝经前后诸证潮热面赤的系统评价。该系统评价收集了 16 项临床试验，结果显示在绝经前后诸证潮热面赤的治疗中，针刺组与不治疗组相比，具有明显的优势，然而针刺组与假针刺组之间就血管舒缩性而言却没有足够的证据证明两者之间差异。在针刺组与激素治疗组系统评价中，激素治疗较针刺组具有的优异性。最后文章指出需要有更多的有关于针灸安慰剂组相关的 RCTs，并研究对于患有癌症的女性针刺作用是否会有所不同。而国内学者则运用循证医学方法获得临床证据从而评价针灸治疗绝经前后诸证的有效性，结果 3 项 A 级证据支持针灸治疗绝经前后诸证的有效性，尤其在改善潮热面赤症状方面；4 项 B 级证据支持针灸很有可能改善绝经前后诸证抑郁精神症状。

（三）针刺治疗绝经前后诸证的临床疗效研究

1. 诊断标准　国外开展的对绝经前后诸证的临床研究普遍应用国际绝经学会（International Menopause Society，IMS）2011 年及北美绝经学会（North American Menopause

Society，NAMS）2001 年发布的围绝经期综合征诊断标准作为首选，国内的临床试验通常参考张玉珍主编中国中医药出版社出版《中医妇科学》相关诊断标准及 2012 年国家中医药管理局颁布的《中医病证诊断疗效标准》（第七章中医妇科病证诊断标准第十八条绝经前后诸证诊断标准）。

2. 干预和对照

（1）治疗组：研究中治疗组的选择以单纯毫针刺为主，取穴方法以循经取穴或辨证取穴配合特定穴应用。部分选择耳针、针药结合等作为治疗组的研究。

（2）对照组：目前国内外开展的绝经前后诸证疗效评价研究主要以实用性研究为主，重点探讨针灸治疗绝经前后诸证的有效性，也有部分解释性研究阐述可能的针灸治疗绝经前后诸证的相关作用机制。实用性研究常采用针刺组与安慰剂组即假针刺、非穴浅刺或无效穴位针刺对照研究或以不治疗为对照组。在以阳性药物作为对照的试验中，主要是以雌激素替代疗法药物如尼尔雌醇、替勃龙作为对照组，比较针灸治疗疗效是否与阳性药物相当，甚至更优于阳性药物。绝经前后诸证作为一类综合征，在临床试验中也会涉及对其特定症状疗效研究，如烦躁、抑郁，此类临床试验的阳性药物对照组多采用该类症状的常用一线药物，如绝经前后诸证之烦躁常采用地西泮片作为对照。

3. 观察指标

（1）主要疗效指标：围绝经期综合征临床疗效评价主要以改良 kupperman 表（KMI）、《绝经综合征（中医）评定量表》（根据"十五"国家科技支撑计划重大疑难疾病中医防治研究项目研究成果制定的）、更年期生活质量评分量表（MRS）作为参考。其中 KMI 及 MRS 为国际上比较认可的两种常见更年期症状评分方法。

（2）次要疗效指标：目前的研究主要以焦虑自评量表（SAS）、抑郁自评量表（SDS）、匹兹堡睡眠指数量表（PSQI）及内分泌激素水平测定。其中绝经前后诸证的内分泌激素水平有二高一低的代表性表现，即高卵泡刺激素（FSH）、高黄体生成素（LH），低雌二醇（E_2）。因此可根据内分泌激素的检测变化从而判断疗效。

4. 代表性研究结果　近年来国内外都发表了一系列关于针刺治疗绝经前后诸证的临床及动物实验研究，主要分为实用性研究与解释性研究。实用性研究主要通过评估针灸治疗绝经前后诸证的优势，从而评价其有效性。如 Avis 等 2008 年在 Menopause 上发表的关于针灸治疗围绝经期综合征潮热面赤的随机对照试验，该实验显示针刺组与假针刺组相较于常规治疗组来说，显著降低潮热面赤的发生频率（$P<0.05$），针刺组与假针刺组之间并无明显区别。该试验提出无论是否存在安慰剂效果，针刺与假针刺对于降低潮热面赤的频率较常规治疗具有显著优势。Painovich 等 2012 年于 Menopause 上发表了关于针灸治疗绝经前后诸证的血管舒缩性失调及相关通路的单盲随机对照试验中指出在三个月的治疗过程中针灸能够有效的缓解血管舒缩失调症状，而假针刺的治疗效果在一个月治疗以后就维持一定水平不再改变。而解释性研究更趋向于解释针灸治疗围绝经期综合征的作用机制等。如取双侧三阴交、足三里、太溪三穴观察电针效果，发现电针能调节免疫细胞的雌激素受体 ER 表达。北京中医药大学李娜等通过逆针灸关元观察其对去卵巢大鼠下丘脑-垂体-卵巢轴（HPO 轴）的影响，得出逆针灸关元对 HPO 轴有良性调节作用。

（四）针灸治疗绝经前后诸证的临床机制研究

长期以来，众多研究及实践证明针灸治疗绝经前后诸证是多靶点、多环节的良性调节作用。综合近年来的临床及实验研究发现针灸治疗绝经前后诸证的作用机制主要分为三个方面，包括有调节内分泌系统、调节神经免疫系统及调节自由基代谢：①调节内分泌系统：西医认为绝经前后诸证的出现与女性内分泌系统的紊乱极为相关，卵巢功能的减退，雌激素与促性腺激素的异常分泌导致机体多方面临床症状的产生。多项研究证明针灸可以通过调节下丘脑-垂体-卵巢轴来升高血 E_2，降低 LH、FSH 等。雌激素通过与其受体相结合来发挥其作用，有相关研究提示针灸可以调节雌激素 ER 的表达水平，从而实现对垂体功能的调节，重建雌激素的部分负反馈。②调节神经免疫系统：研究证实绝经前后诸证的发生与神经递质的变化密切相关，其相关性主要体现在对 β-内啡肽、单胺神经递质等的影响。针灸可以通过促进 β-内啡肽的释放从而影响下丘脑-垂体-卵巢轴的功能进而产生治疗作用。实验还发现针灸可以降低去卵巢大鼠的下丘脑多巴胺，升高其 5-羟色胺并可以通过激活机体免疫细胞的雌激素受体表达来增强机体免疫功能，以此达到参与下丘脑-垂体-卵巢轴的调节、改善患者临床症状的目的。③调节自由基代谢：随着卵巢功能的衰退，脂质过氧化作用的增强，自由基清除酶活性下降。针灸的双向调节作用可以升高超氧化物歧化酶（SOD）和谷胱甘肽过氧化物酶（GSH-PX）值，降低脂质过氧化物（LOP）值，通过调节自由基的代谢使机体重新趋于稳态，从而延缓衰老过程。

参考文献

1. 马萌萌，王健，王锐. 针灸治疗围绝经期综合征选穴规律分析. 中国针灸，2015，04：349-351.

2. 秦尔奇，郭烨，孙玮，等. 针灸治疗围绝经期综合征潮热的随机对照试验现状分析. 时珍国医国药，2015，（01）：236-238.

3. 杨春英，刘炼，朱震云，等. 近年来针灸治疗女性围绝经期综合征的方法和选穴规律探讨. 针灸临床杂志，2014，（04）：7-8.

4. 鲁凌云，周思远，刘婷，等. 基于数据挖掘技术探究国内针灸治疗围绝经期综合征的选穴规律. 中国针灸，2014，（10）：1017-1022.

5. 刘英含，石文英，章薇. 围绝经期综合征的针灸治疗方法及机理概述. 针灸临床杂志，2014，（09）：79-81.

6. 李娜，程凯，周静. 逆针灸关元对去卵巢大鼠下丘脑-垂体-卵巢轴影响. 中国中医药信息杂志，2013，（08）：45-47.

7. 徐天舒，阮建国，戴玮，等. 针刺与麦粒灸对围绝经期模型大鼠血清 E_2、FSH、LH 水平的影响. 南京中医药大学学报，2012，（06）：564-566.

8. Li Yi, Xia Yong, Liu Shimin, et al. Clinical Study on Electroacupuncture for Perimenopause Syndrome. Journal of Acupuncture and Tuina Science，2011，05：278-282.

9. Painovich JM, Shufelt CL, Azziz R，et al. A pilot randomized, single-blind, placebo-controlled trial of traditional acupuncture for vasomotor symptoms and mechanistic pathways of menopause. Menopause，2012，19（1）：54-61.

10. Dodin S, Blanchet C, Marc I, et al. Acupuncture for menopausal hot flushes. Cochrane Database of Systematic Reviews，2013，7：CD007410.

11. Li Y, Zheng H, Zheng Q, et al. Use acupuncture to relieve perimenopausalsyndrome：study protocol of a randomized controlled trial. Trials，2014，15：198.

（李　璟）

第三节　不　孕　症

不孕症是指育龄夫妇同居，性生活正常，未避孕1年内从未妊娠。婚后从未避孕者且从未妊娠者称为原发性不孕；曾有妊娠而后同居未避孕1年未妊娠者称为继发性不孕。胞宫属奇恒之腑，通过冲、任、督、带四脉与十二正经相连，与脏腑发生联系，胞宫得脏腑化生的气血供养，行使生殖功能，主月经和胎孕。故肾虚阴阳失衡、肝郁冲任不充、痰湿、瘀血壅塞胞宫等均可导致不孕。原发性不孕又称为"全不产"、"绝产"，继发性不孕又称为"断续"。

一、辨治要点

(一) 辨证要点

1. 辨证思路　不孕症的辨证主要是审脏腑、冲任、胞宫之病位；辨气血、寒热、虚实之变化；还要辨病理产物之痰湿与瘀血的不同。

(1) 辨寒热虚实　以妇科特征为主，根据月经的量、色、质和带下的量、色、质、气味等变化辨其寒热虚实。

(2) 辨病位、病理产物　若月经初潮推迟，月经后期量少，伴有腰膝酸软者，多属肾气虚弱；伴有畏寒肢冷，量少或多，色淡质稀者，属肾阳虚；若伴见月经先期，量少，色红质稠，偶夹小血块，心烦口干，多属肾阴不足；月经后期，量少色淡，伴目眩耳鸣，头晕，心悸失眠，多属冲任血虚；若见胸胁胀痛，情志抑郁，多属肝郁；形体肥胖，带下量多，质黏稠，伴胸闷犯恶者，多属痰湿之证；经行腹痛，质稠夹血块，量少不畅，舌质黯，有瘀斑瘀点，多属血瘀。

2. 鉴别诊断　多囊卵巢综合征所致的不孕临床特征为持续性无排卵、高雄激素血症、卵巢多囊性改变及胰岛素抵抗；输卵管阻塞性不孕临床特征为输卵管阻塞或输卵管通而不畅，大多为非特异性输卵管炎所致；排卵障碍性不孕临床特征为卵细胞的发育成熟障碍及卵细胞的排出障碍；黄体功能不全性不孕症临床特征为月经周期缩短、经期延长、月经量少、闭经、不孕、早期流产或反复早期流产或经前期综合征等，也是试管婴儿不易成功的主要因素。

(二) 治疗

1. 治则治法　肾虚胞寒，冲任血虚者治以益肾暖宫、调和冲任；痰湿阻滞、气滞血瘀者治以化痰导滞、行气活血为原则；治疗以循经取督脉、任脉、脾经、肾经腧穴为主，配合局部取穴、辨证取穴和对症选穴。

2. 处方

(1) 主穴：关元、中极、子宫、三阴交。

(2) 配穴：肾虚胞寒加命门、肾俞、神阙；冲任血虚加气海、血海；肝郁气滞血瘀加太冲、膈俞；痰湿阻滞加丰隆、阴陵泉。

3. 操作　虚证宜用针刺补法；实证宜用针刺泻法。灸法多用于虚证、寒证、瘀证，多用温针灸、隔物灸，及艾条在脐部施"三角灸"。多囊卵巢综合征可采用电针针刺肝俞、肾俞、脾俞、中极、关元、三阴交等；穴位注射、穴位埋线适用于排卵障碍性不孕；卵泡发育不良多采用针挑治疗；填脐灸法多用于促进排卵。

4. 临证旨要　针灸主要对神经内分泌功能失调引起的不孕有良好效果。针灸通过对下丘脑-垂体-卵巢轴的调节，使生殖内分泌功能恢复正常，改善卵巢功能，刺激垂体促性腺激素的分泌，促进排卵，增加受孕机会。

二、临床验案集锦

（一）古代经验

不孕病名最早见于《素问·骨空论》，也有"绝孕"、"绝产"、"无子"、"断续"等称呼。《脉经》、《诸病源候论》均已明确记载本病证。

1. 循经选穴　古代治疗不孕症取穴以任脉、三阴经、膀胱经穴位为主，下腹部腧穴主要选关元、中极、子宫、石门、阴交等；循经远取的腧穴以下肢阴面及背部腧穴为主，主要有三阴交、阴廉、商丘、涌泉、然谷、肾俞、命门等，《医学入门》载三阴交主"妇人月水不调，久不成孕"，《类经图翼》记载"阴廉：若经不调未有孕者，灸三壮即有子"，《神应经》言："绝子：商丘、中极。"《医学入门》载肾俞"主诸虚，令人有子。"古代也有灸下肢阴面及下背部穴者，如上述"下肢阴面穴"中《类经图翼》灸阴廉。又如《循经考穴编》云："白环俞：妇人血崩带下，断产无子，三度灸，能令有娠。"《千金要方》语："妇人绝子，灸然谷五十壮。"由此可见，针灸治疗本病时是在循经取穴的原则上，结合就近取穴及循经远端取穴为主治疗，治疗时针刺与灸法同用，强调艾灸以通阳，针刺以调节。

2. 对症选穴　因痰湿导致的不孕，常选用任脉、足阳经穴为主，如丰隆、足三里、归来、关元等健脾化痰，调理冲任；因肝郁导致的不孕，常选用肝经、背俞穴为主，如肝俞、太冲、气海、三阴交疏肝理气，调理冲任；因肾虚导致的不孕，取肾经、任脉经穴为主，如太溪、肾俞、关元、三阴交，偏肾阳虚者加命门，偏肾阴虚者加阴谷。

（二）现代经验

1. 选穴经验　陆瘦燕临床多选用气海、关元、水道（双）、归来（双）、足三里（双）、内关（双）、太冲（双）进行针刺。萧少卿临床治疗本病时，体针针刺常选用两组穴位，分别为期门、肝俞、石关、阴交、关元、中极、子宫、气冲、血海、地机和中脘、气海、水道、阿是穴、足三里、三阴交、太溪、太冲肾俞，两组穴位交替使用；耳针选用子宫、卵巢、内分泌、肾上腺、皮质下；电针选用气海、关元、子宫（双）、阿是穴-气冲（双）。贺普仁临床多选用关元、子宫、归来、阴廉、三阴交，肾虚加肾俞、命门；气血亏虚加百会、足三里；肝郁气滞加内关、太冲；血瘀加膈俞；湿热内阻加阴陵泉。杨元德针刺治疗本病时以四组处方为主，分别为：①气海、归来、足三里、太溪；②中极、子宫、阴陵泉、三阴交；③关元、大赫、子宫、三阴交、合谷；④命门、肾俞、志室、上髎、次髎、承山、申脉。艾灸时选用：①神阙、气海、归来、足三里；②关元、子宫、阴陵泉、地机；③中极、大赫、三阴交、太溪。

2. 针灸方法　朱汝功等治疗输卵管阻塞性不孕，针气海、关元、水道、三阴交等穴，用提插手法，得气后通电；李庆铎治疗不孕症，刺中极、三阴交，迎着经脉循行方向快速捻转进针，使患者感酸麻胀重，而三阴交针感须传至少腹；赵玉青治疗不孕证，针刺关元、中极、肓俞，用泻法；石学敏治疗不孕症时，采用三阴交穴位埋线法来促进排卵；治疗排卵障碍性不孕选用中极、三阴交二穴，以2寸毫针，由中极穴迎着经脉循行方向逆经快速捻转斜刺进针1.5寸，患者感下腹酸麻重胀，再针三阴交，针尖顺着静脉循行方向顺经斜刺1.5寸，使针感传至少腹，每10分钟捻转1次，60分钟取针；赖新生在辨证论治的基础上治疗不孕症，采用独创的通元针法，以五脏背俞穴通督养神和腹部任脉及腹募穴为主以引气归元，同时依据病情可配合开四关或五输穴，参以传统的针灸补泻手法，调整脏腑、平衡阴阳；李美生治疗不孕症针刺双侧三阴交、子宫、关元、中极、合谷，平补平泻，每次30分钟，于月经的第13～16天起连做三次，以求活血行血，改善卵巢功能，促使成熟卵泡释放。

三、临床进展研究

女性不孕症是妇科常见病之一，发病率占已婚夫妇的10%～15%，随着社会的发展，受环境、气候、生活习惯、生存状态、晚婚、晚育等诸多因素的影响。多囊卵巢综合征是临床不孕症的常见病因，目前西医对此尚无较好的治疗方法，本部分以多囊卵巢综合征为例，介绍国内外相关的代表性临床研究。

（一）针灸治疗多囊卵巢综合征的文献数据挖掘

通过检索运用针灸治疗不孕症的古文献，发现排多囊卵巢综合征引起的不孕多由肾虚，气滞血瘀、冲任失充而导致，治疗时以益肾调经、补血活血、健脾和胃为主，多选取关元、三阴交、子宫、中极、足三里、肾俞、气海、太冲、肝俞为主，同时选取位于四肢肘膝关节以下（小腿、脚踝等）或病变脏腑所属的背俞穴（背腰部）作为配穴。现代针灸治疗时，仍以循经取穴为主，主要取任脉、脾经、胃经、膀胱经经穴为主，针刺与艾灸结合使用，必要时配合电针治疗。

（二）针灸治疗多囊卵巢综合征的系统评价

2011年，澳大利亚在Cochrane协作网发表了多囊卵巢综合征针灸疗效和安全性的系统评价。该系统评价随机对照试验（RCT）研究针灸治疗的疗效不育的妇女多囊卵巢综合征为选择标准，收集分析了包括CENTRAL、Ovid MEDLINE、CNKI、CBM、VIP在内的多个数据库关于针灸治疗多囊卵巢综合征的文献，结果显示目前还没有开展随机对照试验来评价针灸治疗多囊卵巢综合征的疗效和安全性，但是经过文献检索发现，针灸可通过下丘脑-垂体-卵巢轴，改善卵巢功能、增强子宫容受性来治疗疾病，并且副作用小，花费较药物治疗低，值得在临床推广。

（三）针刺治疗多囊卵巢综合征的临床疗效研究

1. 诊断标准　国外开展多囊卵巢综合征型不孕症的临床研究普遍将2003年欧洲人类生长于胚胎学会（ESHK）与美国生殖医学会（ASKM）在鹿特丹会议上提出多囊卵巢综合征（PCOS）的诊断标准作为首选，国内临床试验多参考卫生部1995年颁布的《中药新药治疗女性不孕症的临床研究指导原则》和2012年国家中医药管理局颁布的《中医病症诊断疗效标准》以及中华医学会妇产科学分会内分泌学组2008年出台的"临床指南多囊卵巢综合征的诊断和治疗专家共识"。

2. 干预和对照

（1）治疗组：研究中的治疗组选择以毫针针刺为主，辅以电针，艾灸，取穴方法以循经取穴配合局部取穴或辨证取穴。

（2）目前开展的多囊卵巢综合征不孕疗效评价主要以药物对照试验为主，重点关注针灸能否调节内分泌功能，促进排卵，常选用单纯西药组作为对照方法，药物对照试验中，选用目前临床诱导排卵的首选药物枸橼酸克罗米芬，比较针灸治疗是否优于阳性药物或与阳性药物疗效相当。

3. 观察指标

（1）主要疗效指标：治疗期间 LH 分泌模式和排卵频率。国内研究整体疗效评定参考卫生部于 1995 年颁布的《中药新药治疗女性不孕症的临床研究指导原则》确定疗效标准：①进行针灸时宫颈黏液评分（CMS）≥8 分，继而基础体温（BBT）呈现双相；②连续阴道超声监测卵泡发育并出现排卵征；③BBT 上升第 7 天孕酮（P）值达黄体期水平（以黄体期 P≥32mmol/L）为黄体功能正常的诊断标准；④妊娠。

（2）次要疗效指标：性激素，抑制素 B 和血清皮质醇的分泌变化。

4. 代表性结果　国内外近期进行了较多的研究针灸治疗多囊卵巢综合征的临床试验，2013 年瑞典歌德堡大学、美国加利福尼亚州洛杉矶潘林顿生物医学研究中心等在美国生理学内分泌代谢杂志上发表了一项针灸促排卵的对照试验，来评估针灸是否可以作为一种替代或补充疗法来治疗多囊卵巢综合征，结果表明长期坚持针灸治疗可以提高排卵率，减少卵巢及肾上腺血清性类固醇，而不影响 LH、皮质类固醇的分泌模式，可作为一种替代或补充疗法治疗多囊卵巢综合征，但还需要进行临床试验来肯定这种疗效。广东省云浮市中医院进行了针灸治疗多囊卵巢综合征的临床研究，发现，采用针刺理疗治疗多囊卵巢综合征疗效优于常规治疗，能有效改善患者月经周期、经量，提高受孕率，且其相对于西医副作用较小，成本低廉，患者易于接受。同时，针灸治疗不会干扰体内激素分泌，具有较好的临床应用价值。

（四）针刺治疗多囊卵巢综合征的卫生经济学研究

瑞典哥德堡大学进行了针灸治疗多囊卵巢综合征的研究，发现针灸可以调节月经情况，改善内分泌状况，副作用小，而常规的药物治疗不仅花费大，而且具有一定的副作用。通过对生活在瑞典西部坚持针灸治疗的多囊卵巢综合征患者进行采访发现，针灸使这些患者对本生的疾病治疗更有信心，愿意选择长期坚持治疗。目前国内对针灸治疗多囊卵巢综合征的经济学状况研究相对较少，这为今后进一步促进针灸治疗多囊卵巢综合征提供了一个努力的方向。

（五）针刺治疗多囊卵巢综合征的临床机制研究

根据近年来临床研究状况来看，针刺治疗多囊卵巢综合征主要有以下几个方面：①调节下丘脑-垂体-卵巢轴：针刺可直接或间接促进 E2 的合成，提高 ER-α 表达，能够短期提高 E2、降低 FSH 及 LH 水平，可激活脑内多巴胺系统，从而调节下丘脑-垂体-卵巢轴功能。②改善卵巢功能：能改善卵巢动脉血流供应，增加舒张期血流灌注量，有效降低阻力指数（RI）、搏动指数（PI）、收缩期/舒张期流速比值（S/D），并对子宫内膜发育有一定的促进作用，能显著提高受孕率；能促进卵子的成熟及排出，通过改善卵巢局部微环境 SCF 与 TNF-α 水平来刺激 PCOS 卵子的发育及成熟。③能增强子宫内膜容受性：针灸能够降低子宫内膜血流阻抗、增加子宫内膜雌孕激素受体、调节与子宫内膜容受性相关因子的表达来增强子宫内膜的容受性。

参 考 文 献

1. 杜惠兰. 中西医结合妇产科学. 北京：中国中医药出版社，2012.
2. 丁键红，叶平. 浅析古代医家对不孕症病因病机的认识. 吉林中医药，2010，30（8）：645-646.
3. 许淑怡，叶骞，叶平，等. 古代医家对不孕症的认识. 吉林中医药，2009，29（4）：350-352.
4. 刘立公，顾杰，杨韵华. 不孕证的古代针灸治疗特点分析. 中医文献杂志，2005，（1）：14-16.
5. 朱世增. 陆瘦燕论针灸. 上海：上海中医药大学出版社，2009.
6. Johansson J, Redman L, Veldhuis PP, et al. Acupuncture for ovulation induction in polycystic ovary syndrome：a randomized controlled trial. American Journal of Physiology-endocrinology and Metabolism，2013，304（9）：E934-E943.
7. Billhult A, Stener-Victorin E. Acupuncture with manual and low frequency electrical stimulation as experienced by women with polycystic ovary syndrome：a qualitative study. BMC Complement Altern Med，2012，12：32.
8. Johansson J, Stener-Victorin E. Polycystic ovary syndrome：effect and mechanisms of acupuncture for ovulation induction. Evidence-based Complementary and Alternative Medicine，2013，2013：762615.
9. Zhou J, Qu F. Treating Gynaecological Disorders with Traditional Chinese Medicine：a Review. African Journal of Traditional Complementary and Alternative Medicines，2009，6（4）：494-517.
10. Lim DC, Chen W, Cheng LN et al. Acupuncture for polycystic ovarian syndrome. Cochrane Database of Systematic Reviews，2011，（8）：CD007689.

（李　璟）

第四节　小儿脑瘫

　　小儿脑瘫，是指自受孕开始至婴儿期非进行性脑损伤和发育缺陷所导致的综合征，主要表现为运动障碍及姿势异常。按瘫痪部位分为单瘫、双瘫、三肢瘫、四肢瘫和偏瘫；按临床表现分为痉挛型、不随意运动型、强直型、共济失调型、肌张力低下型和混合型。常表现为发育迟缓、智力低下，语言障碍，口唇、四肢及手、足无力等，属中医"五软"、"五迟"、"五硬"、"胎弱"、"胎怯"及"痿证"等范畴。其发生与小儿先天脏腑之气未充，特别是肾精不足，或后天脾胃亏虚而失养，或病后失调，而致精血亏虚，脑髓失充，脏腑、骨、筋、肌肉等失养有关。

一、辨治要点

（一）辨证要点

1. 辨证思路　临床应重点分辨先天与后天两类病因差异，结合脏腑辨证。

（1）辨先天后天　先天不足包括：①产前因素：如近亲结婚、胎儿宫内发育迟缓、母亲孕期用药史、射线暴露史、孕期感染等；②产时因素：如异常分娩、出生窒息、缺氧缺血性脑病、颅内出血、早产、低出生体重等。后天失养即指产后因素：新生儿期非感染及感染性疾病、意外受伤等。本病最多的危险因素是产时因素，大部分由脑缺氧缺血的脑损伤所致。

（2）辨脏腑　症见发育迟缓、筋骨及立、行无力，齿迟，目无神，喜卧，舌质淡，脉细弱，为肝肾不足；筋肉痿软无力，神倦呆滞，智力低下，语迟、流涎、食少、便溏，舌淡，苔白，脉细弱，为心脾两虚；痴呆，语言障碍，手足软而无力，肢体麻木，舌淡紫或有瘀点，苔黄，脉弦，为痰瘀阻络。

2. 鉴别诊断　小儿脑瘫需与小儿进行性肌营养不良症、小儿麻痹症、先天性肌弛缓、婴儿进行性脊髓性肌萎缩症、Down综合征以及佝偻病等鉴别。后者几种病症也常表现出肢体的无力，肌肉萎缩，行动不便等症状，但一般不影响患儿的智力，在主症上、病程发展上也有所不同，可通过神经反射、肌肉活组织检查、染色体检查等相鉴别。

（二）治疗

1. 治则治法　以健脑益聪，化瘀通络基本原则；以头针与体针结合为主，体针以督脉与手、足阳明及足少阳经穴为主。配合辨证取穴和对症选穴。

2. 处方

（1）主穴　顶中线、顶旁1线、顶颞前斜线、额中线、枕上正中线、枕下旁线；足三里、曲池、肾俞、百会、合谷、阳陵泉。

（2）配穴　肝肾不足加肝俞、太溪；心脾两虚加心俞、脾俞；语言障碍加通里、哑门、廉泉、金津、玉液；颈软加天柱；上肢瘫加肩髃、曲池；下肢瘫加环跳；腰部瘫软加腰阳关。

3. 操作　头针用1.5寸毫针迅速刺入帽状腱膜下，将针体与头皮平行，推送至所需的刺激区，留针2～4小时，留针时可以自由活动，隔日1次。体用毫针补法或平补平泻法。每日1次，每次留针30分钟或用速刺法，不留针。

4. 临证要旨　针灸治疗小儿脑瘫见效较慢，疗效与年龄密切相关，患儿年龄越小治疗效果越佳。6个月内患儿，多数疗效良好；超过12个月疗效较差，2岁后，异常姿势固化，治疗很困难，因此小儿脑瘫的针灸早期介入治疗有重要意义。目前治疗本病的主要手段虽仍以各种康复功能训练为主，但针灸疗法的早期介入可起到良好的协同效应，提高临床疗效。

二、临床经验集锦

（一）古代经验

中医古籍中虽无"小儿脑瘫"的记载，但有如《诸病源候论·小儿杂病诸候》"齿不生候"、"头发不生候"、"数岁不能行候"、"四五岁不能语候"等论及。后世依据临床表现将该病归为"五迟"、"五软"、"五硬"及"痿证"的范畴。五迟即立迟、行迟、发迟、齿迟、语迟；五软即头颈软、口软、手软、脚软、肌肉软；五硬即头颈硬、口硬、手硬、脚硬、肌肉硬。古代治疗本病多以中药治疗，鲜见针灸治疗的专述，但也有相关经验的记载。如《针灸甲乙经》载"痉，脊强，反折，癫疾，头重，五处主之"、"癫疾，大瘦，脑空主之"。《千金翼方》载："偏风半身不遂，脚重热风痛疼，不得履地，针入四分。留三呼，得气即泻，疾出针，于痕上灸之，良。"《太平圣惠方》中载有灸治七穴：百会、耳前发际、肩井、风市、三里、绝骨、曲池。认为"右件七穴，神效极多，不能具录，依法灸之，无不获愈"。《针灸资生经》载："囟会、前顶、本神、天柱，主小儿惊痫。"《针灸集成》："四五岁不言，心俞、足内踝尖各灸三壮。"《传悟灵济录》："数岁不语，又口中转尿，因母食寒凉所致，俱灸中脘九壮。"古代医家非常重视头部腧穴，同时因小儿脑瘫也是一种痿证，依据"治痿独取阳明"这一传统主导思想，也多以手足阳明经为主，并合以足少阳、足太阳经来选穴治疗。

（二）现代经验

"靳三针疗法"经验：著名针灸学家靳瑞教授创立以"头针四项"为主，结合经络辨证、对症取穴配用四肢、躯干部穴位治疗小儿脑瘫。"头针四项"即脑三针、颞三针、智三针和四神针：①颞三针：偏瘫对侧颞部，耳尖直上，2 寸处为第 1 针，然后以第 1 针为中点，同一水平前后各旁开 1 寸为第 2、第 3 针；②智三针：神庭穴为第 1 针，左、右两本神穴为第 2、第 3 针；③四神针：百会穴前后左右旁开 1.5 寸，共 4 针；④脑三针：脑户 1 针，脑室 2 针。阴急阳缓型取阳经穴为主；阳急阴缓型取阴经穴为主；阴阳俱虚型取督脉与背俞穴为主。上肢瘫配手三针，下肢瘫配足三针，听力障碍配耳三针，语言障碍配舌三针、风府透哑门，智力障碍配手、足智针，注意力不集中配定神针，颈、腰软弱无力分别配颈三针、腰三针，大腿内收配股三针，尖足配踝三针，癫痫配痫三针。针刺均选用 32 号 1 寸毫针，头部穴位沿 15°斜刺，体针多用直刺。阴急阳缓型的阳经穴用补法，阴经穴用泻法；阳急阴缓型的阳经穴用泻法，阴经穴用补法。体针留针 30 分钟，每间隔 5 分钟运针 1 次，头针留针 1 小时，体针出针后，患儿可进行主动活动或被动运动。本法强调，针灸治疗必须要有足够的刺激量；以阴阳为纲，随病情变化整体调节；以针灸为中心综合治疗，发挥其有机结合的整体效应。

三、临床研究进展

目前西医学对于本病的治疗，主要依靠物理康复训练、药物和手术治疗，但疗效不理想。而现代以来，针灸治疗本病逐渐受到重视，大量临床研究文献报道其安全有效。

（一）针灸治疗小儿脑瘫文献数据挖掘

古代针灸治疗小儿脑瘫规律：①多用四肢阳经穴以治瘫；②选用头部穴以醒神；③选用背腹部穴以补虚。其用穴频次高低依次为曲池、肩髃、足三里、阳陵泉、昆仑、风市、合谷、悬钟、手三里、肩井、环跳、阳辅等穴。而通过数据挖掘系统分析现代的文献发现，针灸治疗头针和体针为主，穴位注射法也较常用。其中头针取运动区、平衡区及靳三针较多；体针以足三里、曲池、肾俞、百会、合谷、阳陵泉、环跳、外关、三阴交、四神聪使用频次为高，注重近关节处腧穴的选择；重用头部穴来治脑；以阳明经、少阳经为主，并四肢阳经穴来治瘫；以随症配穴来治兼症。

（二）针灸治疗小儿脑瘫的系统评价

通过对 516 篇文献中 22 个符合纳入标准的中英文临床试验共 1817 例患者进行系统评价表明：在总有效率、粗大运动功能量表（GMFM）评分、Gesell 发育量表评分、WeeF-IM 量表评分等方面，初步认为针刺治疗小儿脑瘫具有较好的疗效和安全性，可以改善患儿粗大运动功能、智力发育、独立和认知能力。有 Meta 分析也表明，针灸治疗脑瘫疗效显著，针刺比单纯康复或药物治疗脑瘫疗效要好，尤其联合其他疗法综合运用时优势更明显。且针灸作为一种绿色物理疗法，在安全性、卫生经济学和资源环保上也存在一定的优势。但也有 Meta 分析、循证评价认为小儿脑瘫治疗疗程长，见效慢，临床大多数运用针灸、推拿、中药等综合治疗，针灸治疗有效性的证据还不充分。

（三）针刺治疗小儿脑瘫的临床疗效研究

1. 诊断标准 国外普遍参照 WHO 2001 年发布的《国际功能、残疾、健康分类》（ICF）或 2007 年出版的《国际功能、残疾和健康分类-儿童青少年版》修订的脑瘫诊断和分型标准。国内诊断标准并不一致，常参考由历届中国康复医学会儿童康复专业委员会、中国残疾人康复协会小儿脑瘫康复专业委员会等制定的《小儿脑性瘫痪的定义、分型和诊断条件》。

2. 干预和对照

（1）治疗组：研究中治疗组的选择以针刺（包括头针、体针、电针、皮肤针、腹针、耳针等针具）或针刺为主配合其他疗法（包括灸法、拔罐法、穴位埋线、穴位注射、穴位敷贴，也包括功能训练、推拿、药物）。穴位选择为经穴、经验穴、耳穴或经外奇穴；刺激方法为各种传统针灸方法等。

（2）对照组：目前常选用假针刺对照、空白对照、中药对照、有明确疗效的西药对照及功能训练对照等。重点关注针灸或以针灸为主治疗小儿脑瘫是否有效，是否优于阳性药物或与阳性药物疗效相当。但本病的随机对照试验有一定的难度，医生和家长已形成了针灸和康复结合运用的观念，只单独采用其中任何一种方法可能都会受到家长的拒绝。

3. 观察指标 目前的研究主要以总有效率和相关量表作为评估疗效的主要指标，次要指标从生活质量和不良反应及安全性事故发生率等来观测。

（1）主要疗效指标：①总有效率：疗效标准参照《中药新药临床研究指导原则》、《中医病证诊断疗效标准》中的小儿脑性瘫痪相关疗效标准。②量表评分：残疾儿童综合功能评定量表、日常生活活动能力（Barthel 指数）评分、Gesell 发育量表、粗大运动功能分级系统（GMFCS）、粗大运动功能测试量表（GMFM）、小儿功能独立性评定量表（WeeFIM）、肌力评价量表、肢体运动功能评分（MAS）、Brunnstrom 偏瘫上下肢功能评价表和三维步态分析（3-DGA）等。

（2）次要疗效指标：①生活质量：可由医师、患者父母依据简明生活质量量表（SF-36/SF-12）评估；②不良反应及安全性事故。

4. 国内外研究结果 目前国内研究认为针刺治疗小儿脑瘫前景乐观。①针灸的良性刺激可促进神经传导通路的恢复，改善脑循环，加速脑细胞的修复和发育；缓解四肢肌张力并能提高其肌力，促进正常运动形成。②小儿脑瘫常合并的精神发育迟滞、视力听力障碍、体格发育落后、癫痫、行为异常等，是西医学的棘手难题。而针灸的优势特色就是整体调整作用，其有助于对脑瘫患儿机体的功能活动进行全面调节，在运动、智能、情绪、身心等全方面获得最大的康复。③迄今的临床研究显示，针灸疗法与功能训练结合是小儿脑瘫的良好治疗方案，尤其是在患儿异常运动行为占优势并成为习惯之前。将多种针灸疗法与康复训练等真正有机结合，实现多样化、综合化，优势互补，最大限度地发挥整体效应，是必然的趋势和未来研究重点。

国外针灸治疗小儿脑瘫的临床报道则疗效不确定。如治疗本病用舌针和假针刺对照表明短期有疗效，但需要更多的大样本试验进一步验证；有研究也发现针灸可以改善脑瘫患儿的非自主运动，但长期疗效不能确定；有随机对照试验也认为针灸虽然在对于脑瘫患儿的粗大运动神经功能、自我护理和移动有改善，但患儿反应差异很大，总疗效与对照组没有差别。

（四）针刺治疗小儿瘫脑的卫生经济学研究

国内尚未见针灸治疗小儿瘫脑的卫生经济学评价，但小儿脑瘫放弃治疗的原因中因经济因素而放弃的占 50%，主要在治疗 4～7 个月后。国外有报道治疗该病人均寿命周期花费 80～86 万欧元。小儿脑瘫康复的特点是见效慢、疗程长、治疗花费高，因此，降低经济成本的意义凸显，针灸疗法与康复训练等治疗相比，费用较低，经济实用，有利于坚持长期治疗。

（五）针灸治疗小儿瘫脑的临床机制研究

近年来针灸治疗小儿瘫脑的临床机制研究主要有以下方面：①对肌力、运动功能等的影响：通过肌力评价量表、MAS 表和 Brunnstrom 评价表观察表明，针刺头部和体部相关穴位可促进偏瘫型脑瘫患儿肌力、肌体运动功能和上下肢运动功能显著恢复；通过改良 Ashworth 评定量表（MAS）、GMFCS、GMFM 和 3-DGA 评价表观察表明，头针为主治疗可有效降低痉挛型脑瘫患儿痉挛程度；改善其粗大运动功能，尤其是站和走的功能；有利于改善痉挛型脑瘫患儿步态。②对电生理相关指标的影响：针刺治疗后，脑瘫患儿脑干听觉诱发电位（BAEP）、视觉诱发电位（VEP）及事件相关电位（ERP P300）的变化与其临床症状的改善相一致。③对智能及日常生活能力的影响：通过婴幼儿智能发育检查量表（修定 Gesell 量表，<4 岁）或韦氏幼儿智力量表（C-WYCSI，4～6 岁）观察表明，"靳三针"为主的针刺可提高脑瘫患儿智能、语言障碍等恢复；通过 WeeFIM 量表和 Gesell 量表评定，针刺结合康复治疗可改善患儿的儿童功能独立性功能和发育商；从 Barthel 指数评分结果分析，针刺组脑瘫患儿日常生活活动能力明显优于对照组。④调节免疫机制：IL-6，IL-10 及 TNF1-α 等炎症介质在妊娠期对胎儿造成严重的损伤，如氧自由基的释放、促进一氧化氮合酶的生成、损伤血管内皮细胞引起血栓，针刺后三项指标则均呈现下降趋势。⑤对脑微循环的影响：针灸能显著增加脑瘫儿的脑血流量，改善脑细胞代谢，促进脑功能的部分代偿或完全代偿的作用，对脑组织的修复及功能的可塑性有一定的促进作用。

参 考 文 献

1. 中国康复医学会儿童康复专业委员会、中国残疾人康复协会小儿脑瘫康复专业委员会 . 小儿脑性瘫痪的定义、分型和诊断条件 . 中华物理医学与康复杂志，2007，29（5）：309.

2. 赵鑫，胡东生，张小安，等 . 小儿脑性瘫痪危险因素病例对照研究 . 郑州大学学报（医学版），2008，43（2）：291-294.

3. 陈滢如，朱江 . 我国近 10 年针刺治疗小儿脑瘫临床应用概况 . 中华中医药杂志，2010，25（6）：896-900.

4. 李莹莹 . 中医疗法治疗小儿脑瘫的文献研究 . 河南中医学院，2013.

5. 董勤 . 小儿脑瘫针灸治疗规律初探 . 新中医 .2010，42（5）：85-87.

6. 马学军 . 针灸治疗偏瘫型小儿脑瘫 108 例 . 针灸临床杂志，2012，28（7）：18-19.

7. 王琴玉 . "靳三针疗法"治疗脑性瘫痪的主要学术特点 . 上海针灸杂志，2004，23（6）：3-4.

8. 王琴玉，袁青，张壮涛，等 . "靳三针"不同留针时间治疗脑性瘫痪的疗效对比 . 中国临床康复，2005，9（11）：156-157.

9. 袁青 . 靳瑞教授学术思想及脑病治疗特色研究 . 广州中医药大学，2007.

10. 陈智 . 针刺治疗小儿脑性瘫痪的系统评价 . 成都中医药大学，2013.

11. 朱静，张立勇，邵湘宁．针灸治疗小儿脑瘫的 Meta 分析．中医药导报，2013，19（11）：62-65.

12. 苑金美，娄淑哲，余利忠，等．针灸治疗小儿脑瘫随机对照临床 Meta 分析．新中医，2015，47（1）：227-229.

13. 何竞，黄长琼，刘屹．针灸治疗小儿脑瘫的临床文献质量评价和思考．中国针灸，2002，22（10）：704-706.

14. Sun JG，Ko CH，Wong V，et al. Randomised control trial of tongue acupuncture versus sham acupuncture in improving functional outcome in cerebral palsy. Journal of Neurology Neurosurgery and Psychiatry，2004，75（7）：1054-1057.

15. Watson P. Modulation of involuntary movements in cerebral palsy with acupuncture. Acupuncture in Medicine，2009，27（2）：76-78.

16. Duncan B，McDonough-Means S，Worden K，et al. Effectiveness of osteo-pathy in the cranial field and myofascial release versus acupuncture as complementary treatment for children with spastic cerebral palsy：a pilot study. Journal of the American Osteopathic Association，2008，108（10）：559-570.

17. Duncan B，Shen K，Zou L P，et al. Evaluating intense rehabilitative therapies with and without acupuncture for children with cerebral palsy：A randomized controlled trial. Archives of Physical Medicine and Rehabilitation，2012，93（5）：808-815.

18. 酒金霞．脑瘫患儿放弃治疗的原因分析．中国实用神经疾病杂志，2008，11（3）：81-82.

19. Kruse M，Michelsen SI，Flachs EM，et al. Lifetime costs of cerebral palsy. Developmental Medicine and Child Neurology，2009，51（8）：622-628.

20. 马学军．针灸治疗偏瘫型小儿脑瘫 108 例．针灸临床杂志，2012，28（7）：18-19.

21. 黄金容．头针结合易化技术对痉挛型小儿脑瘫步态影响的临床研究．上海中医药大学，2011.

22. 曾超高．针刺治疗对脑瘫患儿的 BAEP、VEP 及 ERPP300 的影响．广州中医药大学，2009.

23. 郝静．针灸疗法配合智力训练治疗脑瘫患儿智力障碍的临床研究．山东中医药大学，2010.

24. 李延菊．针刺结合康复治疗小儿脑性瘫痪的临床观察．山东中医药大学，2014.

25. 洪丽妃．针刺治疗脑性瘫痪的临床疗效和调节免疫机制的研究．广州中医药大学，2010.

26. 刘振寰．针灸改善脑瘫患儿脑微循环的临床研究．中国微循环杂志，2004，8（5）：350.

（杜　旭）

第五节　小儿多动症

　　小儿多动症，又称轻微脑损伤综合征，注意力缺陷障碍，多发于智力正常或接近正常的学龄前及学龄儿童，其行为操作及行为执行机制有一定障碍，主要表现为注意缺陷，活动多动，行为冲动性以及伴随学习困难和情绪异常等症状，男孩多于女孩。本病属中医学的"健忘"、"失聪"及"虚烦"等范畴，多由先天禀赋不足、后天调养失当、外伤及情志失调所致。主要病机为脏腑功能不足，阴阳失调，心神失养或元神受扰。病位在心、脑，与肝、脾、肾密切相关。

一、辨治要点

（一）辨证要点

1. 辨证思路　临床应先分辨先天与后天两类病因，再主要结合脏腑辨证。

（1）辨先天后天：先天不足系指孕妇妊娠期、围产期的各种疾病；后天失护则包括产伤和婴儿期的高热、上呼吸道感染等疾病，外伤、饮食不节、社会与心理方面的不良因素等。两者最终影响"稚阴稚阳"的小儿"纯阳"之体的正常发育。

（2）辨脏腑：症见急躁易怒，易惊少寐，五心烦热，形体消瘦，面颊发红，指甲毛发欠光泽，唇舌干红，苔少，脉弦细数，为肾虚肝旺；寐难梦多，精神疲倦，面色萎黄，纳少便溏，舌淡苔白，脉细缓，为心脾两虚；急躁多动、言多语亢、性急心烦、健忘不寐、唇红口臭、胸闷纳呆、便干溲赤，舌红，苔黄厚腻，脉滑数，为痰火扰心。

2. 鉴别诊断　小儿多动症智力大多在正常范围内，病程长或严重时可出现轻度的认知障碍或学习困难。因此，本病首先应与正常儿童活动增多相鉴别，前者多动程度超过其年龄发育的水平，常无明确的目的性，不分场合地点，常伴有冲动任性、情感和其他行为异常。本病也应与精神发育迟滞相鉴别，后者主要表现为智力低下和社会适应能力障碍，一般有生长发育迟缓的病史，有不可逆的学习困难，且对治疗反应差。还要注意与其他精神障碍，感觉器官、躯体疾病，药物不良反应，铅中毒等相鉴别。

（二）治疗要点

1. 治则治法　针灸治疗小儿多动症以调和阴阳，安神定志为基本原则；治疗以督脉和手、足少阴及手、足厥阴经穴为主。

2. 处方

（1）主穴：百会、四神聪、神门、内关、三阴交、太冲、太溪。

（2）配穴：肾虚肝旺型加照海、侠溪；心脾两虚型加心俞、脾俞；痰火扰心型加大陵、丰隆。烦躁不安者加神庭；食欲不振者加足三里；遗尿者加中极、膀胱俞。

3. 操作　太冲用泻法，太溪用补法，四神聪向百会透刺，其余主穴用平补平泻法。四肢穴位可用速刺法，不留针。每日或隔日1次。

4. 临证要旨　针灸治疗小儿多动症的疗效与患儿年龄密切相关，年龄较小疗效较好。在不同的类型中，针灸疗效有显著差异，其中多动、冲动和混合型疗效较好。针刺疗效与疗程关系密切，疗程的延长有促进疗效提高的趋势。针灸临床治疗还应结合头针、耳针等方法综合治疗，防止复发。

二、临床经验集锦

（一）古代经验

小儿多动症在古代文献中未有明确记载，但根据临床表现以及发病特点等，有类似论述。如《灵枢·行针》载："重阳之人，其神易动，其气易往也……言语善疾，举足善高。"描述的是本病情绪不稳、活动过度的临床表现。《灵枢·天年》载："人生十岁，五脏始定，血气已通，其气在下，故好动。"指出小儿多动为常态，应与好动过极的病态相鉴别。《灵枢·通天》载："太阳之人，居处于于，好言大事，无能而虚说，志发于四海，举措不顾是非，为事如常自用，事虽败而常无悔。"《素问·举痛论》载："惊则心无所倚，神无所归，虑无所定……"近似的描述了小儿多动症的临床表现。《小儿药证直诀》载："五脏六腑，成而未全……全而未壮。"认为小儿脏腑娇嫩，形气未充，易觉易动，指出了小儿多动的生理特点。《寿世保元》载："徒然而忘其事也，尽力思量不来，为事有始无终，言谈不知首尾。"也描述了小儿多动症自控力差、注意力不集中的特征。上述"重阳之人"、"太阳之人"临床表现出来的"其神易动，其气易往"，与小儿多动症极其相似。因为小儿临床多表现出多动多语、神志涣散、冲动不安等，又可归于中医学的"脏躁"、"烦躁"、"躁动"、失聪"、"健忘"等范畴。

(二) 现代经验

靳三针治疗小儿多动症针刺主穴取四神针（百会穴前后左右各旁开1.5寸），均向外平刺；定神针（印堂上5分，双侧阳白各上5分）均向下平刺。头部穴位平刺进针8～9分，得气后留针30分钟，隔15分钟运针1次，平补平泻，每周治疗2次，3个月为1个疗程。同时配合耳穴贴压，主穴取神门、皮质下、脑干。每次按压5～10分钟，每日不少于3次，以耳廓充血、发热为度，每周治疗2次，3个月为1个疗程。张家维以头针为主，结合体针，配合梅花针叩打、耳穴贴压综合治疗小儿多动症。主穴为百会、风府、四神聪、神庭、率谷、印堂、素髎等。注意力不集中者配本神、内关、神门；行为表现活动过多者配大椎、谚语、心俞；情绪不稳、烦躁甚者配太冲、合谷、劳宫。留针要达到40～60分钟，发挥持久刺激的作用。同时梅花针叩刺督脉及膀胱经，以局部皮肤潮红为度。耳穴贴压取神门、脑干、心、肾、皮质下、枕等。特别是根据患儿多畏针、易哭闹、多动的特点，头面部腧穴多用飞针快速进针，减少疼痛，使小儿可较好地配合医者治疗。

三、临床研究进展

小儿多动症是儿科临床的常见病，更是儿科难治性疾病之一。目前西医对本病的治疗尚无理想的药物，且毒副作用大，疗效不能持久，也不能彻底治愈，而近年来针灸治疗本病表明其疗效显著。

(一) 针灸治疗小儿多动症文献数据挖掘

通过数据挖掘系统分析针灸治疗小儿多动症的文献发现，古代未有明确记载。现代针灸治疗应用以体针、头针及耳针为主。针灸处方一方面注重平衡阴阳，调理脏腑功能；一方面注重安神、开窍、益智、清热化痰。选穴以头部腧穴及阴经腧穴为主，使用频率较高的体针经穴包括太冲、三阴交、百会、四神聪、太溪、内关、风池、神门、足三里等；头针包括百会、四神聪、神庭、四神针、智三针、脑户、率谷等；耳穴包括肾、神门、皮质下、交感、心、肝、脾、肾上腺、脑干、脑等。总体上，辨证和辨病相结合，综合治疗。

(二) 针灸治疗小儿多动症的系统评价

2011年Cochrane Database Syst Rev发表了一项国内华西医院所做的针灸治疗小儿多动症的系统评价。该评价在Cochrane、MEDLINE、CINAHL、ERIC、PsycINFO、中国生物医学数据库、中国科学期刊数据库的VIP信息库、中国期刊和中国循证医学数据库等全面搜索，按照随机或准随机对照试验严格筛查发现，没有符合这次审查纳入标准的研究项目。结果认为，由于缺乏试验，针灸作为一种治疗儿童和青少年注意力缺陷多动症还缺乏证据基础。

(三) 针刺治疗小儿多动症的临床疗效研究

1. 诊断标准　国际上普遍参照美国精神病学会《精神障碍诊断和统计手册，DSM-Ⅳ》第四版的诊断标准。国内多采用《中国精神障碍分类与诊断标准》第3版的诊断标准以及1986年11月中华全国中医学会中医理论整理研究会在全国首届儿童多动症专题学术会议上制定的《儿童多动症全国诊断标准》，从临床症状、学习成绩、Conners量表评分三个方面来评定疗效。也参考了 2012 年国家中医药管理局颁布的《中医病证诊断疗效标准》、世界卫生组织（国际疾病分类）第 10 版诊断标准（ICD-10）。中医辨证标准参照冷方南等主编《儿童多动症临床治疗学》中的中医辨证分型。

2. 干预和对照

（1）治疗组：研究中治疗组的选择以头针、体针及耳针针刺为主，一般为两种以上的综合治疗为多，取穴方法以辨证取穴为主。

（2）对照组：目前开展的小儿多动症疗效评价研究主要以西药派醋甲酯〔Methylphenidate，商品名：利他林（Ritalin）〕、中药等作对照，以比较针灸治疗是否优于阳性药物或与阳性药物疗效相当。由于患儿的特殊性、监护人意愿等原因，假针刺、非穴浅刺作为安慰剂等对照鲜有报道。

3. 观察指标

（1）主要疗效指标：小儿多动症的临床疗效评价主要参考美国精神病学会《精神障碍诊断和统计手册，DSM-Ⅳ》第四版的疗效标准，以 ADHD- Rating Scale、Conners 量表、Achenbach 儿童行为量表为主。国内也参照全国中医理论整理委员会多动症专业委员会制定的儿童多动综合征（ADHD）疗效标准、《最新国内外疾病诊疗标准》中制定的临床疗效标准。

（2）次要疗效指标：目前常采用瑞文测验联合型（Combined Raven's Test，CRT）量表评价多动症患儿的智力，将总得分换算成以年龄为参照点的量表分数得到 IQ 值，以此评价针刺疗效。

4. 代表性研究结果　2011 年韩国报道了一项临床 RCT，两组 40 例的患儿，一组接受针刺治疗 6 周，每周 2 次，另一组（等待治疗组）6 周后再接受针灸治疗，在治疗前和第 3、6 周进行 ADHD-Rating Scale 评价，结果认为本试验为针灸对小儿多动症的疗效肯定性提供了证据。2010 年温州医科大学也进行了相关研究，180 名学龄前儿童按 DSM-Ⅳ标准分为 3 个亚型（各 60 例），每个亚型随机分为治疗组和对照组各 30 例，在行为疗法基础上，治疗组采用电针，对照组则采用假电针治疗，12 周治疗结束后，结果表明治疗组核心症状均有明显下降。结论认为电针结合行为疗法治疗小儿多动症，在减少多动症的症状方面有积极作用。

参 考 文 献

1. 童连，史慧静，臧嘉捷．中国儿童 ADHD 流行状况 Meta 分析．中国公共卫生，2013，29（9）：1279-1283.

2. 李红．张家维教授针灸治疗小儿多动症 380 例临床研究．上海针灸杂志，2004，23（8）：23-25.

3. 徐通．小儿多动症．北京：中国医药科技出版社，2009：122-125.

4. 张军．针灸治疗儿童多动综合征的临床文献研究．北京中医药大学学报，2003，10（1）：53-56.

5. 何善为．针药结合耳穴贴压治疗肝肾阴虚型小儿多动症的临床研究．广州中医药大学，2013.

6. 刘建德．靳三针为主治疗儿童多动症临床研究．广州中医药大学，2009.

7. 裴文娅，林国华，张家维．张家维教授治疗小儿多动症临床经验述要．上海针灸杂志，2015，34（3）：192-193.

8. 王钰兴，李磊．针灸治疗小儿多动症研究思路探析．亚太传统医药，2013，9（1）：59-61.

9. 雷爽，韩新民．针灸治疗注意力缺陷多动障碍文献研究．中医药信息，2014，31（3）：43-46.

10. Li S，Yu B. Adolescents. Cochrane Database Systematic Reviews，2011，(4)：CD0078.

11. Hong SS，Cho SH. Acupuncture for attention deficit hyperactivity disorder（adhd）：study protocol for a randomised controlled trial. Trials，2011，12：173-181.

12. Li S，Yu B，Lin Z et al. Randomized-controlled study of treating attention deficit hyperactivity disorder of preschool children with combined electro-acupuncture and behavior therapy. Complementary Therapies Medicine，2010，18（5）：175-83.

（杜　旭）

第八章 皮外科病证针灸临床研究

第一节 蛇 串 疮

"蛇串疮"，因其疱疹沿身体一侧呈带状分布，宛如蛇行，又有"甄带疮"、"火带疮"等名称，现多命名为带状疱疹。系由病毒感染所致，其特点为成簇水疱，排列成带状，沿周围神经呈不规则带状分布，常为单侧性，伴有神经痛。又因其常发于腰胁间，故又有"缠腰火丹"之称。

一、辨治要点

（一）辨证要点

1. 辨病特点　临床诊断应依据疼痛的部位与性质以及疱疹病位分布的特征而确立。

（1）成群水疱沿神经干路分布，排列呈带状，水疱之间皮肤正常，一般为单侧性，不超过身体中线。常循脊神经节段性分布，亦见于三叉神经支配区，本病常见于躯干，头面部、会阴部亦见。

（2）神经痛为本病显著特征，疼痛程度剧烈。可于发疹前或伴随发疹出现。

（3）发疹前有发热、倦怠等前驱症。

2. 辨证分型　依据疱疹形态与躯体兼症辨证为肝胆风火、脾经湿热型。肝胆风火型：皮损鲜红，疱壁紧张，灼热刺痛。并伴口苦咽干，烦躁易怒，溲赤便干。脾经湿热型：皮损淡红，起黄白水疱，或起大疱，疱壁松疏，并伴腹胀便溏，苔黄腻。疱疹消退后统属于气滞血瘀型。

3. 病症鉴别　本病应与水疱型湿疹、单纯性疱疹相鉴别。小疱型湿疹皮疹多形性，无一定好发部位，多对称分布，自觉剧痒；单纯性疱疹好发于皮肤黏膜交界处，不沿神经分布，自觉轻度灼痒。

（二）治疗要点

1. 治则治法　针灸治疗本病当以调和营卫、活血通络止痛为基本原则；以局部取穴为主，辅以对症选穴加辨证取穴，治疗以局部取穴配合循经远取少阳、太阴、阳明经腧穴为主。

2. 处方

（1）主穴：阿是穴（皮损局部）、夹脊穴（相应节段）。

（2）配穴：肝胆风火加阳陵泉、曲泉、行间、侠溪、血海；脾经湿热加膈俞、血海、阴陵泉、三阴交、足三里、内庭。

3. 刺灸法 疱疹期局部用火针或三棱针刺破出血治疗后，加拔火罐；然后行毫针围刺，夹脊穴电针，采用高频，以患者耐受为度。其他穴位行提插捻转泻法，隔日治疗一次。疱疹消退后只需行常规毫针、艾灸、梅花针和电针等方法。

4. 临证要旨 本病病位在皮部，部位浅表，针灸治疗操作局部治疗宜浅表，以浅刺、皮下透刺为主。临床治疗选择刺激量应依据皮损病位的疼痛程度：疱疹期疼痛较甚，刺激量宜大，皮肤针叩刺局部应重度叩刺至出血。对于后遗神经痛者，仍可采用局部梅花针叩打，毫针围刺，配合艾灸，甲钴胺穴位注射等方法，亦可获良效。

二、临床经验集锦

（一）古代经验

本病记载最早见于隋代《诸病源候论·甑带疮候》："甑带疮者缠腰生……状如甑带，因以为名。"明王肯堂《疡医准绳》载："或问绕腰生疮，累累如贯珠，何如？曰是名火带疮，亦名缠腰火丹。"清代祁坤《外科大成》云："俗名蛇串疮，初生于腰，紫赤如疹，或起水疱，痛如火燎。"诸书虽命名不同，但描述的具体症状和易发部位一致。针灸治疗带状疱疹，古代文献缺乏记载。

（二）现代经验

自20世纪60年代以来针灸治疗本病临床报道逐渐增多，治疗方法也日趋丰富，除用传统的针、灸方法外，铺棉灸、刺络拔罐、火针、皮肤针、水针、针刺加氦-氖激光治疗等多种疗法运用于临床。杨长森用皮损局部围刺加辨证取穴法：即在疱疹结成块的周围，用1寸毫针刺向成块疱疹的中心，针数的多少随患处面积的大小而定，每针相距1～2寸为宜。留针1～2小时。辨证取穴：风火证加期门、曲泉、足窍阴、中渚；湿热证加内庭、外关、侠溪、公孙。刘春恒用点刺加拔罐法：皮损部位消毒后，以三棱针快速点刺数针至数十针，深浅2～3分。有水疱者将水疱挑破，用闪火法拔火罐，留罐10～15分钟，以每罐内出血3～15ml或吸出疱内液体，使水疱干瘪塌陷为好，起罐后用酒精棉球擦干创面即可，局部不做包扎。王松荣用铺棉灸法：充分暴露患部，把药棉拉成无洞薄片（越薄越好），将棉片复盖于疱疹上，嘱患者不要移动。然后点燃棉绒一端，每日烧灸1次，一般1～3次即可显效。

三、临床研究进展

蛇串疮是针灸临床适应病症，针灸治疗效果良好，尤其在止痛方面明显优于药物治疗。

（一）针灸治疗带状疱疹文献研究

计量分析方法综合分析针灸治疗带状疱疹文献，探索针灸治疗带状疱疹用穴和治疗方法的规律，发现阿是穴、夹脊、阳陵泉应用频次为最，治疗方法以针刺、刺络拔罐和灸法为主。建议阿是穴（病变部位）作为针灸治疗带状疱疹基础方，并循经取穴和随症选穴相结合；针刺治疗带状疱疹治疗方法按序排列为针刺、刺络拔罐、灸法；其中，刺络放血对带状疱疹疗效较好，相关临床研究多、多用刺络放血疗法配合其他方法联合治疗，所以初步分析针灸治疗带状疱疹的施治规律是以阿是穴刺络放血拔罐为主。即使是针刺疗法也采用围刺、点刺、透针、扬刺、浮刺、毛刺、齐刺、赞刺等数针浅刺的方法，多数提及刺法出血。

（二）针灸治疗带状疱疹的系统评价

针刺治疗带状疱疹是经过大量的临床实践而总结，其疗效可靠，治疗方法成熟，是针刺治疗的有效病症，属Ⅰ级针灸病谱。针灸治疗带状疱疹急性期以及艾灸治疗带状疱疹的临床随机对照试验 Meta 分析均表明：针灸治疗急性期带状疱疹有效，在治愈率、患者脱痂时间，以及疼痛改善方面要优于对照组；但均存在研究所纳入文献的质量偏低和存在发表偏倚的可能。临床研究普遍存在研究方法运用不恰当，带状疱疹的诊断、纳入、排除及疗效判定所采用的标准等级过低；退出、失访、脱落病例的分析不够，未进行不良反应及安全性评价的描述等情况，且缺乏一些大样本、多中心的有资金资助的临床协作性研究，研究的质量和水平不高，导致研究结果的可信度降低。目前迫切需要正确实施随机、隐藏及盲法、安慰剂对照、有公认诊断及疗效评价标准、进行安全性评价、合理设计随访的随机对照试验研究。

（三）针刺治疗带状疱疹的临床疗效研究

1. 诊断标准　针灸治疗带状疱疹的临床研究中，较少研究采用国际或国家标准，大部分研究所采用的诊断标准为参考书或自拟标准，影响了疗效有效性的证实。而所采用的疗效判定标准等级较低则直接影响了疗效的判定和结论的分析。VAS 视觉模拟量尺是疼痛测量的金标准，但测量的时点和效点不一致，导致测量结果差异。

2. 干预和对照

（1）治疗组：目前针灸治疗带状疱疹的疗法多样，采用单一针灸疗法的临床研究明显少于采用多种针灸疗法结合。刺络放血疗法在带状疱疹的针灸临床治疗中占有举足轻重的地位，各种以刺络放血疗法为主的研究占据临床报道数量一半以上。

（2）对照组：目前尚无针灸治疗带状疱疹的研究选择使用空白对照、安慰剂对照，但有研究设计为针灸结合药物与相同药物作对照；而大部分研究选择优势对照，即以针刺疗法与单纯药物作对照。对照药物盐酸伐昔洛韦、阿昔洛韦、神经营养剂、普瑞巴林等；另外有一部分研究设计以其他的针刺方法作对照，可以说明不同针灸方法之间的疗效差异。但由于治疗方案的规范化与标准化不统一，反映各种针灸疗效的结论客观性存在疑问。

3. 观察指标

（1）主要疗效指标：治愈率，治疗前后疱疹评价指标（包括止疱时间、结痂时间、脱痂时间）。

（2）次要疗效指标：主要是对于疼痛的评估，常用的方法是治疗前后视觉模拟评分法（VAS）和 McGill 疼痛问卷，观察的指标还包括疼痛开始缓解时间、疼痛持续时间，后遗神经痛发生率；另外还包括瘙痒感及烧灼感等异常感觉。

4. 代表性研究结果　带状疱疹是针灸治疗的临床适应证，多种针灸治疗方法均有效。湖北中医学院对 80 例带状疱疹急性期患者进行电针夹脊穴配合皮损局部阿是穴围刺及远端支沟、后溪配穴治疗与西药治疗的随机对照试验，结果针刺组在疗效、疼痛评分及结痂面积大于 50% 所需时间均优于西药组。一项多中心随机对照研究，采用以铺药棉灸法为主、加以梅花针叩刺病灶区、相应夹脊穴、曲池、外关、足三里、太冲等综合针灸治疗带状疱疹，与阿昔洛韦膏外用和口服盐酸伐昔洛韦片、维生素 B₁ 进行对照。针灸综合治疗在治愈率、总有效率，疼痛分级指数、视觉模拟评分、现有疼痛强度、皮损情况、睡眠积分下降程度，止痛时间、止疱时间、结痂时间、痊愈时间均优于西药组。意大利研究者发表了针刺治疗带状疱疹急性痛的未设盲法的随机试验，结果表明：与标准化药物治疗对比，针刺对疼痛减轻程度、三个月以后的疱疹后神经痛、一年后随访的总疼痛程度都不具备优势。

（四）针刺治疗带状疱疹的卫生经济学研究

一项多中心的随机对照试验对围刺加电针、铺棉灸、火针、叩刺加拔罐与西药治疗五种疗法治疗带状疱疹卫生经济指标进行了对比分析，在疗程相似的基础上，四种针灸疗法的医疗支出与效益比明显高于西药组。

（五）针灸治疗带状疱疹的临床机制研究

近年来针刺治疗带状疱疹的临床机制主要包括：①带状疱疹后遗神经痛属于神经病理性疼痛，神经炎性反应在神经病理性疼痛的形成过程中起着重要作用。刺血拔罐治疗带状疱疹可显著降低患者外周及局部血清 P 物质含量，这可能是其发挥镇痛效应的机制之一。②在带状疱疹病毒受累皮肤区，周围神经周围有大量的免疫细胞浸润，神经轴突的完整性遭到破坏，存在免疫炎性反应，这是带状疱疹产生疼痛的重要病理学因素。针刺治疗可更快地促进局部皮损结痂愈合且明显减低带状疱受累区的疼痛程度。棉花灸治疗前后免疫指标测定，表明棉花灸可增加玫瑰花结形成率，升高淋巴细胞绝对值，提高淋巴细胞转化率。③带状疱疹后神经痛患者皮肤的冷觉、热觉、热痛觉阈值均升高，其中冷觉阈值升高最为明显。为温灸治疗以及凉性药物外敷治疗本病提供了病理机制方面的依据。

参 考 文 献

1. 邱茂良. 中国针灸治疗学. 江苏科技出版社，江苏南京，2012，第 2 版.

2. 刘春恒. 点刺拔罐治疗带状疱疹. 中国针灸，1992，12（6）：24.

3. 王秀明，饶芬. 药棉灸治疗带状疱疹 300 例. 中国针灸，1992，2.

4. 黄琴峰. 针灸治疗带状疱疹临床规律探讨. 针灸临床杂志，2010，26（7）：52-54.

5. 王云娜，徐彦龙，杜元灏，等. 带状疱疹的针灸病谱等级分类依据及其思路. 中国中医药信息杂志，2010，17（3）：107-110.

6. 彭唯娜，刘志顺，邓艳华. 针灸治疗带状疱疹文献质量评价与施治规律探讨. 中国针灸，2008，28（2）：147-150.

7. 韩正军，任超展，杜小正. 针灸治疗带状疱疹急性期随机对照临床试验的 Meta 分析. 中医研究，2013，26（2）：56-59.

8. 郑春爱，徐立. 艾灸治疗带状疱疹的临床随机对照试验 Meta 分析. 针灸临床杂志，2011，27（11）：48-50.

9. 赵国桢，嵇波，李志刚，等. 刺络放血调治带状疱疹近 5 年研究情况分析. 中医药学报，2013，41（3）：39-43.

10. 高月，季凤清，李彦平，等. 带状疱疹急性期临床症状与皮损区病理性改变的相关性研究. 临床和实验医学杂志，2013，12（1）：1-3.

11. 祁凤娥，徐月明，谢明星，等. 带状疱疹患者氧化应激状态的研究. 中国麻风皮肤病杂志，2008，24（7）：538-540.

12. 田浩，田永静，王兵，等．刺血拔罐对带状疱疹后遗神经痛患者血清 P 物质的影响．中国针灸，2013，33（8）：678-681.

13. 史学莲，刘小立，宛春甫，等．带状疱疹与带状疱疹后神经痛患者温度学阈值变化及其意义．中国疼痛医学杂志，2011，17（4）：222-227.

14. 王松荣，王兵．棉花灸治疗带状疱疹．中国针灸，1992，12（6）：24.

15. 李璇，张红星，黄国付，等．电针夹脊配合围刺治疗带状疱疹疗效的随机对照观察．针刺研究，2009，34（2）：125-127.

16. 杨军雄，向开维，张玉学，等．铺药棉灸法为主治疗带状疱疹：多中心随机对照研究．2012，32（5）：417-421.

17. Ursini T, Tontodonati M, Manzoli L, et al. Acupuncture for the treatment of severe acute pain in herpes zoster：results of a nested，open-label，randomized trial in the VZV Pain Study. BMC Complementary Alternative Medicine. 2011，11：46.

18. Li XW，Yang YK，Xie XM，et al. Economic evaluation of treating herpes zoster with various methods of acupuncture and moxibustion. Journal of Traditional Chinese Medicine. 2012，32（1）：125-128.

19. 杨长森．针灸治疗学．上海：上海科学技术出版社．

（姜劲峰）

第二节　痤　疮

　　痤疮是一种毛囊及皮脂腺的慢性炎症性皮肤病，好发于颜面、胸背。西医痤疮包括中医"粉刺"和"痤"，粉刺为轻，痤为重。《内经》中提出"寒薄为皶，郁乃痤"，"痤"即为粉刺发展到较为重的一个阶段的表现。

一、辨治要点

（一）辨证要点

1. 辨证思路　临床应依据皮损性状而对痤疮进行分型，依据分型进行诊治。

（1）丘疹型：呈红色，直径 1～5 毫米不等；毛囊皮脂腺内缺氧的环境促使厌氧性痤疮丙酸杆菌大量繁殖，分解皮脂，产生化学趋化因子，白细胞聚集而发生炎性丘疹。

（2）脓疱型：为谷粒至绿豆大小，疱液黏稠，一般沉淀于疱底部，形成积脓；脓疱壁薄、易破裂，破后露出糜烂面，愈合后主要形成凹陷性瘢痕。脓疱型痤疮是炎性丘疹的进一步发展。

（3）结节型：高出于皮肤表面的红色结节，一般大于 5 毫米；基底有明显的浸润、潮红，触之有压痛。结节型痤疮由脓疱发展而来。

（4）囊肿型：位置较深，不形成囊壁，触摸有囊肿样感觉，挤压之可有脓液、血液溢出；是在结节的基础上，毛囊皮脂腺结构完全破坏的结果。

2. 病症鉴别　本病应与酒渣鼻、颜面播散性粟粒性狼疮相鉴别。酒渣鼻皮疹分布以鼻准、鼻翼为主，两颊、前额也可发生，绝不累及其他部位，无黑头粉刺，患部潮红、充血，常伴有毛细血管扩张；颜面播散性粟粒性狼疮皮损为粟粒大小，淡红色、紫红色结节，表面光滑，对称分布于颊部、眼睑、鼻唇沟等处，以玻片压之可呈苹果酱色。

（二）治疗要点

1. 治则治法　针灸治疗本病当以活血化瘀，凉血解毒为基本原则；依据不同分型，选择不同手法。

2. 处方

（1）主穴：阿是穴（皮损局部）、背俞穴。

（2）配穴：大椎、颧髎、合谷、曲池、内庭、足三里、三阴交。

3. 刺灸法

（1）丘疹型：局部围刺加背俞穴走罐、刺络放血。皮损局部围针法，即在皮损之头、尾各刺一针，两旁则根据皮损之大小，选1～2点，取 0.2mm×20mm 毫针向皮损中央作沿皮平刺，留针 30 分钟；治疗结束后，在患者背部走罐，并取走罐后丹痧最为明显处予消毒后，以三棱针快速点刺数针至数十针，用闪火法拔火罐，留罐 10～15 分钟，以每罐内出血 3～15ml 为好，起罐后用酒精棉球擦干创面即可。

（2）脓疱型：挑刺疗法：皮损部位用常规 75% 乙醇消毒，用无菌粉刺针挑刺患处挤压至流出淡红色液体为度，术后皮损部位做好常规消毒。挑刺和护理 5 天一次。

（3）结节、囊肿型：火针疗法：医者左手持酒精灯，右手持细火针（直径为 0.5mm），将火针在酒精灯外焰烧至通红发白，迅速准确地刺入结节或囊肿后迅速将针拔出，深度以针尖透过皮肤病变组织且刚接触正常组织为宜。囊肿被火针刺破后用棉签挤压，将脓血、皮脂等内容物挤出。若皮损为结节坚硬者，则在其中心和周围多处点刺，其深度以针尖刺入结节中部为宜。5～7 日治疗 1 次。

4. 临证要旨　本病病位在皮部，部位浅表，宜浅刺、皮下透刺；以上四型痤疮可随意组合出现，治疗手法亦可组合；刺络放血、火针、挑刺之后注意消毒，保持清洁。

二、临床经验集锦

（一）古代经验

本病记载最早见于《素问·生气通天论》："劳汗当风，寒薄为皶，郁乃痤。"唐代王冰注《素问·生气通天论》曰："痤，谓色赤膩愤。内蕴血脓，形小而大如酸枣，或如按豆，此皆阳气内郁所为，待软而攻之，大甚炳出之。"宋《圣济总录》载："论曰面者，是粉刺也。面上有如米粒，此由肤腠受于风邪，搏于津脉之气，因虚而作，亦邪入虚肌使之然。"清《医宗金鉴·外科心法要诀》："肺风粉刺，此证由肺经血热而成，每发于面鼻，起碎疙瘩，形如黍屑，色赤肿痛，破出白粉汁，日久皆成白屑，形如黍米白屑。"清代黄元御《素问悬解》："疖之小者为痤，更小为痱。"又曰："汗液内凝，则结为粉皶。皶，粉刺也。若郁于皮肉之间，肉腐脓生，乃成痤证。"诸书虽命名和病因不同，但描述的具体症状都是现代痤疮不同分型的临床表现。针灸治疗痤疮，古代文献缺乏记载。

（二）现代经验

随着现代针灸的发展，针灸治疗本病临床报道逐渐增多，治疗方法也日趋丰富，除用传统的针、灸方法外，火针、刺络拔罐、耳穴放血、温针灸、穴位埋线等多种疗法运用于临床。

耳穴放血：耳尖、肺、内分泌、肾上腺、病变相应部位。根据痤疮分型加减：肺经风热型加大肠，脾胃湿热型加脾、胃、大肠，冲任不调加肝、肾。上述穴位每次取一侧，常规消毒后，用三棱针点刺出血，两耳交替。

穴位埋线：穿刺针埋线法，取穴：肺俞、膈俞、脾俞、胃俞、阴陵泉、足三里、悬钟。

三、临床研究进展

西医学认为痤疮多因激素、角蛋白、皮脂和细菌的相互作用而引起，主要采用维A酸类、抗生素、雌激素等药物治疗，治疗周期较长，毒副反应较大，且易复发。从现获得的针灸治疗寻常痤疮的高等级临床证据来看，针灸治疗有效，在改善皮损症状和降低复发率方面有优势。

（一）针灸治疗痤疮文献研究

痤疮的治疗手段众多，包括针刺疗法、放血疗法、耳穴贴压、穴位埋线疗法、温针灸法、火针疗法等。临床大部分研究采用2种及2种以上的综合疗法治疗本病，针刺和放血疗法为最主要选用的两种。文献研究结果显示针灸治疗痤疮，使用频率最高的穴位依次为大椎、足三里、三阴交、合谷、曲池以及肺俞等背俞穴；局部取穴多选用病变局部阿是穴，并结合痤疮聚发部位选取相应部位的经穴治疗。基于数据挖掘的刺络放血疗法治疗痤疮规律与特点的研究显示：刺络放血治疗痤疮以三棱针点刺大椎及背俞穴最为常用，多辅以拔罐疗法，均得到理想的有效率；其次为耳穴，以耳尖及耳背静脉应用频次最高；配合其他疗法（中药内服、毫针刺法、耳穴贴压多用）的应用使得疗效更佳。

由于本病多属于肺热、实热证，治疗多采用泻法，或刺激量较大的针具及刺法。临床报道最多的是应用三棱针及梅花针点刺、叩刺出血。结合本病为多因素所致毛囊皮脂腺的慢性炎症的病理实质，建议治疗以局部取穴与整体取穴相结合，综合应用各种针灸疗法，重视刺络拔罐、耳尖放血等放血疗法，局部皮损针刺出针时可摇大针孔，适量出血。

（二）针灸治疗痤疮的系统评价

针灸疾病谱研究显示，针灸治疗痤疮临床报道频次高，在皮肤和皮下组织疾病谱中居于首位。基于现有证据的循证医学研究显示针灸治疗痤疮安全、有效，对照常规西药可能有一定优势，针灸综合疗法优于单一疗法。现阶段研究表明针灸治疗寻常痤疮有效，且安全性高、复发率低；效能针灸等级病谱示：Ⅰ°寻常痤疮疗效等级为效能针灸Ⅰ级病谱，Ⅱ°、Ⅲ°寻常痤疮疗效等级为效能针灸Ⅱ级病谱，Ⅳ°寻常痤疮疗效等级为Ⅲ级病谱。病症的综合疗效的判定更加明确了针灸治疗的优势病种。对于结节囊肿型痤疮，它是由于炎症进一步加深加重而成，其皮肤损伤部位较深，而药物作用力度较小，故临床治疗较为棘手，至今使用的激光、冷冻、药物封闭、手术刮除等物理疗法，都有较大的副作用。火针治疗结节囊肿性痤疮临床疗效肯定，可以认为结节囊肿型痤疮可作为火针治疗痤疮中的最佳适应证。刺络放血疗法治疗痤疮随机对照研究的Meta分析显示：刺络放血组治疗痤疮的疗效优于非刺络放血组，但纳入分析的研究质量普遍不高，以及潜在的发表偏倚等因素，可信度受损。

系统评价分析纳入的文献均存在质量偏低和选择性偏倚、实施偏倚、测量性偏倚的高度可能性。临床研究普遍存在痤疮的诊断标准不一、未明确分级，研究方法不规范，未计算合理样本量，疗程的设置随意，治疗的间隔时间、疗程的间隔时间均不同，疗效的统计时间及判定标准不一等问题。目前需要加强科研设计的规范性，采用随机、对照、盲法的试验设计，此外为了更准确地观察临床疗效，有必要对痤疮的严重程度进行分级，采用统一、规范、客观性强的疗效评价标准，对患者进行意向分析，加强随访，为针灸治疗痤疮的有效性和安全性提供高质量的临床依据。

（三）针刺治疗痤疮的临床疗效研究

1. 诊断标准　针灸治疗痤疮的临床研究中，诊断标准或分级标准多以《中药新药临床研究指导原则》、《中医病证诊断疗效标准》、《临床皮肤病学》、国际改良痤疮分级法为参考。

2. 干预和对照

（1）治疗组：目前针灸治疗痤疮的疗法很多，涉及的针灸方法有针刺疗法、放血疗法、耳穴贴压、穴位埋线疗法、火针疗法、温针灸法、自血疗法等，大部分研究采用2种及2种以上的综合疗法治疗本病，针刺和放血疗法为最主要选用的两种手段。针刺取穴以循经取穴与局部取穴、辨证或辨症配穴相结合为主。放血疗法中刺络拔罐疗法治疗痤疮常用的穴位为背部经穴、背部阳性反应点、痤疮皮损局部，耳穴放血治疗痤疮常用的穴位或部位为耳尖、扁桃体穴、耳背静脉等。

（2）对照组：目前尚无针灸治疗痤疮的研究选择使用空白对照、安慰剂对照，大部分研究采用阳性药物对照，包括单一针灸疗法结合药物与相同药物对照，综合针灸疗法与药物对照。对照药物有：丹参酮，甘草锌，盐酸米诺环素，四环素，甲硝唑，阿奇霉素等；外用药有克林霉素磷酸酯，5%过氧化苯甲酰，维A酸霜，3%红霉素等；另外还有自制中药煎剂及中药面膜。此外还有综合针灸疗法与单一针灸疗法对照，可以说明综合针灸疗法的优势，部分还有局部皮损治疗与远端治疗间针灸疗法的对照。

3. 观察指标

（1）主要疗效指标：《中医病证诊断疗效标准》、《中药新药临床研究指导原则》皮损改善的治愈率、有效率、Martin研制的面部痤疮特异性生活质量量表（Qol-Acne）。

（2）次要疗效指标：血清生化指标。包括血清睾酮、雌二醇、血清免疫球蛋白、血清白细胞介素等。部分研究也涉及复发率评价。

（四）针刺治疗痤疮的卫生经济学研究

虽然部分研究提及针灸的价廉，但很少进行经济学评价，缺乏足够证据表明针灸价廉的特点。

（五）针灸治疗痤疮的临床机制研究

痤疮的发病机制一般认为涉及：①毛囊皮脂腺导管角化异常；②微生物作用，主要与痤疮丙酸杆菌有关；③雄激素对皮脂腺的调控；④炎症损害的发生。炎症是痤疮发生的重要病理过程。痤疮丙酸杆菌、脂质、促炎症因子、先天免疫系统及神经因素等在痤疮炎症发生中可能起着重要作用。针灸一方面协调人体雄激素的分泌，抑制毛囊皮脂腺的过度分泌；另一方面通过针刺局部穴位促进局部血液循环和皮脂腺的活动，使局部毛囊皮脂腺滤泡分泌物正常排泄；此外，针灸对人体免疫功能和自身修复功能的提高有助于炎症的减轻和痤疮的修复。

火针治疗难治囊肿型痤疮的病理机制依据：火针治疗具有强烈的温热性局部刺激，针烧红时，针身温度可达800℃以上，炽热的针体快速刺入粘连瘢痕病变组织，可使针体周围病理组织灼伤坏死，也引起局部的血管扩张，血管壁的渗透性增强，血浆由血管壁内渗出，坏死组织引起白细胞及巨噬细胞侵入，将变性的破坏物质吸收，进行组织修复。

参 考 文 献

1. 伍景平，高歆昌，程宏斌. 新论中医粉刺与痤疮病名. 四川中医，2014，32（4）：46-47.
2. 王启才. 针灸治疗学. 北京：中国中医药出版社，2003.
3. 王启芳，王国艳. 针灸配合刺络走罐治疗痤疮疗效观察. 上海针灸杂志，2007，26（12）：20-21.
4. 陈美华，吴炳煌. 浅针治疗早期脓疱型粉刺33例临床观察. 福建中医药大学学报，2014，24（2）：49-50.
5. 陶雪芬. 针罐综合治疗痤疮87例. 江苏中医药，2012，44（5）：57-58.
6. 宋守江. 耳穴放血配合背俞穴拔罐治疗寻常性痤疮疗效观察. 中国针灸，2007，27（8）：626-627.
7. 王光安，陈树涛. 穴位埋线治疗痤疮临床研究. 中医学报，2014，29（198）：1695-1696.
8. 陈华，傅杰英. 温针治疗囊肿结节型痤疮临床研究. 上海针灸杂志，2008，27（11）：16-18.
9. 丁纪望，纪军，徐佳. 近10年痤疮的针灸临床治疗概况. 上海针灸杂志，2014，33（6）：592-595.
10. 陈然，黎波，杜元灏. 针灸治疗寻常痤疮的疗效综合判定. 辽宁中医杂志，2012，39（2）：331-333.
11. 孙琳琳，解秸萍，齐丛会. 针灸治疗痤疮近5年临床概况. 北京中医药大学学报，2010，11（7）：41-44.
12. 杜玉茱. 基于数据挖掘的刺络放血疗法治疗痤疮规律与特点的研究. 河北：河北医科大学，2014：1-6.
13. 李瑞，刘清国. 近10年针灸治疗面部痤疮的刺法研究进展. 中国针灸（增刊），2004：130-133.
14. 聂有智，王春勇. 针灸治疗痤疮的临床研究概况. 中医杂志，2006，47（3）：231-232.
15. 杜元灏，李晶，孙冬纬，等. 中国现代针灸病谱研究. 中国针灸，2007，27（5）：373-378.
16. 黎波，柴华，杜元灏，等. 针灸治疗痤疮临床随机对照试验疗效及安全性评价. 中国针灸，2009，29（3）：247-251.
17. 黄蜀，陈纯涛，廖忠蓉，等. 火针治疗痤疮的多中心临床观察. 四川中医，2006，24（3）：99-100.
18. 杜玉茱，贾春生，石晶，等. 刺络放血疗法治疗痤疮随机对照研究的Meta分析. 中国中医基础医学杂志，2014，20（5）：666-669.
19. 宋玉芳. 针灸治疗痤疮近10年临床研究概况. 光明中医，2012，27（6）：1279-1280.
20. 邓呈宇. 痤疮的现代文献研究. 南京：南京中医药大学，2006：1-13.
21. 林继业，赖梅生. 火针疗法的机制与其治疗痤疮研究进展. 现代中西医结合杂志，2012，21（28）：3181-3182.

（姜劲峰）

第三节 瘾 疹

　　瘾疹是以皮肤异常瘙痒，出现鲜红色或苍白色的成块或成片状，高起皮肤，边界清楚的风团为主症的常见过敏性皮肤病。瘾疹又称"风疹"、"风疹块"、"赤白游风"等，相当于西医学的急、慢性荨麻疹。其特点是：皮肤上出现瘙痒性风团，突发突隐，发无定处，退后不留痕迹。目前认为本病与外感因素、体质因素、脏腑因素和饮食因素有关，多因禀赋不足，腠理不固，风邪侵袭，饮食郁热，情志失调，从而使营卫失和，肌肤失养，邪郁腠理而发为本病。

一、辨治要点

(一) 辨证要点

1. 辨证思路 临床应先分辨急性与慢性的差异，再根据病因进行脏腑经络辨证。

(1) 辨急、慢性：急性瘾疹一般病程在6周以内，发病较迅速，皮损通常能在24～36小时内消退，儿童和成人均常见；6周以上不愈或反复间断发作者则为慢性瘾疹，主要见于成人。

(2) 辨脏腑经络：瘾疹与肺经、脾经、胃经、大肠经、肝经及胆经等密切相关。肺气不足、皮肤失润、卫外不固；脾胃与大肠功能失常，湿邪内生，肌肤腠理气血运行不畅；情志不畅，肝气郁结，疏泄失常，血行不畅，久则血虚生燥生风，均可致本病。

2. 病症鉴别 瘾疹主要与荨麻疹性皮炎相鉴别，可从症状与体征、病机、发病特点、理化检查等方面加以鉴别。后者多为不典型的持久性（＞24～36小时）风团和浸润性斑片，对称分布，消退后有痕迹，一般不伴血管性水肿，可伴有丘疹、水疱等其他基本损害和发热、关节痛等系统症状。

(二) 治疗要点

1. 治则治法 以疏风解表，调和营卫止痒为基本原则。治疗以手足阳明、足太阴、足厥阴、足少阳经穴为主。

2. 处方

(1) 主穴：曲池、合谷、血海、膈俞、委中、风市、太冲。

(2) 配穴：风邪侵袭加外关、风池；肠胃积热加足三里、天枢；血虚风燥加足三里、三阴交；呼吸困难配天突；恶心呕吐配内关。

3. 刺灸法 针刺用浅刺泻法。风寒或湿邪较重者可灸；血虚风燥者只针不灸，补泻兼施。委中、膈俞可点刺出血。拔罐每次可留罐5分钟，反复3次左右，至局部充血。

4. 临证要旨 针灸治疗瘾疹，特别是慢性者，疗效确切，无副作用，有一定优势。临床一般将针刺、艾灸、刺血、拔罐、埋线等方法联合应用，疗效缓慢而持久，不易复发。应注意避风寒、忌食鱼虾等食物，远离过敏原。如发病过程中出现心慌、呕吐、呼吸困难等严重症状，应综合治疗。

二、临床经验集锦

(一) 古代经验

本病最早见于《素问·四时刺逆从论》："少阴有余，病皮痹隐轸。"由此以降，历代共出现过"隐疹"、"隐胗"、"痦瘟"、"赤白游风"、"赤疹"、"白疹"、"风疹"、"风屎"、"风尸"、"鬼饭疙瘩"等名称，"瘾疹"这一名称为大部分医家在著作所用，尤在儿科专著中为多。

1. 选穴经验 《针灸甲乙经》最早记载了针灸治疗瘾疹的选穴经验："短硬心痛，隐疹头痛，面皮赤热，身肉尽不仁，天突主之。"《千金翼方·卷第二十八》载"瘾疹，灸曲池二穴，随年壮，神良"、"头痛瘾疹，灸天窗七壮"，指出了灸法的重要性。《针灸资生经·第七》载："曲泽治风疹，肩髃治热风瘾疹，曲池治刺风瘾疹，涌泉、环跳治风疹……伏兔疗瘾疹，合谷、曲池疗大小人遍身风疹。"对瘾疹及相关皮肤病认识更确切，选穴更有针对性。《外科大成·不分部位小疵》载:"凡瘾疹瘙痒、挖搭丹毒等症,皆宜凉血润燥……或灸曲池穴。"可见,古人对于本病的治疗中最重视的是曲池穴。

2. 治疗经验 《千金翼方》中提到一种治疗瘾疹的特殊灸法:"以一条艾蒿长者,以两手极意寻之着壁,立两手并蒿竿拓着壁伸十指,当中指头,以大艾炷灸蒿竿上,令蒿竿断,即上灸十指,瘥,于后重发,更依法灸,永瘥。"《扁鹊神应针灸玉龙经·磐石金直刺秘传》载:"风毒瘾疹,遍身瘙痒,抓破成疮,曲池灸、针泻;绝骨灸、针泻;委中出血。"强调治疗瘾疹应针、灸并用。

(二)现代经验

1. 选穴经验 贺普仁以清热和营、活血通络、疏风止痒之法治疗瘾疹,常取曲池、合谷、风市、血海、三阴交。田从豁认为瘾疹当从风从血论治,针灸以祛风止痒,养血润燥,调和营卫为原则,善用背俞穴来调理五脏六腑之气血,用脐周四穴(水分、阴交、肓俞)补肾以调理先天,标本同治。以百会、大椎、风池、风门、肺俞、风市等穴振奋卫阳,祛风止痒;以血海、膈俞、三阴交养血润燥止痒;肩髃、曲池、足三里以补益气血,充实正气。

2. 治疗方法 贺普仁教授以清热和营、活血通络、疏风止痒之法,重用火针来治疗瘾疹。贺氏认为火针可"借火助阳"以补虚,也可"开门祛邪"以泻实,还可"以热引热",清泻火郁壅滞,即"火郁发之"。常用刺法:先用火针点刺风团块局部,再以毫针刺入穴位,留针30分钟,每日一次,10次为一疗程。田从豁治疗瘾疹阳气不足者,百会穴傍针刺;大椎穴毫针向下平刺;背俞穴针尖向下顺经脉走行方向刺,进针0.8~1寸;肢体部位毫针直刺,进针1~1.2寸,平补平泻,留针30分钟,一周2~3次,10次为一疗程。灸法则采用温灸盒灸,取脐周四穴(水分、阴交、肓俞)、关元穴部位、肾俞、次髎穴部位或大椎、肺俞、风门等部位,时间约15~20分钟,以局部皮肤红润为度。其辅助疗法还包括:①拔罐法:大椎穴、肺俞等针后常规拔罐;神阙拔罐,使脐局部呈淡紫色伴凉感。②放血疗法:风热明显者,可于大椎等穴刺络拔罐放血。③穴位贴敷疗法:取元胡、细辛、白芥子、甘遂等常规穴位贴敷于肺俞、心俞、膈俞,每次贴4~6小时,约10天一次。

三、临床研究进展

瘾疹为过敏性皮肤病,较多的瘾疹患者不能明确过敏原及病因,西医学一般只能对症治疗,改善症状,但易复发,且有一定的副作用。针灸疗法治疗瘾疹疗效显著,且无副作用,不易复发。本部分以瘾疹为例,介绍国内外相关的代表性临床研究。

(一)针灸治疗瘾疹文献数据挖掘

通过数据挖掘系统分析针灸治疗瘾疹的文献发现,目前涉及的针灸疗法有针刺、灸法、拔罐疗法、穴位注射疗法、穴位埋线疗法、放血疗法、耳穴贴压、头皮针疗法、腹针疗法等,大部分为2~3种方法的综合运用。针刺治疗慢性荨麻疹较常用手足阳明、足太阴、足厥阴、足少阳经穴位和相应背俞穴:如风池、曲池、合谷、风市、血海、足三里、三阴交、太冲、大椎、肺俞、心俞、脾俞等。发病部位不同取穴也有偏重,上肢配曲池、外关、合谷;下肢配血海、足三里、三阴交等。

（二）针灸治疗荨麻疹的系统评价

通过对符合纳入标准的 12 篇中英文临床试验文献的共 983 例慢性荨麻疹患者进行 Meta 分析、系统评价表明：针灸治疗本病安全、有效，针灸治疗及配合药物治疗可能优于单纯药物治疗，配合抗组胺药物可降低复发率；但纳入文献数量有限且部分质量较低，结论尚不能明确，需高质量证据来进一步验证。

（三）针刺治疗瘾疹荨麻疹的临床疗效研究

1. 诊断标准 国外一般参照欧洲变态反应协会（EAACI）、欧盟资助的卓越网络、全球过敏和哮喘欧洲网络（GA2LEN）、欧洲皮肤科论坛（EDF）及世界过敏组织（WAO）制定的荨麻疹及血管性水肿诊疗指南（2009 版）为诊断标准，其中实验室检查主要以自体血清试验（ASST）为依据。国内研究主要参照 1994 版、2012 版《中医病证诊断疗效标准》。

2. 干预和对照

（1）治疗组：研究中治疗组的选择以针刺、艾灸、刺血、拔罐、穴位埋线、自血穴位注射、耳穴等方法为主，多为两种以上方法（包括针刺联合药物）联合。取穴以辨证取穴为主。

（2）对照组：目前对照组常用有明确疗效的基础现代药物作为对照，如氯雷他定、西替利嗪等，重点关注针灸或以针灸为主治疗瘾疹是否有效，是否优于阳性药物或与阳性药物疗效相当。

3. 观察指标

（1）主要疗效指标：本病的两个核心症状是风团和瘙痒，按照荨麻疹及血管性水肿诊疗指南（2009 版），研究中常采用 0～3 分四级评分法评价风团的数目、面积、持续时间、发作频率和瘙痒程度，以两者的总积分下降指数（SSRI）来判定针灸的疗效。

（2）次要疗效指标：主要指生活质量的评分：从生理、心理、日常活动、穿衣、社交娱乐、运动、工作、学习、家庭、睡眠及治疗等 10 个方面进行评价。

4. 代表性研究结果 目前瘾疹的临床研究主要以针刺治疗为主，相比现代药物治疗具有一定的优势。国内进行了一项 200 例慢性荨麻疹患者的随机对照观察研究，采用自血穴位注射与常规疗法作对比，研究结果表明，自血穴位注射治疗本病治愈率高，明显优于药物组，且无依赖性。另一项 160 例的研究将针刺放血疗法与常规西药治疗慢性荨麻疹的疗效进行随机对照。结果表明，两组疗效相当，特别是针刺放血无明显不良反应，是治疗慢性荨麻疹的有效方法。

（四）针灸治疗瘾疹（荨麻疹）的临床机制研究

目前针灸治疗瘾疹的临床机制多从免疫系统方面展开。①对免疫球蛋白 IgE 的影响：研究表明，以针刺为主的疗法能有效降低血清总 IgE 水平，与药物对症组疗效相当或更优；②对补体 C_3 的影响：补体经典激活途径和旁路激活途径中均发挥重要作用，其动态变化在临床上越来越受到重视。穴位埋线为主的治疗能明显升高荨麻疹患者血清补体 C_3 水平；③对细胞因子的影响：T 细胞分泌的细胞因子会影响 IgE 水平变化，自血穴位注射治疗后，慢性荨麻疹患者 IL-4 水平均明显降低，而 IFN-γ 指标明显升高；④对 B 淋巴细胞的影响：淋巴细胞是参与免疫调节和执行细胞免疫功能的免疫活性细胞，在免疫异常的启动及维持中发挥着重要作用。慢性荨麻疹患者 $CD_3^- CD_{19}^+$ 降低，自血穴位注射治疗后显著升高，针灸可能通过影响不同淋巴细胞的 CD 抗原的比例与动态变化来调节机体免疫功能。

参考文献

1. 国家中医药管理局．中医病证诊断疗效标准．北京：中国中医药出版社，2012：265.
2. 彭鑫．荨麻疹的中医辨证思路及针灸治疗取穴规律初探．北京中医药大学，2005.
3. 顾有守．荨麻疹的鉴别诊断．皮肤性病诊疗学杂志，2012，19（4）：198-199.
4. 曹伟．荨麻疹流行病学调查及中医证型研究．北京中医药大学，2010.
5. 王桂玲，郭静，谢新才．贺普仁治疗皮肤病验案举隅．中国中医药信息杂志，2011，18（3）：94-95.
6. 林诗智．田从豁教授针灸临床经验总结．北京中医药大学，2010.
7. 李志元，纪军，徐佳．针灸治疗慢性荨麻疹现状分析与展望．上海针灸杂志，2012，31（5）：360-364.
8. LI Bo，SHI Lei，DU Yuanhao，et al. Systematic Review on Randomized Control- led Trials of Acupuncture Therapy for Chronic Urticaria. Journal of Traditional Chinese Medicine，2009，50（5）：432-436.
9. 任华丽，王学艳．EAACI/GA2LEN/EDF/WAO 荨麻疹及血管性水肿诊疗指南（2009 版）解读．实用医学杂志，2010，26（4）：531-534.
10. 修猛刚，王大芬．自血穴位注射脱敏疗法治疗慢性荨麻疹疗效观察．中国针灸，2011，07：610-612.
11. 霍焕民．针刺放血疗法治疗慢性荨麻疹疗效观察．中国针灸，2014，01：41-43.
12. 罗小军，尕丽娜，郭菲，等．背俞穴拔罐对慢性荨麻疹血清总 IgE 的影响及疗效观察．辽宁中医杂志，2013，40（3）：542-544.
13. 易海连，吕妮娜，绮霞．穴位埋线为主对慢性荨麻疹患者的疗效及血清 IgE、C3 的影响．上海针灸杂志，2015，34（2）：123-124.
14. 杨庆镗，陈云龙，张永平，等．自血穴位注射治疗慢性荨麻疹疗效观察及对外周血 IgE、IL-4 与 IFN-γ 的影响．光明中医，2011，26（12）：2482-2483.
15. 高宏，李雪珍，叶文伟，等．粗针皮下透刺神道穴对慢性荨麻疹患者症状积分及血清 IgE 的影响．针刺研究，2009，04：272-275.
16. 邹国明．热敏灸治疗血虚风燥型慢性荨麻疹作用机理探讨．江西中药，2012，43（355）：51-52.
17. 张婉容，郎娜．走罐配合自血穴位注射治疗慢性荨麻疹及对患者血清 IL-4、IgE 的影响．中国针灸，2014，12：1185-1188.
18. 陈云龙，陈文峰，林阿丰，等．自血疗法治疗慢性荨麻疹疗效观察及对 B 淋巴细胞的影响．甘肃中医学院学报，2012，29（3）：61-62.

（杜　旭）

第四节　乳　癖

乳癖是指女性乳房部出现的慢性、良性肿块，以乳房肿块和胀痛为主症，又称"乳痰"、"乳核"。多见于中青年妇女。乳癖的发生常与情志内伤、忧思恼怒等因素有关。本病病位在乳房，与胃、肝、脾三经密切相关。基本病机是气滞痰凝，冲任失调。乳癖相当于西医学的乳腺小叶增生、乳房囊性增生、乳房纤维瘤等疾病。

一、辨治要点

（一）辨证要点

1. 辨证思路　临床应根据乳部肿块的性状、部位、全身兼症等进行经络辨证、脏腑辨证。

主症：单侧或双侧乳房发生单个或多个大小不等的肿块，增长缓慢，胀痛或压痛，表面光滑，边界清楚，推之可动，质地坚韧或呈囊性感。其消长或疼痛常与月经周期、情绪变化有明显关系。

（1）辨经络：足阳明胃经过乳房，足厥阴肝经至乳下，足太阴脾经行乳外，故乳癖与足厥阴肝经、足阳明胃经、足太阴脾经有关。

（2）辨兼症：乳房肿块和胀痛随喜怒消长，兼急躁易怒，经行不畅，舌红，苔薄黄，脉弦滑者为肝郁气滞；乳房肿块、胀痛，兼胸闷不舒，恶心欲呕，苔腻，脉滑者为痰浊凝结；乳房肿块和疼痛在月经前加重，兼腰酸乏力，月经失调，色淡量少，舌淡，脉沉细者为冲任失调。

2. 病症鉴别　乳癖主要与乳岩相鉴别。乳岩，西医学称为乳腺癌，多发生于中老年妇女，病程较短，起病快，初起乳房肿块，质地坚硬，表面凹凸不平，边缘不清，活动度差，早期无压痛和自觉痛，溃后状似泛莲或菜花。主要靠做活体组织病理切片进行诊断。

（二）治疗要点

1. 治则治法　理气化痰，调理冲任，以局部穴、足阳明、足厥阴经穴为主。

2. 处方

（1）主穴：乳根、膻中、人迎、足三里、期门、太冲。

（2）配穴：肝郁气滞配肝俞、内关；痰浊凝结配丰隆、中脘；冲任失调配血海、三阴交。

3. 刺灸法　毫针刺，宜用泻法或平补平泻法。膻中向患侧乳房平刺；乳根向上刺入乳房底部；期门沿肋间隙向外斜刺；针人迎时应避开颈动脉，不宜深刺。常用灸法治疗本病，如隔物灸、艾条灸、药线点灸、热敏灸等。在拔罐法中，以刺络拔罐最为常用。

4. 临证要旨　针灸对本病有良好的疗效，可使肿块缩小或消失，疼痛减轻或消失。辨证既要脏腑辨证与经络辨证并重，又要注重辨证与辨病相结合。针灸方法中，以毫针刺、灸法、刺络拔罐为临床所多用。少数乳癖病例有恶变的可能，针灸治疗无效时尤其要注意与乳腺癌鉴别。因本病的发生发展常与情志内伤密切相关，故要注意情绪调护。

二、临床经验集锦

（一）古代经验

乳癖之名最早见于汉代华佗的《中藏经》，有言"治小儿乳癖，胸腹高喘急吐乳汁"，此"乳癖"是指小儿喘急吐乳之疾，而与妇女乳房病之"乳癖"无关。至明代，龚居中的《外科活人定本》中首次将乳癖与乳房肿块联系在一起，曰："乳癖，此症生于正乳之上，乃厥阴，阳明之经所属也……何谓之癖，若硬而不痛，如顽核之类。"陈实功在《外科正宗》中曰："乳癖乃乳中结核，形如丸卵，或坠重作痛，或不痛，皮色不变，其核随喜怒消长。"对乳癖的命名和临床特征论述极为详尽，故被历代医家推崇。

古代针灸治疗乳癖，以局部穴位配合循经远取为主。

1. 局部取穴　局部常取如乳中、乳根、阿是穴等患部穴位。《针灸内篇·足阳明经胃络》"乳中，治乳疖初起，乳岩不治。"

2. 循经选穴　循经远取以足、手阳明经穴为主，如足三里、条口、下巨虚、肩髃、温溜。如《类经图翼·卷十一·外科》曰："乳痈、乳疽、乳岩、乳气、乳毒、侵囊：肩髃、灵道、温溜、足三里、条口、下巨虚。"

（二）现代经验

1. 选穴经验　靳瑞将乳根、肩井、膻中称为乳三针，作为治疗乳癖的主穴，肝郁痰凝型配足三针、厥阴俞、肝俞，月经不畅者加归来、关元，头晕加晕痛针；冲任失调型配阴三针、肾俞，潮热者加百劳、膏肓。贺普仁以火针治疗乳癖，以局部乳房肿块处阿是穴为主穴，肝郁气滞型加足临泣，肝肾阴虚型加照海，冲任失调型加照海、足临泣。焦顺发针刺双感觉区上 2/5 及足运感区治疗乳腺增生伴腰痛。盛燮荪针罐结合法治疗乳癖，基本方为大椎、灵台、肝俞、公孙、内关，月经不调加复溜、双侧上巨虚、气海；气滞加期门、蠡沟、行间。吕景山治疗乳癖选用光明、足临泣。

2. 针灸方法　郭诚杰毫针治疗乳癖，主穴选取两组交替使用，甲组穴：屋翳(双)、合谷(双)、膻中，乙组穴：天宗(双)、肩井(双)、肝俞(双)，肝火型去合谷，加太冲、侠溪；肝郁型加阳陵泉，肝肾阴虚型去肝俞、合谷，加肾俞、太溪；气血双虚型去肝俞、合谷，加脾俞、足三里；月经不调者去合谷，加三阴交；胸闷肩困者去合谷，加外关。针刺时屋翳穴针刺呈 25°，向外刺入 1.5 寸，局部有胀感；膻中穴向下平刺 1.5 寸，有刺胀感，或向剑突放散；肩井穴针尖向前平刺 1 寸，有胀麻感向肩臂放散；天宗穴针尖呈 25°向外下方刺入 1.5 寸，有胀重感。合谷、肝俞、太冲、侠溪、阳陵泉、肾俞、脾俞、足三里、三阴交可按腧穴一般操作方法进行，补虚泻实。若用皮内针治疗则取患侧屋翳。孙申田治疗乳腺增生主要在小叶周围围刺，根据增生大小，不分针数围刺通电，表现为乳房肌肉收缩为佳。张道宗治疗乳癖选取屋翳、膻中、足三里、丰隆、乳根、天宗。乳根穴用艾条温和灸30 分钟，膻中沿皮刺 0.5 寸，针尖向患侧。诸穴针用泻法，得气后留针 30 分钟。天宗针后拔罐。石学敏采用灸法治疗乳癖，在肿块四周及中央选 5 个灸点，配阳陵泉、足三里、肝俞、太冲，先灸 5 个灸点 40 分钟以上，以乳根部产生热感为宜，再灸 2~3 个配穴；采用皮内针治疗取患侧屋翳，以环形皮内针刺入皮下，胶布固定，3~6 日 1 次。田从豁治疗乳腺增生的肝气郁结者采用泻法，肝肾阴虚者主穴仍以泻法为主或平补平泻，配穴可适当予补法；局部围刺采用肿块周围刺，针尖朝向肿块中心，依肿块的大小而定针数。毕福高治疗本病局部取乳房结节处，上、下、左、右各斜向肿块的中心处针之，在肿块的中央处再扎一针。远端取穴内关、期门，用泻法。

三、临床研究进展

多种乳腺病是针灸治疗的优势病种，其中乳腺增生发病率高，针灸疗效快速而确切，国内外研究比较多。

(一) 针灸治疗乳腺增生文献数据挖掘

通过数据挖掘系统分析针灸治疗乳癖的文献发现，直到明代才将乳癖与乳房肿块联系起来。古代针灸治疗乳房疾病（乳痈、乳肿痛等）常局部选穴与远端选穴相结合，局部取穴有膻中、乳中、乳根、膺窗等，都是使用频次极高的局部穴位。远端取穴有足临泣、足三里、少泽、鱼际等。现代针灸治疗乳癖依然遵循局部远端配合选穴的原则，多以阳明经为主，也重视足厥阴取穴，常以膻中、乳根、屋翳、足三里、合谷、肝俞、太冲、期门为主穴，又因气滞、痰湿、血瘀等不同进行辨证选穴，并辅以经验效穴肩井、天宗和局部阿是穴等。

(二) 针灸治疗乳腺结构不良的系统评价

中国中医研究院于 2005 年在《中国循证医学杂志》发表了针刺治疗乳腺结构不良（乳癖）的临床疗效和安全性评价，纳入评价了 5 项针刺或针刺合并其他疗法治疗乳腺结构不良临床疗效的随机对照试验和半随机对照试验，但由于纳入证据的质量太低和数量太少，而未能对针刺治疗乳癖的疗效做出肯定的结论。但有人针对近年来针灸治疗乳腺增生症的临床报道和文献研究进行整理，结果发现针刺疗效是肯定的，且其疗效具有稳定性和显著性的特点。针灸治疗乳腺增生症治疗方法丰富，远期疗效值得肯定，无明显副作用，值得在临床上推广。

(三) 针刺治疗乳腺增生的临床疗效研究

1. 诊断标准　目前关于乳腺增生的诊断标准不统一，临床研究报道中使用的有 10 余项之多，其中应用较多的有：2002 年中华中医学会外科学会乳腺病专业委员会第八次会议通过的《乳腺增生病诊断及疗效评定标准（修订稿）》、1994 年国家中医药管理局颁布的《中医外科病症诊断疗效标准》、1997 年郑筱萸主编的《中药新药临床研究指导原则》中的诊断疗效标准等。

2. 干预和对照

(1) 治疗组：研究中治疗组的选择以单纯毫针刺或配合电针为主，也有针药结合的研究。取穴方法以局部取穴配合循经取穴或辨证取穴。

(2) 对照组：目前开展的乳腺增生疗效评价研究主要以解释性试验为主，重点关注针灸治疗乳腺增生是否有效，也关注针药结合是否优于单纯药物。常选用阳性药物为对照，主要以中成药乳癖消、桂枝茯苓胶囊，或西药他莫西芬、甲睾酮等作对照，以比较针灸治疗是否优于阳性药物或与阳性药物疗效相当。

3. 观察指标

(1) 主要疗效指标：根据中华全国中医学会乳腺病专题组制定的疗效评价标准相关规定，乳癖的临床疗效评价主要以治疗后肿块缩小及乳痛改善值作为参考。所选用的评价指标如四点口述分级评分法（VRS-4）、视觉模拟量表（VAS）、Cardiff 乳房疼痛量表，并根据计算公式换算成乳房疼痛指数（NDSP）等。

(2) 次要疗效指标：包括焦虑自评量表（SAS）；乳腺增生患者生活质量问卷等。有的研究应用中医症状积分标准，将乳房疼痛及肿块定为主症，情绪变化、月经异常、腰膝酸软等定为次症（或伴随症状），进行程度积分。

4. **代表性研究结果** 在英国 Cardiff 的一项对工作女性的调查发现，一半的女性因乳痛症就医。国内近年来发表的针灸治疗乳癖的临床试验中，对针灸疗效多加以肯定。中国中医研究院广安门医院发表了一篇文章，评价针刺或针刺合并其他治疗方法治疗乳腺结构不良的临床疗效，结果显示针刺治疗乳腺结构不良的疗效优于乳癖消，而 6 个显效率（包括亚组分析）的组间比较均提示，针刺与替代疗法即：电针夹脊配合针刺人迎 VS 常规电针、择日电针 VS 常规电针、针刺 VS 逍遥丸、针刺 VS 自拟汤药、针刺＋自拟汤药 VS 自拟汤药、电针＋自拟汤药 VS 自拟汤药，组间痊愈率差异无统计学意义。《中国针灸》曾发表了一项穴位贴敷法治疗乳腺增生症的研究，结果显示穴位贴敷法优于口服药物组。《上海针灸杂志》也发表了一篇关于少泽放血为主配合针刺治疗乳腺小叶增生的文章，结果显示少泽放血配合针刺治疗对乳腺小叶增生有良好的治疗作用，在改善情绪、经前乳房胀痛、胸部胀闷不舒等方面有优势。

（四）针灸治疗乳腺增生的临床机制研究

目前普遍认为，乳腺增生病的发生与体内下丘脑-垂体-卵巢-乳腺内分泌轴紊乱有关，其中以卵巢分泌的雌二醇与孕酮比例失调最为明显。此外，认为外源性雌激素或环境雌激素与乳腺块状腺体增生的发病增加有关。因此，近年来研究针刺治疗乳腺增生的机制主要从以下方面开展：①对雌激素、孕酮、睾酮水平的影响：针刺可降低雌激素浓度至正常水平，对孕酮、睾酮的含量有升高作用。②对细胞免疫及性激素紊乱的调节作用：研究发现乳腺增生患者细胞免疫功能低于健康人，针刺对细胞免疫有提高，而对体液免疫无影响。同时针刺可使血清雌激素、垂体泌乳素水平下降，促卵泡生成素明显升高，雌激素（E_2）对 CD8＋呈负相关，对 CD4＋/CD8＋呈正相关，提示乳腺增生患者存在细胞免疫功能及性激素的紊乱，针刺可调节这种紊乱。③对下丘脑-垂体-卵巢-乳腺内分泌轴的调整：乳腺增生患者性激素分泌节律紊乱，表现为孕激素分泌时间延长；雌激素分泌在卵泡期、月经前期升高，而在排卵期降低；促卵泡生成素在排卵期降低，黄体期略有升高；促黄体生成素在排卵期、黄体期均降低。而经针刺后下丘脑-垂体-卵巢轴的性激素分泌节律基本恢复正常。④对腺体血流阻力指数、X 线征象、灰阶段及血管类型的影响：针刺能降低乳腺增生腺体的血流阻力指数，改善乳腺组织的 X 线征象，减轻腺体的灰阶度及血管类型。机制研究证实了针刺对免疫、内分泌、血液循环等方面的良性调节作用，是针刺治疗乳腺增生病疗效的依据。⑤对增生乳腺细胞的影响：针刺可抑制增生细胞 DNA 的复制，从而控制细胞增殖速度，使其逐渐恢复到正常水平。针刺可抑制乳腺腺泡的改变及增生程度。⑥对预防癌变的影响：乳腺组织 P_{53} 蛋白的检测可作为乳腺疾病病理诊断、预后判断和治疗效果的重要检测指标。针刺治疗可使 P_{53} 阳性表达减弱，说明针刺对 P_{53} 表达有干预作用。针刺可提高乳腺增生病模型小鼠自然杀伤细胞活性，对预防乳腺增生病癌变有积极意义。另外，针刺可抑制 EPK 表达，对阻断乳腺增生性癌前期病变的演变有一定意义。机制研究证实了针刺不但能阻止乳癖发展、恶变，也能调节机体激素水平，促进增生的组织恢复正常。

参 考 文 献

1. 龚东方．针刺对实验性乳腺增生模型大鼠干预作用的研究．广州中医药大学，2006．

2. 温红岩．乳癖（乳腺增生病）的中医文献研究．山东中医药大学，2009．

3. 王珊玺，张卫华，李艳，等．针灸治疗乳腺增生病腧穴选取的研究．陕西中医学院学报，2009，32（4）：55-56．

4. 于金娜，刘保延，刘志顺，等．针刺治疗乳腺结构不良的临床疗效和安全性评价．中国循证医学杂志，2005，5（5）：381-403．

5. 高邈．近年来针灸治疗乳腺增生症概况．针灸临床杂志，2009，25（12）：48-51．

6. 牛博真，李艳慧．穴位贴敷法治疗乳腺增生病疗效观察．中国针灸，2008，28（3）：179-182．

7. 江洁慈，劳沛良，邹燕齐，等．少泽放血为主配合针刺治疗乳腺小叶增生临床观察．上海针灸杂志，2009，28（04）：203-204．

（赵吉平）

第九章　五官科病证针灸临床研究

第一节　针　眼

针眼又名土疳、土疮、土疡等，是指胞睑生小疖肿，形似麦粒，痒痛，且易于溃脓的眼病。本病病位在眼睑，肝开窍于目，眼睑属五轮中的肉轮，在脏属脾，太阳为目上纲，阳明为目下纲，故本病与少阳经、太阳经及阳明经关系密切。风热之邪客于胞睑；或过食辛辣之物，脾胃积热；或脾虚湿热，上攻于目，热毒壅阻于胞睑而发为针眼。相当于西医的睑腺炎。

一、辨治要点

（一）辨证要点

1. 辨证思路　临床上主要通过观察疖肿的色泽，范围及其兼证来辨证。

（1）辨虚实：实证者痒痛微作，局部硬结微红肿，触痛明显，可伴有头痛，发热，全身不适等多为风热外袭。眼睑红肿，硬结较大，有黄白色脓点，口渴喜饮，便秘，溲赤等多为热毒炽盛。虚实夹杂证者反复发作，但症状不重，面色少华，好偏食，腹胀便结等多为虚实夹杂，脾虚湿热。

（2）辨经络：风热外袭者多伴表证属太阳经，热毒炽盛多伴里热证属阳明经，脾虚湿热者多伴里虚证属太阴经。

2. 病症鉴别　针眼主要与胞生痰核相鉴别。可从病史、症状、体征等方面加以鉴别。胞生痰核和针眼都是发生在胞睑的病变，但胞生痰核胞睑不红不肿，而睑内生核状硬结，不与皮肤相粘连。针眼成脓期有红痛病史，并且局部皮肤显现充血，手术切开为少量黄色脓液，或全为纤维组织而无液状内容。胞生痰核无红痛病史，即使有炎症反应也属于轻微，手术切开必有胶样内容物。

（二）治疗要点

1. 治则治法　以疏风清热、解毒散结为基本原则；以局部取穴及足少阳经取穴为主，配以辨证取穴。

2. 处方

（1）主穴：关冲、太阳、鱼腰、风池。

254

（2）配穴：风热外袭配攒竹、外关、丝竹空、行间；热毒炽盛配内庭、承泣；脾虚湿热配三阴交、阴陵泉。

3. 刺灸法　针刺宜用泻法，太阳、关冲浅刺出血；风池穴，针尖微下，向鼻尖方向斜刺0.8～1.2寸；鱼腰穴，平刺0.3～0.5寸。此外，可配合刺络拔罐、挑刺、耳针等疗法。

4. 临证要旨　针灸治疗针眼初期疗效肯定，可明显改善临床症状、缩短病程、减轻病人痛苦，且操作简便，疗效快捷，费用低廉，但成脓之后应行眼科切开排脓。针眼初起至酿脓期间，切忌用手挤压，以免细菌挤入血液，造成脓毒扩散。针眼为胞眼疾病，在治疗时还应注意调理脾胃。

二、临床经验集锦

（一）古代经验

针眼病名首见于隋代巢元方所著的《诸病源候论》。《证治准绳·七窍门》中对该病的病名及病位作出了简要的论述，云："土疳证，谓脾上生毒，俗呼偷针眼是也，有一目生又一目者，有止生一目者。"《审视瑶函》云："土疳病……微则自然消散，甚则出血流脓。"则对本病的转归做了简要的描述。《诸病源候论·目病诸候》简明地载述了该病的演变过程，书中谓："人有眼内眦头忽结成疱，三五日间便生脓汁，世呼为偷针。"以上文献分别从不同的症状、体征等方面进行描述，从而得出不同的病名。

1. 选穴经验　古代治疗针眼头面部腧穴主要选用攒竹、睛明、太阳等。《通玄指要赋》记载："脑昏目赤，泻攒竹以便宜。"《玉龙赋》记载："攒竹、头维，治目疼头痛……睛明、太阳、鱼尾，目症凭兹。"《审视瑶函》记载："红肿疼痛眼……宜先刺睛明、临泣、合谷，不愈，再刺风池、太阳、行间。"《太平圣惠方》记载太阳穴主治"理风，赤眼头痛，目眩涩"。四肢部位腧穴主要选用二间、合谷、光明等。《席弘赋》记载："睛明治眼若未效，合谷光明不可缺。"《标幽赋》记载"眼痒眼疼，泻光明于地五"等均反映古代医家对治疗针眼的经验总结。

2. 挑刺疗法　古代治疗针眼选用背部反应点挑刺。如《素问·缪刺论》篇中明言："凡刺之数……因视其皮部有血络者尽取之，此缪刺之数也。"《证治准绳》记载："土疳症……视其背上，即有细红点如疮，以针刺破即瘥，故名偷针，实解太阳之郁热也，人每视之有验。"《箓竹堂集验方》记载："病人背上膏肓穴处有红点，用针挑即愈。"《针灸聚英》记载："偷针眼：视其背上有细红点如疮，以针刺破即瘥，实解太阳之郁热也。"《针灸易学》记载："偷针，视其背上有红点，刺破出血皆治：小骨空、合谷、攒竹、二间、后睛明、行间、光明、太阳。"以上记载均反映了在古代多以挑刺疗法治疗本病。

（二）现代经验

1. 选穴经验　贺普仁治疗风热上扰型针眼选用耳背上部静脉，三棱针放血。石学敏治疗针眼选取攒竹、鱼腰、耳尖三棱针点刺放血。吴炳煌治疗热毒内蕴型针眼选用曲池、内庭、太冲、支沟、行间，耳穴取心、脾胃，同时配合耳尖放血兼三棱针散刺大椎穴出血后拔罐。张涛清治疗脾胃热盛，风热上攻型针眼取太阳、鱼腰、承泣、耳尖、厉兑(双)点刺出血。刘保延治疗针眼采用细火针点刺脓点，挤出少量脓液。高树中治疗针眼多在太阳穴、耳尖穴用三棱针点刺放血。

2. 治疗方法　吴炳煌治疗针眼取耳尖最高点或耳背浅表静脉处三棱针点刺放血，每次一侧，两耳交替，每周放血 2～3 次，10 次为一个疗程。或选取耳背近耳轮处浅表静脉管，三棱针点刺，流血 10 滴左右。郭长青治疗针眼处方一取患侧耳尖穴，小号三棱针点刺出血 5～10 滴，止血。每日 1 次。处方二取太阳、耳尖，太阳穴三棱针点刺出血后拔罐 3～5 分钟。耳尖穴以三棱针快速点刺 2～3 针，用手挤压出血，以血变为度。若单眼患病，放血时取患侧耳尖穴；若双眼皆病，双侧耳尖穴放血。二穴单用、合用均可，每日 1 次，连续 1～3 次。处方三取眼睑患处、耳尖、曲池，患者取坐位，用小号三棱针向上挑刺眼睑红肿硬结处皮肤，每次挑治 1 处。挑刺后，在耳尖、曲池点刺放血 5～10 滴，隔日 1 次，3 次为 1 疗程。处方四取耳尖（患侧）、肝俞，患侧耳尖三棱针点刺放血，每次 6～7 滴，肝俞穴点刺后拔罐 5 分钟。每日 1 次，中病即止。

三、临床研究进展

针眼是临床常见病症，发病率较高，对患者的日常生活影响显著，针刺对本病初期眼睑红、肿、热、结、痛，以未成脓者效果好，可使其消退，临床上强调抓住初期的最佳治疗时机，提高疗效，同时刺络放血法是治疗本病的关键之一。本部分以耳尖放血治疗睑腺炎为例，介绍国内外相关的代表性临床研究。

（一）耳尖放血治疗睑腺炎文献挖掘

通过数据挖掘系统分析针灸治疗睑腺炎的文献发现，古代针刺治疗以背部反应点挑刺为主要治法，通过刺血达到清热凉血的作用。现代针灸治疗以耳尖放血为主要疗法，在此基础上配合使用针刺、中草药或者西药以保证疗效。

（二）针刺治疗睑腺炎的系统评价

中国上海 2014 年在 Cochrane 协作网发表了针灸治疗睑腺炎的系统评价。该项研究的参与者包括急性睑腺炎（包括内睑腺炎和外睑腺炎），结果显示针灸治疗急性睑腺炎在短期时间内疗效优于空白对照、假针灸治疗和其他治疗措施，并且操作比较方便，但是有不良反应发生，长远疗效有待观察。

（三）耳尖放血治疗睑腺炎的临床疗效研究

1. 诊断标准　临床试验参考《常见疾病的诊断与疗效判定（标准）》和 2012 年国家中医药管理局颁布的《中医病证诊断疗效标准》。

2. 干预和对照

（1）治疗组：研究中治疗组的选择以耳尖放血为主，可配合常规治疗，取耳尖穴。

（2）对照组：目前开展的耳尖放血疗效评价研究主要以解释性试验为主，重点关注耳尖放血治疗睑腺炎是否更加实用，常选用常规药物对照的方法。在以常规药物为对照的试验中，主要以西药抗生素为主，如盐酸左氧氟沙星眼液、红霉素眼膏作对照，以比较耳尖放血治疗是否优于常规药物或与常规药物疗效相当。

3. 观察指标

（1）肿块大小测量：用圆规测量肿块的最大直径。

（2）视觉模拟评分法：用于疼痛测定。

4. 代表性研究结果　国内近年来发表了一系列耳尖放血治疗睑腺炎的临床试验，但对其疗效的评价不尽一致。中国 2013 年在《针刺研究》上发表了一项耳尖放血治疗 102

例外睑腺炎患者的随机临床对照研究，以评估耳尖放血与常规药物治疗相比临床治疗效果的差异。结果显示耳尖放血治疗外睑腺炎能缓解疼痛，缩短疗程，疗效优于常规药物治疗。中国 2001 年在《中医杂志》上发表了耳尖放血治疗数百名睑腺炎（包括内睑腺炎和外睑腺炎）患者在早中晚期的临床疗效的研究，结果表明耳尖放血治疗早期的睑腺炎有显著疗效，值得在临床推广。另一项研究同样表明耳尖放血治疗早期睑腺炎有较好的效果，但是对于中晚期睑腺炎耳尖放血可能不是理想的干预措施。

（四）耳尖放血治疗睑腺炎临床机制研究

近年来耳尖放血治疗睑腺炎的临床机制主要从以下方面开展：①改善血流循环：耳尖放血疗法可以调节血管的收缩和舒张功能，并且能调整血液成分的分布。对于机体微循环的改善，对血管痉挛的调节意义重大，可以促进新陈代谢，改善组织缺氧状态；②刺激神经冲动：在耳穴上施以刺激使之产生"得气"，可以兴奋痛觉感受器，接受和传递各种冲动汇集到三叉神经脊束核，传递至脑干的网状结构。良性刺激冲动从网状核发出的上行纤维至皮质，激活皮质的觉醒状态，同时阻滞或抑制、替代了原有的病理冲动的恶性循环，致使减轻或消失；③改变体内硫化氢化合物分布：治疗后机体内的硫化氢化合物有了重新分布，使内脏中的含量及琥珀脱氢酶活力增加，从而产生了解毒功能；④对神经体液调节系统的影响：给予耳穴相应的刺激，经全息-特异性联系而激发出能修复或调整穴位的特定的生化物质组合，并使体内浓度产生变化，通过体液循环到达穴位进行修复或调整；⑤对血象的影响：放血疗法可以降低白细胞及中性粒细胞，升高淋巴细胞，从而起到调节机体免疫功能的目的，说明放血疗法具有退热、抗炎作用。机制研究证实了耳尖放血在治疗睑腺炎中发挥的良好的镇痛、抗炎、退热、改善血循环和神经调节等方面的优势。

参 考 文 献

1. 王民集，朱江，杨永清. 中国针灸全书. 郑州：河南科学技术出版社，2012.
2. 郭长青，周嵘嵘，陈幼楠. 刺血. 西安：西安交通大学出版社，2010.
3. 齐慧芳. 耳尖放血治疗麦粒肿的随机对照研究. 新疆医科大学，2013.
4. 高树中. 针药并用临证经验琐谈. 中医外治杂志，2002，11（2）：3-4.
5. Cheng K，Wang X，Guo M，et al. Acupuncture for acute hordeolum. The Cochrane Library，2014.
6. 齐慧芳，赵菊芳，王燕，等. 耳尖放血治疗外麦粒肿的随机对照研究. 针刺研究，2013，（38）：148-51.
7. Zhao W，Xiaosong W，Qiuying Z. Treatment of hordeolum by bloodletting at ear apex. Journal of Traditional Chinese Medicine. 2001，21（3）：213-214.
8. Zhan-hui W. Treatment of stye by auricular point blood-letting therapy：A report of 85 cases. Journal of Acupuncture and Tuina Science，2005，3（3）：50-51.

（成泽东）

第二节　耳鸣、耳聋

耳鸣、耳聋是指听觉异常的两种症状，耳鸣是以自觉内耳鸣响为主症，耳聋以听力减退或听力丧失为主症，耳聋往往由耳鸣发展而来。由于三焦经、小肠经、胆经均循行于耳，故凡风邪侵袭，壅遏清窍；或恼怒、惊恐；或肝胆风火上逆；或肾虚气弱，肝肾亏虚，精气不能上濡于耳均可引起耳鸣、耳聋，亦有因突然爆响震伤耳窍引起者。耳鸣又名"聊啾"、"耳啸"；耳聋有"风聋"、"虚聋"、"暴聋"、"久聋"、"卒聋"等多种命名。两者在病因病机及针灸治疗方面大致相同，所以中医常把耳鸣、耳聋合而为一进行辨证施治。

一、辨治要点

(一) 辨证要点

1. 辨证思路　临床应重点分辨外感、内伤两类，然后根据耳鸣、耳聋症状进行虚实辨证。

(1) 辨外感内伤：外感多见卒然耳鸣、耳聋，头痛恶风，或有发热，骨节酸痛，或耳内作痒；内伤耳鸣、耳聋一般起病缓慢，病程迁延，多为肝胆火盛、痰火郁结、瘀阻宗脉、中气不足、肝肾亏损所致。

(2) 辨虚实：实证一般表现为暴病耳聋，或耳中觉胀，鸣声隆隆不断，按之不减，伴见头胀，面赤，咽干，烦躁易怒等症；虚证一般表现为耳中如蝉鸣，时作时止，劳累则加剧，按之鸣声减弱，多兼见头晕，腰膝酸软，乏力，遗精，带下，脉虚细等症。

2. 病症鉴别　耳鸣、耳聋主要与药物中毒性聋、老年性聋相鉴别，主要从病因与伴随症状加以判断。中毒性聋除有用药史外，可出现眩晕，耳鸣，口周及四肢麻木，听力为双侧对称性下降；老年性聋多为双侧渐聋，发展缓慢，鼓膜可见混浊，辨音能力差。

(二) 治疗

1. 治则治法　以开窍通络为基本原则；以局部取穴，循三焦经、胆经取穴为主，配以辨证取穴。

2. 处方

(1) 实证

1) 主穴：听宫、听会、翳风、中渚、侠溪。

2) 配穴：肝胆火盛配太冲、丘墟；外感风邪配外关、合谷；痰热郁结配丰隆、劳宫。

(2) 虚证

1) 主穴：耳门、听宫、太溪、照海。

2) 配穴：肾气不足配肾俞、气海；肝肾亏虚配肾俞、肝俞；脾胃虚弱配足三里、脾俞。

3. 刺灸法　针刺宜用泻法，中强度刺激，常用电针。灸法适用于脾虚、肾虚之虚证耳鸣、耳聋，常用温针灸法。此外，顽固性耳鸣、耳聋常采用耳针、穴位注射等。

4. 临证要旨　针灸治疗耳鸣、耳聋具有标本兼治、方便易行、价格经济等诸多优点。其疗效与病因关系密切，对脾肾亏虚引起的耳鸣、耳聋，应慎用强刺激，电针也应使用弱小电流。此外，也有采用温针灸、电针、耳针、穴位注射等方法，其中电针的疗效最为显著。针灸治疗无效或加重者，应考虑其他病变，需要查明原因，及时采取综合治疗措施。

二、临床经验集锦

(一) 古代经验

耳鸣的医书论述最早见于《内经》，如《素问·脉解篇》中有"耳鸣者，阳气万物盛上而跃，故狂颠疾也"，《灵枢·口问》中有"耳者，宗脉之所聚也，宗脉虚，脉有所竭者，故耳鸣"，《楚辞·九叹·远逝》中载有"耳聊啾而僜慌"，称耳鸣为"聊啾"。耳聋之病名最早见于马王堆出土的《足臂十一脉灸经》，之后见于《阴阳十一脉灸经》和《内经》，《内经》有"耳中鸣"、"耳苦鸣"、"耳数鸣"等多种提法；关于耳鸣、耳聋的别称，历代记载有数十种之多，《内经》有"暴聋"、"耳闭"、"无闻"、"不聪"、"耳苦闻"等；《肘后备急方》有"卒聋"、"久聋"等；《备急千金要方》有"气聋"、"虚聋"、"毒聋"等记载。

选穴经验：古代治疗耳鸣、耳聋取穴以耳门、听宫、听会、浮白、迎香、列缺、京门等为主，如《针灸资生经》："上关、下关、四白、百会、颅息、翳风、耳门……主耳鸣聋。"《灵枢》："耳聋可刺听宫、关冲、足窍阴。"《铜人针灸经》："浮白二穴在耳后入鬓际一寸，足太阳之会，主寒热喉痹、咳逆疝积胸中满不得，喘息，耳中嘈嘈无所闻"，《针灸资生经》："瘈脉治疗头风耳鸣。"《针灸大成》记载："耳聋气痞听会针，迎香穴泻功如神。谁知天突治喉风，虚喘须寻三里中。"《针灸资生经》"列缺治头眩耳鸣"、"耳聋腰痛失精食少，膝以下清云，当灸京门五十壮"，《普济方》："会中二穴在腕后三寸，空中一寸，针三分，灸三壮，治耳聋虚痫，西方子云主耳浑浑淳淳聋无所闻。"《普济方》："穴三间，治寒热项适懑，耳鸣无闻引缺盆。"

（二）现代经验

1. 选穴经验　陆瘦燕治疗耳鸣、耳聋常选听宫、听会、翳风、中渚、侠溪等穴。杨甲三治疗神经性耳鸣、耳聋取阳谷、听宫、神庭、本神、百会、四神聪、外关透内关、足临泣。石学敏治疗耳鸣、耳聋常选风池、翳风、听宫、三阴交等穴位。梁繁荣治疗耳鸣、耳聋取听宫、外关、听会、侠溪，多用毫针泻法。杜元灏治疗耳鸣、耳聋常选听宫、听会、翳风、完骨、风池、头针颞后线、肾俞、中渚、太溪。王启才治疗耳鸣、耳聋取耳门、听宫、听会、翳风、下关、风池、外关、足临泣。

2. 治疗方法　肖少卿治疗耳鸣、耳聋取双侧合谷、足三里、三阴交、太冲，右侧取听会、翳风、中渚，平补平泻法，留针20分钟，每10分钟行针1次。起针后在听会穴处用隔姜灸法，取小艾炷5壮，灸至皮肤潮红，每日1次，针灸治疗2次。田从豁教授在治疗耳鸣、耳聋中，应用芒针，其芒针可以长达1m，临床常见的是芒针刺督脉，其针从大椎穴刺入，沿着督脉向下，针入甚深。既可以泻邪热，又可以疏通气血、振奋阳气。田教授也常在膀胱经第一侧线及华佗夹脊穴施用芒针，可以改善脏腑功能、增强免疫力，起到治本的效果。但是应用芒针时需要注意避免针尖走偏，造成气胸。

三、临床研究进展

耳鸣、耳聋是临床常见病症，发病率高，对患者的日常生活影响显著，由于耳鸣是患者一种主观感受，缺乏公认的一整套诊断标准和临床疗效评价标准，所以西医对耳鸣、耳聋的治疗尚未有明确治疗方法，本部分以神经性耳鸣、耳聋为例，介绍国内外相关的代表性临床研究。

（一）针灸治疗神经性耳鸣、耳聋文献数据挖掘

通过数据挖掘系统分析针灸治疗耳鸣、耳聋的文献发现，使用频次较高的腧穴依次为听会、翳风、听宫、耳门和中渚，主要归属于足少阳胆经、手少阳三焦经、手太阳小肠经三条经脉。现代医家在继承古代医家对耳鸣、耳聋辨证治疗的基础上，更加注重补泻手法的运用，常取耳门、听宫、中渚、液门、外关、太溪、照海等穴位，先辨别虚实，实证用泻法以清泻火热，开窍启闭，虚证用补法以滋阴补肾，充养耳窍。

（二）针灸治疗神经性耳鸣、耳聋的系统评价

伊朗的伊斯法罕大学 2012 年 7 月 4 号在《医学研究杂志》上发表了针灸治疗耳鸣的系统评价。该研究收录 19 个随机对照试验，结果显示针刺治疗可以获得额外效益，既疗效可观，又避免了药物治疗带来的毒副作用，尤其是当患者拒绝心理行为治疗时，针灸是耳鸣患者改善生活质量的唯一治疗手段。姜阅博等 2015 年 2 月在《临床与实验医学》杂志发表了对于神经性耳聋针刺疗法疗效的安全性分析。该试验共 12 个研究，包括对 527 例患者进行治疗神经性耳聋的疗效研究，试验结果显示针灸的效果明显优于常规西药或中药治疗，基于对耳聋患者完全治愈数比较，中药配合针刺的疗效明显优于单纯中药治疗。此外，针灸是一种安全的手段，因为它的临床疗效已被证明，但是对特定的耳鸣症状，目前尚无具体治疗方法，总体来说，对于耳鸣的治疗针灸是一种安全有效的治疗途径，应在临床上推广。

（三）针刺治疗耳鸣、耳聋的临床疗效研究

1. 诊断标准　西医诊断标准根据中华中医学会制定的《鼻咽喉科常见病诊疗指南》（2009）和中华耳鼻咽喉头颈外科杂志编辑委员会制定的《突发性聋的诊断和治疗指南》（2005 年，济南），中医诊断标准参照国家中医药管理局颁布的《中医病证诊断疗效标准》（中华人民共和国中医药行业标准）（2012 版）、《中药新药临床研究指导原则》、《中医耳鼻喉科学》。

2. 干预和对照

（1）治疗组：治疗组选择以单纯毫针刺为主，取穴方法以循经取穴或辨证取穴为主。

（2）对照组：常选用假针刺、非穴浅刺作为安慰剂对照组，也有选择对耳鸣、耳聋治疗作用很小或无效的穴位进行针刺作为对照，或者以等待针刺的患者作为对照组。在以阳性药物为对照的试验中，主要以低分子右旋糖酐静脉点滴、尼莫地平片和盐酸氟桂利嗪胶囊口服作对照，以比较针灸治疗是否优于阳性药物或与阳性药物疗效相当。

3. 观察指标　参照《耳鸣严重程度评估与疗效评定参考标准》（2007 年，青岛，世界中医药学会联合会耳鼻喉口腔科专业委员会和中华中医药学会耳鼻咽喉科分会推荐）和中华医学会制定的《耳聋疗效分级标准》。临床痊愈：耳鸣消失，且伴随症状消失，随访 1 个月无复发；显效：耳鸣程度降低 2 个级别以上（包括 2 个级别）；有效：耳鸣程度降低 1 个级别；无效：耳鸣程度无改变。根据中华医学会制定的耳聋疗效分级标准痊愈：0.25～4 赫兹频率，听阈恢复至正常，或达健耳水平，或达此次患病前水平；显效：上述频率平均提高 30 分贝以上；有效：上述频率平均提高 15～30 分贝以上；无效：平均改善不足 15 分贝。

4. 代表性研究结果　国际上近来发表一系列针刺治疗耳鸣、耳聋的临床试验，但对于疗效评价不尽相同。韩国首尔的庆熙大学于 2012 年 12 月在《补充和替代医学杂志》上发表了针刺治疗耳鸣的远期疗效的 RCT 临床研究，该研究收录 33 例耳鸣患者，结果显示针刺治疗耳鸣长期效果优于短期，但是针刺治疗组与对照组的假针刺疗效未见异常。这是因为耳鸣疗效的评价更多取决于患者主观感受，所以没有明确的评价标准，这也是耳鸣、耳聋难治的原因之一。首都医科大学于 2012 年进行了一项纳入 112 例耳鸣患者进行针刺治疗的多中心 RCT 研究，共分四组，进行为期四周的临床试验观察，结果发现针刺治疗耳鸣局部选穴治疗效果明显优于远端选穴。

（四）针灸治疗耳鸣、耳聋的临床机制研究

近年来针刺治疗耳鸣、耳聋的临床机制主要从以下方面开展：①促进局部血液循环和组织细胞恢复：针刺耳部穴位能明显改善红细胞聚集状态，提高红细胞变形能力，从而有效地预防局部缺血、缺氧状态，促进局部血液循环和组织细胞恢复；②改善耳蜗局部组织血流状态：耳聋与血液流变学有着密切的联系，随着听力丧失程度的加重，血液流变学异常更为明显，易引起耳蜗局部组织血流减慢或瘀滞，容易形成耳鸣，而针刺可以改善耳蜗局部组织血流状态；③刺激肌肉有节律的收缩，电针治疗耳聋，能改善血液流变学的指标，可能是由于电针加强了针刺对穴位的刺激，使耳部肌肉有节律的收缩，引起耳部血管的舒缩，加快了耳部的血液循环，促进耳部炎症水肿的吸收，为耳神经功能的恢复提供了物质基础，使听力得以恢复。

参 考 文 献

1. 许文斌，韩景献，于建春，等 . 韩景献教授治疗耳鸣耳聋经验介绍 . 上海针灸杂志，2013，3（9）：759-760.

2. Kim J I, Choi J Y, Lee D H, et al. Acupuncture for the treatment of tinnitus：a systematic review of randomized clinical trials. BMC Complementary and Alternative Medicine，2012，12：97.

3. Jiang Y, Shi X, Tang Y. Efficacy and safety of acupuncture therapy for nerve deafness：a meta-analysis of randomized controlled trials. International Journal of Clinical and Experimental Medicine，2015，8（2）：2614-2620.

4. 刘莲 . 耳鸣严重程度评估与疗效评定参考标准 . 世界中医药，2008，3（2）：71.

5. Jeon S W, Kim K S, Nam H J. Long-term effect of acupuncture for treatment of tinnitus：a randomized，patient-and assessor-blind，sham-acupuncture-controlled，pilot trial. The Journal of Alternative and Complementary Medicine，2012，18（7）：693-699.

6. Okada D M, Onishi E T, Chami F I, et al. Acupuncture for tinnitus immediate relief. Revista Brasileira de Otorrinolaringologia，2006，72（2）：182-186.

7. 王长海，杨兰文，王宏才，等 . 针刺治疗突发性耳聋及其对血液流变学的影响 . 中国针灸，2003，23（2）：87-88.

8. 王长海，王宏才，冯文，等 . 针刺对突发性耳聋血液流变学及细胞流变学的影响 . 针刺研究，2002，27（2）：155-158.

9. 罗仁瀚，周杰，黄云声，等 . 电针治疗突发性耳聋疗效对照观察 . 中国针灸，2009，29（3）：185-187.

10. 田从豁，林海 . 田从豁教授治疗耳鸣耳聋经验 . 中华中医药学刊，2010，28（7）：1365-1366.

（成泽东）

第三节 鼻 鼽

鼻鼽，又名鼽嚏、鼽水，是以突然和反复发作的鼻痒、喷嚏频作、流清涕、鼻塞等为

主要特征的鼻病。鼻为肺之窍，手足阳明经、手足太阳经及督脉均直接循行于鼻，与五脏六腑关系密切。多因肺、脾、肾三脏虚损，加上风寒、异气之外邪侵袭而致鼻窍不利。本病具有发病率高、反复发作、病程长、难治愈的特点。鼻鼽乃中医称谓，今变应性鼻炎（或作过敏性鼻炎）属于中医鼻鼽范畴。

一、辨治要点

（一）辨证要点

1. 辨证思路　首先是八纲辨证，分清寒热；其次是脏腑辨证，区分脏腑的寒热虚实。

（1）辨寒热虚实：肺气虚弱型以季节性发病为多，鼻痒、喷嚏连作及鼻塞的症状明显；脾气虚弱型以鼻塞及鼻黏膜水肿程度较重；肾阳不足型病程较长，以常年发病多见，流涕较多，血清 IgE 尤其高；肺经郁热型流涕较少，出现鼻黏膜及鼻甲充血红肿。

（2）辨阳虚气虚：主要根据局部症状辨别。鼻黏膜及鼻甲的颜色偏淡者为气虚，苍白者为阳虚，临床上气虚阳虚并见较多。

2. 病症鉴别

（1）与伤风鼻塞鉴别：可从病史、症状及检查等方面加以鉴别。伤风鼻塞发病期多有受凉、疲劳史，鼻鼽多有过敏家族史；伤风鼻塞病程较短，多伴有周身不适、发热、恶风、头痛等外感症状，鼻鼽具有突发性和反复发作的特点，在间歇期症状不明显，多伴有肺脾气虚等症状；伤风鼻塞见鼻黏膜红肿，鼻鼽在发作期多见鼻黏膜苍白水肿。

（2）与血管运动性鼻炎鉴别：可从病因、症状及检查等方面加以鉴别。血管运动性鼻炎是由于各种非特异性刺激所诱发，鼻鼽是由于特异性致敏物所诱发；血管运动性鼻炎以鼻塞、鼻漏和喷嚏为主要症状，但喷嚏和鼻痒较少，伴有自主神经功能紊乱，鼻鼽以鼻痒、喷嚏频作、流清涕、鼻塞为主要症状；血管运动性鼻炎见鼻黏膜充血，肿胀，有黏涕，有关变态反应的各项检查为阴性，鼻鼽见鼻黏膜苍白水肿，嗜酸性粒细胞增多，血清特异性 IgE 升高。

（二）治疗要点

1. 治则治法　以局部取穴和循经远端取穴相配合为原则，选取膀胱经穴、手足阳明经穴、督脉穴和胆经穴。

2. 处方

（1）主穴：迎香、上星、印堂、合谷。

（2）配穴：肺气虚寒加风池、肺俞、太渊；脾气虚弱加足三里、脾俞；肾阳不足加命门、肾俞；肺经郁热加风池、大椎、鱼际。

3. 刺灸法　针刺实证用泻法，虚证用补法，针尖向鼻根部斜刺迎香穴，进针 0.5 寸，使针感达鼻腔；提捏皮肤平刺印堂穴，针尖达鼻根部，使感应传至鼻尖；针尖向鼻尖方向平刺上星穴，进针 0.5 寸；合谷穴，针尖向上斜刺 1 寸，所有配穴均提插捻转使局部产生麻胀感为度。灸法常用雷火灸、温针灸、隔物灸、天灸和热敏灸等。

4. 临证要旨　针灸治疗方面，多以局部选穴和远道选穴相结合，针灸并用，标本兼治。同时也有采用直接刺激神经节、腹针、全息理论等方法治疗本病者，疗效显著。治疗时还应积极寻找过敏原，并尽量避之，少食生冷油腻辛辣之品，加强身体锻炼，增强体质，坚持治疗，方可达治愈之目的。

二、临床经验集锦

（一）古代经验

鼻鼽病名最早见于《素问·脉解》，古代文献记载中又有"鼽喷、鼽嚏、鼽水、鼽、嚏"等称呼。刘河间《素问玄机原病式》谓"鼽者，鼻出清涕也"及"嚏，鼻中因痒而气喷作于声也"，均已明确记载此病症。

1. 局部选穴　本证病位在鼻，古人多取头面部穴，常用穴为迎香、禾髎、风府、风池、上星、水沟、攒竹等。如《古今医统大全》曰："迎香治鼻窒塞不通，多涕鼽衄。"《针灸甲乙经》载禾髎主"鼻窒口僻，清洟出，不可止，鼽衄有痈"；水沟主"鼻鼽不得息，鼻不收洟，不知香臭"；风池主"鼻鼽衄"。《千金要方》云："曲差、上星、迎香、素髎、水沟、龈交、通天、禾髎、风府，主鼻窒，喘息不利，鼻㖞僻，多涕，鼽衄有疮。"

2. 循经选穴　主要选取膀胱经、胃经和大肠经的腧穴。常用穴为厉兑、飞扬、承山、昆仑、京骨、足通谷、二间、合谷等。如《针灸甲乙经》载厉兑主"热病汗不出，鼽衄"；京骨主"鼽衄血不止"；通谷主"鼻鼽衄"；昆仑、承山均主"鼽衄"。因为大肠经"左之右，右之左，上挟鼻孔"，故治疗多取手阳明的二间、合谷等穴，如《针灸甲乙经》载二间主"鼻鼽赤多血"；合谷主"鼻鼽衄"；又因膀胱经循行与鼻相关，本证又常因外风侵袭而发，因此常取上风门、谚语达祛风之功效，如《针灸甲乙经》载风门主"鼻鼽不利，时嚏，清涕自出"；谚语主"喘逆，鼽衄"。

3. 对症治疗　寒鼽，《针灸甲乙经》载神庭主"头脑中寒，鼻鼽"，承灵主"脑风头痛，恶见风寒，鼽衄，鼻窒"；热鼽，《针灸甲乙经》载：合谷主治"鼻鼽衄，热病汗不出"，厉兑主治"热病汗不出，鼽衄"；风鼽，《针灸甲乙经》载攒竹主"头风痛，鼻鼽衄"，风门主"风眩头痛，鼻鼽不利，时嚏，清涕自出"；虚鼽，《灵枢·经脉》言飞扬主治"虚则鼽衄"。

（二）现代经验

1. 选穴经验　贺普仁取迎香、印堂、上星、合谷；兼肺气虚寒取风门、风池，兼肾阳不足取肾俞，兼脾虚取脾俞、肺俞，兼肺郁热加大椎；田从豁取鼻通、印堂、上星、风池、曲池为主穴治疗鼻鼽。何天有以透穴为主，取主穴印堂透鼻根、四白透鼻根、迎香透鼻根、列缺、合谷、风池，并辨证配穴，如气虚加足三里、气海、百会；阴虚加关元、太溪；阳虚加肾俞、关元；血虚加血海、膈俞；风寒加大椎、曲池；风热加大椎、鱼际；痰热加丰隆、内庭。赖新生取鼻三针（迎香、印堂、鼻通）；辨证配穴：肺气虚寒、卫表不固证加肺俞、气海、太渊，脾气虚弱、清阳不升证加脾俞、关元、足三里，肾阳亏虚、温煦失职证加肾俞、命门、关元，肺经伏热、上犯鼻窍证加尺泽、鱼际、曲池。

2. 治疗方法　谭静书以敷贴疗法治疗常年性鼻鼽，初步证实敷贴可以有效改善过敏性体质及缓解临床症状。纪青山针刺穴取上印堂、上迎香(双)、迎香(双)、足三里(双)，迎香及上迎香针下有酸胀感为度，上印堂部行针后以有胀热感为度，足三里行提插补法，上述穴位均留针30分钟，用三棱针点刺耳尖及荨麻疹点，泻血数滴，隔日1次，两耳交替使用；谢强运用针刺选穴及热敏灸体现"温督祛霾"的治则：针刺选穴，印堂穴向下平刺1～1.5cm，百会穴平刺1～1.2cm，肾俞穴向脊柱方向斜刺1～1.5cm，迎香穴斜刺1～1.8cm，风池穴向对侧眼睛方向斜刺1～2cm，合谷穴直刺0.5～0.8cm，用补法，得气后留针 30 分钟，隔日 1 次；热敏灸，多数选取迎香、大椎、肾俞、肺俞、印堂、风池等区域，先行回旋灸 1 分钟温热局部气血，继以雀啄灸 1 分钟加强敏化，循经往返灸 1 分钟激发经气，再施以温和灸发动感传、开通经络。每次施灸 15～30 分钟，隔日 1 次。赖新生临床上善用"靳三针"疗法中的"鼻三针"：迎香、鼻通、印堂为基础针灸处方进行治疗，另外常以黄芪注射液 2ml 注射迎香(双)、风池(双)、肺俞(双)，三穴轮流交替。许荣正采用神阙穴拔火罐的方法，此法能降低非特异性刺激引起的超敏反应，有助于治疗鼻鼽，且对停治后巩固疗效，防止复发，有着重要意义。李新吾通过针刺"蝶腭神经节"在治疗过敏性鼻炎等鼻病方面效果显著，其机制是调整交感与副交感神经功能的平衡来治疗阴阳失衡。"蝶腭神经节"是治疗鼻病发现的新穴位之一，定名为"治鼻 3"，进针点可选在颧骨弓的下沿，约相当于颞骨颧突和颧骨颞突合缝线部位稍显膨大处。

三、临床研究进展

鼻鼽是全球患病率很高的过敏性疾病，鼻鼽高发的年龄阶段是儿童期和青春期，并且鼻炎症状一直迁延到成年。针刺疗法和灸法同是古代治疗鼻鼽最早使用的方法，并且效果显著。本部分以过敏性鼻炎为例，介绍国内外相关的代表性临床研究。

(一) 针灸治疗过敏性鼻炎的文献数据挖掘

对古代针灸治疗过敏性鼻炎的文献整理可以得出，古代针灸治疗尤其重视局部选穴，例如迎香、水沟、攒竹等。重视局部选穴的同时还重视下肢部的足三里、腰背部的肺俞、上肢部的合谷等远端腧穴和特定穴，特定穴尤以交会穴作用最为突出。现代针灸治疗选穴主要集中在督脉与足太阳膀胱经、足少阳胆经，选穴基本集中在头面部及背腰部，体现了疾病针灸治疗的基本选穴原则—近部选穴（头面部腧穴接近鼻鼽原发病灶—鼻部）和远道取穴（循经选穴或辨证选穴），二者同等重要。

(二) 针灸治疗过敏性鼻炎的系统评价

中国上海 2015 年发表了针灸治疗过敏性鼻炎的系统评价。该系统评价有十三篇完整论文满足纳入标准，共有 2365 名参与者，包括治疗组 1126 名和对照组 1239 名，结果显示与对照组相比，针灸治疗组显著减少了鼻症状评分，通过分析有关鼻炎生活质量问卷（Rhinoconjunctitv is Quality of Life Questionnaire，RQLQ）的相关数据和医学结局研究简表 36 项健康调查（Medical Outcomes Study 36-Item Short Form health survey，MOS SF-36）的组成分数，最终指出针灸治疗的效果在于改善过敏性鼻炎患者的生活质量。结论表明针灸是治疗过敏性鼻炎的安全有效的措施。

(三) 针刺治疗过敏性鼻炎的临床疗效研究

1. 诊断标准 西医诊断标准根据英国变态反应和临床免疫学会（British Society for Allergy & Clinical Immunology，BSACI）制定了变应性和非变应性鼻炎治疗指南（2008 年）和中华耳鼻咽喉头颈外科杂志编委会鼻科组，中华医学会耳鼻咽喉头颈外科学分会鼻科组制定的《过敏性鼻炎的诊断和治疗指南》（2009 年，武夷山）。中医诊断标准参照 2012 年国家中医药管理局颁布的《中医病证诊断疗效标准》。

2. 干预和对照

(1) 治疗组：研究中治疗组以单纯针刺为主，取穴方法以局部取穴配合循经取穴或辨证取穴。

（2）对照组：目前开展的鼻鼽疗效评价研究主要以解释性试验为主，重点关注针灸治疗本病是否有效，常选用假针刺、非穴浅刺作为安慰剂对照。在以阳性药物为对照的试验中，主要以抗组胺药物为主，如西替利嗪、氯雷他定等作对照，以比较针灸治疗是否优于阳性药物或与阳性药物疗效相当。

3. 观察指标

（1）主要疗效指标：鼻症状评分表、生活质量评分表（RQLQ）、视觉模拟评分表（visual analogue scale，VAS）。

（2）次要疗效指标：实验室检查结果：血清过敏原特异性免疫球蛋白 E（IgE）、鼻腔炎性细胞计数（肥大细胞、嗜酸性粒细胞、T 细胞）、鼻分泌物的一氧化氮浓度以及使用的抗过敏药物。

4. 代表性研究结果　国际上近年来发表了一系列针灸治疗过敏性鼻炎的临床试验研究，但对于疗效的评价不尽一致。成都中医药大学联合美国马萨诸塞州总医院在 2013 年做了一项关于"针灸对治疗过敏性鼻炎是否有效以及与得气的关系"的随机对照试验，并于 2014 年发表在生物医学中心（Bio Med Central）杂志上。治疗组针刺迎香、曲池、合谷、足三里、印堂，每周 3 次，连续 4 周，共治疗 12 次，对照组以假针刺对照，所有患者接受常规治疗。疗程结束采用 VAS、鼻症状评分表、生活质量评分表（RQLQ）进行评价。结果显示针灸对治疗过敏性鼻炎有效。韩国 2013 年发表了一项关于针灸治疗 238 例过敏性鼻炎患者的多中心、随机对照研究，以观察针灸、假针灸、与不积极治疗相比临床效果的差异。结果显示针灸与假针灸均能改善过敏性鼻炎患者的症状，针灸的疗效优于假针灸和不积极治疗，针灸治疗过敏性鼻炎是一种安全有效的治疗措施。美国 2013 年发表一篇对过敏性鼻炎患者随机对照多中心临床试验研究，用以观察针灸、假针灸与急救药物（西替利嗪）的临床疗效和安全性。结果显示针灸与假针灸及单纯救急药物相比能显著提高患者的生活质量和抗组胺效果，并未发现不良反应，但这项改善不会具有临床意义。

（四）针刺治疗过敏性鼻炎的卫生经济学研究

德国针对 981 例过敏性鼻炎患者的研究发现，3 个月时针刺组疗效优于对照组。针刺组的总成本为 763 欧元，明显高于对照组的 332 欧元，每增加一个质量调整寿命年（quality adjusted life year，QALY）所需成本为 17377 欧元（女性为 10155 欧元，男性为 44871 欧元）。德国 2013 年评估针灸治疗季节性过敏性鼻炎的成本效益，从最初的 422 例随机患者中，共有 364 例总成本和生活质量资料完整的患者纳入卫生经济学评价。结果显示针灸能改善季节性过敏性鼻炎患者的生活质量，但接受针灸或假针灸比对照组成本要高。在资源有限的卫生保健条件下，针灸治疗过敏性鼻炎可能不是一个有效的干预措施。

（五）针灸治疗过敏性鼻炎的临床机制研究

针刺治疗过敏性鼻炎的机制主要从以下方面开展：①降低 IgE 水平：在过敏性鼻炎的发生机制中，IgE 是介导炎性细胞脱颗粒引起鼻部症状的重要抗体，降低 IgE 水平是治疗本病的有效机制之一，针灸治疗能有效降低过敏性鼻炎患者血清 IgE 水平；②影响细胞因子分泌：细胞因子分泌异常是导致机体免疫功能紊乱，从而引发本病的重要因素。针灸治疗可以通过影响多种细胞因子的分泌对本病产生治疗作用；③抑制炎症介质释放：在过敏性鼻炎的发生过程中，肥大细胞、嗜碱性粒细胞脱颗粒释放组胺、白三烯等炎性介质是导致鼻黏膜功能紊乱并产生临床症状的直接原因。针灸治疗可通过稳定细胞膜来抑制炎症介质的释放；④减少炎性细胞浸润：以嗜酸性粒细胞为主的炎性细胞浸润及其释放的毒性蛋白所造成的鼻黏膜损伤是过敏性鼻炎迟发的主要病理表现，针灸治疗可以通过减少多种炎性细胞的局部聚集来改善本病的鼻部症状；⑤降低鼻神经肽水平：鼻黏膜感觉神经末梢受到炎症刺激后会分泌 P 物质、血管活性肠肽等多种神经肽，针灸治疗可以通过有效降低过敏性鼻炎患者鼻神经肽的水平来改善鼻部症状。

参 考 文 献

1. 王玲玲. 针灸学临床研究. 北京：人民卫生出版社，2009

2. 刘坤. 针灸治疗过敏性鼻炎的古今文献研究. 山东中医药大学，2009.

3. Feng S，Han M，et al. Acupuncture for the treatment of allergic rhinitis：a systematic review and meta-analysis. American Journal of Rhinology & Allergy，2015，29（1）：57-62.

4. Chen Q，Zhang Q，Jiang L，et al. Effectiveness of strengthened stimulation during acupuncture for the treatment of allergic rhinitis：study protocol for a randomized controlled trial. Trials，2014，15（1）：301.

5. Choi S M，Park J E，Li S S，et al. A multicenter，randomized，controlled trial testing the effects of acupuncture on allergic rhinitis. Allergy，2013，68（3）：365-374.

6. Brinkhaus B，Ortiz M，Witt C M，et al. Acupuncture in patients with seasonal allergic rhinitis：a randomized trial. Annals of Internal Medicine，2013，158（4）：225-234.

7. Witt C M，Reinhold T，Jena S，et al. Cost-effectiveness of acupuncture in women and men with allergic rhinitis：a randomized controlled study in usual care. American Journal of Epidemiology，2009，169（5）：562-571.

8. Reinhold T，Roll S，Willich S N，et al. Cost-effectiveness for acupuncture in seasonal allergic rhinitis：economic results of the ACUSAR trial. Annals of Allergy，Asthma & Immunology，2013，111（1）：56-63.

9. 鲁栋，庄子齐. 针灸治疗变应性鼻炎的作用机制研究概况. 中国中医基础医学杂志，2014，20（3）：417-418.

10. 李新吾. 针刺蝶腭神经节—"治鼻 3"穴位治疗鼻部疾病的机制分析及有关针刺方法的介绍. 临床耳鼻咽喉头颈外科杂志，2011，25（5）：193-196.

（成泽东）

第十章 其他病证针灸临床研究

第一节 慢性疲劳综合征

慢性疲劳综合征（Chronic fatigue Syndrome，CFS）是以慢性疲劳持续或反复发作 6 个月以上为主要表现，同时伴有低热、头痛、咽喉痛、肌肉关节痛、甚至失眠健忘、注意力不集中、精神抑郁等非特异性表现的一组综合征。是由美国疾病控制和预防中心（CDC）于 1988 年正式命名。

中医虽无 CFS 病名，但古医籍中已有对疲劳之描述，如"懈惰"、"懈怠"、"体重"、"四肢沉重"、"四肢不举"等。《灵枢》曰："髓海不足，则脑转耳鸣，胫酸眩冒，目无所见、懈怠安卧。"《灵枢·大惑论》云："故神劳则魂魄散、志意乱。"《素问·示从容论》指出："肝虚肾虚脾虚，皆令人体重烦冤。"中医认为 CFS 是一种多脏器、多系统功能失调的疾病，虽与"虚劳"类似，但不完全隶属于"虚劳"。其病机主要为五脏气化功能失常，其病位涉及五脏，尤以肝脾肾为要。

一、辨治要点

（一）辨证要点

1. 辨证思路 临床主要根据全身兼证进行辨证。

（1）辨主症：主症为原因不明的持续或反复发作的严重疲劳，并且持续半年以上，充分休息后疲劳稍缓解，活动水平较健康时下降 50％以上。

（2）辨兼证：兼疲乏不适，生气后加重，活动后减轻，舌红，苔薄，脉弦者为肝气郁结；兼神疲乏力，劳则加重，舌淡，苔薄，脉细弱者为脾气虚弱；兼心烦少寐，头晕耳鸣，舌红，苔少，脉细弱者为心肾不交。但临床还有其他少见证型、虚实夹杂证型等，辨证施治不可拘泥。

2. 病症鉴别 CFS 是亚健康状态的一种特殊表现，但两者既有联系又有区别。亚健康状态虽然多表现有慢性疲劳，但不是特指满足一定特殊标准的 CFS，其范围更为广泛。且满足 CFS 诊断标准者，不再被判定为亚健康状态。对于亚健康状态而言，长期紧张的工作、生活节奏、职业压力、心理因素、不良的生活习惯和行为是导致亚健康状态的主要原因，而 CFS 发生可能与病毒感染、免疫-内分泌-代谢系统异常、心理-行为异常等有关。

（二）治疗

1. 治则治法　以疏肝理脾，补肾益心，调理气机为基本原则。

2. 处方

（1）主穴：百会、脾俞、肝俞、肾俞、合谷、太冲、足三里、三阴交。

（2）配穴：肝气郁结加太冲、膻中；脾气虚弱加中脘、章门；心肾不交加神门、太溪。失眠、多梦配安眠；健忘配印堂、水沟；心悸、焦虑配内关；头晕、注意力不集中配四神聪、悬钟。

3. 刺灸法　针灸并用，背俞穴、足三里刺宜补法，余穴可平补平泻。还可配以其他疗法，如耳针法，取心、肾、肝、脾、神门、皮质下、交感。或皮肤针法轻叩督脉、背俞穴和夹脊穴。或沿督脉和足太阳膀胱经捏脊。或沿足太阳膀胱经背部第1、2侧线，行走罐法或闪罐法，以背部潮红为度。

4. 临证要旨　针灸可以较好地缓解疲劳的自觉症状，能调节患者的情绪和睡眠，在一定程度上改善患者体质虚弱的状况。明确病在何脏，气血阴阳何者之虚，是正确选择经穴和针刺手法，取得理想疗效的首要前提。诸虚百损，首重脾肾，肾为先天之本，脾胃为后天之本，气血生化之源，健脾强肾应贯穿治疗全程。临证遇到虚劳兼外感时不可独补其虚，应注意补泻兼施。掌握适宜的针灸刺激参数，不可过度治疗而损伤正气。针灸治疗无效或疲劳加重者，应考虑身体其他病变。

二、临床经验集锦

（一）古代经验

1. 循经选穴　古人以选取足太阳膀胱经背俞穴，任、督脉穴为主。因五脏气血阴阳不足是慢性疲劳综合征的基本病机，背俞穴是脏腑经脉之气输注于背、腰部的穴位，可主治相应脏腑病症。再选用关元、气海、中脘、中极、神阙等任脉经穴。如《扁鹊心书》载："虚劳人及老人与病后，大便不通，难服利药，灸神阙一百壮自通。"或再选取大椎、命门、筋缩、腰俞等穴。如《针灸内篇·督脉经络》载："筋缩：治五痫，惊狂，虚劳，寒热，四肢拘挛。"

2. 对症选穴　耳聋多取膀胱经或肾经经穴，如《针灸集成》谓："虚劳羸瘦，耳聋，尿血小便浊，或出精，阴中痛，足寒如冰：昆仑、肾俞年壮，照海、绝骨。"《针灸集成》称："虚劳羸瘦耳聋：肾俞三七壮，心俞三十壮。"《古今医统大全》道："肾俞：治虚劳耳聋。"

（二）现代经验

1. 选穴经验　针灸医家王乐亭主张"从整体观念出发，扶正固本"和"以五脏为中心，调理气血"的理念，确立治疗慢性疲劳综合征的经典处方为五脏俞加膈俞。该方由双侧肺、心、肝、脾、肾五脏的背俞穴加上"血会"膈俞穴组成。通过针刺足太阳膀胱经上肺、心、肝、脾、肾这五脏在背部的反应点，起到整体调节五脏、振奋人体正气的功能，加用膈俞穴以起到气血双调、平衡阴阳的作用。陆瘦燕治从调补肝肾、悦脾安神，选取肝俞，肾俞，神门，太溪，足三里，行间，其中神门、行间穴施予平补平泻法，其他均为补法。单秋华选穴以五脏背腧穴、颈七针（风府、天柱、风池、完骨）、三神穴（四神聪、神庭、本神）、百会、印堂、膻中、气海、关元、足三里、三阴交为主穴，并根据辨证配用其他穴位，认为针刺五脏背腧穴可直接针对 CFS 五脏气化功能失调的病机而通调五脏气机，五脏气机条达则气血运行正常，四肢百骸得到营养濡润则疲劳不复；颈七针、三神穴配合百会、印堂共奏醒脑开窍之功；膻中、气海一升胸中郁闷之气，一益全身之元气，共同调理一身之气机。关元、足三里、三阴交益气补虚、养阴活血，补益全身之气血。

2. 针灸方法 总以针刺补法，灸法为主。承淡安主张灸命门、鬼眼、中脘、脾俞十数壮，关元灸 50 壮，神阙灸 5 壮。贺普仁擅艾炷直接灸肾俞、脾俞、足三里、膻中等穴以健脾益气，补气养血。朱汝功取大椎、命门、气海、脾俞、胃俞、膈俞、中脘为主穴，每穴中炷灸 7 壮，间日 1 次，9 次为一疗程，灸后外贴淡膏药促使化脓，化脓期每天调换膏药 1～2 次，保持灸疮周围清洁，隔 2～3 周疮口结痂脱落，再行第 2、3 疗程，同时针刺风府、天柱、风池、百会、合谷、太冲等配穴，顶部穴位用银温针，每穴针尾燃小艾炷 7 壮。新安医家选经取穴以任脉、督脉、足阳明、足太阴、足少阴及背俞穴为主，针灸并用，用补法，多灸重灸。

三、临床研究进展

(一) 针灸治疗慢性疲劳综合征文献数据挖掘

通过数据挖掘系统分析针灸治疗慢性疲劳综合征用穴规律发现，十四经脉穴中除三焦经、小肠经经穴外，其他经脉腧穴均有涉及，但以足太阳膀胱经、任督二脉和脾胃经穴最为常用。膀胱经取穴以五脏背俞穴多用，通过激发膀胱经经气，鼓舞脏腑气化，调节脑之功能。任督二脉是人身之子午，元气之所出，其循行上至巅顶，下至下极之俞，随经所行，遍布全身，取其穴以调全身阴阳之经气，扶助机体正气。脾胃为气血生化之源，取其经穴以培补后天气血之源，脾胃健旺，水谷精微化源充盛，精气则充足，脏腑功能强盛，神自健旺。其中使用频率在 30% 以上的腧穴按照从高到低的顺序排列为：足三里、肾俞、三阴交、百会、脾俞、肝俞、心俞、关元、气海、太冲。

在治疗方法的选择上，大部分研究者采用两种以上针灸方法配合应用。其中常规毫针刺法应用最为广泛（61.5%），多采用平补平泻或补法，可配合电针。其次是灸法和拔罐疗法，各占 23.1%，拔罐部位多选择背部督脉腧穴及五脏背俞穴，背部走罐应用也较为多见。另外，三棱针放血、刺络拔罐放血、皮肤针叩刺、耳穴压豆、穴位注射、穴位埋线、穴位贴敷等疗法也均有所涉及。大多数研究为每日治疗 1 次（56.1%）或隔日治疗 1 次（25.6%）；但疗程差异较大，很难统一；疗程间隔时间大多数为 1～3 天；总治疗次数平均为（22±11）次。

(二) 针灸治疗慢性疲劳综合征的系统评价

中国中医科学院针灸研究所 2009 年发表了针灸治疗慢性疲劳综合征随机对照试验的系统评价。该系统评价以慢性疲劳综合征、针灸、针刺、电针、火针、耳针、耳压、梅花针、皮肤针、艾灸、三棱针、拔罐、走罐、穴位注射等检索词，检索了国内外相关医学数据库，以随机对照临床试验为纳入标准，治疗组为针灸疗法，以临床治愈率、显效率、总有效率及疲劳评定量表 FAI、疲劳量表 FS 积分为测量指标，共纳入 28 篇文献，并对其中 13 篇文献采用 RevMan 4.2 进行 Meta 分析。结果显示针灸治疗慢性疲劳综合征有效，但纳入研究的文献数量及样本量太少，存在一定的局限性，仍需要高质量研究结果的支持。

（三）针灸治疗慢性疲劳综合征的临床疗效研究

1. 诊断标准   1994 年由美国疾病控制中心（CDC）修订的 CFS 诊断标准是目前被公认的金标准。其内容包括以下两个方面：（1）不明原因的持续或反复出现的严重疲劳，病史≥6 个月，且活动水平较健康者下降近 50%，充分休息后疲劳症状仍不能缓解。（2）同时至少具备下述 8 条中的 4 条，持续时间≥6 个月：①记忆力下降或注意力不集中；②咽痛；③颈部或腋窝部淋巴结触痛；④肌肉疼痛或不适；⑤多发性非关节炎关节痛；⑥新出现的头痛；⑦睡眠障碍；⑧劳累后身体不适≥24 小时。

2. 干预和对照

（1）治疗组：临床中治疗组的选择以单纯毫针刺或几种针灸方法混合疗法为主，取穴方法以辨证取穴为主。

（2）对照组：目前开展的慢性疲劳综合征疗效评价研究，重点关注针灸治疗慢性疲劳综合征是否有效，常选用假针刺、非穴浅刺为安慰对照，也有选择口服药物组和空白治疗组作为对照的方法。口服药物常用的有 ATP，泼尼松，盐酸氟西汀，杞菊地黄丸等。

3. 疗效标准   由于 CFS 目前还没有明确统一的疗效评价标准，常参照 1993 年《国外医学中医中药分册》"中医诊治慢性疲劳综合征的疗效标准探讨"和 2002 年《中药新药临床研究指导原则》中的临床主症及兼症消失程度拟定。如：显效为临床主症及兼症消失或消失＞2/3；有效为临床主症及兼症消失＞1/3；无效为临床主症及兼症消失＜1/3，或无改善。此外，还采用疲劳严重程度量表（FSS）评定患者疲劳程度，躯体及心理健康报告（SPHERE）评定潜在症状，疼痛视觉模拟量表（VAS）评定疼痛程度，健康状况调查简表（SF-36）评定患者生活质量。

4. 代表性研究结果   2013 年香港大学中医学院临床验证了针灸治疗慢性疲劳综合征的有效性。他们采用双组随机对照单盲法将 127 例 CFS 患者分为试验组和对照组，其中试验组给予针刺百会、足三里、三阴交穴，每次 30 分钟，每周 2 次；对照组即假针刺组。连续四周后通过 Calder's 疲劳量表，SF-12 生活质量相关量表和 GHQ-12 一般心理健康量表进行评价。研究显示，试验组和对照组患者身体和精神疲劳度均较治疗前明显下降，且针刺疗效优于假针刺。研究者特别指出，假针刺所产生的显著疗效是与所使用的特殊针具对腧穴处皮肤的按压有关，提示腧穴的特异性和有效性。卢晨等将 133 例 CFS 患者随机分为针刺组、针加灸组及非穴组，针刺组即针刺百会、气海、膻中、关元、足三里、合谷、太冲、三阴交；针加灸组即针刺膻中、合谷、太冲、三阴交，温针灸百会、气海、关元、足三里；非穴组即针刺所选腧穴周围 1~2cm 非穴点，均留针 30 分钟，每日 1 次，10 次为 1 疗程，共 2 个疗程。采用 Calder's 疲劳量表和患者满意度自评量表对治疗后疲劳改善情况及治疗效果给予评估。结果显示无论是单纯针刺法或温针灸法治疗 CFS 均有良好疗效，又以温针灸法更优。

（三）针灸治疗慢性疲劳综合征的临床机制研究

针灸治疗慢性疲劳综合征确能较好地减轻患者躯体症状，改善睡眠及心理症状，并在一定程度上增强患者的体质，其机制主要在于针灸能对神经内分泌、免疫及全身多系统有整体的良性调节作用。针灸可以对下丘脑-垂体-肾上腺轴产生调节作用，可以协调血清肾上腺皮质激素水平，有利于本病的恢复。针灸有较好的调节免疫系统的作用，包括体液免疫和细胞免疫系统都能得到调整，可以纠正异常的补体水平，增强吞噬细胞的吞噬活性。

针灸还可能通过多系统调节作用，如通过抗组胺作用、增加脑部血流量、降低脑血管阻力等，反射性地引起中枢神经向应激态转变，起到改善疲劳的作用。针灸还可以调节经络气血运行，协调脏腑，有利于消除疼痛，缓解肌肉的紧张与痉挛。

参 考 文 献

1. 王莒生，王麟鹏，王乐亭. 中国百年百名中医临床家丛书. 北京：中国中医药出版社，2005.

2. 陆瘦燕，朱汝功. 陆瘦燕朱汝功针灸医案. 上海：上海科学技术出版社，2014.

3. 单秋华，孙健. 慢性疲劳综合征针灸治疗的思路和方法. 山东中医杂志，2003，22（4）：198-200.

4. 承淡安. 承淡安针灸师承录. 北京：人民军医出版社，2008.

5. 王雪苔，刘冠军. 中国当代针灸名家医案. 吉林科学技术出版社，1991.

6. 胡玲. 新安医学针灸精华. 北京：中国中医药出版社，2009.

7. 王京京，宋玉静，吴中朝，等. 针灸治疗慢性疲劳综合征随机对照试验的 Meta 分析. 针刺研究，2009，34（6）：421-428.

8. 王京京，王巧妹，孟宏，等. 针灸治疗慢性疲劳综合征施治规律探讨. 中国中医药信息杂志，2010，17（1）：103-105.

9. Fukuda K，Straus S，Hickie I，et al. The chronic fatigue syndrome：a comprehensive approach to its definition and study. Annals of Internal Medicine，1994，1219（12）：953-959.

10. 刘倩. 中医诊治慢性疲劳综合征的疗效标准探讨. 国外医学：中医中药分册，1993，15（6）：15.

11. 郑筱萸. 中药新药临床研究指导原则. 北京：中国医药科技出版社，2002.

12. Siu-Man Ng，Yan-Mun Yiu. Acupuncture for chronic fatigue syndrome：a randomized，sham-controlled trial with single-blinded design. Alternative Therapies in Health and Medicine，2013，19（4）：21-6.

13. 卢晨，杨秀娟，胡洁. 针刺配合灸法治疗慢性疲劳综合征的临床随机对照研究. 针刺研究，2014，39（4）：313-317.

（杜艳军）

第二节　戒断综合征

戒断综合征是指长期吸烟、饮酒、使用镇静安眠药或吸毒之人，在成瘾、产生依赖性后，突然中断或急速减量后而出现的烦躁不安、呵欠连作、流泪流涎、全身疲乏、昏昏欲睡、感觉迟钝等一系列瘾癖综合征，轻者性格改变，情绪不稳，重者出现精神症状甚或有杀人之念头等。中医学无此病名，但在"郁证"、"多寐"、"痫证"、"虚损"等病证中有相关症状。本病多与长期饮、吸、食用有毒之品有关，与心、脑、肺、胃等脏腑关系密切。多因长期吸食有毒之物，致使毒邪久滞，内扰心神，并致气血津液受损，脏腑阴阳失调而出现一系列症状。

一、辨治要点

（一）辨证要点

1. 辨证思路　临床应首先根据发病史明确诊断，然后根据证候表现辨别脏腑。

（1）明确诊断

戒烟综合征：有长期大量吸烟史，中断吸烟后精神萎靡、疲倦乏力、焦虑不安、呵欠连作、流涎流泪、口淡无味、咽喉不适、甚至胸闷、恶心呕吐、肌肉抖动、感觉迟钝等。

戒酒综合征：有长期大量饮酒史，中断饮酒后全身疲乏、软弱无力、呵欠、流泪、流涕、厌食、恶心呕吐、烦躁不安，精神抑郁等。

戒毒综合征：长期吸食毒品成瘾，戒断后神疲呵欠，恶心呕吐，厌食，腹痛腹泻，肌肉疼痛或抽动，流泪流涕，瞳孔扩大，毛发竖立或出汗，失眠易醒，烦躁易怒或精神抑郁，甚至打人毁物等。

（2）辨脏腑：本病主要涉及心、肺、脾、肝、肾等脏腑。兼疲倦乏力，咽喉不适，或口干咽燥，舌红少津者为肺肾阴虚；性情暴躁，烦扰不安，抽搐谵妄，毁衣损物，碰伤头身，彻夜不眠，口苦目赤，舌红，苔黄，脉弦数者为肝风扰动；精神恍惚，烦扰不安，眠而易醒，头晕心悸，舌红，苔白，脉弦细者为心肾不交；精神疲乏，肢体困倦，口流涎沫，不思饮食，头晕不寐，肌肉震颤甚或发抖，二便自遗。舌淡，苔白，脉沉细弱者为脾肾两虚。

2. 病症鉴别　戒断综合征主要与中毒性脑病相鉴别。可从症状、体征、病机、发病特点、理化检查等方面加以鉴别。中毒性脑病是在短期内大量接触损害中枢神经系统的毒物，引起中枢神经系统功能和器质性病变，可出现各种不同的临床表现。脑病理变化可有弥漫性充血、水肿、点状出血、神经细胞变性、坏死、神经纤维脱髓鞘，病变由大脑皮质向下扩展。大脑皮质如有广泛损害可出现脑萎缩。

（二）治疗要点

1. 治则治法　以宁心安神为基本原则；治疗以督脉、手少阴经穴为主；配以辨证取穴和对症选穴。

2. 处方

（1）戒烟综合征

1）主穴：神门、百会、尺泽、戒烟穴（列缺与阳溪连线的中点）。

2）配穴：胸闷痰多配膻中、丰隆；咽部不适配列缺、照海；烦躁不安配内关；精神萎靡配脾俞、足三里；肌肉抖动配太冲、阳陵泉。

（2）戒酒综合征

1）主穴：神门、百会、脾俞、胃俞、足三里。

2）配穴：烦躁不安、精神抑郁配内关、太冲；头昏、腰膝酸软配肾俞、太溪；恶心呕吐配中脘、内关；腹痛腹泻配天枢、上巨虚。

（3）戒毒综合征

1）主穴：神门、百会、水沟、内关、劳宫、合谷。

2）配穴：肝风扰动加太冲、侠溪；心肾不交加心俞、肾俞；脾肾两虚加脾俞、肾俞。腹痛腹泻、便秘配天枢、上巨虚；烦躁惊厥配中冲、涌泉；毒瘾发作初期配太冲；肌肉抽搐配阳陵泉；失眠配申脉、照海；呕吐配中脘、足三里。

3. 刺灸法　毫针强刺激，动留针30～60分钟，宜持续保持较强针感。多配用电针、耳针、拔罐法等。每日治疗1次，症状严重者每日治疗2次。

4. 临证要旨　针灸治疗戒断综合征有一定疗效，对自愿接受治疗，且有强烈戒烟、戒酒、戒毒愿望者效果为佳。患者的决心和毅力在本病的治疗和预后中起关键性作用，故在治疗同时，宜进行心理疏导，鼓励患者，并与家庭和社会配合，以提高和巩固疗效。治疗过程中如出现惊厥、虚脱等表现者，应及时采取综合治疗措施。

二、临床经验集锦

（一）古代经验

古代医籍无此病名记载。清代《抉癮刍言》指出"烟癮亦病之一端也"，提出"五脏六腑皆能受癮"说："故初癮浅，肺受影响，久癮深，则五脏六腑皆能受之，非独肺也。"并对鸦片癮发症状进行了描述：痒若虫行肌痒难搔，涕泪俱下，汗出身重，哈欠连声，肤寒肌栗，腹痛呕吐，心慌头眩。如《普济良方》描述癮发表现曰："泪流，或汗出，或背胀，或欠伸，或呕吐，或心慌。"《医说简略》载："鼻涕眼泪俱出，登时神色俱变。"《见心斋药录》："头眩腰酸，肩如负，足如坠，腹如辘轳，肠鸣胃呕，噎逆咳嚏，肤寒肌栗，一心渴念烟之所乐，而勃然兴也。"这些症状与戒断综合征的描述大致相同。但古代经验中未见针灸治疗相关内容。

（二）现代经验

1. 选穴经验 颜道铭治疗戒毒综合征，体针取足三里，耳针取肺、神门。方幼安针灸戒烟取耳穴口、肺、神门；戒酒取耳穴神门、皮质下、心、胃、内分泌、咽喉。肖永俭用耳穴埋针加体针治疗戒烟综合征，耳针取神门、口、肺、交感、气管、内分泌、内鼻等穴，体针取足三里、三阴交、太冲。于致顺治疗戒烟综合征取两组耳穴，第一组：肺、神门、肾，第二组：心、气管、皮质下，两组穴位均取双侧，交替使用。于致顺戒酒取耳穴神门、皮质下、心、胃、内分泌、咽喉。王启才治疗戒烟综合征用尺泽、丰隆、合谷、神门、"甜美"穴；胸闷、气促、痰多加膻中、内关；咽部不适加天突、列缺、照海；心神不宁、烦躁不安加水沟、内关；精神萎靡加脾俞、足三里；肌肉抖动加水沟、太冲。治疗戒酒综合征取百会、神门、脾俞、胃俞、足三里、三阴交；烦躁不安、精神抑郁加水沟、心俞、内关；头昏、腰膝酸软加肝俞、肾俞；恶心呕吐加内关、中脘；腹痛、腹泻加天枢、上巨虚。治疗戒毒综合征取水沟、风池、内关、合谷、劳宫、丰隆；肝风扰动者加太冲、行间、侠溪；脾肾两虚者加脾俞、肾俞、三阴交；心肾不交者加心俞、肾俞、太溪；腹痛、腹泻加天枢、上巨虚；烦躁惊厥加中冲、涌泉；毒癮发作初起者可用合谷、太冲、阳陵泉。赖新生治疗戒烟综合征：体针取内关、百会、神门、戒烟穴为主，咽部不适配颊车、三阴交，烦躁配涌泉，软弱无力、呵欠连作配素髎，肺气损伤配肺俞，欲眠配劳宫；耳针取肺、口、内鼻、皮质下、交感、神门。

2. 治疗方法 颜道铭治疗戒毒综合征，耳穴毫针刺后通 5～6V 微弱电流，每秒震动 125 次。方幼安治疗戒烟综合征用毫针刺一侧耳穴，药籽贴敷另一侧，强刺激，以痛为佳。肖永俭治疗戒烟综合征采用足三里、太冲针刺后接电针，通电 30 分钟。于致顺治疗戒烟综合征时用胶布将王不留行籽或磁珠贴于耳穴，以拇、食二指加压揉按，使穴位有压痛感，局部充血、发红，每日按压 3～5 次，两耳交替应用，3 天换压一耳。王启才治疗戒烟综合征取甜美穴直刺 0.3 寸，与列缺、丰隆、合谷均用捻转泻法，神门平补平泻，施针时嘱戒烟者做深长呼吸，留针 30 分钟；治疗戒毒综合征时水沟刺向鼻中隔，刺激强度大；其他穴位常规操作，动留针 60 分钟，务求保持较强针感。赖新生治疗戒烟综合征体针采用泻法，耳针毫针刺法，用强刺激，留针 15 分，两耳交替应用。

三、临床研究进展

戒断综合征作为当今医学界的难题，经过国内外的临床与实验研究，证明针灸在戒断综合征的治疗和康复方面具有明显优势。

（一）针灸治疗戒断综合征文献数据挖掘

通过数据挖掘系统分析针灸治疗戒断综合征的文献发现，古代没有针灸治疗的相关文献。清代医家已经认识到鸦片成瘾是一个疾病，对其症状表现及发病机制有一定认识，但缺乏客观化的诊断标准，没有专门针对戒断综合征的针灸治疗方法及疗效标准的论述。现代针灸治疗戒烟综合征所选经脉以手太阴肺经选用频次最高，其次为手少阴心经。所选腧穴频次多为足三里、三阴交、列缺、合谷、百会、甜美穴。针灸治疗戒毒综合征所选经脉以手厥阴心包经选用频次最高，其次为足阳明胃经。所选腧穴频次最多者为内关、足三里、三阴交、合谷、神门、劳宫。

（二）针灸治疗戒断综合征的系统评价

吴滨等 2003 年在《中国针灸》发表了针灸戒毒的荟萃分析，应用国际 Cochrane 协作网的系统评价方法对全世界在治疗药物依赖戒断症状应用针灸的随机和半随机对照试验进行了系统评价。该系统评价收集了针刺治疗戒断综合征的 7 项试验，结果显示，针灸用于戒毒的疗效可能有效。但由于试验的方法学质量普遍较低，一些试验的失访率过高以及针灸方法和对照选择的变异性较大，目前尚无足够的证据证明针灸用于药物依赖的治疗有效。针灸戒毒治疗可能有效，有提高患者生存质量的趋势，但需进一步严格设计的、大样本的双盲随机对照试验结论支持。Zhang Boyuan 等 2014 年在美国 Evidence-based complementary and alternative medicine：eCAM 上发表了针灸对阿片类成瘾心理症状疗效的系统回顾和荟萃分析，收集了 16 项随机临床试验。其中，4 项西方国家的研究结果显示，尚无证据证明针灸对阿片成瘾相关心理症状具有治疗效果；中国的 12 项研究中有 10 项报告针灸治疗阿片类成瘾心理症状呈阳性结果，Meta 分析表明，针灸在治疗阿片类药物成瘾相关的抑郁方面与对照组比较有显著差异，而在治疗阿片类药物渴求方面无差异，但由于纳入研究的方法学质量较差，故尚不能充分证实针灸是治疗阿片类药物成瘾心理症状的有效方法。考虑到纳入的研究中有已证实针灸对阿片类成瘾心理症状有效，故有必要进一步开展严格的随机对照试验和长期随访。

（三）针刺治疗戒断综合征的临床疗效研究

1. 诊断标准　戒断综合征的临床试验多依据美国精神病协会（American Psychiatric Association，APA）《精神疾病诊断和统计手册（DSM-Ⅳ）》、世界卫生组织《ICD-10 精神与行为障碍分类：临床描述与诊断要点》、《中国精神疾病分类与诊断标准》第 3 版（CCMD-3）。

2. 干预和对照

（1）治疗组：研究中治疗组的选择以电针、耳针、针药结合为主。取穴方法以循经取穴配合辨证取穴或对症取穴。

（2）对照组：目前开展的戒断综合征疗效评价研究主要以解释性试验为主，重点关注针灸治疗戒断综合征是否有效，常选用假针刺、非穴浅刺作为安慰剂对照，也有选择对戒断综合征治疗作用很小或无效的穴位作为对照的方法。在以药物为对照的试验中主要以美沙酮、洛非西定、阿片加丁丙诺啡、可乐定作对照，以比较针灸治疗是否优于药物或与药物疗效相当。

3. 观察指标

（1）主要疗效指标：临床上多采用稽延性戒断症状评定量表作为戒烟综合征的疗效评价指标。《酒精依赖戒断综合征评定表》（AWS）、《酒精戒断症状评估量表》（CIWA）用于戒酒综合征的疗效评价。戒毒综合征的疗效指标主要有阿片类药物依赖戒断综合量表（OWS）、阿片类药物戒毒反应量表、精神焦虑量表。

（2）次要疗效指标：目前的研究主要以戒断日记、家庭环境量表（FES-CV）、家庭亲密度和适应性量表（FACESⅡ-CV）、生活质量、抑郁/焦虑量表等作为次要疗效指标。

4. 代表性研究结果　近年来发表了一系列针刺治疗戒毒综合征的临床试验，但对针刺疗效的评价不尽一致。台湾桃园武装部队综合医院 2014 年在美国中医药杂志（Am J Chin Med）上发表了一项针刺辅助西药美沙酮治疗 60 例海洛因成瘾者的 RCT 研究，以评估针灸对于辅助美沙酮维持治疗海洛因（MMT）成瘾的有效性，与假针刺组相比，针刺组睡眠潜伏期显著提高，所有不良症状的程度减轻。美国耶鲁大学医学院 2002 年在美国医学会杂志（JAMA）发表了一项关于耳针治疗可卡因成瘾的 RCT 研究，比较耳针较手针和对照组的治疗差异，结果显示针灸较对照组疗效无差异，表明针灸作为一种单独治疗方法对戒毒没有疗效。瑞士明辛根精神病医院 2003 年发表了一篇针灸治疗酒精戒断综合征的 RCT 研究，比较耳穴激光针刺与耳穴针刺和假激光刺激之间的差异，结果显示，激光组与假激光组未见差异，耳针组戒断症状持续时间较短，但差异在调整基线后减少。德国 2002 年完成了一项针刺合并卡马西平治疗酒精戒断综合征的 RCT 研究，结果显示针刺组和假针刺组作为辅助卡马西平治疗酒精戒断症状均有效，但两组无显著差异。美国明尼苏达州成瘾和替代医学研究中心 2002 年在《物质滥用治疗杂志》上发表了一篇 503 例酒精戒断患者的 RCT 研究，试验结果中，特定穴位针刺组、非特异性穴位针刺组、针对症状治疗组、单纯常规治疗组对戒断症状都有显著的改善作用，与单纯传统治疗方法相比，没有发现针灸的显著作用。美国亚利桑那州 IB 科技有限责任公司完成的一项耳针结合教育戒烟的 RCT 研究，结果显示耳针结合教育组与单纯耳针治疗组对戒烟均有显著疗效，但耳针结合教育组的戒烟效果更显著。英国埃克塞特大学在 1998 年发表了一篇关于针灸治疗 76 例尼古丁戒断症状的 RCT 研究，结果显示，针刺组与假针刺组均能减轻尼古丁戒断症状，但两组疗效无差异。长沙市中医院进行了一项针刺治疗海洛因戒断综合征多中心 RCT 研究，以评估针刺与口服盐酸洛非西定片临床治疗效果的差异，结果显示两组均能有效戒除海洛因成瘾（急性期），说明针刺治疗海洛因戒断综合征起效快，安全可靠，临床疗效满意。

（四）针灸治疗戒断综合征的临床机制研究

针灸治疗戒烟综合征的临床机制主要从以下方面研究：①对慢性吸烟者味觉的影响：在对苦、咸、甜、酸 4 种基本味觉的研究表明，慢性吸烟者较非吸烟者苦味觉阈值升高，研究证明，慢性吸烟者中经针刺戒烟成功者，首先是自觉烟味发生改变而不想吸烟，这可能是针刺戒烟产生效果的关键因素。②对内分泌的调节作用：研究表明，吸烟习惯的形成和维持与血浆脑啡肽类物质的参与有关，而针刺戒烟可能与调整血浆脑啡肽水平有关。对慢性吸烟者作针刺前后的肾上腺素、去甲肾上腺素、多巴胺、多巴的排泄量测定，结果表明针刺前显著升高，而针刺后有效者可恢复至正常水平。③耳穴的神经支配：耳穴中"口"位于耳甲腔上方近耳屏上切迹处，"肺"穴位于耳甲腔外上方，两穴均受第 2、第 3 颈神经的耳大神经和枕小神经所支配，背面又受到迷走神经耳支支配，由后面进针时针感主要起兴奋交感神经的作用，也有部分副交感神经产生兴奋作用；"神门"则位于耳的三角窝，主要接受三叉神经的下颌神经的耳额分支支配，针刺感应主要起到副交感兴奋作用。在3个耳穴中神门是主穴，引起的副交感兴奋占优势地位，和其余穴位协同作用，从而产生有利于戒烟的神经递质和内分泌的改变；④对红细胞膜流动性的影响：吸烟者血中碳氧血红蛋白较不吸烟者明显升高，改变了红细胞的内外环境，对其红细胞膜脂区的流动性有明显影响。耳穴区针刺与非耳穴区针刺相比较有显著性差异，提示针刺可能引起自主神经兴奋和相互抑制，通过对神经递质和内分泌的调整进而影响红细胞膜脂区的变化。

针灸治疗戒酒综合征的临床机制主要从以下方面研究：①减轻嗜酒患者的精神紧张或焦虑：研究证明，针刺可以对焦虑、抑郁症状有明显改善，经治疗后焦虑及抑郁症状缓解，嗜酒愿望自然降低。②调整自主神经功能：针刺能增加对副交感神经的影响，使患者紊乱的适应机制得到稳定。③降低嗜酒患者感觉系统（视、听、嗅、和味觉）对酒精刺激的敏感性，进而增加患者对酒精的厌恶感。

针灸治疗戒毒综合征的临床机制主要从以下方面研究：①免疫调节作用：研究证实，海洛因成瘾可导致免疫功能的全面损害，针灸对机体的免疫功能具有双向调节作用。②神经化学机制：研究证实，针刺可促进中枢神经系统产生内源性阿片肽，有明显的镇痛、镇静作用，且在停止针刺后的一定时间内，中枢仍可持续产生一定量的内源性阿片肽，从而抑制戒断症状，消除海洛因依赖。③神经生理学机制：有研究者提出，针刺的戒毒作用主要是能抑制痛感。戒断时的痛感呈弥散性，无明确定位，主要与丘脑非特异性核团有关。针刺穴位的刺激经脊髓-丘脑束到达网状结构和皮质，从而改变疼痛信息。④心理调节：海洛因依赖者普遍存在焦虑和抑郁，往往使脱毒者对抗治疗，动摇治疗信心，这是导致复吸的重要原因之一。研究发现，电针对阿片类成瘾戒毒后期戒断症状的焦虑等症疗效显著，尤其是脱毒者经过电针刺激后表现出明显改善近期焦虑和抑郁的作用。

参考文献

1. 钟启哲 . 针灸医家治病妙法（一）. 北京：中国医药科技出版社，1994.

2. 王启才 . 实用针灸临床辨证论治精要 . 北京：中国古籍出版社，2004.

3. 杜元灏 . 针灸临床证据 . 北京：人民卫生出版社，2011.

4. 吴滨，温春毅，石健林，等 . 针灸戒毒的荟萃分析 . 中国针灸，2003，23（9）：501-505.

5. 温屯清，阳召军，雷希龄，等 . 针刺治疗海洛因戒断综合征的临床应用 . 中国针灸，2005，25（7）：449-453.

6. Chan YY, Lo WY, Li TC, et al. Clinical Efficacy of Acupuncture as an Adjunct to Methadone Treatment Services for Heroin Addicts：a Randomized Controlled Trial. The American Journal of Chinese Medicine, 2014, 42（3）：569-586.

7. FRAN OIS TR MPLER, SUZAN OEZ, PETER ST HLI, et al. Acupuncture for alcohol withdrawal：a randomized controlled trial. Alcohol and Alcoholism, 2003, 38（4）：369-375.

8. Karst M, Passie T, Friendrich S, et al. Acupuncture in the treatment of alcohol withdrawal symptoms：a randomized, placebo-controlled inpatient study. Addiction Biology, 2002（7）：415-419.

9. Bullock ML, Kiresuk TJ, Robert E, et al. A large randomized placebo controlled study of auricular acupuncture for alcohol dependence. Sherman. Journal of Substance Abuse Treatment, 2002（22）：71-77.

10. Bier ID, Wilson AJ, Studt P, et al. Auricular Acupuncture, Education, and Smoking Cessation：a

Randomized，Sham-Controlled Trial. American Journal of Public Health，2002，92：1642-1647.

11. White AR，Resch KL，Ernst E，et al. Randomized trial of acupuncture for nicotine withdrawal symptoms. Archives of Internal Medicine，1998（158）：2251-2255.

12. Zhang BY，Chen Y，Cheng K，et al. Efficacy of acupuncture for psychological symptoms associated with opioid addiction：a systematic review and meta-analysis. Evidence-Based Complementary and Alternative Medicine，2014，2014：313549.

（张会珍）

第三节　肥　胖　症

　　肥胖症是指人体内脂肪积聚过多，体重超过标准体重的20%以上者。中国"肥胖问题工作组"提出我国成人的肥胖标准：正常体重指数［体重（kg）/身高（m²）］为18.5～23.9，≥24为超重；≥28为肥胖。男性腰围≥85cm、女性腰围≥80cm为腹型肥胖标准。凡胃肠腑热，酿生痰热；或肝郁、脾虚，失于运化；肾阳不足，气不行水，均可导致痰湿浊脂滞留，形成肥胖。肥胖症分为单纯性和继发性两类，本篇重点讨论单纯性肥胖。

一、辨治要点

（一）辨证要点

1. 辨证思路　临床应重点分辨虚证、实证，然后根据证候表现辨别脏腑。

（1）辨虚实：实证者一般体质肥胖，按之紧实，食欲亢进。虚证者一般体质肥胖，按之松弛，神疲乏力。

（2）辨脏腑：本病主要涉及胃、肠、肝、脾、肾等脏腑。兼消谷善饥，口干欲饮，怕热多汗，腹胀便秘，小便短黄，舌质红，苔黄腻，脉滑数者为胃肠积热；急躁易怒，胸胁胀满，胸闷，善太息，脉弦者为肝气郁滞；伴食欲不振，腹胀便溏，心悸气短，面唇少华，舌淡，脉细弱者为脾胃虚弱；喜静恶动，畏寒肢冷，头晕腰酸，月经不调或阳痿早泄，舌淡，脉沉细尺弱者为肾阳不足。

2. 病症鉴别　单纯性肥胖症主要与继发性肥胖症相鉴别，可从病因、病机、理化检查等方面加以鉴别。单纯性肥胖症无明显神经、内分泌、代谢等原因，主要是由于遗传因素和营养过剩所导致，根据发病年龄和脂肪组织病理可分为体质性肥胖症和获得性肥胖症。继发性肥胖症常继发于神经、内分泌和代谢性疾病，如下丘脑病、垂体病、胰岛病、甲状腺功能减退症、性腺功能减退症、肾上腺功能亢进症等。

（二）治疗要点

1. 治则治法　针灸治疗肥胖症以祛湿化痰、通经活络为基本原则；治疗以手足阳明经、足太阴经穴为主，配合辨证取穴和对症选穴。

2. 处方

（1）主穴：中脘、天枢、大横、曲池、阴陵泉、丰隆。

（2）配穴：胃肠腑热配合谷、内庭、上巨虚；肝郁气滞配期门、太冲、阳陵泉；脾胃虚弱配脾俞、足三里、三阴交；肾阳不足配肾俞、太溪、关元；心悸加神门、内关；胸闷加膻中、内关；嗜睡加照海、申脉；月经不调或阳痿早泄加中极、三阴交。

3. 刺灸法 针刺宜根据病情施以补泻。虚证用补法，实证用泻法，中度刺激。各穴根据患者肥胖程度及部位应较常规刺深 0.5～1.5 寸。多配用电针、耳针、穴位埋线及穴位注射，腹部腧穴可配合拔罐法。每日或隔日治疗 1 次。

4. 临证要旨 针灸对单纯性肥胖症有较好疗效，尤其对获得性肥胖症效果最佳。在针灸治疗同时及奏效后，应适当调控饮食，宜食清淡，少食肥甘厚腻炙煿之品；坚持适度体力劳动和体育运动，忌过度睡眠。让患者了解肥胖的危害性，认识到长期综合治疗的必要性，必须有信心和耐心，主动配合治疗。

二、临床经验集锦

(一) 古代经验

古代是将肥胖作为一种体质或形体状态来描述，并未将其作为疾病进行论述，故在中医古籍中无专门的病名，但在汉代以前即有相关症状及病因病机的记载。《黄帝内经》有"肥壮人"、"肥人"的记载，并将其分为"脂人"、"膏人"、"肉人"，《丹溪心法》、《医学入门》、《古今医统大全》则称为"肥白人"。《灵枢·逆顺肥瘦》对肥胖的体貌特征进行了形象的描述："此肥人也，广肩，腋项肉薄，厚皮而黑色，唇临临然也……"《灵枢·卫气失常》也载："是故膏人，重腹垂腴；肉人者，上下容大；脂人者，虽脂不能大者。"关于肥胖的发生，《黄帝内经》指出："食甘美而多肥也。"《丹溪心法》首次提出"肥白人多痰湿"，《石室秘录》进一步指出："肥人多痰，乃气虚也，虚则气不运行，故痰生之。"认为肥胖与气虚、痰湿内聚有密切关系。针对肥胖之人在疾病治疗过程中应遵循的针刺治疗原则，《灵枢·逆顺肥瘦》指出："年质壮大，血气充盈，肤革坚固，因加以邪，刺此者，深而留之，此肥人也……其为人也，贪于取予，刺此者，深而留之，多益其数也。"

(二) 现代经验

1. 选穴经验 陈应龙治疗肥胖选取三组穴：①肩髃、曲池、下廉、合谷、髀关、足三里、丰隆、内庭、滑肉门、水道。②手三里、阳溪、商阳、伏兔、梁丘、上巨虚、陷谷、气穴。③下巨虚、厉兑、命门、脾俞、胃俞、肾俞、气海俞、水分。靳瑞治疗肥胖选取中脘、带脉、足三里。胡玲香治疗肥胖选取两组穴：①选用横骨、大赫、气穴、四满、中注、支沟；②选用大肠俞、关元俞、小肠俞、膀胱俞、白环俞、太溪。薄智云以中脘、下脘、气海、关元、滑肉门、外陵、大横为主。贺普仁选取两组穴：①中脘、关元、大巨、支沟、丰隆、然谷、太白、足临泣；②督脉穴（大椎至腰阳关）、脾俞。刘炳权以足三里、上巨虚、三阴交、合谷穴为主。吕明庄应用经穴和耳穴治疗：①全身针六穴刺法：取足三里、三阴交、内庭。②耳穴：调节内分泌功能：脑垂体、内分泌；三增：增加兴奋性促进脂肪燃烧：兴奋点、腹、皮质下；增加饱感：饥点、胃；增加排泄：三焦、肾、大肠、肺、直肠、便秘；定向减肥：腹、臀、腰。每次取 3～5 穴。③腹部六穴针刺法：取天枢、大横、下脘、石门、太乙、大巨。④刺丰隆。⑤背部六穴针刺法：脾俞、胃俞、三焦俞。

2. 治疗方法 靳瑞针刺中脘、足三里穴得气后行提插泻法和大幅度、快频率捻转，产生较强的针感，带脉进针后沿着腹壁向肚脐围刺，即双侧带脉透刺。胡玲香治疗前 2 周使用提插捻转泻法，2 周后，行提插捻转平补平泻法，针感强度以患者能耐受为度。薄智云治疗肥胖只捻转不提插或轻捻转慢提插。王启才制定不同治法：①发汗法：合谷用补法，尺泽、复溜用泻法；大椎用灸法。②祛湿法：脾俞、三阴交采用平补平泻法；寒湿者针灸并用，湿热者只针不灸或多针少灸。③化痰法：脾俞、足三里采用平补平泻法，其余腧穴采用泻法；寒痰者针灸并用，热痰者只针不灸或多针少灸。④利尿法：肾阳虚和下焦虚寒者针灸并用，采用补法或平补平泻法；湿热下注、气滞血瘀者只针不灸或多针少灸，采用泻法。⑤通便法：胃肠实热者采用针刺泻法，气阴两虚者采用补法或平补平泻法。吕明庄治疗：①全身针六穴刺法：毫针刺。②耳穴双籽双穴贴压法：每天按压耳穴 4～6 次，按压至耳廓发热感或有烧灼感为止。③腹部六穴针刺法：以患者自觉腹肌向脐中心收缩及有明显的蠕动感为佳。④丰隆六星针刺法：丰隆穴正中处用 2 寸毫针直刺入 1.5 寸，周围斜向中心刺五针，呈星状、泻法。中心连续刺激 5 分钟，力求使针感沿胃经上行。⑤背部六穴针刺法：针刺加拔罐。

三、临床研究进展

伴随社会经济发展，生活水平提高，生活方式及饮食结构的改变，单纯性肥胖症的发病率呈上升趋势，不仅影响患者的日常生活，更重要的是其与心脑血管疾病、糖尿病、高血压、高脂血症、脂肪肝等疾病的发生密切相关。

（一）针灸治疗单纯性肥胖症文献数据挖掘

通过数据挖掘系统分析针灸治疗单纯性肥胖症的文献发现，古代中医文献未将肥胖作为疾病进行专篇论述，倡导"肥白人多痰湿"的病机理论，缺乏客观化的诊断标准，没有专门针对肥胖的治法及疗效标准的论述，除了"深而留之"作为肥胖之人的针刺原则外，缺乏针灸治疗肥胖的具体认识。现代针灸治疗所选经脉以足阳明胃经选用频次最高，其次为任脉与足太阴脾经。所选腧穴频次最多者为中脘，足三里、丰隆、三阴交、天枢次之。在穴位埋线疗法治疗中，统计治疗选穴共有 27 个穴位，以天枢、中脘、丰隆、水分、大横、阿是穴等穴为主，尤其重视腹部选穴。

（二）针灸治疗单纯性肥胖症的系统评价

林小苗等 2009 年在《中国针灸》发表了针刺治疗单纯性肥胖症临床疗效比较的系统评价。该系统评价收集了针刺治疗肥胖症的 8 项 RCT 研究，结果显示针刺与药物治疗相比，在改善体质量、体质量指数、体脂分布率、腰围及腰臀比方面可能有一定的优势，尤其适合中心性肥胖者。韩国庆熙大学 2009 年在英国《国际肥胖杂志》（International journal of obesity）上发表了针刺治疗肥胖的系统回顾和 meta 分析，收集了针刺治疗肥胖症的 29 项随机对照临床试验，结果显示，针灸治疗比安慰剂或假治疗、常规药物治疗、规范生活方式等降低体重更加有效，并且针灸副作用较少，是一种相对安全的治疗方法。

（三）针刺治疗单纯性肥胖症的临床疗效研究

1. 诊断标准 单纯性肥胖症的临床试验多参考 1997 年全国第五届肥胖病研究学术会议修订的《单纯肥胖病的诊断及治疗评价标准》、1998 年全国中西医结合肥胖病研究学术会议制定的《单纯性肥胖病疗效评定标准》、2000 年国际特别工作组提出的"亚洲成年人肥胖标准"和 2001 年中国肥胖问题工作组提出的"中国成人 BMI 分类标准"。

2. 干预和对照

（1）治疗组：研究中治疗组的选择多以单纯毫针刺为主，尚有应用穴位埋线疗法、电针疗法、耳针疗法、毫针刺配合埋线、毫针刺配合电针治疗、毫针刺配合耳针治疗等。取穴方法不仅重视在肥胖部位取穴以达到局部减肥目的，而且采取辨证取穴以调节整体，获得整体减肥效果。

(2) 对照组：目前开展的单纯性肥胖症疗效评价研究主要以解释性试验为主，重点关注针灸疗法是否有效。对照组设置主要选用假针刺作为安慰剂对照、不同针灸疗法对照、饮食控制对照，在阳性药物对照中，主要以中枢食欲抑制剂如西布曲明、芬氟拉明以及脂肪酶抑制药如奥利司他等作对照。

3. 观察指标

(1) 主要疗效指标：主要根据 1997 年全国第五届肥胖病研究学术会议修订《单纯肥胖病的诊断及治疗评价标准》的相关规定，单纯性肥胖症临床疗效评价主要以治疗后实测体重与标准体重之百分率比值、体重指数、脂肪百分率测定的改善值作为参考。

(2) 次要疗效指标：临床研究疗效指标还有食欲情况 VAS 量表，B 超测定法、皮卡钳法观察皮下脂肪厚度（肱三头肌、肩胛角下和腹壁的皮脂），B 超测量法观察心包膜脂肪厚度、脂肪肝情况以及腰髋比值测定（腰臀比值），血脂测定，脂肪细胞大小及数目测定等。

4. 代表性研究结果　北京中医药大学 2012 年在世界科学杂志（The Scientific World Journal）发表了一项针刺治疗 196 例肥胖症患者的多中心 RCT 研究，以评估针刺治疗与假针刺治疗（均同时结合低热量饮食）临床治疗效果的差异。结果显示，针刺在改善人体测量参数、血脂和抗热休克蛋白抗体等方面均优于假针刺的疗效。广州医学院第一附属医院 2012 年在《针刺研究》发表了一项针刺治疗 80 例单纯性肥胖症患者的 RCT 研究，以评估针刺与假针刺安慰对照比较临床治疗效果的差异。结果显示，针刺组较假针刺组有效，针刺组治疗后较假针刺安慰组的 BMI 有明显改善，进食欲望、饥饿感、意愿进食数量的 VAS 分值有明显降低，且患者的胃排空时间明显延长，对热量摄入有明显抑制作用，从而达到治疗目的，但饱胀感的 VAS 分值在针刺组与假针刺组治疗后没有显著差异。南京中医药大学 2015 年在《中国针灸》发表了一项温针灸治疗单纯性肥胖症患者的多中心 RCT 研究，结果表明温针灸联合耳针埋压及单纯温针灸均具有良好的减肥作用，且对肥胖并发高脂血症患者均有调整脂质代谢作用，但温针灸联合耳针疗法优于单纯温针灸疗法。

(四) 针刺治疗单纯性肥胖症的卫生经济学研究

珠海市第二人民医院对 60 例单纯性肥胖患者分别就穴位埋线和电针治疗的成本效益进行了分析比较，穴位埋线组医疗总成本为 61500 元，人均成本为 2050 元；电针组总成本 117210 元，人均成本为 3907 元，穴位埋线组平均每人比电针组少支出 1857 元，且成本-效果比也较电针组低。表明穴位埋线治疗单纯性肥胖不仅疗效确切，而且治疗成本较低，具有较好的社会经济效益，可为临床治疗方案的优选提供参考依据，值得进一步研究及推广。

(五) 针灸治疗单纯性肥胖症的临床机制研究

近年来针灸治疗单纯性肥胖症的临床机制主要从以下方面进行研究：①对神经-内分泌的调节作用：单纯性肥胖症患者血中肾上腺素（AD）、去甲肾上腺素（NA）、促肾上腺皮质激素（ACTH）、唾液皮质醇（SCS）、甲状腺素（T4）、cAMP、基础代谢率（BMR）

在针刺前均低于正常水平，表明患者除某些代谢异常外，还存在神经-内分泌调节功能方面的改变。针刺后，患者 AD、NA、ACTH、SCS、T4、cAMP、BMR 回升，表明针刺可提高患者偏低的下丘脑-垂体-肾上腺皮质系统和交感-肾上腺系统功能及甲状腺系统功能，从而增加能量消耗，促进体脂的动员与分解。②对消化功能的影响：针刺可以降低患者血清胃蛋白酶（SPG）、胰淀粉酶（B-Am）水平，减少木糖排泄率；针刺可以延迟餐后胃排空，表明针刺具有抑制患者亢进的消化吸收功能的作用。③对糖代谢的影响：针刺治疗后患者血糖（BS）及血中胰岛素含量明显下降，乳酸脱氢酶（LDH）活性明显提高，表明针灸可改善患者的糖代谢异常。④对水、盐代谢的影响：针刺能使肥胖症患者的血钠、醛固酮含量明显降低，血钾、血渗量升高，表明针灸可改善患者的水盐代谢。⑤针灸对脂代谢的影响：针灸可降低肥胖患者血中甘油三酯、总胆固醇、极低密度胆固醇、游离脂肪酸等的水平，同时提高高密度脂蛋白、胆固醇的水平，表明针灸有调整肥胖患者脂代谢紊乱的作用。⑥对能量代谢的作用：有研究发现，单纯性肥胖患者的基础代谢率（BMR）和红细胞膜 N^+、K^+ ATP 酶活性降低，针灸治疗后明显回升，说明针灸可提高肥胖患者的能量代谢水平，促进患者能量消耗。⑦对自主神经功能的调节：研究发现，肥胖患者自主神经平衡指数（Y）低于正常人，自主神经外周介质去甲肾上腺素（NA）、多巴胺（DA）明显低于正常人水平，全血乙酰胆碱酯酶（AchE）、唾液淀粉酶（S-Am）活性明显高于正常人，经针灸治疗，患者自主神经平衡指数恢复正常，NA、DA 有所回升，AchE、S-Am 有所下降，并且都恢复至正常人水平，表明针灸能增强肥胖患者交感神经功能，抑制亢进的副交感神经功能。⑧对体内活性物质的影响：针灸可以提高 cAMP 水平，cAMP 通过激活蛋白激酶进而激活脂肪酶，促进脂肪分解。针灸可以降低 5-HT 和组胺水平，进而减少胃酸分泌和胃平滑肌收缩，抑制患者亢进的消化功能。以上机制研究证实了针灸疗法在治疗单纯性肥胖症中发挥了良好的整体调整作用和优势。

参 考 文 献

1. 王启才．针灸减肥．江西中医药，2007，39（1）：6-7.

2. 刘智斌，郭遂成，高新彦．古今名医针灸医案赏析．北京：人民军医出版社，2008.

3. 叶任高，陆再英．内科学．第6版．北京：人民卫生出版社，2003.

4. 中国肥胖问题工作组．中国成人超重和肥胖症预防控制指南（试用）．北京：人民卫生出版社，2003.

5. 危北海，贾葆鹏．单纯性肥胖病的诊断及疗效评定标准．中国中西医结合杂志，1998，18（5）：317-319.

6. 林小苗，黎波，杜元灏，等．针刺治疗单纯性肥胖症临床疗效比较的系统评价．中国针灸，2009，29（10）：856-860.

7. Cho SH，Lee JS，Thabane L，et al. Acupuncture for obesity：a systematic review and meta-analysis. International Journal of Obesity，2009，33（2）：183-196.

8. Belivani M，Dimitroula C，Katsiki N，et al. Acupuncture in the treatment of obesity：a narrative review of the literature. Acupuncture in Medicine：Journal of the British Medical Acupuncture Society，2013，31：88-97.

9. Zhang XP，Jia CS，Wang JL，et al. Systematic review on the effectiveness of embedding catgut therapy for simple obesity. World Journal of Acupuncture-Moxibustion，2013，23（3）：53-58.

10. Cab oglu MT1，Ergene N，Tan U. The treatment of obesity by acupuncture. International Journal of

Neuroscience，2006，116：165-175.

11. Abdi H，Zhao BX，Darbandi M，et al. The effects of body acupuncture on obesity：anthropometric parameters，lipid profile，and inflammatory and immunologic markers. The Scientific World Journal，2012，2012：1-11.

12. 王菊菊，陈霞，于美玲，等. 基于数据挖掘的单纯性肥胖症现代针刺临床用穴规律探析. 北京中医药大学学报，2014，37（11）：743-747.

13. 宓轶群. 针刺治疗单纯性肥胖 80 例临床观察. 中国针灸，2005，25（2）：95-97.

14. 姚红，陈健雄，张子谦，等. 针刺对单纯性肥胖症患者食欲的影响. 针刺研究，2012，37（6）：497-501.

15. 黄乐春，潘文宇. 穴位埋线与电针治疗单纯性肥胖的疗效及成本效益分析比较. 中国针灸，2011，31（10）：883-886.

16. 葛宝和，王晓燕，张彤，等. 穴位埋线对单纯性肥胖症血脂、胰岛素的影响. 上海针灸杂志，2015，34（2）：117-119.

17. 庞婷婷，刘志诚，徐斌. 温针灸联合耳针治疗女性脾肾阳虚型肥胖并发高脂血症临床观察. 中国针灸，2015，35（6）：529-533.

（张会珍）

第四节 肿 瘤

肿瘤是机体在各种致癌因素作用下，局部组织异常增生而形成的新生物，主要表现为局部肿块，是全身性疾病在局部的表现。中医学中无"肿瘤"病名，但中医学中的积聚、乳核、乳岩、噎膈、瘿瘤、癥瘕等病证与肿瘤相关。本病多因正气不足，感受邪毒，或情志怫郁，气滞血瘀，或饮食损伤，酿化痰浊，终致脏腑功能失调，气滞痰凝，瘀毒搏结，郁滞成块。根据肿瘤对人体危害性的大小可分为良性与恶性，本节主要介绍针灸疗法在恶性肿瘤辅助治疗中的应用。

一、辨治要点

（一）辨证要点

1. 辨证思路 临床应首先辨别正气强弱，然后依据临床表现辨别肿瘤侵犯的主要部位。

（1）辨正气强弱：恶性肿瘤是本虚标实疾患。正气不足是本，正虚不仅是癌毒产生的前提，而且是决定癌症发展过程的依据。患癌症之后，及时地予以扶正治疗，使正气强盛，对限制癌毒的扩散，改善生存质量，延长生存期具有积极意义，故临床应首先辨别正气的强弱，把握患者整体状况。

（2）辨肿瘤侵犯部位：肿瘤侵犯部位不同，临床表现有所差异。如肿瘤侵犯肺脏，症见咳嗽、咳血等；肿瘤侵犯肝脏，症见肝区疼痛、腹胀、纳差、乏力、消瘦，或见低热、黄疸、腹泻、腹水、上消化道出血等；肿瘤侵犯胃与食道，症见恶心、呕吐，食欲不振，吞咽有阻塞感或异物感，腹痛脘痞等；肿瘤侵犯肠道，症见纳呆、腹痛、腹泻、便血等；肿瘤侵犯女性生殖系统，症见月经不调、白带增多、崩漏、闭经后出血等。

2. 病症鉴别 主要区分良性肿瘤与恶性肿瘤，可从病理机制、症状体征等方面加以鉴别。良性肿瘤是机体组织细胞异常增殖，呈膨胀性生长，但生长速度缓慢，并不破坏器官组织的结构和功能，仅对局部的器官组织产生挤压和阻塞作用。其发病缓慢，症状较轻，预后较好，某些良性肿瘤可以自行消退。恶性肿瘤则是组织细胞过度增殖的新生物，与受累器官的生理需要无关，不按正常器官的规律生长，丧失了正常细胞的功能，破坏了原有的器官结构，有些可以转移到其他部位，危及生命。其起病隐匿，病情发展迅速，症状严重，预后较差。

（二）治疗要点

1. 改善症状，延长生存期

（1）治则治法：以扶正固本为基本原则；治疗以任脉、足阳明经、足太阴经腧穴为主，配以辨证取穴和对症选穴。

（2）处方

①主穴：关元、足三里、三阴交。

②配穴：肺癌加肺俞、列缺、尺泽、内关；肝癌加肝俞、太冲、中都；胃癌、肠癌加胃俞、大肠俞、曲池、中脘、天枢、上巨虚；食道癌加天突、膻中、巨阙、鸠尾、内关；乳腺癌加内关、乳根、膺窗。瘀血内停配血海、膈俞；痰湿结聚配丰隆、阴陵泉、中脘；气血不足配气海、脾俞、胃俞；脾肾阳虚配脾俞、肾俞、命门；肝肾阴虚配太冲、太溪、照海。厌食加中脘、天枢；呃逆加中脘、内关、膈俞。

2. 镇痛

（1）治则治法：以行气活血为基本原则；治疗以相应夹脊穴和手阳明经、足太阴经腧穴为主；配以辨证取穴和对症选穴。

（2）处方

1）主穴：相应夹脊穴、合谷、太冲。

2）配穴：肺癌胸痛加孔最、尺泽、膻中、内关；肝癌痛加肝俞、期门、阳陵泉、章门；乳腺癌痛加膻中、内关、乳根；脑瘤痛加风池、印堂、前顶、长强。

3. 减轻放化疗反应

（1）治则治法：以扶正化浊为基本原则；治疗以督脉、足阳明经、足太阴经腧穴为主；配以辨证取穴和对症选穴。

（2）处方

1）主穴：大椎、足三里、三阴交。

2）配穴：免疫功能抑制加内关、关元；白细胞减少加脾俞、肝俞、肾俞、膈俞、悬钟；胃肠反应加中脘、天枢、内关；口腔咽喉反应加廉泉、天突、照海、列缺；直肠反应加天枢、大肠俞、支沟、梁丘。

4. 刺灸法 毫针刺，补法为主；镇痛宜平补平泻法，较强刺激。或配用电针、灸法、耳针等。每日或隔日治疗1次，痛甚者可每日治疗2~3次。

5. 临证要旨 针灸对于恶性肿瘤主要作为辅助性治疗手段，其主要作用是改善症状，增强免疫力，减轻癌性疼痛和放疗、化疗的副作用，从而缓解患者痛苦，提高生活质量，延长生存期。临床针灸治疗宜早期介入，全程介入，提倡多种疗法配合，以提高治疗效果。

二、临床经验集锦

（一）古代经验

"瘤"字最早见于殷墟甲骨文。在古代文献中还有噎膈、乳核、乳岩、癥瘕、积聚、瘿瘤等病证与肿瘤相关。古代治疗肿瘤主要根据症状及所在部位选用局部穴、邻近穴，并根据辨证选用远部穴，也有选用奇穴治疗者。依据《黄帝内经》"大积大聚，其可犯也，衰其大半而止"的原则，以扶正散结为基本法则，治疗常用灸法、针刺、刺血、火针、药物敷贴等方法。

1. 选穴经验

（1）选局部腧穴：由于诊断手段的局限，古人常较早认识人体浅表部位的肿瘤，且难以准确区分良性肿瘤和恶性肿瘤，治疗以选用病变局部穴位为主，或直接针刺肿块部位。如《针灸逢源》治疗痞块，于"痞之最坚处，或头或尾，或突或动处，但察其脉络所由者，皆当灸之。"《古今医统大全》记载："长桑君针积块癫瘕，先于块上针之，甚至又于块首一针，块尾一针，针讫灸之立应。"《采艾编翼》治疗积聚："随其患处，首尾灸之。"《针灸大成》记载了杨继洲针刺肿块部的医案："吏部观政李蓂麓公，胃旁一痞块如覆杯……详取块中，用以盘针之法，更灸食仓、中脘穴而愈。"

（2）选躯干部腧穴：针对内脏相应疾病，古人选用位于躯干部位的募穴、背俞穴以及其他腧穴。如《千金要方》记载："积聚坚满，灸脾募百壮。"又载："脏腑积聚，胀满羸瘦，不能食，灸三焦俞随年壮。"《灸法秘传》记载："癥瘕，尚因气滞而成者，灸气海；因血凝而致者，灸天枢可耳。"《千金翼方》载："腹中积聚，皆针胞门，入一寸，先补后泻。"

（3）选远部腧穴：主要以四肢部位的特定穴为主，如《针灸甲乙经》记载："胞中有大疝瘕积聚，与阴相引而痛，苦涌泄上下出，补尺泽、太溪、手阳明寸口，皆补之。"《千金要方》记载："癥瘕，灸内踝后宛宛中。"《东医宝鉴》载灸三里可治"癥瘕积块"。《玉龙赋》："取内关于照海，医腹疾之块。"《类经图翼》载："乳痈、乳疽、乳岩、乳气、乳毒、侵囊（近膻中者是）：肩髃、灵道（二七壮）、温溜（小人七壮，大人二七壮）、足三里、条口、下巨虚。"

（4）选经外奇穴：如《东医宝鉴》载："赘疣诸痣灸奇穴。"《医学入门》专设"痞根"一穴治疗痞块；《针灸集成》取经外奇穴"独阴"治疗"伏梁、奔豚、积聚"。

2. 针灸方法

（1）重用灸法：古代重视灸法在肿瘤治疗中的应用，常采用持续灸及大剂量灸法，如《千金要方》载："积聚坚满，灸脾募百壮。"《针灸逢源》治疗痞块，"宜用灸以拔其结络之根……多灸为妙……火力所到，则其坚聚之气自然以渐解散，第灸痞之法，非一次便能必效，须择其要处至三，连次陆续灸之，无有不愈者。"《医学入门》灸行间治痞块："灸五七壮，左患灸右，右患灸左，后灸一晚夕，觉腹中响动是验。"

（2）重视针刺补泻：古人治疗肿瘤不仅采用针刺法，而且重视补泻手法的应用。《杂病穴法歌》即载："有块者兼针三里。"《针灸甲乙经》载："胞中有大疝瘕积聚，与阴相引而痛，苦涌泄上下出，补尺泽、太溪，手阳明寸口皆补之。"《千金翼方》云："腹中积聚，皆针胞门，入一寸，先补后泻。"《儒门事亲》记载：一妇人"有孕已岁半矣。每发痛则召侍媪待之，以为将产也……戴人诊其脉涩而小，断之曰：块病也，非孕也"，"俟晴明，当未食时，以针泻三阴交穴，不再旬，块已没矣"。

（3）刺络放血和火针疗法：根据"菀陈则除之"的治疗原则，古代常用刺络放血疗法和火针疗法治疗肿瘤。如《针灸逢源》即载："瘤赘……大都筋病宜灸，血病宜刺。"即通过泄血之法，以排出血中邪气，活血散结。《针灸集成》记载："腹中积聚气行上下……痛气随往随针，敷缸灸必以三棱针。"古人所谓"缸灸放血法"即为现代的刺络拔罐法。《针灸聚英》则有火针散结块的记载："凡块结积之病，甚宜火针。此非万效之功，火针甚妙，于结块之上，须停针慢出，仍转动其针，以发出污滞。"

（4）药物敷贴疗法：古代常在肿块局部应用中药敷贴法治疗皮肤肿瘤，如《针灸逢源》记载："瘤赘：或有以萝菔子、南星、相硝之类敷而治之。"《卫生保鉴》治"瘤子"："用醋磨雄黄涂纸上，剪如螺蛳靥大，贴灸处，用膏药重贴，二日一易，候痒挤出脓如绿豆粉，即愈。"《名医类案》治食积癥瘕，"以韭饼置痛处熨之"；又载："一妇人右乳内结三核，年余不消，朝寒暮热，饮食不甘，此乳岩……以木香饼熨之。"

（二）现代经验

1. 选穴经验 陆瘦燕治疗肝癌取太冲、蠡沟、足三里、中封、内关、期门（右）、上脘；治疗乳腺癌取太冲、三阴交、阳陵泉、支沟、合谷、气冲。邱茂良治疗胃癌取膈俞、肝俞、胃俞、胆俞、内关、足三里、三阴交，大便泻时配大肠俞、小肠俞、天枢、气海。尤益人治疗食管癌取扶突、内关、膻中、胃俞、膈俞、中脘、上脘、足三里、丰隆，同时耳穴取食管、膈、胃、肝、咽、神门。田从豁治疗肿瘤取癌根1（在足底弓顶端，相当于第一跖骨与第一楔骨之关节面，第1、2肌腱之间）、癌根2（在癌根1前3cm）、癌根3（在癌根1后3cm）。食管癌选癌根1、癌根3、膈俞、膻中、天突下1寸、中庭；胃癌取癌根1、中脘透上脘、鱼际、胃俞、脾俞；肺癌取癌根2、癌根3、肺俞、大肠俞、膻中、鱼际；肝癌取癌根1、癌根3、太冲透涌泉、期门、关元、肝俞、胆俞；直肠癌取癌根1、癌根2、大肠俞、关元俞、三阴交、关元透中极；乳腺癌取癌根1、癌根3、肺俞、大陵、鱼际、合谷、足三里；宫颈癌取癌根1、癌根3、关元俞、关元透中极、血海、足三里、三阴交透悬钟；卵巢癌取癌根2、癌根3、关元俞、关元透中极、三阴交；淋巴转移癌取癌根1、癌根2、肺俞、三焦俞、曲池、足三里。贺普仁治疗乳腺癌取疮口及周围阿是穴。

2. 治疗方法 陆瘦燕治疗肝癌用捻转补泻法，留针10～15分钟，期门、上脘隔附子饼灸，各3壮，用附子饼下垫丁桂散少许；治疗乳腺癌用平针法，留针10分钟，肿块局部扬刺5针，艾绒黄豆大烧3壮。尤益人治疗食管癌时先针刺内关捻转补泻，同时嘱患者进流汁，再针其余穴位。田从豁治疗肿瘤皮肤消毒后，用普鲁卡因局部麻醉，并麻醉腱膜及腱膜下组织，然后在癌根穴横行切开皮肤及皮下组织，切口约0.5～1.5cm，用直血管钳作钝性分离脂肪及皮下组织，取出周围脂肪看到腱膜后，先行局部刺激，再向涌泉、然谷、公孙和失眠穴进行透穴，刺激时患者有酸麻感常放射至大小腿。最后用小弯止血钳夹3～5cm长的肠线，放在肌群下，对好切口，压迫止血，立即贴上拔毒膏，盖上无菌敷料固定即可。贺普仁治疗乳腺癌以粗火针、慢刺法点刺疮口内之腐肉，快刺法刺周围阿是穴。

三、临床研究进展

肿瘤是危害人类健康和生命的一种常见病、多发病，死亡率逐年上升，严重威胁生命健康。尤其是恶性肿瘤，危害更为严重，至今仍无良好的无毒副作用的治疗方法。本部分以恶性肿瘤为例，介绍国内外相关的代表性临床研究。

（一）针灸治疗肿瘤的系统评价

英国 2012 年在 Cochrane 协作网发表了针灸治疗成人癌症相关疼痛的系统评价。该系统评价收集了符合纳入标准的针刺治疗癌症相关疼痛的 3 项临床试验，但所有样本量小，使之容易产生偏差，只有一项研究被认为是高质量的方法。高质量的研究发现，与针刺非耳穴相比，耳针可降低癌症相关疼痛，但对照组没有充分蒙蔽，可能会影响到结果。一项研究发现针灸与药物一样有效；另一项研究发现针灸比药物更有效，但是这两项研究的设计均不完善，且研究报告欠详细，故尚无足够的证据证明针灸可以有效缓解成人癌痛。美国 2006 年在 Cochrane 协作网发表了 1 项关于"穴位刺激治疗癌症患者化疗后恶心呕吐的系统评价"，该系统评价纳入 11 项 RCT 研究，共计 1247 例患者，干预措施分别为毫针、电针、磁针、穴位按压等，研究结果表明，与对照组比较，所有穴位刺激均可降低急性呕吐的发生率，提示穴位刺激对化疗后恶心呕吐有一定治疗效果。

（二）针刺治疗肿瘤的临床疗效研究

1. 诊断标准　国外开展的临床研究常参考 1992 年美国癌症联合委员会（AJCC）与国际抗癌联盟（UICC）共同推出肿瘤 TNM 分期手册和世界卫生组织出版的 WHO 肿瘤分类及诊断标准，国内临床主要参考中华人民共和国卫生部医政司发布的《中国常见恶性肿瘤诊治规范》。

2. 干预和对照

（1）治疗组：研究中治疗组的选择以单纯毫针刺、电针、穴位注射、穴位贴敷、穴位埋线及灸法为主，取穴方法以局部取穴配合循经取穴或辨证取穴为主。

（2）对照组：目前开展的肿瘤疗效评价研究主要以解释性试验为主，重点关注针灸治疗肿瘤是否有效，常选用假针刺、非穴浅刺，或选取对肿瘤治疗作用很小或无效的穴位作为安慰剂对照，也有以推拿或者常规护理作为对照的方法。在以阳性药物为对照的试验中，治疗癌性疼痛主要以杜冷丁、可待因、吗啡等阿片类镇痛药作为对照；治疗放化疗所致恶心呕吐主要以格拉司琼、氯普胺、托烷司琼、恩丹西酮、地塞米松等药物作为对照，以比较针灸治疗是否优于阳性药物或与阳性药物疗效相当。

3. 观察指标

（1）主要疗效指标：根据欧洲癌症研究与治疗协会（EORTC）、美国国立癌症研究所（NCI）及加拿大国立癌症研究所（NCIC）提出的抗肿瘤药对实体肿瘤客观疗效评定标准（RECIST），RECISTHS 采用单径测量的原则，仅以肿瘤的最大长径评价肿瘤的变化为标准来评价肿瘤的治疗效果。

（2）次要疗效指标：目前的研究主要以行为状态评分（KPS）、体重评价、生存期及其他标准作为次要疗效指标。其中生存期包括有总生存期、平均生存期、中位生存期、无进展生存期、无复发生存期；其他中间指标如反应率、肿瘤进展时间、治疗到失败的时间以及生活质量的评价。尚有将免疫功能作为评价肿瘤治疗效果的指标。

4. 代表性研究结果　美国马里兰格林鲍姆癌症中心 2014 年在 Cancer 上发表了一篇针灸改善芳香化酶抑制剂致乳腺癌患者肌肉骨骼症状的 RCT 研究，评估针刺与假针刺是否改善芳香化酶抑制剂导致的肌肉骨骼症状的报告，结果显示两组骨骼肌肉症状均得到明显改善，但两组效果无显著差异。上海复旦大学癌症中心 2013 年在 Pancreatology 发表了一篇电针对 60 例胰腺癌患者镇痛作用的 RCT 研究，结果发现电针与假针刺治疗相比，电针组能显著降低患者的疼痛强度，两组间比较差异有统计学意义。美国纪念斯隆—凯特琳癌症中心 2013 年在 Support Care Cancer 发表了一篇 101 例癌症患者的 RCT 研究，探讨针刺和假针刺比较对于减轻化疗后慢性疲劳的有效性，结果显示两组对癌症化疗后引起的慢性疲劳均有一定的作用，但两组比较差异无统计学意义。英国曼彻斯特大学护理学院 2012 年在 J Clin Oncol 上发表了一篇 302 例乳腺癌患者的 RCT 研究，比较针刺与加强常规护理对于改善患者癌性疲劳症状的差异，结果显示，针灸组较对照组能显著改善癌症相关疲劳症状，并且能提高患者生活质量，两组比较有显著差异。美国 2009 年完成的一项 50 例乳腺癌患者的临床研究，比较针灸和西药文拉法辛对于减轻乳腺癌妇女抗雌激素治疗引起的血管舒缩症状的疗效，结果显示，针灸组相比文拉法辛组有显著优势，且无对照组所具有的副作用。美国 Dana-Farber 癌症研究所 2009 年完成的一项 21 例卵巢癌患者的 RCT 研究，比较针刺和假针刺对于卵巢癌患者骨髓抑制化疗后白细胞（WBC）计数和中性粒细胞计数（ANC）的治疗效果，结果显示，针刺组疗效高于对照组，但两组疗效无显著统计学差异。中国吉林省肿瘤医院 2009 年完成了一项 246 例肿瘤患者的多中心 RCT 研究，电针结合西药格拉司琼和单纯应用格拉司琼治疗恶性肿瘤化疗所致恶心呕吐的临床疗效差异，结果显示两组均能减轻患者症状，但电针结合西药组疗效更为显著。

（三）针灸治疗肿瘤的临床机制研究

近年来针灸治疗肿瘤的临床机制主要从以下方面开展：①针灸对减轻放化疗后免疫抑制的作用：艾灸可使骨髓增生程度明显提高，有核细胞计数恢复正常，促进粒细胞系、巨核细胞系、淋巴细胞系放射线损伤的恢复。艾灸后 NK 细胞活性显著上升，T 细胞总数提高，$CD4^+/CD8^+$ 比例失调得以纠正，从而提高机体免疫功能；血清集落刺激因子（CSF）是机体促进造血干祖细胞分裂增殖的一类体液性调节因子，针灸可使患者血清 CSF 物质增多，活性增强，从而促进干祖细胞分裂增殖，使白细胞集落生成增多，这可能是针灸提升白细胞的主要机制。②针灸镇痛作用机制：针灸可以通过调节体内阿片肽类、神经递质、激素水平的改变来达到镇痛效果。③减轻放化疗后恶心呕吐的机制：针灸可调节高级神经中枢，缓解来自高级神经中枢反射作用所致的恶心呕吐；并可调节自主神经功能，缓解因迷走神经兴奋而产生的恶心呕吐。有研究证明，电针足三里对胃黏膜有保护作用，可减轻化学药物对胃黏膜的损伤，且针刺足三里还能直接影响胃功能。

参 考 文 献

1. 王玲玲. 针灸学临床研究. 北京：人民卫生出版社，2009.
2. 朱世增. 陆瘦燕论针灸. 上海：上海中医药大学出版社，2009.
3. Paley CA，Johnson MI，Tashani OA，et al. Acupuncture for cancer pain in adults. Cochrane Database of Systematic Reviews，2011，(1)：CD007753.
4. Bao T，Cai L，Snyder C，et al. Patient reported outcomes in women with breast cancer enrolled in a dual-center double blind randomized controlled trial assessing the effect of acupuncture in reducing Aromatase Inhibitor-induced musculoskeletal symptoms. Cancer. 2014，120（3）：381-389.
5. Chen H，Liu TY，Kuai L，et al. Electroacupuncture treatment for pancreatic cancer pain：a randomized controlled trial. Pancreatology，2013，13：594-597.

6. Deng G，Chan Y，Sjoberg D. et al. Acupuncture for the treatment of post-chemotherapy chronic fatigue：a randomized，blinded，sham-controlled trial. Support Care Cancer，2013，21（6）：1735-1741.

7. Molassiotis A，Bardy J，John JF，et al. Acupuncture for cancer-related fatigue in patients with breast cancer：a pragmatic randomized controlled trial. Journal of Clinical Oncology，2012，30：4470-4476.

8. Walker EM，Rodriguez AI，Kohn B，et al. Acupuncture versus venlafaxine for the management of vasomotor symptoms in patients with hormone receptor-positive breast cancer：a randomized controlled trial. Journal of Clinical Oncology，2009，28：634-640.

9. Lu WD，Matulonis UA，Gilman AD，et al. Acupuncture for chemotherapy- induced neutropenia in patients with gynecologic malignancies：a pilot randomized ，sham-controlled clinical trial. Journal of Alternative and Complementary Medicine，2009，15：745-753.

10. 杨焱，张越，景年才. 电针足三里穴治疗恶性肿瘤化疗所致恶心呕吐：多中心随机对照研究. 中国针灸，2009，29（12）：955-958.

11. Ezzo JM，Richardson MA，Vickers A，et al. Acupuncture-point stimulation for chemotherapy-induced nausea or vomiting. Cochrane Database of Systematic Reviews，2006，19（2）：CD002285.

（张会珍）

第十一章 现代针灸学临床研究热点

第一节 经穴效应特异性研究

经穴效应特异性是指穴位与非穴位、不同经脉穴位以及相同经脉不同穴位在功能主治范围和强度上存在不同程度的差异，它是指导针灸临床选穴组方的重要基础。近年来，国外不少研究者发表临床研究论文报道针刺经穴与非穴之间疗效差异不肯定，从而否定经穴存在特异性效应。关于"经穴效应是否存在特异性"近10年来在国内外引起激烈争议，也是目前针灸研究面临的两大难题之一，各国专家一致认为经穴效应特异性是关系针灸学科发展的关键科学问题。

一、概述

（一）经穴效应特异性的沿革

古代文献虽然没有提出"经穴效应特异性"的概念，也没有其直接的论述，但在2000多年前的《黄帝内经》中已有诸多关于特定穴作用的概括性描述，表明古人逐步认识到某些特定的腧穴与人体有着特殊的联系，可对人体产生特殊的治疗作用，并为临床医家所常用。

1. 经穴的特异性表现

（1）五输穴：五输穴是治疗效应最具代表性的特定穴，其中井、荥、输、经、合各类腧穴的主治病候各有侧重。《难经·六十八难》依据五输穴五行配属，结合脏腑病理提出五输穴各类单穴的主治规律，即"井主心下满，荥主身热，输主体重节痛，经主喘咳寒热，合主逆气而泄"，它高度概括了五输穴不同的主治特异性，为后世五输穴临床应用奠定了基础。

（2）原穴：原穴可反映和治疗脏腑及十二经脉的病变。《灵枢·九针十二原》记载："五脏有疾，当取之十二原。十二原者，五脏之所以禀三百六十五节气味也。五脏有疾也，应出十二原，十二原各有所出，明知其原，睹其应而之五脏之害矣……十二原者，主治五脏六腑之有疾者也。"《难经·六十六难》载"五脏六腑之有病者，皆取其原也"。由此可见，通过原穴能诊察十二经脉气血的盛衰，推断脏腑功能的强弱，原穴对本脏腑、本经脉及其连属的组织器官病症，既有诊断意义，又有治疗作用，取原穴可治疗相应脏腑经脉的病变。

（3）络穴：络穴的效应优势在于可治疗表里两经的病症。络穴加强了表里经的联系，可以治疗表里两经病症，即"一络通二经"。如手太阴肺经络穴列缺，既能治肺、咽喉、鼻等呼吸系统疾病，又能治疗手阳明大肠经的齿痛、面痛及颈部的疾病。大肠络穴偏历，能治大肠经病口眼歪斜、腹痛、肠炎；也能主治肺经的喉痛、鼻衄、咳嗽等疾病。

（4）俞募穴：俞穴和募穴分别是脏腑之气在背部、腹部的会聚之处，具有调理脏腑功能的特异性作用，既可单独应用也可配伍使用。《素问·咳论篇》记载"治藏者治其俞"；《难经·六十七难》记载："五脏募皆在阴，而俞皆在阳者，何谓也？然，阴病行阳，阳病行阴。"杨玄操注解时指出"内藏有病，出行于阳，阳俞在背也；外体有病，入行于阴，阴募在腹也"。由此可见，背俞穴多用于治疗内脏疾患，募穴多用于治疗五体不适。《针灸聚英·五脏六腑井荥俞原经合》援引李东垣的观点"凡治腹之募，皆为原气不足，从阴引阳。天外风寒之邪，乘中而入，在人之背上府俞、藏俞……中于阳则流于经，此病始于外寒，终归外热，以故治风寒之邪，治其各藏之俞"，表明背俞穴长于外感病、经络病等实证的治疗，而募穴则擅长于脏腑病虚证的治疗。

（5）八会穴：指腑、脏、筋、髓、血、骨、脉、气之精气会聚对应的八个特定穴。八会穴因其所处位置和联系的经络系统的特殊性，使得这八个腧穴不仅对本经疾病有局部和循经主治的作用，其特异性还集中体现于《难经·四十五难》"热病在内者，取其会之气穴"的治疗原则。

（6）郄穴：郄穴即各经经气深聚之处。后世医家总结出"郄治急症，阴郄治血，阳郄治痛"的主治规律。例如，《针灸甲乙经》记载，手少阴心经郄穴阴郄"主凄凄寒嗽，吐血，逆气，惊，心痛"；手阳明大肠经郄穴温溜可治疗"肠鸣面痛，口齿痛"；足少阳胆经郄穴外丘可治疗"胸胁满，头痛"；足厥阴肝经郄穴中都"主崩中，厥上下痛"。

（7）下合穴：下合穴是指手足三阳六腑之气下合于足三阳经的六个腧穴，它们是根据《灵枢·四时气》篇"邪在腑，取之合"而立论。《灵枢·邪气脏腑病形》强调"合治内府"，说明下合穴善治六腑病。《类经》则对其中"合"的含义进行阐述："五脏六腑，节有五输，五输之所入为合，即各经之合穴也。然手之三阳，复有连属，上下气脉相通者，亦谓之合。此下言六阳之经，内属于腑，因以明手之三阳，下合在足。"提出"下合"概念。在《素问·咳论》也载有："治脏者治其俞，治腑者治其合。"

（8）八脉交会穴：八脉交会穴，是指十二正经与奇经八脉的八个特殊交会穴。《针经指南·定八穴所在》记载了八脉交会穴的配合使用，其"流注八穴序"明确了相合治疗的病证特异性："公孙通冲脉，内关通阴维，合于胸心胃"，"临泣通带脉，外关通阳维，合于目锐眦、耳后、颊、颈肩、缺盆胸膈"，"后溪通督脉，申脉通阳跷，合于内眦、颈项、耳户、膊、小肠膀胱"，"列缺通任脉，照海通阴跷，合于肺及肺系、喉咙胸膈"，说明公孙、内关主治胃心胸的疾患，足临泣、外关主治带脉及侧身部的病症，后溪、申脉主治内眦、颈项、目、四肢的疾患，列缺、照海主治肺系、膈、喉咙的病症。

2. 经穴效应特异性的表现形式　经穴特异性包括不同经脉经穴的特异性、相同经脉不同经穴的特异性、较之非穴点的经穴特异性三个方面。

（1）不同经脉经穴的效应特异性：不同经脉经穴的特异性是指归属于不同经脉的经穴在治疗效应上具有不同的特点。腧穴具有"经脉所过，主治所及"的特点，由于经脉循行路线的不同，联系的脏腑、组织、器官不同，各经经穴所擅长治疗的疾病也各有不同。《灵枢·经脉》记载的经脉所生病即为不同经脉经穴特异性的最好诠释。

（2）相同经脉不同经穴的效应特异性：相同经脉不同经穴的特异性是指同一经脉的经穴虽然在主治上有共同之处，但由于各穴的分布部位不同、经气会聚特性不同，其主治功能也存在一定的差异。如《灵枢·顺气一日分为四时》所言"病在藏者，取之井。病变于色者，取之荥。病时间时甚者，取之输。病变于音者，取之经。经满而血者，病在胃，乃以饮食不节得病者，取之于合"。此外"井主心下满，荥主身热，输主体重节痛，经主喘咳寒热，合主逆气而泄"也表明了相同经脉不同经穴的特异性效应。

（3）较之非穴的经穴效应特异性：非穴一般指偏离传统经脉循行路线或传统腧穴部位的点。《灵枢·九针十二原》将腧穴定义为"所言节者，神气之所游行出入也，非皮肉筋骨也"，即表明"神气游行出入"处为腧穴所在，不满足"神气出入"的"皮肉筋骨"即非穴点。与非穴比较，经穴具有更显著的特异性。如《灵枢·邪气藏府病形》指出"中气穴则针染于巷，中肉节则皮肤痛"，"中筋则筋缓"，说明经穴较非穴在效应上具有相对特异性。

3. 经穴效应特异性的临床表现规律

（1）经穴效应特异性具有循经性：循经性是指经穴效应特异性具有以经脉循行为基础的表现特点，说明循经取穴尤其是循本经取穴优于非循经取穴的治疗效果。我国古代医家反复强调"求穴在乎按经"，选穴治疗"宁失其穴，勿失其经"，并以医者是否掌握经络理论来评价其医术水平，如"得之则为良医，失之则为粗工"。因而，"经脉所过，主治所及"成为针灸治疗作用最基本的规律和指导针灸临床选穴的基本原则，如：循经取足阳明胃经的足三里穴治疗胃肠疾病、足太阴脾经的隐白穴治疗功能性子宫出血、手厥阴心包经的内关穴治疗心血管系统疾病、任脉的关元穴治疗尿潴留等均有显著疗效。

（2）经穴效应特异性具有相对性：相对性是指经穴效应特异性的产生只是相对的，经穴在主治功能、主治范围上存在的差别与经穴的属性或经穴的部位有关。如，井穴多位于四肢末端，爪甲之侧，为十二经脉之"根"和"本"，也是十二经脉阴阳之气始发之处。窦汉卿的《标幽赋》记载："更穷四根、三结，依标本而刺无不痊。""四根"、"三结"是指十二经脉以四肢为根，以头、胸、腹部为结。由此可知，十二经脉的"根"即井穴，可以治疗头、胸、腹"结"部的病变。《灵枢·顺气一日分为四时》云："脏主冬，冬刺井……病在脏者，取之井。"说明脏病可刺井穴，正是由于井穴所在之"根"、"本"的特殊部位，其气之深以应时令之冬，以应脏之所主内而深。

（3）经穴效应特异性具有持续性：持续性指经穴特异性效应比安慰效应维持时间更长，越到后期特异性效应越为明显。经穴由针刺所激发的效应中存在时效关系，其中包含了针刺过程中的即时效应和停止针刺后继续存在的针刺后效应。针刺后效应的持续性是针刺取得疗效的关键，与即时效应相比，后效应作用更强、更广泛、更持久，并可累积。虽然针刺作用的后效应体现的持续时间长短尚缺少确切的量化界定，但大量临床和实验证据证实了针刺后效应的存在。《素问·缪刺论》记载："邪客于五脏之间，其病也。脉引而痛，时来时止……视其脉，出其血，间日一刺，一刺不已五刺已。"虽然强调的是根据疾病的轻重深浅选择相应的补泻经脉，按照人体经脉气血的多少制订针刺治疗时间和施针次数，但已经反映出古人对针刺累积效应和针刺持续性效应客观存在的初步认识。

（4）经穴效应特异性具有条件性：条件性指经穴效应特异性的产生与穴位配伍、针刺手法、穴位状态等有关。

1）穴位配伍：配伍是针灸处方的重要组成部分，穴位配伍在临床上发挥的效应更加体现出针灸治疗多环节、多途径、多靶点的整体性调节特点，同时也反映了针刺作用的复杂性。如《针灸大成》卷八"汗门"记载："多汗先泻合谷，次补复溜；少汗先补合谷，次泻复溜。"由此可见，穴位配伍的效应和规律绝非单穴效应和规律的简单叠加。合理的穴位配伍在临床可起到协同增效的作用，而不恰当的穴位配伍可能起到拮抗减效的作用。

2）针刺手法：合适的针刺操作方法是经穴在临床上发挥疗效的重要因素之一，针刺的操作主要包含针刺的深浅、强度和时间等，他们构成了针刺量效关系的主要成分。大量研究已证实，针刺的深浅和刺激强度不同引起的中枢神经机制和临床效应是有差异的。在针刺深浅和刺激强度中还包含了针刺起效非常重要的环节——"得气"。《灵枢·九针十二原》所记载的"刺之要，气至而有效"是传统针灸理论对经穴临床效应发挥与得气的经典阐述，经穴与非穴、不同经穴之间由于受到得气状态的不同可能影响临床效应的发挥。

3）穴位状态：现代研究表明，生理情况下经穴处于"沉寂"状态，疾病情况下处于"激活"状态；内脏病变时体表会出现以压痛为主的敏感点，这种敏化现象与治疗相关疾病的常用穴位关系密切，疾病状态时经穴效应特异性表现更为显著。由此推测，经穴效应特异性与穴位状态相关，穴位随着内脏功能的变化可从相对"沉寂"状态向相对"激活"状态转化，从而改变其特异性表现的功能强弱和大小。

二、经穴效应特异性的临床研究进展

2005 年至 2007 年，德国率先报道了一系列围绕经穴特异性效应开展的高质量随机对照试验，即著名的德国针灸临床试验（German Acupuncture Trials, GERAC）。GERAC 中包括偏头痛、慢性膝骨关节炎、下腰背疼痛和紧张性头痛共 4 个随机对照试验，共纳入 2100 余名患者。试验中均比较了真穴针刺与非穴浅刺/最小刺激量（minimal acupuncture）的临床效应，结果仅慢性膝骨关节炎一个试验中，经穴的临床效应优于非经非穴。此外，2005 年美国的一项纤维肌痛的 RCT 研究表明，真针刺在缓解疼痛方面与假针刺比较无显著性差异。2006 年报道了一项 1007 名膝骨关节炎患者的 3 臂试验，患者随机接受穴位针刺、非穴浅刺和基于指南的传统疗法治疗，结果显示相较于物理疗法和抗炎药治疗，针刺和假针刺都能改善膝关节功能，但针刺和假针刺组间无显著性差异。2008 年美国进行的一项研究表明，针刺经穴对慢性前列腺炎/慢性盆腔痛的男性患者症状的缓解程度为非穴针刺的两倍。

随着国际社会对针刺经穴特异性效应表示质疑的研究结果越来越多，中国科学家从 2006 年开始围绕"经穴效应是否存在特异性"这一科学命题也针对性地开展了一系列临床研究。180 例急性偏头痛针刺即时效应的研究结果表明，针刺少阳经脉的特定穴对急性偏头痛患者的镇痛效应分别优于取肢体远端的非经非穴的任意部位和于旁开两经之间所取的非经非穴的任意部位。712 例的功能性消化不良临床试验表明，针刺胃经特定穴、胃经非特定穴、俞募穴、胆经特定穴和口服伊托必利对功能性消化不良患者的应答率、对消化不良症状积分和生活质量的改善，均显著优于针刺非经非穴治疗；其中胃经特定穴的治疗应答率显著优于胃经非特定穴、俞募穴和口服伊托必利。2012 年发表的一项随机对照试验表明，在西医常规治疗的基础上针刺"醒脑开窍"经穴在降低缺血性脑卒中患者中风复发、提高患者自理能力和改善生活质量方面优于非经非穴。另一项 150 例多中心随机对照单盲试验中，针刺经穴在降低急性偏头痛患者疼痛强度和减少急性期药物使用方面优于非经非穴。2013 年报道的一项研究显示，电针经穴中髎与非穴比较在改善中重度前列腺增生患者的前列腺症状评分方面有显著优势。2014 年发表的 501 例原发性痛经临床研究报道，针刺三阴交在缓解原发性痛经患者疼痛强度方面显著优于针刺悬钟和非经非穴；同年发表的一项针刺治疗稳定性缺血性心脏病的 RCT 研究表明，针刺经穴较非穴假刺和等待治疗组对患者心脏自律功能改善有意义。一项长达 2 年随访期的电针预处理预防 PCI 后心肌损伤的 RCT 研究中，冠心病患者在接受 PCI 前 1～2 小时，分别接受电针经穴预处理或假电针预处理，结果电针较假电针能显著降低 cTnI 释放，预防患者在 PCI 治疗后出现的心肌损伤。

近年来，中国研究者报道的经穴效应特异性临床研究多以阳性结果为主，但西方国家的研究结果不尽一致。如德国在 2013 年发表了一项季节性过敏性鼻炎的 RCT，422 例患者随机接受针刺经穴加西替利嗪，非穴浅刺加西替利嗪和西替利嗪治疗，结果表明针刺与假针刺比较可提高患者疾病相关特异性生活质量，改善抗组胺药物使用。2014 年澳大利亚发表了一项针刺治疗慢性膝关节痛的 RCT 研究，282 例患者随机分为针刺组、激光针刺组、假激光针刺组和无治疗对照组。研究结果显示对于年龄超过 50 岁的中重度膝痛患者而言，不管是针刺还是激光针灸改善膝关节疼痛与功能的疗效均不优于假激光针灸。

对比分析国内外经穴特异性临床研究后，我们认为造成国内外研究结果有差异的原因可能与临床试验设计类型、对照组的选择、穴位配伍、针刺操作方法及针刺治疗中的非特异性影响因素等有关，还需继续以某一影响因素为切入点，深入的开展研究，以期更加系统、客观地阐释经穴效应特异性的科学内涵，揭示其表现规律。

三、经穴效应特异性的机制研究进展

随着神经影像技术的发展，PET-CT 和功能磁共振被广泛用于经穴特异性研究，以期通过挖掘经穴、非穴针刺后的神经响应特征，为阐释经穴效应特异性提供客观、可视的影像学证据。有研究以健康受试者为研究对象，观察针刺太冲、行间、内庭和非穴的中枢神经响应特征。研究发现针刺经穴和假穴对中枢的影响虽然有一定差异，但受试者脑血液动力学响应（BOLD 信号改变）情况、心理生理应答（感觉体验）大致相似。在同样以健康受试者为对象的另一研究中，电针与视觉相关的两个腧穴昆仑、光明和一个非穴，观察枕叶皮质 fMRI 信号的改变，研究发现电针刺激经穴和非穴之间无显著差异。随后，有大量学者继续以健康受试者为研究对象，分别从经穴与非穴（如足三里与非穴），不同经脉腧穴（如光明和交信，合谷、足三里和太冲）以及相同经脉不同腧穴（如太冲和中都）角度进行研究，均发现针刺经穴与非穴的中枢响应特征显著不同，经穴之间也表现为以功能为导向的中枢响应差异。

鉴于健康受试者的研究中针刺效应的观察以即时效应为主，且研究载体的局限，近年的研究已经转为以疾病患者作为研究对象，结合大脑功能局部一致性、局部功能网络、全局功能网络等多层次分析，深入探讨经穴效应的中枢特征。中国研究者在采用 PET-CT 发现与功能性消化不良病情密切相关的重点脑区基础上，对比观察针刺阳明经穴和非经非穴治疗对患者大脑葡萄糖代谢的影响。研究表明，与非穴相比，针刺阳明经经穴对 FD 患者临床症状和生活质量的显著改善与针刺经穴对自我平衡网络脑区功能的全面调节，与对脑岛、前扣带回、丘脑功能的靶向性调节有关。针刺阳明经穴与胆经经穴后比较 FD 患者大脑葡萄糖代谢后发现，不同经脉经穴均可引起感觉传导和内脏调节脑区的葡萄糖代谢变化，而对情感认知相关脑区的差异性调节可能是阳明经穴和胆经经穴临床疗效差异性的中枢机制。在另一项偏头痛的 PET-CT 研究中也发现，针刺经穴与非穴，针刺相同经脉的不同腧穴，偏头痛患者疼痛相关脑区的葡萄糖代谢水平存在显著不同。在针刺治疗偏头痛的 fMRI 研究中，对比观察针刺与疾病相关的经穴和与疾病无关的经穴对偏头痛患者脑功能的影响发现：针刺疾病相关经穴对偏头痛患者疼痛强度的显著改善与其可实现对前扣带回、脑岛等异常脑区的靶向调节和帮助重建疼痛网络的动态平衡有关。西方国家的研究者采用瘙痒、腕管综合征、肠易激综合征、膝骨关节炎等患者作为研究对象，也发现了针刺经穴与非穴比较，有显著的中枢神经响应特征，证实了经穴效应具有相对特异性，且经穴对疾病患者异常脑功能的中枢整合具有靶向性和整体调节的特征。

采用基于 ^{1}H 磁共振（nuclear magnetic resonance，NMR）的代谢组学技术分析针刺健康受试者的足阳明经穴主要影响能量代谢途径的血浆小分子代谢物；胆经经穴主要影响与脂代谢和运输相关的血浆大分子代谢产物，而膀胱经经穴对血浆代谢产物的影响不显著；在急性偏头痛模型大鼠的研究中发现，电针经穴较非穴可显著降低谷氨酸，升高血脂，调整偏头痛大鼠异常的血浆代谢水平；在溃疡性结肠炎的研究中，针刺大鼠足三里、天枢、上巨虚可对其脑皮质代谢物有明显影响，特别是对水溶性脑代谢物的影响更明显，对脂溶性代谢产物影响较小。其中，乳酸、磷酸肌酸、乙酰天冬氨酰谷氨酸、低密度脂蛋白、极低密度脂蛋白等代谢物是针刺经穴作用的关键代谢物；而针刺非经非穴对溃疡性结肠炎大鼠脑皮层代谢物的影响主要表现在氨基丁酸、缬氨酸等。研究均证实了针刺经穴与非穴、不同经脉腧穴表现出的代谢特征不同，经穴具有相对特异性。

经穴特异性的作用机制是科学阐释针刺科学性、有效性的重要环节。目前的研究虽取得了一些进展，但研究证据较为零散，缺乏系统性。今后应当充分利用系统生物学研究方法，从器官、细胞、分子等不同层次系统研究经穴特异性作用机制，深入分析经穴外周刺激的局部启动到靶器官响应，再到中枢整合路径中的信息传递转导和代谢通路的响应基因、应答蛋白、脑网络调控等。

参 考 文 献

1. Linde K, Streng A, Jurgens S, et al. Acupuncture for patients with migraine: a randomized controlled trial. Journal of the American Medical Association, 2005, 293 (17): 2118-2125.

2. Witt C, Brinkhaus B, Jena S, et al. Acupuncture in patients with osteoarthritis of the knee: a randomised trial. The Lancet, 2005, 366 (9480): 136-143.

3. Haake M, Muller HH, Schade-Brittinger C, et al. German Acupuncture Trials (GERAC) for chronic low back pain: randomized, multicenter, blinded, parallel-group trial with 3 groups. Archives Of Internal Medicine, 2007, 167 (17): 1892-1898.

4. Endres HG, Bowing G, Diener HC, et al. Acupuncture for tension-type headache: a multicentre, sham-controlled, patient-and observer-blinded, randomised trial. Journal of Headache and Pain, 2007, 8 (5): 306-314.

5. Assefi NP, Sherman KJ, Jacobsen C, et al. A randomized clinical trial of acupuncture compared with sham acupuncture in fibromyalgia. Annals of Internal Medicine, 2005, 143 (1): 10-19.

6. Scharf HP, Mansmann U, Streitberger K, et al. Acupuncture and knee osteoarthritis: a three-armed randomized trial. Annals of Internal Medicine, 145 (1): 12-20.

7. Lee SW, Liong ML, Yuen KH, et al. Acupuncture versus sham acupuncture for chronic prostatitis/chronic pelvic pain. American Journal of Medicine, 2008, 121 (1): 79 e71-77.

8. Li Y, Liang F, Yang X, et al. Acupuncture for treating acute attacks of migraine: a randomized controlled trial. Headache, 2009, 49 (6): 805-816.

9. Ma TT, Yu SY, Li Y, et al. Randomised clinical trial: an assessment of acupuncture on specific meridian or specific acupoint vs. sham acupuncture for treating functional dyspepsia. Alimentary Pharmacology and Therapeutics, 2012, 35 (5): 552-561.

10. Liu CZ, Xie JP, Wang LP, et al. A randomized controlled trial of single point acupuncture in primary dysmenorrhea. Pain Medicine, 2014, 15 (6): 910-20.

11. Shen PF, Kong L, Ni LW, et al. Acupuncture intervention in ischemic stroke: a randomized controlled prospective study. American Journal of Chinese Medicine, 2012, 40 (4): 685-693.

12. Wang LP, Zhang XZ, Guo J, et al. Efficacy of acupuncture for acute migraine attack: a multicenter single blinded, randomized controlled trial. Pain Medicine, 2012, 13 (5): 623-630.

13. Enblom A, Johnsson A, Hammar M, et al. Acupuncture compared with placebo acupuncture in radiotherapy-induced nausea-a randomized controlled study. Annals of Oncology, 2012, 23 (5): 1353-1361.

14. Wang Y, Liu B, Yu J, et al. Electroacupuncture for moderate and severe benign prostatic hyperplasia: a randomized controlled trial. PLoS One, 2013, 8 (4): e59449.

15. Brinkhaus B, Ortiz M, Witt CM, et al. Acupuncture in patients with seasonal allergic rhinitis: a randomized trial. Annals of Internal Medicine, 2013, 158 (4): 225-234.

16. Mehta PK, Polk DM, Zhang X, et al. A randomized controlled trial of acupuncture in stable ischemic heart disease patients. International Journal of Cardiology, 2014, 176 (2): 367-374.

17. Hinman RS, McCrory P, Pirotta M, et al. Acupuncture for chronic knee pain: a randomized clinical trial. Journal of the American Medical Association, 2014, 312 (13): 1313-1322.

18. Wang Q, Liang D, Wang F, et al. Efficacy of electroacupuncture pretreatment for myocardial injury in patients undergoing percutaneous coronary intervention: A randomized clinical trial with a 2-year follow-up. International Journal of Cardiology, 2015, 194: 28-35.

19. Fang J, Jin Z, Wang Y, et al. The salient characteristics of the central effects of acupuncture needling: limbic-paralimbic-neocortical network modulation. Human Brain Mapping, 2009, 30 (4): 1196-1206.

20. Kong J, Kaptchuk TJ, Webb JM, et al. Functional neuroanatomical investigation of vision-related acupuncture point specificity-a multisession fMRI study. Human Brain Mapping, 2009, 30 (1): 38-46.

21. Qin W, Bai L, Dai J, et al. The temporal-spatial encoding of acupuncture effects in the brain. Molecular Pain, 2011, 7: 19.

22. Liu P, Qin W, Zhang Y, et al. Combining spatial and temporal information to explore function-guide action of acupuncture using fMRI. Journal of Magnetic Resonance Imaging, 2009, 30 (1): 41-46.

23. Claunch JD, Chan ST, Nixon EE, et al. Commonality and specificity of acupuncture action at three acupoints as evidenced by fMRI. American Journal of Chinese Medicine, 2012, 40 (4): 695-712.

24. Li L, Liu H, Li YZ, et al. The human brain response to acupuncture on same-meridian acupoints: evidence from an fMRI study. Journal of Alternative and Complementary Medicine, 2008, 14 (6): 673-678.

25. Zeng F，Qin W，Ma T，et al. Influence of acupuncture treatment on cerebral activity in functional dyspepsia patients and its relationship with efficacy. American Journal of Gastroenterology，2012，107 (8)：1236-1247.

26. Zeng F，Qin W，Liang F，et al. Abnormal resting brain activity in patients with functional dyspepsia is related to symptom severity. Gastroenterology，2011，141 (2)：499-506.

27. Zeng F，Lan L，Tang Y，et al. Cerebral responses to puncturing at different acupoints for treating meal-related functional dyspepsia. Neurogastroenterology and Motility，2015，27 (4)：559-568.

28. Yang J，Zeng F，Feng Y，et al. A PET-CT study on the specificity of acupoints through acupuncture treatment in migraine patients. BMC Complementary and Alternative Medicine，2012，12：123.

29. Yang M，Yang J，Zeng F，et al. Electroacupuncture stimulation at sub-specific acupoint and non-acupoint induced distinct brain glucose metabolism change in migraineurs：a PET-CT study. Journal of Translational Medicine，2014，12 (1)：351.

30. Zhao L，Liu J，Zhang F，et al. Effects of long-term acupuncture treatment on resting-state brain activity in migraine patients：a randomized controlled trial on active acupoints and inactive acupoints. PLoS One，2014，9 (6)：e99538.

31. Zhao L，Liu J，Dong X，et al. Alterations in regional homogeneity assessed by fMRI in patients with migraine without aura stratified by disease duration. Journal of Headache and Pain 2013，14：85.

32. Napadow V，Li A，Loggia ML，et al. The brain circuitry mediating antipruritic effects of acupuncture. Cerebral Cortex，2014，24 (4)：873-882.

33. Maeda Y，Kettner N，Lee J，et al. Acupuncture-evoked response in somatosensory and prefrontal cortices predicts immediate pain reduction in carpal tunnel syndrome. Evidence-Based Complementary and Alternative Medicine，2013，2013：795906.

34. Chu WC，Wu JC，Yew DT，et al. Does acupuncture therapy alter activation of neural pathway for pain perception in irritable bowel syndrome：a comparative study of true and sham acupuncture using functional magnetic resonance imaging. Journal of Neurogastroenterology and Motility，2012，18 (3)：305-316.

35. Chen X，Spaeth RB，Retzepi K，et al. Acupuncture modulates cortical thickness and functional connectivity in knee osteoarthritis patients. Scientific Reports，2014，4：6482.

36. Wang Y，Wu QF，Chen C，et al. Revealing metabolite biomarkers for acupuncture treatment by linear programming based feature selection. BMC Systems Biology，2012，6 Suppl 1：S15.

37. Gao Z，Liu X，Yu S，et al. Electroacupuncture at acupoints reverses plasma glutamate，lipid，and LDL/VLDL in an acute migraine rat model：a (1) H NMR-based metabolomic study. Evidence-Based Complementary and Alternative Medicine，2014，2014：659268.

38. Wu Q，Yang Y，Zhao J，et al. Brain metabolism material basis of needling meridian acupoints and non-meridian non-acupoints for treating ulcerative colitis：a study based on 1HNMR metabonomics. Journal of Beijing University of Traditional Chinese Medicine，2014，37 (8)：572-577.

（赵 凌）

第二节 针刺手法的临床研究

从进针到出针，针刺手法几乎贯穿于针灸治疗的整个过程，其中针刺的补泻手法是治疗过程中最核心的环节，其作用尤为重要，是取得临床疗效的重要保障。针刺补泻是指在针刺得气基础上，采用适当的针刺手法补益正气或疏泄病邪，从而调节人体脏腑经络功能，促进阴阳平衡、恢复健康的针刺方法。

从《内经》时期开始，针刺补泻手法经历了由简单到复杂的发展演变过程，根据其手法操作术式简、繁不同等特点，补泻手法可以分为单式补泻手法和复式补泻手法，其中单式补泻手法包括提插补泻、捻转补泻、呼吸补泻、开阖补泻、迎随补泻、徐疾补泻和平补平泻；复式补泻包括烧山火、透天凉；此外，"飞经走气四法"是较为特别的复式补泻手法，包括青龙摆尾、白虎摇头、苍龟探穴和赤凤迎源。

一、单式补泻手法

（一）提插补泻

提插补泻是针刺治疗中最基本的操作手法。提插补泻主要依据实施提、插手法时用力轻重的变化区分补泻的针刺手法。针下得气后，先浅后深，重插轻提，提插幅度小，频率慢者为补法；针下得气后，先深后浅，轻插重提，提插幅度小，频率快者为泻法。提插补泻作为单式补泻手法中最基本的手法，临床运用广泛，各系统疾病均有运用。通过大量临床试验研究，发现提插补泻法对胃功能、皮肤温度、血清中吗啡样物质及氧分压等方面均有明显的影响，对风湿性关节炎、中风后吞咽困难、颈椎病、无菌性前列腺炎等有也很好的疗效。

神经系统：如徐瑞琦采用提插补法治疗阴虚风动证中风，治疗组和对照组各 30 人，治疗组和对照组取相同的穴位，以足阳明胃经为主，治疗组采用提插补法，对照组采用电针法，观察到治疗后总有效率提插补法治疗组高于电针对照组。王珑做头针快速提插捻转法为主治疗脑梗死上肢功能障碍的研究，通过对实验组神经功能缺损程度、上肢运动功能评定、脑梗死疗效评价及患者血液流变学指标的对比研究，结果表明，头针快速提插捻转法为主治疗脑梗死上肢功能障碍比普通头针刺法疗效更显著，能明显改善患者上肢的运动功能，促进脑梗死患者上肢的功能恢复。彭铎探究快速提插后溪穴对腰椎间盘突出症急性发作的镇痛疗效，将研究对象随机分成后溪提插组、热敷组、对照组，对照组电针腰部大肠俞，关元俞，肾俞，热敷组在电针基础上增予腰部局部热敷，后溪提插组给予后溪穴提插手法和电针，研究结果显示：后溪提插组相对热敷组和对照组，在首次治疗后镇痛持续时间比较长，改良 Ashworth 量表的评分改变较明显，即后溪提插手法组具有更持久的镇痛疗效，肌张力改善较明显。

消化系统：胡美满利用提插补法治疗虚证慢性胃炎，研究结果表明，提插补法能有效改善胃脘胀满或隐痛症状，使患者胃镜检查结果有明显好转。杜玥等用提插补泻手法针刺右侧足三里穴，观察胃、十二指肠溃疡患者的穴位血管容积脉搏波和肠鸣音的变化发现，用补法可使沿经穴位的血管容积脉搏波幅升高（血管舒张），泻法则降低（血管收缩）；补法引起肠鸣音减弱为主，泻法引起肠鸣音增强者远比补法组为多。

内分泌系统：魏凌霄等人发现针刺关元穴搓柄提插法辅助治疗有助排卵障碍性不孕症患者提升排卵率和受孕率。心脑血管方面：王舒等对风池穴行提插手法治疗椎-基底动脉供血不足，观察患者血流动力学，提插手法在针刺即刻对血流速度有一定的改善，右侧椎动脉（Right Vertebral Artery，RVA）的收缩期峰值流速（Stolic Velocity，SV）在针后

5分钟亦有改善，说明提插手法的效应发生较快，持续时间短。另外，有学者研究足三里穴不同频率提插补法对脾胃虚寒型患者的温度调节效应，研究结果表明：单式提插补法对胃腑温度的改变起效缓慢；提插补法频率在50次/分钟时的效果最为显著，且留针20分钟时的提插补法效果最为显著。

通过动物实验研究，证明针刺提插补泻对动物血清中超氧化物歧化酶（Superoxide dismutase，SOD）及丙二醛（Malondialdehyde，MAD）、激素、血浆内毒素、血清溶菌酶、血浆环核苷酸及其比值、睾酮有明显的影响，同时对针刺提插补泻如何影响动物的痛阈、神经纤维传导通路、胃功能等方面进行了延伸研究。

张氏等通过研究针刺提插补泻对肾阳虚家兔血清SOD、MDA的影响，发现针刺对肾阳虚家兔血清SOD、MDA具有明显的改善作用并且提插补法组明显优于提插泻法组。李氏等用提插补泻法对37只大量外源性糖皮质激素地塞米松注入雄性家兔进行治疗观察，发现单纯激素组动物体重增加明显，激素加泻法组体重下降明显，激素加补法组动物控制了体重的变化，针刺提插补泻手法未对血浆皮质醇及孕酮的下降起调节作用。刘氏通过研究提插补法、捻转补法和烧山火对阳虚大鼠血浆睾酮的影响，发现手法组与模型组有非常显著性差异，提示三种手法均能对雄性大鼠的下丘脑-垂体-睾丸性腺轴有良性的调节作用，并且烧山火手法比提插补法及捻转补法的效果好。有学者通过研究提插补泻家兔"足三里"穴对其神经纤维传入冲动及痛阈的影响，发现C类和A、B类纤维传入冲动在浅层占优势，提插补泻的作用信息是由外围神经传入脊髓经中枢水平的产生下行性调制作用，从而产生镇痛效应。许氏等在用提插补泻手法对家兔实验性胃节律紊乱的影响中，发现提插补法对胃节律过缓有调整作用，提插泻法对胃节律过速有一定的调整作用。

（二）捻转补泻

捻转补泻主要依据不同方向捻转时用力轻重的不同区分补泻手法的针刺手法。针刺得气后，在针下得气处反复施行捻转手法，拇指向前捻转时用力重（左转），指力下沉，拇指向后还原时用力轻，是为补法；拇指向后捻转时用力重（右转），指力上浮，拇指向前还原时用力轻，是为泻法。捻转补泻临床研究见诸于多种疾病，如高血压、脑卒中后偏瘫、失语、吞咽功能障碍等相关病症、面瘫、偏头痛、血管性痴呆等，均显示了良好的临床疗效。临床研究的重点集中在：①验证针刺的补泻效应；②探索捻转补泻操作的技术参数如捻转的方向、幅度、频率、力度等与效应之间的关系。绝大部分文献报道肯定了针刺捻转补泻手法的临床效应，但对捻转补泻的操作方法、各项技术参数尚存在较大争议。

申鹏飞等在捻转补法针刺人迎穴干预原发性高血压亚急症的效应的临床试验观察中发现，捻转补法针刺人迎穴在针刺后15分钟即有显著的降压效果，其效果可持续12小时。这项研究结果表明，使用捻转补法针刺人迎穴较对照组具有降压效果迅捷、稳定、持续时间长等特点。陈中观察了使用捻转泻法针刺太冲穴对原发性高血压即刻效应的影响，发现捻转泻法针刺太冲具有明显的降压效果，疗效显著优于对照组。乔胜楠研究表明，头针快速提插捻转法为主治疗中风后运动性失语能有效改善语言障碍，明显改善患者情绪抑郁或烦躁不安等兼证，其恢复语言功能效果优于传统针刺组。睢明河等将高血压患者随机分为不得气组、得气组、得气左转组和得气右转组，分别于针刺前、进针10分钟、起针即刻和起针10分钟测量血压，结果表明，与针刺前相比，针刺后各组血压明显降低；得气组、得气左转组、得气右转组的降压效果明显优于不得气组；得气组、得气左转组、得气右转组补之间的降压效果无显著性差异。这项研究结果表明，以针的捻转方向的不同来区分的捻转补泻手法即"左转为补，右转为泻"在本研究中未显示相应的补泻效应。李平等应用红外线热像技术，以 10 名健康志愿者作为受试对象，分别使用石氏捻转补泻针法、传统捻转补泻针法、大小刺激量捻转补泻针法及平补平泻法对其合谷穴进行针刺，并于实施手法后的即刻、手法后 10 分钟、20 分钟、30 分钟各测试拍照 1 次，动态观测各操作手法对人体皮肤温度场（温度分布）的影响。结果显示，泻法可以产生降温效应，而补法则可以产生升温的效应，且与其相对应的泻法比较有显著差异；留针无手法在针后即刻表现为降温，从针后 10 分钟到针后 30 分钟之间各点表现为升温，与针前相比，差异均无显著意义；平补平泻手法在实施手法 1 分钟后，所有时相表现为微弱的升温，与针前比差异无显著意义。针刺健康人的足三里穴也发现同样的效应，即补法升温，泻法降温。

另外，捻转补泻手法与补泻效应之间的正相关性尚有争议。手针针刺的补泻作用，因有效刺激强度的不同而异，一般来说，弱刺激产生的有效刺激量小，产生兴奋作用的时间长，可以纠正低下的功能状态，实为补法；强刺激产生的有效刺激量大，很快就进入抑制状态，可以抑制亢盛的功能状态，实为泻法，这具有普遍的规律。许建敏等认为捻转补法与泻法之间并不存在着轻重刺激之分；捻转补法与泻法之间捻转速度无差异；每捻转一次的时间，以及每捻转一次中轻手法的刺激时间和重手法的刺激时间，捻转补法与泻法之间基本上无差异。即补法和泻法之间无强弱刺激的差异。

众多实验研究表明，捻转补泻手法可以对胃溃疡指数、血清胃泌素、血浆前列腺素 E_2、外周血细胞计数、促红细胞生成素、血压、去甲肾上腺素等均具有调节作用。

郭永明等通过一系列研究发现，热补针法和捻转补法可显著降低溃疡指数，升高血清胃泌素，降低血浆前列素 E_2，并且能够改善慢性胃溃疡时胃窦黏液细胞的超微结构的病理变化，促进溃疡面愈合。关景芳等通过观察针刺小鼠"足三里"穴组织化学变化的实验发现，捻转补法可使针刺局部和胃组织能力代谢酶活性增加，能量生成增加，ATP 分解利用增加，提示组织器官功能增强。泻法的效果则反之。针刺补泻手法可能正是参与了物质和能力代谢过程而发挥着补虚泻实的作用。李茜在研究针刺捻转补泻手法对血虚证模型大鼠外周血红细胞数和血清促红细胞生成素的影响中发现，针灸可有效增加血虚证大鼠的红细胞数量和血清促红细胞生成素，且补法效果优于泻法。王丽和支建梅等通过大量实验发现，应激性高血压大鼠早期出现的脏器损害可通过针刺治疗修复。捻转补泻手法可有效调控应激性高血压大鼠的血压，以泻法的效果更佳。捻转补法可即刻使交感神经放电频率增加，大鼠血压升高；捻转泻法可即刻使交感神经放电频率减少，血压降低。捻转泻法能够降低血浆和下丘脑中 ET 含量，降低血清中去甲肾上腺素、5-羟色胺的含量，升高血浆和下丘脑中 NO 和 CGRP 含量，从而达到降低血压的目的。同时，血清中血管性血友病因子含量降低，说明捻转泻法可修复血管内皮的损伤。

（三）徐疾补泻

徐疾补泻是基本的补泻手法之一，是指针体在穴位内，依据穴位的深浅进内与退外动作的快慢和出针与按穴动作的快慢，以区别补泻的针刺手法。《内经》中所记述的针刺补泻法，以徐疾补泻法为基础。

当前在临床治疗中，徐疾补泻较少单独使用，多与其他补泻手法相结合而使用。徐疾补泻具有调和阴阳的作用，可以治疗各种虚寒证或实热证。徐疾补法可致针下热感，徐疾泻法可致针下凉感。因此，靳瑞认为徐疾补泻要达到的标准是，对临床虚性病者之体弱、神倦肢冷、脉微细等症，经针刺后，应有温暖、神充、脉起的好转现象，反之实性病者之头痛、身热、脉数的症状，经针刺后，便有痛止、体凉、脉缓、为病已失的现象。

通过临床试验研究发现徐疾补泻法对胃功能、皮肤温度、血流量等方面均有明显的影响，对中风偏瘫、腰椎间盘突出症、冠心病、胃病、郁证等也有很好的疗效。徐疾补泻临床研究见诸于多种疾病，如中风偏瘫、腰椎间盘突出症、冠心病等。临床研究主要集中在徐疾补泻手法与其他针刺治疗手法疗效的比较上。绝大部分文献报道肯定了徐疾补泻手法的临床效应，但对徐疾补泻的操作方法存在争议。

如周建伟在头皮针疗法中通过对比观察发现遵循"虚补实泻"辨证施治原则运用徐疾补泻手法治疗中风的疗效要比运用快速持续捻转法治疗优越。陈静操等采用顶颞前、后斜线，顶旁一、二线，用徐疾补泻法针刺，对 100 例中风偏瘫患者进行治疗，效果显著，且通过对照发现明显优于持续捻转的平针法。范均铭等以每搏血流量作为观察指标，研究徐疾补泻对中风患者下肢血流量的影响，结果表明补法使每搏血流量增加，泻法使每搏血流量降低。韩友栋等选择胸痹本虚证（冠心病心功能不全）患者为研究对象，观察了徐疾补泻对心功能影响，结果表明徐疾补泻手法能显著加强心脏功能。郑灿磊在针刺治疗腰椎间盘突出症的研究中，通过徐疾补泻治疗组与常规针刺治疗组的比较，发现徐疾补泻手法治疗在临床疗效、改善疼痛、改善患者主观症状和体征、中医症候等方面效果更显著。

此外，对于徐疾补泻的操作存在着争议，大部分人认为当从针刺进退速度的快慢、按闭穴位的快慢来区分补泻；而有学者通过考证认为，"徐"、"疾"当指患者针刺前后脉象的改变，即"徐而疾则实，疾而徐则虚"当理解为，使患者针刺前徐缓的脉象变为针刺后较为疾数的脉象则为补法，反之则为泻法。这一理解突破了原有的桎梏，有可能蕴含着一个针灸理论重要的突破点。

（四）迎随补泻

迎随补泻，进针时针尖随着经脉循行去的方向刺入为随，是补法；针尖迎着经脉循行来的方向刺入为迎，是泻法。迎随补泻最早见于《灵枢·九针十二原》："逆而夺之，恶得无虚，追而济之，恶得无实，迎之随之，以意和之，针道毕矣。"由于历代诸医家对《黄帝内经》见解不同，迎随具体之义和迎随之法各有不同发挥，迎随理论发展到现代则演绎出各种"迎随补泻法"，如调气迎随、子母迎随、候时迎随、纳支迎随、针向迎随、生成迎随、子午迎随、提插迎随等。因此，临床研究上，研究者采用的迎随补泻方法也各有其特点，不一而足。如有研究者运用"迎随补泻"平衡舒筋手法治疗中风后手痉挛，即根据十二经脉之气的行走方向，采用随以补虚、迎以泻实的补泻方法，结合"正气引邪，喎僻不遂"理论，通过补泻推拿手法作用于肢体屈肌侧和伸肌侧特定的穴位上，产生养血舒筋、活血通络的作用，从而使屈肌和伸肌的肌群间肌张力协调平衡，达到了缓解痉挛，恢复肢体功能的目的。有研究者运用迎随补泻针刺法治疗尿潴留，虚证取穴：关元、气海、肾俞、脾俞、三焦俞。针刺得气后，针尖顺其经脉，随而济之；实证取穴：阴陵泉、三阴交、中极、曲骨、膀胱俞。针刺得气后，将针尖逆其经脉，迎而夺之。结果痊愈占 52.5%，显效占 36.8%。亦有研究者研究迎随式穴位埋线治疗单纯性肥胖，补脾泻胃，"补脾"则进针时针尖顺着脾经的走行方向刺入，"泻胃"则进针时针尖逆着胃经的走行方向刺入，即埋线进针时针尖均朝向患者身体上部。研究结果表明迎随式穴位埋线在改善患者体重、三围尺寸和血脂等方面明显优于常规穴位埋线。裴廷辅等通过用迎随补泻法针刺百会穴对健康育龄妇女卵泡早期血浆中环核普酸含量的影响的观察，发现仅补法组血浆中环核苷酸含量呈现了明显的改变，cAMP 与 cGMP 均明显降低（$P<0.05$），其中 cGMP 尤为明显，因而 cAMP/cGMP 略呈升高趋向，认为针刺效应主要取决于接受刺激机体本身当时的功能状态即内因，作为外因的刺激条件只具有相对意义，还认为迎随补泻百会穴，造成了留针过程针体所在的空间位置不同，有可能影响不同的脏腑功能。

因此，依据经典中医针灸思维，规范迎随补泻的统一操作方法，验证其临床效应，探索其治病机制，是本补泻手法未来主要的研究方向。

（五）呼吸补泻

呼吸补泻是在应用针刺手法的同时配合患者呼吸的方法。最早见于《素问·离合真邪论》："吸则内针，候呼乃去，大气皆出，故命曰泻；呼尽内针，候吸引针，气不得出，令神气存，大气留止，故命曰补。"即气入针入，气出针出为泻；气出针入，气入针出为补。历代各个医家对呼吸补泻又有所发挥，如高武的呼吸补泻要求患者自然呼吸，行补法时患者鼻吸气，口呼气，在呼气时进针，得气后经行针留针在吸气时将针拔出，行泻法时患者鼻呼气，口吸气，在吸气时进针，得气后经行针留针在呼气时将针拔出。

古人很早就十分重视呼吸对人体气机的调节作用，认为呼吸是气血运行的动力，是人体生理和病理的外在表现。《灵枢·天年》中曰："呼吸微徐，气以度行。"《灵枢·痈疽》中也说："阴阳已张，因息乃行。"（"阴阳已张"指阴阳经脉，营卫气血已充盛）《灵枢·邪客》曰："宗气积于胸中，出于喉咙，以贯心肺，而行呼吸焉。营气者，泌其津液，注之于脉，化以为血，以荣四末，内注五脏六腑，以应刻数焉。"心主血脉，肺主气，诸此都说明了呼吸和气血经脉的密切关系，呼吸是气血运行的动力。在《灵枢·五十营》中，更介绍了经脉之气随呼吸而在人体内营运的情况："故人一呼，脉再动，气行三寸，一吸，脉亦再动，气行三寸，呼吸定息，气行六寸。十息，气行六尺，日行二分……一万三千五十息，气行五十营于身，水下百刻，日行二十八宿，漏水皆尽，脉终矣。"经脉之气随呼吸在经脉中有规律地循环无端的运行，经脉中主要营运的是气血，因此呼吸和经脉气血的运行有很密切的关系，针刺补泻目的是泻邪补正以使气血阴阳平衡。

呼吸补泻的临床研究主要集中在缺血性脑中风、痛症方面。如田福玲采用阴阳对刺呼吸补泻法治疗缺血性脑中风患者，阴经取足五里、血海、阴陵泉、三阴交等；阳经取髀关、梁丘、阳陵泉等，运用呼吸补法，每天 1 次，治疗 28 天。对比治疗前，研究结果表明，上述疗法对缺血性脑中风患者可以提高髋-膝-踝关节的屈伸角度、改善下肢功能、平衡重心轴等作用。郑微针刺应用呼吸补泻治疗呃逆观察发现一般单纯针刺治疗呃逆，将呃逆按程度分为轻、中、重度，采用 3 组针刺取穴应用呼吸补泻治疗，收效显著。蒋帅选取阳辅穴应用呼吸补泻手法治疗偏头痛，急性发作期采取泻法，缓解期采取补法，治疗 3 次以后，患者疼痛发作次数明显减少，发作时疼痛程度明显减轻。范玲玲观察呼吸补泻法与针刺治疗自主神经功能紊乱的临床疗效，通过在呼气时进针，吸气时出针，行补法使交感神经得到明显的抑制，有效调整了交感神经功能偏亢的反应。

目前，有关呼吸补泻的临床研究报告数量较为稀少，而且研究的质量不高，样本量小，缺乏严格的随机对照，手法欠规范统一，因此研究结果缺乏说服力。呼吸补泻的效应机制尚无明确报道。

（六）开阖补泻

开阖补泻，即在出针时闭按针孔或摇大针孔，以区分补泻手法。开阖补泻的操作《内经》中有多处论述，如《灵枢·九针十二原》："补曰随之……去如弦绝，令左属右，其气故止，外门已闭，中气乃实。"即是在右手持针退出针穴时，迅速用左手按闭针孔，以闭阖外门，是为开阖补泻的补法操作。"泻曰必持内之，放而出之，排阳得（出）针，邪气得泄。"这里，"放而出之，排阳得针"，即是出针时摇大针孔，以开泄邪气，是为开阖补泻的泻法操作。除此之外，《素问·刺志论》中曰："入实者，左手开针空也。入虚者，左手闭针空也。"《灵枢·终始》："一方实，深取之，稀按其痏，以极出其邪气。一方虚，浅刺之，以养其脉，疾按其痏，无使邪气得入。"这里也提到出针后不按闭针孔，为开阖补泻的泻法操作；出针后迅速按闭针孔，是开阖补泻的补法操作。前面有述，在《素问·针解篇》中对"徐疾"的解释，就包含了留针和开阖补泻的操作，如"徐而疾则实者，徐出针而疾按之。疾而徐则虚者，疾出针而徐按之"。疾按针孔为补，徐按针孔为泻。开阖补法时按闭针孔，是为了不让正气随针孔（古语称痏）发散于外；而泻法是在出针后不按闭针孔，以使邪气随针孔发散而排出体外，从而达到泻法的效用。

临床上很少单独使用，多将开阖补泻法与徐疾补泻等法配合使用。有学者对开阖补泻的量效关系进行了初步研究，认为：开阖补泻之补法（阖法）的主要操作为按压针孔，其影响因素初步设定为以下两点：①受按压时间影响，以秒为单位；②受按压力度影响，力度大小以医者和患者双方感受为标准。而在一般按压力度均匀的情况下，以按压时间为首要决定因素；同时，开阖补泻之泻法（开法）的主要操作为摇大针孔，其影响因素初步设定为以下三点：①受摇动时间影响，摇动时间＝圈数×频率；②受摇动幅度影响，摇动幅度即针身与皮肤的固定角度；③受摇动方向的影响，可分为顺时针方向和逆时针方向。其中在其他两个因素的相对固定的情况下，又以摇动时间为首。因此可以说，开阖补泻的首要决定因素为施术时间，在控制其他影响因素的基础上，探索开阖补泻的量效关系以施术时间长短为切入点较适宜。施术时间长短是影响针刺开阖补泻量效关系的首要决定因素。但有关开阖补泻的临床研究及效应机制研究尚未见报告，有待进一步开展临床试验。

二、复式补泻手法

（一）烧山火

"烧山火"手法源于《素问·针解篇》中"刺虚则实之者，针下热也，气实乃热也"。《金针赋》中首先提到了"烧山火"的名称，其后《针灸大成》和《针灸问对》又提出了比较完整的操作原则。操作方法：将腧穴的可刺深度，分作浅、中、深三层（或天、人、地三部），针至浅层得气，再先浅后深，逐层（部）施行紧按慢提法（或捻转补法）九数；然后一次将针从深层退至浅层，称之为一度（三进一退）。如此反复施术数度，待针下产生热感，即留针于深层。进出针时可结合呼吸补泻、开阖补泻一起操作。如呼气时进针、插针，吸气时退针出针，出针后迅速扪闭针孔；进针时还可以辅助使用押手重切。这些均有助于提高手法操作成功性。

"烧山火"针法报道的可治疗疾病共有30余种，涉及骨骼与肌肉、呼吸、泌尿生殖、神经、精神和行为障碍、内分泌、循环、肿瘤、消化等八大系统疾病，如颈椎病、面瘫、腰椎间盘突出、痛经、不孕、腹泻、胃痛、胃下垂等病证，报道均显示了良好的临床疗效。

有实验发现"烧山火"手法后局部皮肤温度和深部温度显示上升趋势，但与血流速度没有关系，且医生暗示、患者自身心理作用无关。但亦有学者证明皮肤温度升高是周围血管舒张所引起的。

"烧山火"可以使"针下热"的原理有部分学者进行了探讨。赖章辉等通过实验研究，发现"烧山火"针刺之后，家兔血浆及下丘脑组织离子含量的变化：除 Cl^- 外，K^+、Na^+、Ca^{2+} 均有非常显著性差异，且有 Na^+、Ca^{2+} 含量的降低，二者有显著性差异（$P<0.05$），提示针法组通过降低 Na^+ 含量而使 Na^+/Ca^{2+} 比值下降，说明 Na^+ 下降程度高于 Ca^{2+}。陆瘦燕等实验表明："烧山火"针法使尿中肾上腺素、去甲肾上腺素及总 17-羟类固醇含量有不同程度的增高趋势，由此可以推断出血中此类激素必然成升高趋势。前述的激素属于 G 蛋白耦联受体，具体机制为，肾上腺素、去甲肾上腺素及总 17-羟类固醇等激素作为第一信号，与 G 蛋白耦联受体结合，此时 G 蛋白构型改变，α 亚基与 GDP 亲和力下降，释放 GDP，与 GTP 结合，与 βγ 亚基解离，成为活化状态的 α 亚基，活化 G 蛋白的 α 亚基主要作用于生成或水解细胞内第二信使的腺苷酸环化酶（AC），改变第二信使的浓度，第二信使会激活蛋白激酶，使功能蛋白磷酸化，此时肾上腺素、去甲肾上腺素及总 17-羟类固醇等激素会发挥生物学效应，收缩内脏血管，舒张肌肉与血管，受刺者便会有热感的出现。

（二）透天凉

透天凉手法源于《素问·针解篇》"满而泻之者，针下寒也，气虚乃寒也"，也缺少具体的操作方法与名称，具体操作方法见于《金针赋》，且明确了其针感要求。其操作如下：将腧穴可刺深度分作浅、中、深三层（或天、人、地三部），针至深层得气；再先深后浅，逐层（部）施行紧提慢按（或捻转泻法）六数；然后一次将针从浅层进至深层，称之为一度（一进三退）；如此反复施术数度，待针下产生凉感，即留针于此。进出针时可结合呼吸补泻、开阖补泻一起操作。如吸气时进针、插针，呼气时退针出针，出针时摇大其孔，不扪其穴；进针时控制押手轻压腧穴。这些均有助于提高手法操作成功性。

透天凉手法有泻阳退热作用。通过施行手法，使阴气渐盛，凉感渐生，邪热得消，而起到泻实的作用。临床适用于实热火邪、痰热内盛所致的中风痹证、痈肿、丹毒、咽喉肿痛、腹痛、高热等实热证。"透天凉"针法临床研究报道主要集中在各种热证上，如疟疾高热、热痹、呼吸道感染导致高热等病证。上述报道表明"透天凉"针法具有较明显的临床疗效。

高英起用透天凉手法治疗疟疾高热，用青蒿琥酯片作为对照组，24 小时内体温正常率及平均退热时间有显著性差异，治疗组明显低于对照组。沈巍用"透天凉"手法加针刺放血治疗呼吸道感染引起的高热，30 例中显效 16 例，有效 13 例，无效 1 例，显效组平均 2.5 小时开始降温。说明对于呼吸道感染引起的高热，透天凉加放血疗法疗效肯定。李钦勇等用透天凉手法配合运动针法针刺患侧阳陵泉治疗肩周炎，100 例中，痊愈 40 例，显效 32 例，有效 10 例，无效 18 例，总有效率为 82%。

古今文献均记载，烧山火、透天凉手法操作后可以使身体局部或整体产生热感或凉感。有学者采用红外线图像法观察烧山火、透天凉手法所产生的效应，部分患者确实可以产生热感或凉感。但也有学者发现在完全没有心理暗示的情况下，施以烧山火、透天凉手法后，难以取得预期的热感或凉感。因此，烧山火、透天凉的热感或凉感效应与主观的心理暗示之间的关系仍值得进一步探讨。

综合当前关于烧山火、透天凉的研究，尚存在诸多问题：①流派众多，各家透天凉的操作手法不尽统一，不同作者各自报道了自己所用透天凉法的有效率，相互间缺乏可比性，降低了研究结果的说服力。操作无规范标准，且其操作讲求一定的技巧，具有一定的难度，因此目前在针灸临床中的运用受到一定限制，不利于大规模的推广。②关于烧山火、透天凉法的系统研究极少，目前主要以零散的个案报道为主。研究中也存在着诸多问题：缺乏严格的随机对照，评价标准欠客观，未能完全排除心理暗示效应等。因此，今后研究的方向应着力解决存在的问题，更合理、客观地评价透天凉手法，继承和发扬中医的精髓。

三、飞经走气四法

"飞经走气"针法首载于明·徐凤《金针赋》："若夫过关过节催运气，以飞经走气，其法有四。"即青龙摆尾、白虎摇头、苍龟探穴、赤凤迎源。用于治疗经络气血壅滞之证，或促进关节附近针刺得气的针刺手法。四法的临床研究在针刺手法的研究中较为少见，几乎集中在疗效的验证上。通过对近几年文献的总结，青龙摆尾法主要用于治疗网球肘、脏躁、坐骨神经痛、颈椎病、落枕等疾病；白虎摇头法用于治疗梨状肌综合征、原发性高血压等疾病；苍龟探穴法治疗肱骨外上髁炎、臀上皮神经损伤、腹泻型肠易激综合征、慢性萎缩性胃炎、膝关节骨性关节炎、脑卒中后腕手功能障碍、坐骨神经痛等；赤凤迎源法临床治疗肩关节周围炎、急性踝关节扭伤、脑卒中后肩手综合征等。在上述报道中，均表明飞经走气四法的临床疗效优于普通针刺疗法。

"飞经走气"为"通经接气大段之法"，在"关节阻涩，气不过者"时，运用这些手法以促使得气感应通经过节而达病所。青龙摆尾为浅部催气、行气法，所谓"行卫也"，刺激较为温和，兼有补的作用；白虎摇头为深部催气、行气法，所谓"行荣也"，刺激较之青龙摆尾为强，兼有泻的作用；苍龟探穴有上下催气、四方搜气的作用，使经气由浅入深，向四方流通扩散，为四法中刺激强度最大的手法；赤凤迎源为上下、浅深搜气和行气法，其刺激强度比苍龟探穴轻。

在临床作用方面，大部分学者认为，飞经走气四法具有松解粘连，调整各肌群之间的力学平衡，缓解肌肉紧张牵拉状态，改善局部缺血缺氧，消除无菌性炎症以缓解或消除疼痛等作用，以促进机体恢复功能，达到舒筋活络，通痹止痛之功。

综上所述，在针刺手法研究方面，主要集中在验证针刺手法与临床效应上，但存在诸多不足。首先，各种针刺手法的操作方法欠规范统一，导致同一种针刺手法的不同临床研究报告缺乏可比性。其次，研究质量偏低，缺乏多中心、大样本的严格的临床随机对照试验报告。因此，在未来的研究中，首先应遵循中医经典针灸的思维，对各种针刺手法进行统一，并对每一针法的规范操作进行分解，设置可控的观察参数，设计多中心、大样本的严格随机对照试验，深入细致地研究针刺手法的量效关系。

参 考 文 献

1. 徐瑞琦. 提插补法治疗阴虚风动证中风的临床观察. 广州：广州中医药大学，2009：8-18.

2. 王珑. 头针快速提插捻转法为主治疗脑梗死上肢功能障碍的研究. 哈尔滨：黑龙江中医药大学，2004：20-33.

3. 彭铎，马朝阳，王艳富. 针灸治疗腰椎间盘突出症急性发作的疗效观察. 湖北中医杂志，2011，33（9）：66-67.

4. 胡美满. 提插补法治疗虚证慢性胃炎疗效观察. 广州：广州中医药大学，2009：14-21.

5. 杜瑚，梁楚京，何智明. 穴位血管容积、肠鸣音与经络感传现象的关系. 广东医学资料，1978，Z1：39-43.

6. 魏凌霄，周剑萍，许曙，等. 针刺关元穴搓柄提插法促排卵临床疗效观察. 中华中医药杂志，2010，25（10）：1705-1707.

7. 王舒，周颖，李军，等. 风池穴提插手法对椎-基底动脉供血不足患者血流动力学的影响. 针灸临床杂志，1997，13（11）：24-26.

8. 治丁铭. 足三里穴提插补法对脾胃虚寒型患者的温度调节效应研究. 长春：长春中医药大学，2011：16-30.

9. 张轶，姜云武，汤晓云，等. 针刺提插补泻对肾阳虚家兔血清 SOD、MDA 的影响. 云南中医中药杂志. 2005，26（3）：41-42.

10. 李万瑶，梁楚京，梁志伟，等. 针刺提插补泻手法的动物实验研究. 针刺研究，1993，18（4）：285-288.

11. 董善京，孟丹，周柏仁，等. 不同凉泻针刺手法对致热大鼠血浆内毒素水平影响的实验研究. 河南中医药学刊，2001，16（6）：20-21.

12. 刘温丽. 针刺提插补泻足三里对血虚证模型家兔红细胞计数、血红蛋白量的影响. 北京：北京中医药大学，2013：43-62.

13. 霍刚. 手针和电针足三里对腰髓背角神经元放电的影响. 北京：中国中医科学院，2006：27-40.

14. 许冠荪，郭原，张群群，等. 针刺补泻手法付家兔实验性胃节律紊乱的影响. 安徽中医学院学报，1992，11（2）：36-39.

15. 申鹏飞，卞金玲，孟志宏，等. 捻转补法针刺人迎穴干预原发性高血压亚急症的效应观察. 上海针灸杂志 2010，29（2）：71-73.

16. 陈中. 太冲穴针刺捻转泻法对原发性高血压即刻效应影响的临床研究. 北京：北京中医药大学，2013：26-47.

17. 乔胜楠. 头针快速提插捻转法为主治疗中风后运动性失语的临床研究. 哈尔滨：黑龙江中医药大学，2009：24-36.

18. 睢明河，王朝阳，马文珠. 针刺曲池穴得气和捻转补泻手法对原发性高血压患者血压的影响. 中医药信息，2012，29（3）：87-90.

19. 李平，关卫，王芳，等. 捻转补泻手法针刺足三里穴对脘腹部皮肤温度的影响. 天津中医，2002，19（4）：51-54.

20. 许建敏，徐向东，刘炎. 从针刺刺激参数探讨补泻手法与轻重刺激的关系. 针灸临床杂志，1997，13（1）：26-27.

21. 郭永明，梁宪如，邱桐，等. 不同针刺手法对醋酸型胃溃疡大鼠溃疡指数及血清胃泌素水平的影响. 天津中医学院学报，2001，20（4）：27-28.

22. 王芳. 石氏捻转补泻手法对健康小鼠"足三里"穴位局部及远端能量代谢相关酶类影响的实验研究. 天津：天津中医药大学，2001：87-101.

23. 李茜. 针刺捻转补泻手法对血虚证模型大鼠外周血 RBC、EPO 影响. 北京：北京中医药大学，2010：20-37.

24. 王丽，支建梅，王朝阳，等. 捻转补泻手法对应激性高血压大鼠 ET、NE 和 5-HT 的影响. 北京中医药大学学报，2014，37（10）：681-685.

25. 余谨. 靳瑞学术思想和临证经验传承暨颤三针治疗帕金森病的研究. 广州：广州中医药大学，2006：81-88.

26. 周建伟. 头针徐疾补泻法与捻针法治疗中风对比观察. 中国针灸，1997，3（4）：139-140.

27. 陈静操，江永生，谌业华，等. 头皮针徐疾补泻法对中风偏瘫的临床疗效观察. 泸州医学院学报1989，12（1）：23-28.

28. 范均铭，郝长源，李秋风. 针刺徐疾补泻法对中风患者下肢血流量的影响. 上海针灸杂志，1990，2（2）：5-6.

29. 韩友栋，乔进，董默勋等. 徐疾补泻手法对冠心病患者心功能的影响. 中国针灸，1995，5：26-28.

30. 郑灿磊. 徐疾补泻法针刺腰夹脊穴治疗腰椎间盘突出症的临床研究. 湖北：湖北中医药大学，2013：2-22.

31. 李振华，周慎. "迎随补泻"平衡舒筋手法治疗中风后手痉挛经验. 环球中医药，2013，6，（3）：203-204.

32. 余腊梅. 迎随补泻针刺法治疗尿潴留38例. 湖南中医杂志，1999，3：36.

33. 黄萍. 迎随式穴位埋线治疗单纯性肥胖临床观察. 实用中医药杂志，2013，29（6）：467-469.

34. 裴廷辅，姚晓琳，张丽华. 针刺补泻百会穴对健康育龄妇女卵泡早期血浆中环核苷酸含量的影响. 中国针灸，1992，1（36）：36-38.

35. 田福玲，李旗，刘国荣，等. 阴阳对刺呼吸补泻法对脑中风患者下肢平衡功能的影响. 中国针灸，2014，34（11）：1047-1050.

36. 郑微，马英. 针刺应用呼吸补泻治疗呃逆临床体会. 针灸临床杂志，2006，22（11）：25-26.

37. 蒋帅. 阳辅穴呼吸补泻手法治疗偏头痛临床研究. 山东中医杂志，2015，34（4）：268-269.

38. 范玲玲，张博. 呼吸补泻法与针刺治疗植物神经功能紊乱的临床应用. 中医临床研究，2014，6（22）：29-30.

39. 赖章辉. "热补、凉泻"针法的源流及其学术价值. 广州：广州中医药大学，2011：1-24.

40. 陆瘦燕，周才一，万叔援，等. "烧山火"、"透天凉"两种针刺手法对体温和某些体液成分的影响. 上海中医药杂志，1965，9：33-36.

41. 高英起. 针刺透天凉治疗疟疾高热154例疗效观察. 浙江创伤外科，2003，8（6）：392-393.

42. 沈巍. 针刺放血治疗呼吸道感染引起高热30例. 吉林中医药，2007，27（3）：35-36.

43. 李钦勇，管振江. 针刺阳陵泉治疗肩周炎. 山东中医杂志，2003，22（3）：141.

（唐纯志）

第三节 针刺得气的研究

一、得气的理论基础

"得气"一词首见于《内经》。《素问·离合真邪论》描述"吸则内针，无令气忤，静以久留，无令邪布；吸则转针，以得气为故"；《灵枢·终始》亦云："男内女外，坚拒勿出，谨守勿内，是谓得气。"针灸临床非常强调得气感，因为它是针灸作用发挥的首要条件。"十一五"国家规划教材《针灸学》谓："得气，古称气至，近又称针感，是指毫针刺入腧穴一定深度后，施以提插或捻转等行针手法，使针刺部位获得经气感应。"另有教材持有相同观点：得气，古称"气至"，近又称"针感"。

（一）得气的概念与内涵

对于得气的概念与内涵的理解，首先要区分得气、针感、气至三者之间的关系。欧阳八四学者认为，得气、针感、气至严格来说三者之间有一定的区别。从临床上看，针感有自觉与他觉两方面的指征：自觉，是指受术者针刺部位的感觉，主要有痛、胀、酸、麻、重、凉、热、触电感、蚁行感等，以及这些感觉的循经上下传导；他觉，是指施术者的针下体会，《标幽赋》对此作了极为精辟的论述："轻滑慢而未来，沉涩紧而已至……气之至也，如鱼吞钩饵之沉浮；气未至也，如闲处幽堂之深邃。"只是这些强调的都是感觉，而忽视了一些现象，如得气时有的患者会出现局部或沿经脉循行部位的汗出、红晕、汗毛竖立、红线、白线、皮丘带等现象，甚至有人研究时发现对侧经脉的感觉异常，这些感应也属于得气范畴之一，此为得气的形态学上的改变。从《内经》上看，得气也非仅指针刺时所取得的针感，它还包括针刺施行补泻手法"调气"后的"气至"。如《素问·离合真邪论》所云补"以气至为故"。

《灵枢·邪客》云："邪得淫佚，真气得居。"更是从邪去正至的关键上来论述得气，则得气的含义更为广泛。针感只是得气的表现形式之一，当然它是得气最重要的表现形式，也是判断是否得气的重要标志。此外，张芳学者也认为针感并不是我们所谓的气至、得气，并认为气至是对针效的判断，而非简单等同于针感。针刺"气至而有效"，是要从治疗效果上看出气至的效果。得气的4种含义：①"得气"是得经气；②"得气"是邪气必去，正气必复；③"得气"是得脾气；④"得气"是针下感知到邪气。得气是针灸治疗的最终目的，得气的含义不等于针感、气至，而是包含了针感与气至二者在内的一个过程。

（二）得气的实质

提及得气的实质，近现代研究从针感入手进行深入研究。20世纪70年代，在活体上结合"针感"定位，对穴位作形态学观察，结果见到小血管、神经束、神经干、神经末梢（环层小体）、肌梭、肌肉。这些实验结果也可以解释为上述各种组织里均含有痛、温觉神经纤维。此外，在研究针感产生的生理结构过程中发现，不同性质针感并不是与深部感受器相对应的，即一种组织可产生不同针感，而相同性质的针感可由不同组织产生。由于穴位在全身的分布不同，不同位置的深部感受器有所不同，因而应以相应性质的某种出现频次高的针感为主。不同组织产生某种性质针感的频次是不同的。上海针灸经络研究所发现，在针麻条件下，取患者的不同组织进行针刺，观察到刺激血管、神经、肌肉、肌腱及骨膜等都可引起酸、麻、重、胀等多种类型的感觉，只是刺激不同组织时所引起的各种感觉及其所出现的频次不一样：如刺激神经干多数引起麻感；刺激肌腱、骨膜多数引起酸感；刺激肌肉多数引起酸、胀感；刺激血管多数引起痛感。西安针灸麻醉研究室发现，他觉针感的产生是由肌电发生引起梭外肌收缩引起，而有针感时不一定有肌电产生，这可能是由于结缔组织缠住针身所致。20世纪90年代研究"得气"结果表明，针灸作用的外周传入途径可能是支配相应穴位的躯体感觉神经，而对传入纤维的类别看法不一致。一种意见认为：针刺可兴奋Ⅰ、Ⅱ、Ⅲ、Ⅳ类纤维；另一种意见则认为传递"针感"信息主要是Ⅱ、Ⅲ类纤维，两种意见均未肯定究竟是哪一类神经纤维主宰了"针感"。21世纪进一步研究发现，不同性质的针感是由不同类型的神经纤维传导所致，酸感、钝痛、热感主要是由慢传导纤维 Aδ 和 C 纤维传递，麻木及麻刺感是由 A、β 纤维传递，压感是由多种类型

的神经纤维传导，而且神经的分布与组织结构也是密切相关的，如肌腱层分布着较多的
Aδ和C纤维。由此可见，针刺刺激深部感受器，通过支配该感受器的神经反射入神经中
枢，经整合而产生不同针感。

（三）得气的要领

古人认为气至是针刺获得疗效的必要条件，并总结出针刺不得气的一些原因，诸如针
刺手法医者取穴、患者病情、患者体质、针刺环境等，同时提出了诸如治神、守神等促使
得气的要领，甚至还探索出了催气、候气、守气和行气等操作方法，努力使针刺得气，力
求治疗气至而有效。针刺的手法、医者辅助催气行气以及患者的个体敏感差异，都是得气
与否的关键因素。

得气与否首先要看患者的自主感觉，除了"酸、麻、重、胀"外，也可有寒、热等感
觉形式。《素问·针解》中记载："刺虚则实之者，针下热也，气实乃热也。满而泄之者，
针下寒也，气虚乃寒也……刺实须其虚者，留针阴气隆至，乃去针也。刺虚须其实者，阳
气隆至，针下热乃去针也。"其次，还要掌握医者手下的感觉。明·马蒔在《黄帝内经灵
枢注证发微》注："盖邪气之来，其针下必紧而疾；谷气之来其针下必徐而和，可得而验
者也。"都提示在针下感知邪正之气。此外，内经中记载还可根据患者的脉象，来观察得
气与否，《灵枢·终始》说："所谓气至而有效者，泻则益虚，虚者脉大如其故而不坚也。
坚如其故者，适虽言故，病未去也；补则益实，实者脉大如其故而益坚也，夫如其故而不
坚者，适虽言快，病未去也。故补则实，泻则虚，痛虽不随针，病必衰去。"

在某些情况下，医者的感觉与患者的感觉会产生不一致的情况，这是由于人们体质的
差异和经络敏感性的不同。《灵枢·行针》早已指出"神动而气先针行"、"气与针相逢"、
"针已出，气独行"、"数刺乃知"。如果出现这些现象，则不能单独依赖病者的感觉去衡
量，要根据医者的感觉来衡量。

二、得气的临床应用进展

（一）得气研究在常见病症中的应用

早在1999年，杜元灏教授的团队就对具有代表性的针灸临床专著中的针灸适应证进
行了研究。对其中针灸临床研究的论文按一定的标准进行了收集、归纳、分析，最终获得
了针灸病谱461种，其中西医疾病338种，西医症状73种，中医病证50种。按照世界卫
生组织制定的疾病和有关健康问题的国际统计分类目录，根据针灸临床病谱的特点，将针
灸临床病谱划分为16类，并对每一个病种报道的频次进行统计分析，初步对针灸临床常
见病进行了等级划分，获得了针灸等级病谱。因此，在明确针灸治疗疾病谱的基础上，针
对得气研究在常见病症中的应用显得尤为重要。其中，针灸在痛症中的应用历史悠久，疗
效显著已被世界医学界所公认。痛症所包含的疾病多种多样，如何确保针灸镇痛疗效，实
现针灸疗效的可重复性、可验证性，仍是摆在临床针灸医师面前的难题。熊瑾等通过对代
表得气的指标与痛经疗效的指标做典型相关分析发现，总得气程度、总得气穴位数与针刺
疗效之间的相关系数均较大，即两者对针刺疗效的贡献度较大，表明得气与针刺疗效之间
的关系较为密切，且针刺治疗原发性痛经的疗效能够很好地由患者的得气状况来预测，并
明确了得气的评估方法：医生施针时，嘱咐患者记录得气时的感觉（包括酸麻，压迫，
胀，燃烧，刺感，痛，重，冷，放射感），并对感觉的程度按照0～4分进行评估。此外，

朱荣英根据临床实践并发现总结针刺得气是镇痛的要素，得气镇痛以神为本，针刺得气必赖押手等值得借鉴的临床经验。

（二）得气研究在针刺手法中的应用

丁光宏等学者运用研制的临床针灸针体实时受力监测系统，通过实时定量检测手段和频谱分析方法得到了临床常用 6 种针刺手法的运针主频率，分别检测了在人活体（得气状态）和新鲜猪肉（非得气状态）上运用提插和捻转等 6 手法时针体的受力状况。结果表明，在人体曲池穴上运用这些基本针刺手法的主频率参数较为集中，范围在 $0.60 \sim 1.80Hz$，平均值约为 $1.20Hz$。补法与泻法在主频率上有较大的差异。在人体上的主频率平均值约为 $1.20Hz$，在猪肉上的仅为 $0.50Hz$ 左右，差异有显著性意义（$P < 0.05$）。因此，$1.20Hz$ 这个频率平均值可以认为是一个有规律的得气指标和参数。此研究另辟蹊径，并为得气研究在针刺手法中的应用提供了一定的科学依据与理论基础，同时引发后续研究得气在针刺手法中应用的启示与思考。

（三）得气研究在特色针灸疗法中的应用

医学在迅速发展，针灸学也在日新月异，各种特色疗法及针灸新思维、新理论层出不穷，在临床中大放异彩。其中，得气研究在特色针灸疗法中的应用也被众多医家所关注，并对针灸得气的理论诠释及实际应用呈现出多元化趋势。陈日新教授长期从事腧穴敏化与灸疗规律的研究，发明了"开通经络灸疗术"即腧穴热敏化艾灸新疗法。陈日新教授认为，悬灸得气的理论探源需重视《内经》对腧穴概念的指导作用；悬灸得气的实现途径是重视外界环境和医者患者"治神"；悬灸得气的最终目的应重视激发"敏"灸态；并坚信"灸之要，仍然是气至而有效，完善和发展了'刺之要，气至而有效'的针灸理论"，实现了"悬灸得气"这一最终目的。此外，薄智云教授创立的腹针疗法，张心曙研究的腕踝针，符仲华研究的浮针疗法，均不单纯把患者对针刺局部的主观感觉作为针刺是否适度的客观指标，而是以临床症状的改善，作为针刺适度的客观标准。

（四）得气与疗效的关系

中医学认为针刺得气是产生疗效的重要前提，从古至今处于非常重视的地位，《内经》早已提出"气至而有效"的观点。"得气"也是循经感传产生的必须条件。所谓"得气"常见有两种状态：一是指受针者产生针下局部酸、麻、胀和重的感觉，而施针者手持针手下沉重、涩滞，但针体又不被完全固紧。二是施针者已有上述得气手感，而受针者却无上述得气感。

黄晓卿分别以胃电变化和心功能变化作为针效指标，观察针刺足三里穴、内关穴不同得气状态（对照组，显性得气组，隐性得气组，无得气组）对针效的影响，并对不同得气状态的针效做了比较，研究结果发现针刺得气后针效好于无得气，针刺后得气是取得良好针效的重要条件，不同的得气状态针效有别；并对其机制的论述为，在某一刺激量时，操作者手下已感"得气"，即当穴位刺激量条件和神经系统感受状态相匹配时，方可产生显性得气，否则为隐性得气。有人将未能引起主观感觉的针感称之为隐性针感。于书庄等认为经络感传现象在人体上可以感知的程度实际上是一个连续的量变，各种类型的感传之间并不存在截然的界限。它们之间可以发生转化：隐型感传可以转化为显型感传，完全测不出感传的可以转化为能测出感传。通过对针灸门诊患者的十四经进行隐型经络感传现象的调查，发现多数经脉的隐型感传阳性率集中在 $60\% \sim 80\%$（平均 62.8%），隐型经络感传的轨迹与显型经络感传的路径完全一致，表明二者可能是同一个过程的两种表现形式。

相反，也有文献报道，得气不一定均有效。周德祥根据观察，受针者的体质有敏感和不敏感之分。敏感者针入即有明显针感，而对于不敏感者在调整针刺的方向、角度和深度，施行一系列行针催气手法后，一般也会出现针感。现代研究发现，除了某些局部神经感觉功能障碍的患者，不论是健康人还是患者，无论病情轻重，在针刺后均会出现针感，只不过针感的种类和强弱不同而已。因此，是否出现针感并不是判断针刺是否有效的关键因素。换句话说，能出现针感的是大多数，而能获得很好疗效的则要少得多。如对于因腰椎间盘突出而引起的腰腿痛的患者，取环跳穴进行治疗，只要取穴准确，针刺的方向和深度正确，就会出现坐骨神经的放电感。但如果脊神经受压状态不解除，即使针感再快再强烈，所获疗效亦不会太好。

三、得气的机制研究进展

近年来，研究者主要关注于通过量表来定性与定量评估得气，影响得气的因素以及由得气产生的生理反应。现代研究中，学者们将重点放在了得气的客观化评价指标上，试图通过借助日益更新的现代仪器从神经-生理-病理学等多层面对得气进行量化评价。随着科技的发展，大量先进仪器被引入医学领域，掀起了医学发展的新浪潮。借助这些高科技设备，医学研究者对得气的观察更深入。

针对得气的物质基础及机制有几种不同的观点：第一种观点认为血液中的许多物质，如激素、神经介质、血管活性物等都参与了针感的形成活动。由于这些物质的分泌有一定的时间节律，所以当激素等在血液中的量增加以及与针刺刺激，就会使其亲合力发生改变，更好地附着于沿经络的特殊细胞上，产生特殊的生物效应且与针感的时间特异性有一定联系。第二种观点认为针刺得气是针刺刺激了机体的某些感受器，通过脊髓通路上达于大脑皮质而获得感觉体会；或在大脑皮质的统一指挥下，通过神经体液而引起相应内脏器官，以至体表皮肤、肌肉的一系列改变的结果。第三种观点认为针刺得气与肌纤维兴奋—收缩耦联的启动有密切关系，结合经络走行与肌纤维分布吻合的情况，可以提出初步设想：得气之感是肌丝的收缩，感传则是兴奋在相接的肌纤维之间的传递。经络感传现象是以横纹肌生理特征为基础的。经络并不是尚未发现的新组织，而是肌纤维某些尚未阐明的生理特性。

1. 基于神经系统科学的研究进展　目前研究表明，得气可以产生一系列地从中心向四周的客观改变，包括自主神经功能的改变，例如，心率，血流，皮肤温度以及在边缘系统、旁边缘系统和大脑皮质下结构的血氧水平依赖功能磁共振成像信号的非活化状态，这种非活化状态则是一种神经元非活化状态的具体表现。因此，针刺得气通过中枢神经系统和调控边缘系统、旁边缘系统和大脑皮质下结构的神经元活动来获得疗效是具有一定的可能性的。

随着神经科学技术的发展，功能性神经影像技术可无创地、动态地在活体和整体水平上来研究脑部，被用来观察针刺得气效应。有学者运用功能性磁共振技术（fMRI）研究针刺对正常人大脑内激活区域的影响时发现：当受试者感觉酸麻胀时，大脑相关区域的血氧水平依赖信号处于抑制状态，而自身感觉舒适；当受试者出现刺痛时则效果相反。Hui KK 等观察了手针足三里穴对大脑-小脑-边缘系统的影响，结果得气使端脑、中脑、脑干、小脑的边缘系统区域信号衰减；得气感伴疼痛时，边缘系统信号增强，触觉刺激也可使信号增强。美国医学者 Kathleen K S Hui 借助 fMRI 技术，提出了"针刺得气调制脑边缘叶系统"学说，并在其后的实验中得到证实；随着神经科学的进展，又发展出了新假说"针刺调制脑边缘叶-旁边缘叶-新皮层网络（limbic-paralimbic-neocortical-network，LPNN）"。方继良等研究者在此领域作出了优异的成绩，其借助 fMRI 研究针刺腧穴得气时 LNPP 区域出现的效应变化及区域的异同，以此来探讨得气与脑功能区的相关性。此外，基于此项技术，赖新生等研究者运用 fMRI 等技术进行研究观察，发现针刺外关穴得气时，脑部区域变化存在一定的特定指向。根据目前的研究进展，借助 fMRI 研究得气与脑功能区关系的探索空间大、意义显著，值得展开进一步系统化、规范化、规模化的深入研究。

2. 基于电生理及肌肉收缩的研究进展　目前多数研究者认为，针刺后穴位局部出现的电生理学改变是针感产生的生物学基础。刘志朋等选取局部肌电变化和同侧指尖容积脉搏波信号作为评价得气的客观参数，发现得气穴位有肌电信号发放，且强度、次数与得气程度呈正相关。谷忠悦等研究者认为得气这种生理现象本身就是人体生物信息的变化，得气时人体生物电（肌电）、血管运动（指尖微细动脉容积脉搏波变化）及神经系统的兴奋性都会随着针刺补泻手法的不同发生相应的客观变化。刘志朋等在研究中提取穴位局部肌电信号和指尖微细动脉容积脉搏波，其研究发现针刺穴位得气时，穴位部有肌电信号的发放，而且穴位肌电发放的强度、次数与得气程度呈正向关系。也有研究者运用生理仪测定和记录电针刺激后的穴区肌肉收缩程度，发现得气点较非得气点电针肌缩反应增强，差异有统计学意义，从而认为腧穴得气是否会直接影响电针肌缩反应的强度，电针肌肉收缩反应可作为判断得气程度的参考指征之一。

3. 基于组织功能表达及能量代谢的研究进展　有研究者对得气状态的判断，分别采用胃电变化和心功能变化作为指标，结果发现得气组的胃电变化与对照组比较差异较显著，而无得气组胃电波参数与对照组比较变化不显著；心功能变化参数统计较对照组均有所改变，从而得出针刺后得气是取得良好针效的重要条件，不同的得气状态针效有别，得气好于无得气。学者通过观察局部组织的能量代谢，检测经皮二氧化碳释放量（transcutaneous CO_2 emission，TCE），来反映得气针刺与非得气针刺的不同。其在研究中采用得气针刺，即针刺至一定深度，针灸师及受试者均有明显的针刺反应，如酸、麻、胀、重、痛等，观察出现在针刺穴位的同一条经上诸点包括穴位与非穴点处的 TCE 值，其研究结果发现穴位处的 TCE 值出现具有统计学意义的升高，说明了得气针刺与普通针刺的不同，得气可能明显提高相关经线上的体表能量代谢。

总体来说，得气后一系列被激活的瀑布效应最终会通过调节神经-内分泌-免疫网络在患者体内恢复平衡。但是，我们所提及的大多数针刺得气研究主要以健康人为研究对象，并不是患者；与健康人相比，在患病状态下的研究对象会有不同的反应。举例来说，有学者报道，在给予毒瘾患者和健康人针刺干预的比较中，研究显示，两者的下丘脑反应和得气评分是不同的，具体表现为，毒瘾患者的得气评分明显高于健康人，同时下丘脑反应比健康人强烈。因此，在未来有关得气的研究中，应以患病状态下的受试者为研究对象，这样有关此研究才会更加客观与全面。

参 考 文 献

1. 梁繁荣．针灸学．北京：中国中医药出版社，2005.

2. 李忠仁. 实验针灸学. 北京：中国中医药出版社，2003.

3. 欧阳八四. 浅析针刺得气. 中国针灸，1997（07）：403-404.

4. 张芳，王鸿度. 浅谈针感、气至与得气. 中国针灸，2012（12）：1132-1134.

5. 吴淑兰，等. 对人体穴位"针感"部位的形态学观察. 针刺麻醉，1979（2）：65.

6. 上海中层研究所形态组. "穴位"、"针感"部位的组织结构观察. 新医学杂志，1974（2）：23.

7. 西安医学院，山东医学院，安徽中医学院. 穴位针感结构的形态学观察. 针刺研究，1972（2）：59-61.

8. 林文注，徐海明，戴京滇，等. 人体针感与学位结构的关系及电针与捻针针感的比较. 上海针灸，1983（2）：21-22.

9. 西安医学院针麻原理研究室. 针感与穴位肌电之间的相互关系. 针刺研究，1977（21）：25-26.

10. 王雪苔. 中国针灸大全. 郑州：河南科技出版社，1992.

11. 裘沛然. 新编中国针灸学. 上海：上海科学技术出版社，1992.

12. 王小玲，方继良，周科华，等. 穴位的不同组织特性对电针针感的影响. 中国针灸，2011，31（10）：905-909.

13. 熊瑾，刘芳，王伟，等. 得气、针刺手法与针刺治疗原发性痛经疗效的关系. 辽宁中医杂志，2011，38（8）：1482-1485.

14. 朱荣英. 得气在痛症中的应用. 实用全科医学，2007，5（8）：712.

15. 丁光宏，沈雪勇，戴建华，等. 针刺提插和捻转手法运针频率在得气与非得气状态的差异. 中国针灸，2002，22（10）：679-681.

16. 陈日新，康明非. 腧穴热敏化艾灸新疗法. 北京：人民卫生出版社，2006.

17. 陈金萍，陈日新，焦琳. 陈日新教授悬灸得气经验集粹. 上海针灸杂志，2014，33（9）：788-789.

18. 陈日新，康明非. 灸之要，气至而有效. 中国针灸，2008，28（1）：44-46.

19. 王永洲. 腹针对得气的启示与思考. 中国针灸，2011，31（2）：183-185.

20. 张心曙. 腕踝针疗法. 北京：人民军医出版社，1990：11.

21. 符仲华. 浮针疗法. 北京：人民军医出版社，2000：31.

22. 黄晓卿. "得气"现象与针效关系的初步观察. 中国针灸，1999（01）：19-21.

23. 田道正. "隐感"的探讨. 中国针灸，1982，2（2）：31.

24. 于书庄，张敏，安素琪，等. 十四经隐型经络感传现象的临床观察. 陕西新医药，1979（03）：1-4.

25. 周德祥. 针刺得气与疗效的关系. 浙江中医杂志，2000（01）：27-28.

26. 张燕华，余仲权. 按时循经取穴法的得气效应和机理分析. 四川中医，1986（05）：54-55.

27. 陈克勤. 关于针刺"得气"方法的研究. 陕西中医，1984（07）：1-4.

28. 高铎. 论经络感传现象的物质基础. 吉林中医药，1983（01）：9-11.

29. Shi-Peng Zhu, Li Luo, Ling Zhang, et al. Acupuncture De-qi: From Characterization to Underlying Mechanism. Evid Based Complement Alternat Med，2013，doi：10.1155/2013/518784.

30. 管莉萍，刘存志. 得气与临床疗效相关性及其作用机制研究进展. 中国针灸，2009，29（11）：945-948.

31. Hui K K, Nixon E E, Vangel M G, et al. Characterization of the "de qi" response in acupuncture. BMC Complementary and Alternative Medicine，2007，7：33.

32. Hui K K, Liu J, Marina O, et al. The integrated response of the human cerebro-cerebellar and limbic systems to acupuncture stimulation at ST36 as evidenced by fMRI. Neuroimage，2005，27（3）：479-496.

33. Kathleen KS Hui, Erika E Nixon, Mark G Vangel, et al. Characterization of the "de qi" response in acupuncture. BMC Complementary and Alternative Medicine，2007，7：33-41.

34. 方继良，Hui KS Kathleen，Liu Jing，等．手针针刺合谷穴得气和疼痛相反的脑边缘叶效应 fMRI 研究 1 例．中国中西医结合影像学杂志，2012，10（2）：188.

35. 方继良，王小玲，王寅，等．电针正常人足三里和关元穴中枢效应的 fMRI 脑功能成像比较．针刺研究，2012，37（1）：46-52.

36. 赖新生，黄泳．经穴-脑相关假说指导下经穴特异性、针刺得气、配伍规律脑功能界定．中国针灸，2007，27（10）：777-780.

37. 赖新生，曾统军，黄泳，等．外关穴真、假针刺 fMRI 脑功能成像研究．中国中医基础医学杂志，2008，14（9）：705-708.

38. 刘志朋，殷涛，关晓光，等．针刺得气与手法的客观评价参数和方法初步研究．中国临床康复，2005，9（29）：119-121.

39. 谷忠悦，马铁明．得气的生物反馈作用及意义的探讨．中国针灸，2009，29（5）：379-381.

40. 刘志朋，殷涛，关晓光，等．针刺得气与手法的客观评价参数和方法初步研究．中国临床康复，2005，29（9）：119-121.

41. 邓丽芬，周杰芳．电针足三里得气与否对肌肉收缩反应的影响．上海针灸杂志，2010，29（10）：668-669.

42. 黄晓卿．"得气"现象与针效关系的初步观察．中国针灸，1999（1）：19-21.

43. 黄涛，王瑞红，张维波，等．安慰针刺及得气针刺对经穴经皮 CO_2 释放量的影响．中国中医基础医学杂志，2010，16（12）：1162-1163.

44. 黄涛，王瑞红，张维波，等．不同针感与外周经皮二氧化碳释放量的关系．中国中医基础杂志，2009，15（8）：615-618.

45. S. Liu，W. Zhou，X. Ruan，et al. Activation of the hypothalamus characterizes the response to acupuncture stimulation in heroin addicts. Neuroscience Letters，2007，421（3）：203-208.

（唐纯志）

第四节　腧穴配伍的临床研究

提高临床疗效是针灸发展之根本，腧穴配伍正确与否则直接影响着针灸的疗效，腧穴配伍的应用与研究已成为国内外研究的热点。国外学者目前还处于关注单穴与多穴应用的疗效比较，如评价增加穴位或延长刺激时间是否能提高单用内关穴防治化疗后恶心呕吐的疗效分析。然而国内针灸学者们在腧穴配伍的效应、规律和机制方面已开展了大量的工作，其研究成果将为优化腧穴配伍方案，确定有效的标准针灸基方奠定基础。

一、腧穴配伍的效应

腧穴配伍是指在中医针灸理论指导下，针对疾病的病位，病因病机等，选取主治相同或相近，有效发挥协同作用的腧穴配合应用的方法。目前临床研究表明腧穴配伍效应主要体现在协同效应和非协同效应两个方面。

（一）协同效应

无论是偏头痛、颈椎病、腰椎间盘突出症等经络病证，还是相关脏腑病证，均显示腧穴配伍具有提高针灸疗效的作用。尤其在针灸治疗脏腑病证中，腧穴配伍更能体现出中医针灸特色。如单用针刺肺俞或中府治疗慢性支气管炎、支气管哮喘患者，肺功能变化均不明显，而针刺肺俞配中府对肺功能的改善最明显。俞募配穴法针刺膻中、厥阴俞对冠心病患者心功能的影响，明显优于单用膻中或厥阴俞。单独针刺内关、太冲和同时针刺内关、太冲均能不同程度地降低原发性高血压患者的收缩压，其中以内关、太冲原络配伍效果最为明显。上下配穴法的代表八脉交会穴配伍公孙配内关，对冠心病患者心电图的改善作用好于单独针刺内关、公孙。申脉配照海改善原发性失眠患者的睡眠质量也明显优于单取二穴。以上提示多个功能类似或主治相近的腧穴配伍产生的效应优于单穴应用。

（二）非协同效应

首先是拮抗效应。有医者在针灸治疗 1 例肺痨患者过程中选用膀胱经和胃经的腧穴患者反应不错，可是经加脾经穴位（三阴交、阴陵泉），患者出现寒战高热，停用脾经两穴位病情又好转，提示在阴阳经腧穴间可能具有拮抗效应。徐氏等以胃肠推进率、耗氧速率为指标，观察到电针"内关""足三里"等穴，对胃动力学变化影响较大，但"脾俞"穴较差；"内关"配"脾俞"，"足三里"配"内关"有显著协同作用；但 3 穴同时配伍产生拮抗效应。针刺镇痛研究也发现，电针"合谷"穴的镇痛效应规律为颈＞胸＞腹＞下肢＞上肢，但若与"三阴交"合用，则效应恰好相反，即上肢＞下肢＞腹＞胸＞颈。其次是无交集效应，即指功效相似的穴位配伍后，既无拮抗也无协同作用。如命门，足三里皆为固本培元的腧穴，然观察肾虚模型动物不同脏器自由基代谢各项指标的影响时，发现两穴配伍之疗效与单取命门或足三里穴并无增减，这一点应该受到进一步的关注。

二、腧穴配伍的规律

腧穴配伍方法较多，但在腧穴配伍理论的指导下仍有一定规范，主要分为按经脉配穴和按部位配穴两大类。一般认为，按部位配伍包括远近配穴、上下配穴、前后配穴、左右配穴等；按经脉配伍包括本经配穴、表里经配穴、同名经配穴等，其中又可细分为更加具体的配穴方法，如原络配穴、俞募配穴、八脉交会穴配穴等。值得一提的是，肖少卿在《中国针灸处方学》中全面介绍了历代以来的一般运用法、单穴独用法、双穴并用法、四肢相应法、原络配穴法等 25 种腧穴配伍方法。

近年来，基于文献的数据挖掘技术的成熟应用，将文献中选用的腧穴进行了经络、部位的归类，以及腧穴配伍频次的统计，使得对腧穴信息的提取和配伍规律分析更为完善。综合学者们的研究初步认为腧穴配伍规律主要有两种体现方式，一是以循经选穴，远近配伍为主。如针灸治疗中风半身不遂、面瘫、颈椎病、偏头痛、腰椎间盘突出多重视局部穴位，配合远端选穴。针灸治疗癫狂的配穴多以远近配穴法和上下配穴法为主，癫证多阳经与阳经配穴，后溪、阳溪和上星、百会间的配伍是最常用配伍，狂证多阴经和阳经配穴，合谷、后溪和神门、间使、少海间的配伍是最常用配伍。治疗功能性消化不良的古文献分析显示远取足三里穴配伍局部中脘穴的出现率最高。二是特定穴配伍相对占优势。一方面认为特定穴配伍优于其他配伍，如治疗腰椎间盘突出症，原络配穴法优于夹脊穴配合患肢取穴法；治疗牙痛，输荥配穴显著优于常规辨证取穴。一方面认为不同特定穴配伍各有优势，如有学者在研究不同腧穴配伍防治应激性胃溃疡的效应规律过程中认为，合募配穴适用于急症，热证，腑病；俞募配穴更适用于治疗慢性胃腑疾病，合募配穴（足三里配中脘）防治应激性胃溃疡疗效确切。还有一方面认为不同特定穴配伍虽各有协同效应，但在优化最佳配伍方面均无优势，如比较中脘-胃俞俞募配伍法、公孙-内关上下配伍法、冲阳-

公孙原络配伍法对消化性溃疡患者的针刺效应，结果显示 3 种配伍方案不仅在血浆内皮素、一氧化氮和神经降压素的调整方面没有差异，同时在疗效方面也没有差异。值得注意的是，目前腧穴配伍规律研究的切入点主要集中在配伍方法的优化选择，是否有其他潜在规律，仍需我们进一步探索。

三、腧穴配伍的作用机制

腧穴配伍的作用机制是复杂的，主要与神经系统接受来自全身各处信息，并在各级中枢进行整合调控的功能特点密切相关。一是神经节段整合理论，认为针刺信息可在脊髓内，经中间内、外侧核的神经元纤维感传至相应脊髓节段，再分别通过与交感神经、副交感神经形成突触联系，形成在脊髓层次的协同增效关系；同时，穴位的刺激在脊髓内相应神经元向孤束核的投射纤维产生了突触联系，从而实现了对内脏传入信息在脊髓和孤束核水平的调节整合作用。二是高级中枢整合机制，如有学者在针刺外关与外关配伍内关的研究中发现，针刺外关能相对特异地激活右侧小脑，外关配伍内关则能相对特异地激活左侧顶叶，说明刺激单穴和配穴激活的脑区不同。在观察针刺外关与外关配支沟的研究中也有类似的发现。fMRI 的运用进一步证实腧穴配伍的协同效应并不是单独针刺两个穴位时功能改变作用的简单叠加，而是促使脑组织 fMRI 功能重新分布。这些研究一定程度上说明了腧穴配伍的脑功能反应存在差异，但尚不足以解释配伍后的协同、拮抗效应差异机制，对于这些问题尚缺乏实质性的认识。

近年来随着系统生物学的兴起与发展，腧穴配伍效应的生物学机制被认为是机体中枢与外周、器官与组织、细胞与分子等不同水平的交互调节（cross-talk）及协同整合作用，从而发挥多靶点，多层次的局部和整体调节效应。有学者借助蛋白组学和代谢组学技术观察针刺胃经下合穴（足三里）及募穴（中脘）对应激性胃溃疡大鼠血清代谢产物和胃组织蛋白变化，发现其存在新产生的峰、消失的峰及峰面积有差异的代谢产物，和表达上调、下调及新增的特异作用蛋白点。此研究不仅提示腧穴配伍与针刺单穴相比特异性表达明显，有一定的协同效应，也提示我们今后利用系统生物学中各种高通量的组学技术全面和整体研究腧穴配伍效应，将更有利于科学揭示腧穴配伍的作用机制。

正确选穴是配伍的前提，科学配伍是针灸处方的基础。针灸治疗疾病从以痛为腧，单穴主病到配伍应用，是针灸治病从经验用穴向辨证取穴规律化、理论化的不断发展。切实到针灸临床，腧穴配伍效应还与患者体质差异，腧穴特异性，针刺方式与刺激强度，针刺时机等因素有关。目前腧穴配伍研究已被纳入了国家科技部"973 计划"，这表明将会有一支针灸或其相关领域的优势科研团队对这一重要学术问题开展深入、系统的研究，揭示腧穴之间相互作用的科学内涵，提炼腧穴配伍的普遍规律和特殊规律，实现基础研究成果向临床的应用转化，促进针灸应用水平的整体提升。

参 考 文 献

1. Ezzo JM，Richardson MA，Vickers A，et al. Acupuncture-point stimulation for chemotherapy-induced nausea or vomiting. Cochrane Database of Systematic Reviews，2006，12（2）：41-43.

2. 蔡玉颖，王顺. 透穴刺法治疗偏头痛的临床疗效及对脑血流速度的影响. 中国针灸，2006，26（3）：177-179.

3. 林卉，马铁明. 针灸疗法治疗肩手综合征疗效的 Meta 分析. 针刺研究，2012，37（1）：77-82.

4. 蔡仲逊，刘云霞. 前后配穴法治疗腰椎间盘突出症 34 例临床观察. 中医杂志，2009，50（8）：716-718.

5. 孔素平，单秋华，董安梅，等. 肺俞募配穴对肺功能的协同或拮抗作用的观察. 中国针灸，2004，24（12）：840-842.

6. 王艳丽. 心包俞募配穴协同拮抗作用的临床研究. 上海针灸杂志，2005，24（6）：29.

7. 周华. 针刺内关、太冲穴治疗原发性高血压病的临床观察. 上海针灸杂志，1997，16（4）：10.

8. 蔡国伟. 电针内关、公孙穴对冠心病Ⅱ导联心电图 S-T 段的影响. 中国针灸，1994，14（3）：7.

9. 尹红博，王盛春. 针刺申脉、照海对原发性失眠多导睡眠图的影响. 山东中医杂志，2012，31（2）：115-116.

10. 郑常惕. 腧穴拮抗作用偶拾. 中国针灸，2002，22（6）：426-427.

11. 徐放明，陈日新. 腧穴配伍拮抗效应的实验观察. 上海针灸杂志，1999，（5）：38.

12. 徐放明，陈日新. 腧穴拮抗效应的实验研究—电针对正常小鼠胃肠推进功能的影响. 天津中医，2002，19（3）：28-29.

13. 徐放明，陈日新. 电针对小鼠耗氧速率影响的腧穴拮抗效应观察. 江西中医学院学报，2001，13（2）：60-61.

14. 徐放明. 关于腧穴拮抗效应的思考. 中国针灸，2004，24（10）：738-739.

15. 朱兆洪，丁柱，汤希孟，等. 单穴与多穴针刺对肾虚动物多脏器自由基代谢的影响. 浙江中医学院学报，2000，24（4）：58-59.

16. 肖少卿. 中国针灸处方学. 银川：宁夏人民出版社，1998.

17. 洪营东. 基于数据挖掘的古代针灸治疗癫狂的腧穴配伍规律研究. 成都：成都中医药大学，2010.

18. 罗玲，王静，任玉兰，等. 古代针灸治疗中风穴位处方配伍规律研究. 成都中医药大学学报，2010，33（4）：1-4.

19. 任玉兰，赵凌，刘迈兰，等. 基于数据挖掘探析古代针灸治疗功能性消化不良的选穴特点. 辽宁中医杂志，2009，36（2）：259-262.

20. 杨洁，任玉兰，吴曦，等. 基于数据挖掘技术的针灸治疗贝尔面瘫 RCT 文献的用穴规律分析. 中华中医药杂志，2010，25（3）：348-351.

21. Deng, Zheng H, Zhao L, et al. Health economic evaluation of acupuncture along meridians for treating migraine in China: results from a randomized controlled trial. BMC Complementary and Alternative Medicine, 2012, 14（12）：75.

22. Yang J, Zeng F, Feng Y, et al. A PET-CT study on the specificity of acupoints through acupuncture treatment in migraine patients. BMC Complementary and Alternative Medicine, 2012, 15（12）：123.

23. Wang LP, Zhang XZ, Guo J, et al. Efficacy of acupuncture for acute migraine attack: a multicenter single blinded, randomized controlled trail. Pain Medicine, 2012, 13（5）：623-630.

24. Li Y, Liang F, Yang X, et al. Acupuncture for treating acute attacks of migraine: a randomized controlled trail. Headache, 2009, 49（6）：805-816.

25. 赵莉，阙庆辉，谢新才. 原络配穴法治疗腰椎间盘突出症疗效观察. 中国针灸，2013，33（1）：25-28.

26. 唐华生，胡涛. 输荥配穴治疗牙痛对照观察. 中国针灸，2012，32（9）：794-797.

27. 王朝辉，张娇娇，王富春. 不同腧穴配伍防治应激性胃溃疡的效应规律. 中国针灸，2014，34（2）：149-151.

28. 罗海鸥，唐勇，蒲艺，等. 不同穴位配伍针刺对消化性溃疡患者血浆内皮素的影响. 新中医，2003，35（5）：51-52.

29. 罗海鸥，唐勇，蒲艺，等．不同穴位配伍针刺对消化性溃疡患者血浆一氧化氮的影响．安徽中医临床杂志，2003，15（1）：16-17.

30. 王森，唐勇，罗海鸥，等．俞募与原络配伍针刺对消化性溃疡患者血浆神经降压素的影响．中医研究，2003，16（5）：53-54.

31. 陈俊琦，黄泳，部燕齐，等．针刺外关穴与外关配伍内关穴的 fMRI 脑功能成像比较研究．辽宁中医杂志，2010，37（6）：1127-1129.

32. 赖新生，彭玲梅，黄泳，等．针刺外关穴与外关配伍支沟穴的 fMRI 脑功能成像比较．贵阳中医学院学报，2009，34（5）：9-12.

33. 许建阳，王发强，王宏，等．针刺合谷与太冲 fMRI 脑功能成像的比较研究．中国针灸，2004，24（4）：43-45.

34. 周丹．合募配穴对胃溃疡大鼠代谢物谱表达调节的研究．长春：长春中医药大学，2010.

35. 高洋．不同针灸配穴防治应激性胃溃疡大鼠的差异蛋白表达研究．长春：长春中医药大学，2009.

（杜艳军）

第五节　针刺麻醉的临床研究进展

一、概述

针刺麻醉（acupuncture anesthesia）简称"针麻"，是根据针刺具有镇痛和调节人体生理功能的作用，在人体的某些穴位进行刺激达到痛觉迟钝或消失的效果，从而能进行手术操作的一种特殊麻醉方法。目前，临床麻醉中单用一种麻醉方法或一种麻醉药物的情况已不多见，更常用的是多种方法和药物相配合的复合麻醉（balanced anesthesia）。针刺作为一种有效的镇痛方法，也成为复合麻醉中的组成之一。针药复合麻醉（acupuncture-drug balanced anesthesia），或称针刺辅助麻醉（acupuncture assisted-anesthesia），是以针刺麻醉与现代麻醉技术为互补、增加药物麻醉效应、减少麻醉药物副反应的一种新型麻醉方法。自 20 世纪 80 年代开始，针药复合麻醉逐渐成为针麻临床和研究的主流。

1958 年，上海市第一人民医院的研究者公开发表了《针刺替代麻醉为临床麻醉开辟了新道路》的临床研究成果，将针刺术后镇痛改为术前术中镇痛，在仅针刺双侧合谷穴，不使用麻醉剂的情况下，成功实施了扁桃体摘除手术，开辟了针刺麻醉研究的新领域。同年西安市第四人民医院以电刺激双侧内关穴和太冲穴，为一名女患者顺利摘除两侧扁桃体，开创中国电针刺麻醉的先例。1960 年与上海市结核病防治中心第一医院首次成功地为肺切除实施针刺麻醉，为以后针麻下进行大手术的大规模研究开辟道路。北京中日友好医院胸外科教授辛育龄为针刺麻醉下肺叶切除手术的普及推广作出贡献。1965 年上海医科大学附属华山医院神经外科教授陈公白成功主持中国第一例针刺麻醉下颅脑手术，并从临床神经生理学角度进行针刺麻醉原理的研究。1976 年中国第一本针麻专题刊物《针刺麻醉》（后改名《针刺研究》）创刊，提供国内外针麻情况和促进推广针麻研究工作。但是由于针刺麻醉效果存在"三关"，即镇痛不全、肌肉松弛不全、脏器牵拉反应控制不全，同时受麻醉设备更新和新型麻醉药物的研发冲击，针刺麻醉的临床应用受到很大程度限制。2007 年科技部启动《基于临床的针麻镇痛的基础研究》（国家重点基础研究发展计划，"973计划"），选择针麻临床的适宜病证，开展针麻镇痛的中医理论及作用机制的研究，阐明针麻镇痛的理论依据和科学内涵，为针麻临床的推广应用提供科学依据。针麻又逐步应用于缓解围手术期副作用和解决特殊手术需要等，针药复合麻醉成为了针麻趋势。

二、临床应用进展

（一）临床应用病种

目前针刺麻醉主要用于头面部、颈部、腹部、妇产科及四肢的手术，麻醉效果较好的手术有：甲状腺摘除手术、颞顶枕区及后颅窝手术、前颅凹颅脑手术、颈椎前路骨科手术、肺叶切除术、剖宫产、腹式子宫全切除术、输卵管结扎术、胃大部切除术、全喉切除术、上颌窦根治术、斜视矫正术、拔牙术等。针刺麻醉术对于心、肺、肝、肾等功能不良，以及年老体弱、病情危重，特别是对麻醉药物过敏而不能采用药物麻醉的患者，是一种较为理想的麻醉方法。

（二）针刺麻醉的方法与程序

基本涵盖了全身麻醉（吸入麻醉、静脉麻醉）和局部麻醉（表面麻醉、局部浸润麻醉、区域阻滞麻醉、神经及神经丛阻滞麻醉、椎管内阻滞麻醉）的各种麻醉方式。

经典的针刺麻醉包括术前准备和术中穴位刺激两个阶段。广义的针刺麻醉是指对患者围手术期的穴位干预。

1. 术前准备　针麻术实施前，必须从三个方面进行准备：一是术前预测；二是试针；三是患者的心理诱导。

（1）术前预测：是测定患者针刺诱导前后某些生理指标的变化，以此来预测针麻效果，作为选择麻醉的依据之一。术前预测不仅可以指导针麻临床实践，用科学方法选择适宜个体，提高麻醉效果，还对进一步探索针麻镇痛原理有一定的意义。机体在针麻下手术所产生的一系列生理、生化和心理改变，体现了针刺作用的整体性特点，针刺使机体调整功能得到最大的发挥，调动各方面镇痛因素，麻醉效果就好，反之则差。这种调整作用又与机体当时的功能状态有关，涉及许多方面的因素，所以术前预测有一定的难度。目前主要的方法有三种：其一，皮肤感觉-知觉阈测定，包括触觉阈、痛阈和耐痛阈、两点辨别阈等；其二，自主神经系统功能状态测定，常用的指标有皮肤温度测定、眼心反射测定、肾上腺素皮内试验、呼吸节律波、指端脉搏容积波、心率、皮肤电变化等。其三，其他如血液中相关的生物活性物质、体液的一些指标、通过相关量表测定的心理学指标亦与人体的痛反应能力相关，可以作为术前预测的参考。实际运用中，经常以多个指标进行检测，相互参考，以尽可能作出合理的判断。

（2）试针：是指在针麻效果术前测试的基础上，选择几个穴位进行针刺，以了解患者的针刺得气情况和对针刺的耐受能力，以便于手术时采取适宜的刺激方式和给予适当的刺激量。对于以往没有接受过针刺的患者，经过试针后可以解除其对针刺的恐惧，以配合手术进行。

（3）心理诱导：是指为了获得较好的针麻效果而对患者进行积极的心理引导。因为在针麻手术中患者处于清醒状态，除痛觉迟钝外，其他功能均保持正常状态，积极的精神状态可通过大脑的调节功能，调动体内各器官组织以协同针刺的镇痛效应。这方面的措施包括向患者介绍针麻的益处及手术中配合的具体方法，以调整患者的情绪，建立良好的医患关系，使其有信任感等。

2. 术中穴位刺激 在药物麻醉的同时，给予"针麻处方"穴位行适当的刺激。刺激方式包括手针式、电针式、经皮式。"针麻处方"主要遵循以下原则：①循经取穴原则；②辨证取穴原则；③同神经节段取穴原则；④经验取穴原则。根据穴位选取的部位不同，针麻又可分为体针麻醉、耳针麻醉、面针麻醉、鼻针麻醉、头针麻醉、足针麻醉等。

3. 针麻对围手术期的干预 围手术期是围绕手术的一个全过程，从患者决定接受手术治疗开始，到手术治疗直至基本康复，包含手术前、手术中及手术后的一段时间，具体是指从确定手术治疗时起，直到与这次手术有关的治疗基本结束为止，时间约在术前5～7天至术后7～12天。

研究发现针灸在针刺复合麻醉中的作用包括镇痛作用、抗内脏牵拉反应的作用、抗创伤性休克的作用、抗手术感染的作用、促进术后创伤组织修复的作用。

（三）针刺麻醉在临床应用中的优势作用研究

1. 研究发现整体调节作用由于减少了麻醉药的使用，加上针刺本身的整体调整作用，手术中的循环、呼吸功能稳定，术后苏醒时间缩短，并发症减少，住院时间缩短。

2. 近年来研究证实，针药复合麻醉具有良好的围手术期脏器保护效应。在特定手术全麻中需实施控制性降压，在全麻行不同目标控制性降压的同时有可能会导致脑、心、肝、肾、胃肠等脏器不同程度的损伤，它可能是由于在降压期间的低灌注和升压后的再灌注及由此引发的组织灌注和氧代谢失衡所致；针药复合麻醉可通过抑制脑神经细胞凋亡、促进肾脏血流回升、减轻心肌损伤、提高肝脏功能和抗自由基能力、增强胃电振幅和促胃泌素、胃动素分泌等作用发挥良好的脏器保护作用。有研究证实电针等非缺血预处理措施对围手术期心脑损伤具有良好的临床效果，观察到电针等预处理措施应用于心脏和颅脑手术患者，可明显减轻心脑缺血再灌注损伤，术后相关的并发症由3.7%降低为1.2%。

3. 控制性降压术控制性降压是手术麻醉比较常用的一种手段，目的是减少失血和输血，改善术野的环境，缩短手术时间，使手术期的安全性增加等（颅脑手术、大关节置换术等），同时存在造成重要脏器/组织的缺血性损伤等问题，单纯药物全麻控压效果也不够理想。已有研究表明经皮穴位电刺激复合药物全麻行控制性降压能够使血压在低水平平均动脉压水平保持稳定，减少术中出血，利于术后血压恢复，苏醒时间缩短。

4. 颈部手术传统的局麻加强化麻醉，药物用量较大，易产生中毒反应，对患者的生理干扰大；单纯颈浅丛阻滞在深部操作时又多有疼痛压迫等不适感。全身麻醉有足够的手术时间保证麻醉效果，但因为是在全身麻醉状态下，患者不能进行语言交流，术者对患者气管软化和声带发音情况了解不足，可能造成喉返神经损伤而术者却不知晓。针刺麻醉可以保持患者清醒，以便于了解术中情况。

5. 由于针刺麻醉可实现清醒但基本无痛状态，因此针麻在甲状腺瘤切除术、喉切除声门再造术、心脏颅脑手术、肾移植手术中发挥着特殊作用。

6. 卫生经济学研究发现针药结合手术较单纯的药物麻醉，每个手术平均可节省麻醉药用量20%～50%。在减轻药物副作用的同时，相应地节省了同比例的药物费用。

三、机制研究进展

（一）镇痛

镇痛是针刺麻醉的主要作用之一，北京大学韩济生院士首次提出针刺引起镇痛作用的时间、空间分布规律，证明针刺时脑内产生内源性阿片肽等镇痛物质；首次用神经电生理学和药理学方法研究中脑边缘镇痛回路，其后用神经化学方法证明"中脑边缘镇痛回路"核团间存在正反馈联系。并在此基础上发明了"韩氏穴位神经刺激仪"。

（二）脏器保护效应

脏器保护效应是针刺麻醉最主要的特色和优势。近年来有学者从机体整体性保护（神经内分泌免疫网络调控）及重要脏器脑、心、胃肠等功能保护这两大方面着眼，应用形态学、行为学、免疫学、生理学、药理学、生物化学和分子生物学等方法开展实验研究，阐明针药复合麻醉围手术期机体保护作用及其生物学机制，揭示针药复合麻醉时，针刺通过抑制局部创伤炎症反应、改善创伤与应激导致的免疫抑制，以及对神经内分泌功能紊乱、心功能调节紊乱，胃肠功能紊乱和脑认知功能障碍的调整作用，从而发挥机体保护功能。

（三）术后认知功能障碍（postoperative cognitive dysfunction，POCD）

POCD 是麻醉手术患者常见的中枢神经系统并发症，临床表现为精神错乱、焦虑、人格改变一级、轻重不等的记忆力、定向力、判断力等的障碍，同时伴有社交能力的减退，严重者可出现痴呆。POCD 可影响疾病恢复、增加术后并发症、延长住院时间和出院后的生活质量。对术后认知功能障碍的调节受到广泛关注，也是针刺麻醉主要发展趋势之一。已有研究发现针药复合麻醉可通过对海马炎症反应的抑制减少术后认知功能障碍的发生。

（四）术后肠梗阻

术后肠梗阻是通常是由腹部手术或其他创伤导致的短暂性肠道运动功能障碍，是腹部手术后推迟出院时间最常见的原因。术后 24～48 小时胃、小肠可恢复部分动力，而结、直肠功能要在 48～72 小时后才开始恢复。术后肠梗阻增加术后镇痛需求、推迟经口进食时间、延缓切口愈合、降低活动能力并增加肺部并发症风险和住院时间。研究报道与术后非肠梗阻患者相比，肠梗阻患者可延长 5 天住院时间，再入院率从 0.2% 升至 3.6%。因此，促进腹部手术后胃肠功能的恢复、缩短术后肠梗阻时间的措施，将在降低术后镇痛需求、尽快经口进食、促进切口愈合、增强术后活动能力并降低肺部并发症风险和住院时间及医疗费用等方面有积极意义。国内外已广泛接受针灸作为一种改善术后恶心、呕吐和其他胃肠功能紊乱的有效措施。相关研究表明电针足三里穴后可兴奋副交感神经和类胆碱能通路，进而增强肠道蠕动，改善胃肠运动节律、胃肠细胞分泌、胃电活动和胃肠动力。

参 考 文 献

1. 张仁. 关于针刺麻醉科研思路的反思. 针刺研究，2006，31（6）：325-326.
2. 张彩举，杨帆，李爝. 电针复合颈丛阻滞对甲状腺手术病人应激反应的影响. 针刺研究，2013，01：1-6.
3. 陈雪，王保国，李锦，等. 经皮穴位电刺激对经蝶垂体瘤切除患者围术期静脉全麻的影响. 中国针灸，2013，08：732-736.
4. 童秋瑜，马文，沈卫东. 针刺麻醉在鼻部手术中的运用及探讨. 中国针灸，2012，05：448-450.
5. 张乐乐，方剑乔，邵晓梅，等. TEAS复合药物全麻对控制性降压至60%基础MAP水平时的胃动力变化影响. 中国中西医结合杂志，2015，01：98-103.

6. 杨能力，杨沛，王均炉. 针刺麻醉复合丙泊酚芬太尼静脉靶控输注法对甲状腺手术患者麻醉镇痛的疗效观察. 新中医，2014，12：175-176.

7. 吴小斌，陆秀娟. 针刺麻醉应用于甲状腺手术的临床观察. 上海针灸杂志，2013，06：504-505.

8. 樊文朝，马文，赵创，等. 不同频率电针在针药复合麻醉中对肺切除患者心功能的影响. 上海针灸杂志，2012，09：625-627.

9. 马文，朱余明，周红，等. 针药复合麻醉中不同频率电针对肺切除患者应激反应的保护作用. 中国针灸，2011，11：1020-1024.

10. 单江桂，薛松，徐根兴，等. 针药复合麻醉对心脏手术患者围术期炎性因子的影响. 中国针灸，2010，07：585-588.

11. 邵晓梅，方剑乔，周传龙，等. 经皮穴位电刺激复合药物全麻行控制性降压对丘脑局部血流的影响. 临床麻醉学杂志，2012，06：599-601.

12. 方剑乔，邵晓梅，张乐乐，等. 经皮穴位电刺激复合药物全麻行控制性降压对心功能及心肌抗氧化能力的影响. 中国针灸，2012，10：913-917.

13. 周文雄，徐建俊，吴瑶瑶，等. 针药复合麻醉下无气管插管心脏瓣膜置换术 86 例术后监护. 针刺研究，2014，01：16-19.

14. 闵屹华，朱余明，周红，等. 微创埋线用于针药复合麻醉对肺切除手术麻醉效果的影响. 上海针灸杂志，2013，11：908-910.

15. 张云霄，陈冀衡，万有，等. 针药复合麻醉对胸腔镜肺癌根治术患者术后镇痛效果的影响. 中国疼痛医学杂志，2015，03：206-209.

16. 刘琉，樊飞. 针刺辅助麻醉对颅脑外伤患者术后胃肠功能恢复的疗效观察. 针灸临床杂志，2015，01：8-10.

17. Zhang Z，Wang C，Li Q，et al. Electroacupuncture at ST36 accelerates the recovery of gastrointestinal motility after colorectal surgery：a randomised controlled trial. Acupuncture in Medicine，2014，32（3）：223-226.

18. Ng S S，Leung W W，Mak T W，et al. Electroacupuncture reduces duration of postoperative ileus after laparoscopic surgery for colorectal cancer. Gastroenterology，2013，144（2）：307-313 e301.

19. Rusch D，Eberhart L H，Wallenborn J，et al. Nausea and vomiting after surgery under general anesthesia：an evidence-based review concerning risk assessment，prevention，and treatment. Deutsches Arzteblatt International，2010，107（42）：733-741.

20. 方剑乔，张乐乐，邵晓梅，等. 经皮穴位电刺激复合药物全麻行控制性降压至不同水平对肾脏血流的影响. 中国中西医结合杂志，2012，11：1512-1515.

21. Lee A，Fan L T. Stimulation of the wrist acupuncture point P6 for preventing postoperative nausea and vomiting. Cochrane Database Of Systematic Reviews，2009，15（2）：CD003281.

22. 朱丹，吕黄伟. P6 刺激对术后恶心呕吐有效性的 Meta 分析. 中国循证医学杂志，2010，08：923-31.

23. 张乐乐，方剑乔，邵晓梅，等. TEAS复合药物全麻行控制性降压后胃血流的变化. 世界华人消化杂志，2012，11：901-906.

（方剑乔）

第六节　热敏灸的临床研究

热敏灸又称腧穴热敏化艾灸疗法，是一种艾灸新疗法，现已成为针灸临床常用的治疗方法之一。该疗法以腧穴敏化理论为指导，选择热敏腧穴，施以饱和灸量，激发经气，气至病所，从而显著提高了临床灸疗疗效。热敏灸强调灸感检测及其对选穴与灸量的指导作用，重视腧穴敏化状态与个体化所需灸量，是有别传统灸疗的一种新疗法。

一、热敏灸的理论基础

（一）腧穴敏化学说

1. 腧穴敏化溯源 《内经》认为针刺的要领是激发经气的传导，刺准穴位才能产生游于巷中的针感。腧穴不是指一般的皮肉筋骨等有其特定的形态结构及固定的位置，而是神气游行出入的动态的功能变化部位，具有反映病证与治疗病证的功能。并认为腧穴具有"按之快然""应"的敏化特征与"欲得而验之"、"按之快然乃刺之"的动态特征。后世针灸研究中逐渐创立了"骨度分寸法"、"同身寸法"等方法定位腧穴，腧穴的位置逐渐固定化，腧穴的敏化、动态特征却被忽视。

20 世纪 80 年代末，江西中医药大学附属医院灸疗创新团队在临床中反复观察发现：在某些体表"特定位点"悬灸时，这种"特定位点"对艾灸异常敏感，患者能感到一股热流不断向深部渗透或向四周扩散或向远部传导，直达病所。这种情况下疗效往往较好。这与针刺的"气至病所"有共通之处。然而，这些"特定位点"的位置并非总是出现在针灸学教科书中所标定的标准腧穴位置上，许多是"动态"的、"旁开"的，并且具有普遍性。这些"特殊位点"与《内经》中的腧穴是相同的，即腧穴是敏化态的、动态的、与疾病状态密切相关的体表功能位点及疾病有效治疗点，而不是一个固定的、静止的、形态学位点；其准确定位必须采用动态定位法。李永春也认识到"神气之所游行出入之处"才是腧穴的本质，认为腧穴就是一个可以有效激发机体正气以抗邪愈病的点，而不一定在恰在腧穴的标准定位上。魏稼认为腧穴定位取穴以动态为主，动态腧穴具有隐现无常或呈游移状态、无固定部位的特性，且其临床疗效更佳。

研究团队还发现，对于同一个病症、同一组穴位，不同患者艾灸疗效不同，大多数疗效好的患者的灸感反应和疗效不好患者的灸感反应不一样。疗效好的患者的灸感十分特别，这种特殊感觉大致有 6 种，即透热、扩热、传热、局部不（微）热远部热、表面不（微）热深部热、其他非热感觉（酸、胀、压、重、痛、麻、冷等）。这种灸疗现象的发生有一个共同的特征，即这些"特殊位点"对艾热异常敏感，产生一个"小刺激大反应"。团队称这些"特殊位点"为热敏腧穴，这种现象为腧穴热敏化现象。敏化的类型多种多样，而腧穴热敏化是腧穴敏化的一种新类型，丰富了腧穴敏化理论。

2. 腧穴热敏化 敏化态腧穴与疾病状态密切相关，当机体处于生理状态时，腧穴多处于"静息态"，处于病理状态时，腧穴多处于"敏化态"。敏化态腧穴表现形式多样，大致可分为形态类和功能态类。如局部皮肤出现色泽变化、皮下结节、隆起或凹陷等表现的腧穴属形态类，对热、力、光、电、声等刺激敏化的腧穴属功能态类。

热敏腧穴是目前针灸临床研究最多的一类敏化腧穴，属于功能态敏化腧穴。江西中医药大学附属医院灸疗创新团队通过长达 20 多年的灸疗临床研究，发现人体在疾病或亚健康状态下，某些腧穴处于热敏化状态。处于热敏化状态的腧穴施以适宜的艾灸刺激会出现一些特殊的热敏现象，表现为：①透热，灸热垂直从艾灸部位向深层组织渗透，甚至可直达胸腹内脏器；②扩热，灸热从施灸部位向四周扩散；③传热，灸热从施灸部位沿一定的线路向远离施灸部位传导，甚至可传导到病所；④局部不（微）热远部热，施灸部位不热或只感微热，而远离施灸部位的某些部位却感觉甚热；⑤表面不（微）热深部热，施灸部位表皮不（微）热，而表皮下深层组织甚或胸腹内脏器感觉甚热；⑥其他非热觉，施灸部位或远离施灸部位，出现酸、胀、压、重、痛、麻、冷等非热感觉。

（二）腧穴热敏化的临床规律

1. 腧穴热敏化具有普遍性　热敏腧穴在艾热的刺激下，能产生 6 种热敏灸感，当出现其中一种或一种以上时，表明该腧穴为热敏腧穴。通过对颈椎病、腰椎间盘突出症、膝关节骨性关节炎、肠易激综合征、周围性面瘫等 20 种疾病与健康人群对照进行腧穴热敏化普查的研究，发现人体在疾病状态下，腧穴出现热敏现象的概率为 70%，而健康人只有 10%，其中寒证、湿证、瘀证、虚证患者出现腧穴热敏现象的概率最高，急性病和慢性病也能出现，且当疾病痊愈后，腧穴热敏化出现率随之下降。

2. 腧穴热敏化具有动态性　热敏腧穴是对《内经》腧穴具有动态特性的有力印证。临床对周围性面瘫、腰椎间盘突出症、膝关节骨性关节炎、肌筋膜疼痛综合征、支气管哮喘、痛经、排卵障碍性不孕等 7 种疾病进行热敏腧穴研究，发现热敏腧穴出现部位随着病情转归而发生改变，并不是固定不变的。

3. 腧穴热敏化与疾病状态相关性　临床对周围性面瘫、过敏性鼻炎、腰椎间盘突出症、膝关节骨性关节炎等 20 余种疾病的研究发现，热敏腧穴出现部位与疾病有关。并对针灸临床常见 20 多种疾病进行热敏高发穴区观察总结，极大缩减了热敏灸探感定位时间，提高了灸疗效率。

4. 艾灸热敏腧穴激发经气感传具有高效性　针灸取效的关键是激发经气的传导，甚至气至病所。有学者以腧穴热敏化现象为切入点，以腧穴热敏化规律为新灸法创立依据，以临床灸疗疗效为检验标准，通过大量的临床研究得出艾灸确与针刺一样能高效激发经脉感传，获得较好的临床疗效，即灸之要，仍然是气至而有效。通过对 14 种病症（包括周围性面瘫、三叉神经痛、腰椎间盘突出症、膝关节骨性关节炎、肠易激综合征、痛经等），共 540 例患者艾灸热敏腧穴研究发现，艾灸敏化腧穴经气感传出现率达 94%，非热敏腧穴经气感传出现率约 23.5%，具有统计学差异，表明艾灸热敏腧穴易激发经气感传，是实现灸之要，气至而有效的切入点。

二、热敏灸技术操作要点

（一）探感定位

热敏灸强调"探感定位"，即热敏灸操作过程中，要求首先探查出能够产生热敏灸感的腧穴（热敏腧穴），然后在热敏腧穴上施以饱和消敏温和灸。热敏腧穴探查分"粗定位、细定位"两步。粗定位主要有以下两种方法：一种根据疾病出现的部位、性质和病理变化，确定热敏腧穴高发区域；另一种为红外成像检测法，通过热断层扫描成像（TTM）检测，初步确定热敏腧穴的位置。细定位即探感定位法，要求被探查者保持身心平静、注意力集中，所处环境清静、舒适，施术者对已确定粗定位区域依次进行回旋灸、循经往返灸、雀啄灸、温和灸等悬灸手法，当被探查者感觉出现热敏灸感中的一种或一种以上时，即可定位此处为热敏腧穴。

（二）辨敏施灸

热敏灸操作强调辨敏施灸，即选取热敏腧穴进行施灸，当所选取的热敏腧穴与疾病辨证选穴一致时为最优选方案。临床中一般按以下原则，选取热敏腧穴进行治疗。

1. 以出现灸感经过或直达病变部位的热敏腧穴为首选热敏腧穴。

2. 以出现非热觉灸感的热敏腧穴为首选热敏腧穴，而痛感又优于酸胀感。

3. 以出现较强灸感的热敏腧穴为首选热敏腧穴。

（三）量因人异

热敏灸采用艾条悬灸的方法，包括单点温和灸、双点温和灸、三点温和灸、接力温和灸、循经往返灸等。艾灸剂量由灸疗时间、灸疗强度、灸疗面积决定，当灸疗强度、灸疗面积固定不变的情况下，灸量的大小主要由灸疗时间决定。因患者机体自身需求灸量不同，故灸疗时间不固定，灸疗时间从热敏灸感产生时到热敏灸感消失时，从 10 分钟至 200分钟不等，平均时间为 45 分钟。

（四）敏消量足

热敏灸通过艾热刺激热敏腧穴，艾灸剂量因人而异，热敏灸灸疗时间以热敏灸感消失为施灸时间指征，对不同患者施以个体化饱和消敏灸量，即机体自身需求的灸量。传统悬灸灸量多是固定的，一般为每穴每次 10～15 分钟，或以局部皮肤潮红为度，大量临床研究已发现，施以饱和消敏灸量的热敏灸与传统悬灸相比具有明显的优效性。

三、热敏灸临床研究进展

（一）热敏灸临床疗效研究

热敏灸是一种有别于传统悬灸疗法的艾灸新疗法，经过长期的临床研究已证实其具有较佳的临床疗效。目前热敏灸临床研究主要包括：

1. 灸位研究　陈日新等将腰椎间盘突出症患者随机分为热敏灸组、传统艾灸组和针刺＋药物组，结果显示热敏灸治疗腰椎间盘突出症患者临床疗效明显优于针刺＋传统艾灸组和针刺＋药物组，说明悬灸热敏腧穴是治疗疾病的重要方法。陈明人等将腰椎间盘突出症患者分为热敏灸组和传统艾灸组，热敏灸组每次选取一个热敏腧穴，传统艾灸组选取大肠俞、委中、阿是穴，结果显示热敏灸组治疗腰椎间盘突出症患者临床疗效优于传统艾灸治疗。陈日新等将膝关节骨性关节炎患者随机分为热敏灸组、传统艾灸组、药物治疗组，热敏灸组选取热敏腧穴治疗，传统艾灸组选取膝眼(双)、鹤顶穴，药物组膝关节注射透明质酸钠，结果证实热敏腧穴悬灸治疗临床疗效明显，可为临床治疗提供指导。

2. 灸量研究　陈日新等通过多中心随机对照试验，将膝关节骨性关节炎患者随机分为个体化的消敏饱和灸量组和传统灸量组，个体化饱和消敏灸量与患者状态和灸感有关，28～65 分钟，其临床疗效明显优于 15 分钟的传统灸量组。陈明人等通过多中心随机对照试验将腰椎间盘突出症患者随机分为个体化的消敏饱和灸量组和传统灸量组，个体化饱和消敏灸量组施灸时间以热敏灸感消失为度，22～58 分钟，在改善腰椎间盘突出症患者 M-JOA 评分方面明显优于 15 分钟的传统灸量组。

3. 灸感研究　陈日新等采用多中心前瞻性队列研究，将膝关节骨性关节炎患者随机分为热敏灸感组和非热敏灸感组，结果显示悬灸产生灸感的热敏灸感组其疗效优于非热敏灸感组，说明重视热敏灸感是提高灸疗疗效的关键。陈日新等在腰椎间盘突出症患者身上同样发现，在悬灸过程中，出现得气现象（热敏灸感）与疗效密切相关，产生热敏灸感能提高临床灸疗疗效。

（二）腧穴热敏化现象的客观显示研究

腧穴热敏化现象能被红外光谱客观显示，相关研究也较多。临床研究发现，周围性面瘫、原发性三叉神经痛、偏头痛、腰椎间盘突出症、支气管哮喘、痛经、慢性前列腺炎等疾病的热敏腧穴能被红外热成像客观显示。如田宁等发现支气管哮喘患者热敏腧穴具有高红外辐射强度特点，并形成以热敏腧穴为中心的一定范围高红外辐射强度区域。陈日新等利用红外法检测原发性痛经患者关元穴区热敏态，结果发现患者关元穴区热敏态红外辐射强度多数显示低温特征，在一定程度上可被红外成像客观显示。进一步研究发现腧穴热敏现象的 MRI 特性、电学特征及脑电信号等均具有一定的特异性。罗强等对膝关节骨性关节炎患者热敏灸犊鼻穴，静息态功能磁共振发现热敏灸能明显引起多个脑区的变化，且基本符合躯体的痛温传导路径，说明热敏灸的脑功能调节可能由多个脑区组成的网络调节而实现。谢洪武等采用 fMRI 技术，对比观察热敏灸膝关节骨性关节炎患者左侧犊鼻穴前后的静息态脑功能变化，发现热敏灸后能引起多个脑区的显著变化。陈更新等发现与对照点相比，背肌筋膜疼痛综合征患者热敏腧穴具有相对较高电容的特征。廖菲菲等发现悬灸慢性下腰痛患者腰阳关穴发生热敏现象时伴随广泛脑电信号改变。

参 考 文 献

1. 李永春.《内经》腧穴概念再认识. 山西中医，2007，23（4）：50-51.

2. 魏稼.《内经》"穴法"是真谛. 江西中医药，2011，42（1）：6-8.

3. 魏稼. 动穴疗效钩玄. 中医药通报，2008，7（1）：24-27.

4. Dingyi Xie, Zhongyong Liu, Xiaoqin Hou, et al. Heat sensitization in suspended moxibustion：features and clinical relevance. acupunct med，2013，0：1-3.

5. 陈日新，陈明人，康明非. 热敏灸实用读本. 北京：人民卫生出版社，2009.

6. 陈日新，熊俊，谢丁一. 热敏灸疗法. 北京：人民卫生出版社，2014.

7. Rixin Chen, Mingren Chen, Tongsheng Su, et al. A 3-arm, randomized, controlled trial of heat-sensitive moxibustion therapy to determine superior effect among patients with lumbar disc herniation. evidence-based complementary and alternative medicine，2014，2014：154941.

8. Mingren Chen, Rixin Chen, Jun Xiong, et al. Effectiveness of heat-sensitive moxibustion in the treatment of lumbar disc herniation：study protocol for a randomized controlled trial. Trials，2011，12：226.

9. Rixin Chen, Mingren Chen, Mingfei Kang, et al. The design and protocol of heat-sensitive moxibustion for knee osteoarthritis：a multicenter randomized controlled trial on the rules of selecting moxibustion location. BMC Complementary and Alternative Medicine 2010，10：32.

10. Rixin Chen, Mingren Chen, Jun Xiong, et al. Is there difference between the effects of two-dose stimulation for knee osteoarthritis in the treatment of heat-sensitive moxibustion. evidence-based complementary and alternative medicine，2012，2012：696498.

11. Mingren Chen, Rixin Chen, Jun Xiong, et al. Evaluation of different moxibustion doses for lumbar disc herniation：multicentre randomised controlled trial of heat-sensitive moxibustion therapy. Acupunct Med 2012；30（4）：266-272.

12. Rixin Chen, Mingren Chen, Jun Xiong, et al. Comparative effectiveness of the deqi sensation and non-deqi by moxibustion stimulation：a multicenter prospective cohort study in the treatment of knee osteoar-

thritis. evidence-based complementary and alternative medicine，2013，2013：906947.

13. Rixin Chen，Mingren Chen，Jun Xiong，et al. Influence of the deqi sensation by suspended moxibustion stimulation in lumbar desc herniation：study for a multicenter prospective two arms cohort study. evidence-based complementary and alternative medicine，2013，2013：718593.

14. Ning Tian，Ri-Xin Chen，Bing Xi，et al. Study on infrared radiation characteristic of heat-sensitive acupoints in bronchial asthma. 2011 IEEE International conference on bioinformatics and biomedicine workshops，2011：773-777.

15. Rixin CHEN，Mingren CHEN，Qiaolin LI，et al. Assessment of Heat-sensitization at Guanyuan (CV 4) in Patients with Primary Dysmenorrhea：A Comparative Study between Moxibustion Sensation and Infrared Thermography. J Acupunct. 2010，8 (3)：163-166.

16. 徐丽华，白艳甫，黎秋好. 红外热成像检查指导热敏灸治疗周围性面瘫疗效观察. 上海针灸杂志，2013，32 (3)：183-184.

17. 付勇，章海凤，李芳，等. 灸感法与红外法检测原发性三叉神经痛患者下关穴热敏态的对比研究. 中国针灸，2013，33 (5)：411-414.

18. 徐杰，付勇，章海凤，等. 灸感法与红外法检测偏头痛患者阳陵泉穴热敏态的对比研究. 江西中医学院学报，2012，24 (2)：24-25.

19. 李伟，安鑫，陈日新. 腰椎间盘突出症腧穴热敏化红外客观显示研究. 江西中医学院学报，2010，22 (4)：24-26.

20. 陈日新，陈明人，李巧林. 灸感法与红外法检测支气管哮喘（慢性持续期）患者肺俞穴热敏态的对比研究. 江西中医药，2011，42 (1)：12-14.

21. 付勇，章海凤，张波，等. 灸感法与红外法检测慢性前列腺炎患者命门穴热敏态的对比研究. 江西中医药，2012，43 (3)：52-54.

22. 罗强，谢洪武，徐放明，等. 热敏灸膝骨性关节炎患者犊鼻穴的静息态功能磁共振研究. 北京中医药大学学报，2013，36 (6)：429-432.

23. Hongwu Xie，Fangming Xu，Rixin Chen，et al. Image formation of brain function in patients suffering from knee osteoarthritis treated with moxibustion. J Tradit Chin Med，2013，33 (2)：181-186.

24. 陈更新，陈日新，张波. 背肌筋膜疼痛综合征患者穴位热敏电学特征的研究. 江西中医学院学报，2009，21 (6)：41-44.

25. Feifei Liao，Chan Zhang，Zhijie Bian，et al. Characterizing heat-sensitization responses in suspended moxibustion with high-density EEG. pain med，2014；15 (8)：1272-1281.

（付　勇）

第七节　罐法的临床研究

拔罐疗法，古称角法。是以罐为工具，利用燃烧、抽吸等方法造成罐内负压，使之吸着于施术部位，通过负压、温热等作用治疗疾病的方法。拔罐疗法应用广泛，治疗方法丰富，治疗效果确切。它通过刺激腧穴以及经络，起到扶正祛邪、平衡阴阳、调整脏腑气机等作用，从而达到治疗疾病的目的。督脉或者膀胱经常被作为主要施治部位。

一、历史沿革

关于拔罐疗法最早的文字记载见于《五十二病方》，其云："牡痔居窍旁，大如枣，小如枣核者方；以小角角之，如孰，二斗米顷，而张角，絮以小绳，剖以刀⋯⋯"书中的"以小角角之"便是用兽角利用负压原理使痔由肛门吸出后而进行手术结扎切除疗法。东晋·葛洪在《肘后备急方》记载角法治疗外伤及禁忌证，"疗猘犬咬人方，先嗍却恶血，灸疮中十壮，明日以去。日灸一壮，满百乃止"，"痈疽、瘤、石痈、结筋、瘰疬皆不可就针角，针角者，少有不及祸者也"。

唐宋元时期竹罐的出现及吸拔方法的改进是罐法发展史的一个重要阶段。唐·甄权《古今录验方》云"⋯⋯以意用竹依作小角，留一节长三、四寸，孔径四、五分若指上，可取细竹作之⋯⋯初被蜇，先以针刺蜇处出血，然后角之，热畏伤肉，以冷水暂浸角口二、三分，以角之，此神验。"唐·王焘《外台秘要》首载水煮竹罐法，"取三指大青竹筒，长寸半，一头留节，无节头削令薄似剑。煮此筒子数沸，及热出，筒笼墨点处，按之良久⋯⋯数数如此角之，令恶物出尽，乃即除，当目明身轻也"。宋·唐慎微《证类本草》"治发背，头未成疮及诸热肿痛。以青竹筒角之，及掘地作坑贮水，卧以肿处，就坑子上角之，如绿豆大，戢戢然出，不止，遍匝腰肋"。宋·王怀隐《太平圣惠方》载"凡疗痈疽发背，肿高坚硬，脓稠 盛色赤者，宜水角。陷下肉色不变，软慢稀者，不用水角法"、"若发于背，即须用水角乃得痊矣"。元代·沙图穆苏《瑞竹堂经验方》曰"吸筒，以慈竹为之，削去青。五倍子多用、白矾少用些子，上二味和筒煮了收起，用时再沸汤煮令热，以节箍筒，乘热安于患处"。其反映古代医家已认识药罐结合的优势。

至明代，拔罐法成为中医外科的重要外治法之一，提有竹筒吸法，煮拔筒方，竹筒吸毒法等。申斗垣《外科启玄》云"疮脓已溃已破，因脓塞阻之不通⋯⋯皆不能挤其脓，故阻而肿 ，如此当用竹筒吸法⋯⋯""吸脓法⋯⋯药煮热竹筒一节，安在疮口内，血胀水满，竹筒自然落下，再将别节热竹筒仍前按上⋯⋯脓尽为度"。陈实功《外科正宗》除提及煮拔筒方，也描述了包括定部位、乘热扣筒、起罐时间及方法、注意事项等药罐具体操作，"拔筒奇方羌独活，紫苏蕲艾石菖蒲，甘草白芷生葱等，一筒拔回寿命符"。龚廷贤《万病回春》云"竹筒吸毒法：诸般恶疮并治⋯⋯应毒疮初发时用白蒺藜、苍术、乌柏皮、白厚朴，锉片，用一碗水，同煎竹筒，煎煮以药将干为度"。此外，《普济方》中亦有用芙蓉花和醋煮罐的记录。

至清代"火罐"一词正式提出，且陶（瓷）罐的使用促进了罐法的操作与适应证的突破。赵学敏《本草纲目拾遗》云"火罐：江右及闽中皆有之。系窑户烧售，小如人大指，腹大，两头微狭。使促曰以受火气，凡患一切风寒，皆用此罐"。还述及投火法、煮水（酒）法、反复拔罐排毒法，"以小纸烧见焰，投入罐中，即将罐合于患处⋯⋯治风寒头痛及眩晕、风痹、腹痛等症""瘰疬破烂，以二砂壶各盛烧酒八分，重汤煮滚⋯⋯壶冷，又易一壶，如此数次，将毒气拔尽即愈"。吴师机《理瀹骈文》载："如风寒用热烧酒空瓶覆脐上，吸取汗。亦吸瘰疬、破伤瘀血。"《外治寿世方》载拔罐治疗黄疸，"黄疸⋯⋯令病人仰卧，将蜡筒罩肚脐上，再用灰面作圈⋯⋯筒头上点火，烧至筒根面圈处，取出另换一筒再烧，看脐中有黄水如鸡蛋黄者取出"。

二、临床运用进展

目前，罐法临床应用十分广泛，涉及神经系统、运动系统、消化系统、呼吸系统、内分泌系统及皮肤外科等多类疾病等。学者们在罐法选择、罐法作用、罐斑效应和罐法刺激量方面。

（一）临床罐法的选择

闪罐法、留罐法、走罐法、刺血拔罐法、留针拔罐法、药罐法等是临床常用方法，均能优于其他中西医常规疗法而获得良效，其中刺血拔罐法和走罐法疗效相对突出。

1. 依据经验选择 痛证多选用刺血拔罐法，如在背部 $T_1 \sim T_2$ 范围内寻找粟粒状或卵圆形，呈粉红色阳性反应点，采用刺血拔罐法治疗原发性三叉神经痛；取患侧翳风下 1 寸处治疗面瘫耳后疼痛症；大椎穴刺血拔罐治疗急性扁桃体炎及急性喉炎；远端取天宗穴刺血拔罐治疗功能性头痛；取压痛点、环跳、委中、阳陵泉、昆仑穴刺络拔罐治疗坐骨神经痛；委中穴周围点刺放血，配合腰部疼痛点拔罐治疗急性腰扭伤；病灶处皮肤针叩刺出血拔罐配合中药治疗急性痛风性关节炎等。慢性病多以走罐法为主，如沿脊柱两侧采用背部走罐法结合针刺治疗失眠、背部痤疮；针刺加风府、风池穴、颈夹脊穴至第 6 颈椎之间走罐治疗椎动脉型颈椎病；背部竖脊肌走罐加西药治疗强直性脊柱炎；采用河车路（以大椎穴至长强穴为长度的脊柱两旁的 3 条线）走罐配合神阙八阵穴盒灸治疗老年习惯性便秘；背部大杼至关元俞走罐治疗肠易激综合征。此外点刺病变部位与大椎、双肺俞、膈俞、脾俞穴刺络放血拔罐治疗急性湿疹；刺络拔罐肺俞、肝俞、脾俞穴，配合神阙穴闪罐法和针刺腹四关、四神聪、曲池、血海、足三里治疗慢性荨麻疹；最痛点针刺放血并辅以拔罐、围刺法治疗带状疱疹；大椎穴刺血拔罐治疗红眼病；醒脑开窍针刺法配合刺络拔罐大椎、至阳、命门、五脏俞治疗慢性疲劳综合征；留罐法治疗老年社区获得性肺炎；拔罐发疱疗法治疗支气管哮喘；背部密集排罐治疗慢性疲劳综合征；面部浅刺配合闪罐法治疗黄褐斑等。

2. 依据罐法功能选择 拔罐法的作用随着应用方法的不同而有所侧重和区别，如留罐主治阴寒痼冷；闪罐主祛风疏筋；走罐主宣卫祛邪，通络活血，且轻吸快推（吸入罐内皮肤表面高于罐外 3~4mm，皮肤微潮红为度，速度每秒约 60cm）常用于外感、皮痹等证，重吸快推（吸入罐内皮肤表面高于罐外 8mm 以上，皮肤紫红为度，速度每秒约 30cm）常用于某些经脉、脏腑功能失调的疾患；多罐适用于病变范围较大的病症，单罐则适用于病变范围较小的病症；排罐法以泻实为主，水罐法以温经散寒为主；刺络拔罐法以逐瘀化滞、解闭通结为主；针罐结合则因选用的针法不同而产生多种效应。

（二）罐斑效应和罐法刺激量

近几年罐斑效应和罐法刺激量是罐法相关研究的关注点。承淡安先生认为罐斑的出现可以在一定程度上提高疗效，并在《中国针灸学》中对拔罐疗法提出要拔至"见紫红色为佳"。针灸现代医学认为，罐斑的形成是由于拔罐可致机体局部组织充血、水肿，使毛细血管通透性与组织气体交换增强，浅表的毛细血管扩张，进而毛细血管破裂，血液溢入组织间隙而发生瘀血。通过罐斑反映症候、协助诊断是罐法临床运用的特色。一般而言，罐斑越深的部位乃病邪所在之处。例如在背部走罐时出现深色罐斑的部位即是相应脏器有疾患。罐斑或罐痧由深变浅，表现病邪去，正气恢复。若病患在一开始罐疗时罐斑就浅，表示患者正气较虚弱，气血衰少。若罐疗时易产生罐疱，表明病患性质为阳气虚衰，水湿泛滥或停聚。

拔罐的刺激量与罐斑的形成密切关联，压力、时间、速度、力度、施罐部位等均是影响因素。据中国中医科学院报道："临床实际应用的负压值一般多为 0.04MPa。用投火法和闪火法拔罐，无论陶罐或玻璃罐，无论大号罐或小号罐，都能获得相近似的负压强极限值，其值高达 0.05MPa。就吸拔力而言，大口罐大于小口罐。"负压吸拔力愈大，刺激强度就愈大，反之则愈小。临床实践中，轻而缓和的拔罐，可使神经受到抑制；强而急的拔罐则使神经兴奋；当过强过重的吸拔时，又使神经抑制。有学者根据西医学理论还提出留罐属于抑制类疗法；闪罐法属于兴奋类疗法；走罐法则是一种良性的双向调节疗法。缓缓走罐重在调整脏腑功能，快速走罐则强在活血化瘀；沿着肌肉起止点的走罐疗法治疗处于过度兴奋状态的疾病，相反则促进处于抑制状态的病变部位恢复正常。

纵观罐法介入治疗的相关文献发现，多数临床研究中拔罐疗法常与针灸、穴位注射等治疗方法协同使用，难以很好地体现拔罐作为独立治疗方法的效果。为挖掘罐疗的优势病种和疾病谱，进一步推广罐疗并扩大其应用范围，我们应尽快形成一套规范的临床操作准则，制定系统的疗效评价标准，系统评价不同罐法临床效果之间的差异性，深入探讨包括罐具、操作方法、力度、时间、温度、选穴、出血量等罐法疗效因素的影响机制，及其罐疗后的罐斑显现的内在规律。

三、机制研究进展

拔罐疗法是多种复合刺激作用于皮肤和穴位产生的综合效应，其机制主要是负压效应和皮部刺激效应。罐内负压效应不仅是疗效产生的主要因素，也是罐法治病的独到之处。西医学负压疗法的机制研究认为，负压能被动扩张血管，提高创面血流量；加强内皮细胞间的连接，促进血管基膜恢复完整，改善创面微循环；显著提高供皮区创面再上皮化速度有效促进组织修复。临床研究发现拔罐过程中罐内负压会使皮肤层张力升高，一方面可吸出皮肤表面气体，加强局部组织的气体交换，另一方面负压使局部的毛细血管破裂，血液溢出组织间隙，产生自身溶血现象，形成一种良性刺激作用，包括提高红细胞免疫功能、纠正 T 细胞亚群紊乱、增强单核细胞及肥大细胞的功能、提高 NK 细胞数量、调节细胞因子水平、改善补体与抗体介导的体液免疫反应、加快血液及淋巴循环及促进新陈代谢，多方面的整体提高机体免疫能力和抗损伤能力。因此拔罐后引起的负压效应是产生拔罐疗效的主要机制和始动环节。

皮部刺激效应是基于拔罐物理性的机械刺激和温热刺激兴奋了局部的各种感受器，进而兴奋不同的神经纤维，即拔罐给予的良性物理性刺激就转化为生物有效电信息（即神经冲动）。该信息一方面传至中枢的不同水平，经整合后再沿下行纤维传出，调节相关内脏组织的功能；另一方面，可通过局部反射弧而发挥调节作用。如临床最常见的走罐部位——背部区域，它与脊神经和交感神经密切联系，其深层就是分布于脊柱两侧的交感神经节，因此背部脊柱两侧拔罐可调整多种内脏功能紊乱。

总之，罐法对机体的最初刺激是以腧穴为中心的一个区域，罐法的疗效发挥离不开经络腧穴的作用，此特殊性决定了其效应机制的复杂性，即它是通过已知的针灸作用途径发挥效应，还是另有途径或两者具有交互协调机制。近年来，皮肤及皮肤神经、神经内分泌轴、免疫系统之间的交互作用网络的生物学体系已经建立，现代概念 Skin-Brain Axis（皮-脑轴）的提出为罐法效应机制研究提供了新的思路，它可能是拔罐的负压作用于机体后的始动环节，进而启动下丘脑-垂体-肾上腺皮质轴（HPA）的调节功能最终发挥效应。

参 考 文 献

1. 孟宪忠. 中华拔罐疗法大全. 北京：中国医药科技出版社，2010.
2. 吴振英. 拔罐疗法临床应用进展. 中国中医急症，2010，19（3）：504-506.
3. 徐梦，赵利华. 走罐法在皮肤病治疗中的应用概况. 实用中医药杂志，2012，28（4）：328-330.
4. 黄述华，王婷婷. 拔罐发泡疗法治疗支气管哮喘60例. 针灸临床杂志，2014，30（10）：45-48.
5. 徐加红，江桂林，施永敏，等. 中医拔罐治疗老年社区获得性肺炎30例疗效观察. 河北中医，2014，36（12）：1834-1836.
6. 纪昌春，黄丽萍，杨改琴，等. 浅谈罐斑效应的临床价值. 中国针灸，2014，34（12）：1217-1220.
7. 朱兵. 系统针灸学——复兴"体表医学". 北京：人民卫生出版社，2015.
8. 崔帅，崔瑾. 拔罐疗法的负压效应机制研究进展. 针刺研究，2012，37（6）：506-510.
9. 洪寿海，吴菲，卢轩，等. 拔罐疗法作用机制探讨. 中国针灸，2011，31（10）：932-934.
10. 毛少文，陈艳，董赟. 从现代医学角度浅析留罐法、走罐法、闪罐法的联系与区别. 按摩与康复医学，2014，5（12）：11-15.

（杜艳军）

第八节　络病理论的临床研究

络脉是人体经络系统中的一重要组成部分，为人体经脉的分支，分为别络、孙络、浮络、人体络脉。别络是较大的分支，由十二正经腕踝关节附近各分出一支，躯干前后任督二脉各分出一支，躯干侧部脾经分出脾之大络，共十五条，故又称十五别络。从别络分出细小的分支称为孙络，浅表更细小的分支为孙络。络脉从十四经分出十五别络，继续分为更为细小的孙络和浮络，分布上呈现纵横交错、网络全身、无处不在的特点。络病理论是围绕络脉的生理病理研究、临床应用基础上归纳总结而提出的理论体系，既可指导针灸刺络放血疗法，也可指导中药处方疗法。近年来络病理论研究主要集中于对古代文献整理和现代临床应用。

一、古代络病理论发展

（一）络病学理论的起源

史前资料有限，络病理论的起源确切年代难以考证，络病学为针灸学一重要组成部分，目前大多数学者认为针灸起源于原始社会石器工具的出现和火的运用时期，从当时针灸工具推测，络脉理论也应起源于这时期。在原始社会，生产力低下，人们生产生活的主要工具为石质材料，砭石为硬度较高、导热效果好、熔点高、易打磨的一种特殊石材的针灸工具，为当时主要的针灸工具，主要用于浅刺放血和外科切开排脓等。此后夏商周时期虽然已经出现青铜针，马王堆《五十二病方》："引下其皮，以砭石穿其旁。"在《左传》、《论语》涉及针刺疗法时皆是指砭石。当时人们对血的认识颇具直观和深刻，血融入了生活和社会活动中，如"茹毛饮血"的原始生活状态、"歃血为盟"社会关系以及祭祀也会放血入器皿中。早期对脉的认识往往从血开始，如马家山汉墓出土《六痛》："血者濡也，脉者渎也。"《足臂十一脉灸经》、《阴阳十一脉灸经》等对脉的认识皆为运行气血的功能。

从原始社会到《黄帝内经》以前的汉代，人体经络系统逐渐被认识，但尚未记载穴位，治病方式几乎都以砭石刺络为主，从某种角度上说，早期的针灸疗法主要是刺络疗法。

（二）络脉理论的形成

在《内经》中，络脉理论阐述较多，具有重要的地位，"络"字共出现 322 次，全书所有篇论中近一半出现"络"，其中《素问》81 篇中有 40 篇记载"络"，《灵枢》81 篇中有 39 篇记载"络"字。在春秋战国时期的《黄帝内经》中，详细记载了络脉的循行分布特点、生理功能、病理变化、络脉诊断、刺络放血原则和禁忌及临床应用等，从理论到应用的系统阐释，故这时期为络病理论的形成阶段。络脉的体表循行特点为浮现于皮肤，外形由小到大支横错杂，不能经过大的骨节，阴络阳络表里相对；其生理功能为通行和渗灌气血、沟通表里、卫外抗邪；络脉病理状态主要是络脉损失、空虚、阻滞；络脉诊断主要是望诊浮络的颜色变化和外形变化及初诊感觉陷下或者坚实者判断，其中青色主痛、寒、瘀血，赤色主热，白色主失血或寒，青黑赤相兼或五色相兼主寒热往来，同时正常络脉颜色可随季节有变化；浮络外形充盈为实证，陷下为虚证，蜷缩为寒邪，并依此有命名为盛络、结络、小络、横络等，且针刺时要刺在结络、小络和盛络上；在放血原则上依据"宛陈则除之"、"血实则决之"，体现在放血量上为"尽出其血"、"血变而止"、"见赤血已"、"见血立已"、"出血如豆"等；刺络取穴有局部取穴、循经远端取穴和表里经同取；"九刺"中的络刺、大泻刺、毛刺，"十二刺"中的扬刺、赞刺，"五刺"的半刺、豹纹刺皆为刺络之法；"九针"中的锋针为专门刺络出血工具；在"血虚"、"五夺"及"四时"中的部分时间段皆为等刺络禁忌；《内经》中记载刺络放血治疗疾病有头痛（厥头痛、疟"先头痛及重者"、"腰痛夹脊而痛至头"、癫疾"头重痛"）、颊痛、唇齿寒痛、咽中肿、腰痛、衄血、风痓、厥逆病、气乱于臂胫、痹证（痛痹、邪在肾-阴痹）、心疝、心胸痛、邪在肝及肝病、胕髓病、泄泻、咳喘、重舌、暴暗气硬、脉代、呕胆、肤胀鼓胀、蛊阻、癃闭、疟、风疟、癫狂、短气、神有余、热病、寒热病、堕坠等 31 种疾病。此后《难经》在总结《内经》基础上，也有一定发挥，如提出热邪肿应"砭射之"等。

（三）络脉理论的发展

1. 魏晋-隋唐时期　魏晋南北朝至隋唐历经 700 多年，人们生产生活水平得到了大幅度提升，针灸理论认识的逐渐完善，针具的逐步改良，疾病认识的深入，络脉理论得到了一定的发展，其中更多的是治疗疾病的扩大和临床操作更明晰。晋代皇甫谧《针灸甲乙经》中络脉理论大多继承《内经》，但在刺络部位上主要集中于四肢远端和头部，刺血部位具体到穴位，刺络更接近临床实际，更具有操作性，出血量上更强调"出血立已"，比《内经》"尽出其血"更具安全性。葛洪的《肘后备急方》也记载了少量刺络治病，其主要病证为一些急症，如"疗急喉咽舌痛者"、"救卒死或先病痛，或常居寝卧，奄忽而绝"、"卧忽不痞"等，采用的穴位主要是一些急救穴，如素髎、长强、少商等，并认为无血则难治，有血则有效，血出即止。到了隋唐时期，孙思邈主要采用药物治疗疾病，但也对刺络治疗有代表性的描述，《千金翼方》中记载了刺络主要用于瘀血证、热毒证、闭证、疮疡证等实证外科为主的疾病，部位更为广泛，如鱼际、肘部、腋窝、腹壁、足跗部、舌下、头颞部、耳前后的体表浮络，同时强调不应刺大的动脉以免造成危险，同时记载了配合外用药和内服药的使用，同时掌握痈疽疾病的放血时机。当时刺络疗法已得到了普遍应用，并有记载御医针刺百会、脑户出血，治愈了唐高宗风眩目不能视力。宋代医家陈自明通过海血疗法治疗背疽，其著作《外科精要》中包含了治疗背疽的医案。

2. 宋金元时期 这一时期，络病理论以"金元四大家"刘完素、张从正、李杲、朱丹溪为代表，对疾病应用范围进一步扩大，刺法更加灵活应用，出血量也不拘泥，涉及内外妇儿各科，临证使用，体现了当时刺络治病的丰富临床经验。这一时期刺络理论特色对后世影响较大，如张从正从津血同源把刺络放血法类同汗法，且穴数、刺数、血量较大；李杲对年长、虚证者也刺胃经穴位放血，对普遍认识的刺络只治闭证、热证、瘀血等实证进行了一补充。

刘完素为"寒凉派"代表者，认为"六气皆从火化"、"五志过极皆为热病"，力倡火热论，善用凉药，同时也喜用刺络放血。其刺络放血重视辨经络气血，放血工具主要为三棱针、小刀子锋头镰、砭石，选穴主要以五输穴、随症选穴、病灶局部为主，出血量依据病情主要为少量和极少量，其适应证主要是实热证、中风、痛证、疮疡、小儿唇颊上赤引及丹毒鼻中肉铃等，认为泻血有类同寒凉药的功效。其在治疗腰痛选委中、昆仑放血，太阳中风至阴放血，阳明热放血陷谷，百节痛绝骨放血，疮疡火毒"砭射之"、"石而泄之"。

张从正为"攻邪派"代表，认为疾病皆因邪气侵袭导致，主张汗、吐、泻攻邪气，刺络放血疗法重点在《儒门事亲》中记载，把刺络放血写入汗法中，认为"出血之于发汗，名虽异而实同"。刺络放血辨经气多少，泻络工具有铍针、草茎、磁片等，泻血部位分以头面部、五输穴和局部为主，出血量偏大（"其血出尽"、"大出血"、"血出如泉"、"出血二杯"、血出约一二盏"、"去血一斗"、"出血半升"）；适应证主要为疟疾、面肿风、肾风、雷头风、头痛、腰脊强、呕血、风搐、大暑、瘤、小儿眉炼、丹瘤、赤瘤丹肿、面上赤肿、背疽、痤疮、湿癣、外肾囊燥痒、目赤、目翳、目肿、目盲、舌肿、喉痹肿痛等。并对部位禁忌、创口护理等也做了阐述。张氏对刺络临证丰富，贡献较大，善用创面大的铍针，出血量偏大，针刺部位多、针刺次数多，甚则上百次，主攻邪气，体现"邪去而元气自复"。

李杲为"脾胃派"代表，在刺络放血中，辨经气血多少，工具有主要为三棱针、砭石、长针、燔针等，刺络部位为局部、五输穴和循经取穴，出血量为少量和大量，适应证不仅运用于实证、热证、痛症，还用于虚证和湿热证，如脾胃虚弱成痿证、胃火上冲的口涡筋急证、吐血久不愈证、血滞腰痛、中风、偏枯、上热下寒证，痔疾、疮疡、疮疖、疬风，眼眶赤烂、睫毛倒生等。在禁忌方面围绕病情、体质、患者接受度、饮食、季节等阐述。李氏治刺络与健脾胃紧密相连，对于有邪气的常刺络泻邪气，避免了寒凉伤脾胃，在穴位上常以足三里、气街激发脾胃之经气，在刺络与药物结合使用中，药物主要也是健脾升阳之类。在津液脱证、年迈者用刺络放血，为刺络拓展应用的一大创新。

朱震亨提出"相火论"，认为"阳常有余，阴常不足"，为"滋阴派"。其刺络辨经络气血多少，工具主要为三棱针、砭石、针刀，刺络部位主要是五输穴和局部穴，刺血量为少量和大量，适应证主要为血滞腰痛、痛风、脚气、绞肠痧、吐血久不愈，疮疡痈疽、疔疬、疬风，目赤肿痛、喉痹、缠喉急症，小儿木舌和重舌等。禁忌方面主要是饮食、房事方面。朱丹溪云"针法浑是泻而无补"，主要用于实热证较多，以泻阳存阴之意。

3. 明清时期 明清时期为针灸总结和繁荣时期，这一时期针灸医家对针灸理论和疗法进行归纳总结，络病理论运用更为扩大，除了前人总结的适应证外，还用于温病中的痧证、鼠疫、霍乱等，并在针具方面做了改进，同时提出久病入络的理论，发展了络脉理论。

明代针灸著作较多，如《针灸大成》、《针灸大全》等记载了大量刺络内容，针灸刺络泻血工具更加锋利和舒适的锋针，同时高武在《针灸聚英》中用火针刺络。疾病适应范围更大，对内、外、妇、儿等各科疾病皆有应用，并常刺络与汤药结合、刮痧与刺络结合。

清代医案记录较多，这时期刺血疗法在郭志邃的《痧胀玉衡》发展了刺络在急诊方面的运用，同该书记载银针刺，认为银针无毒。李学川《针灸逢源》泻血工具广泛，有三棱针、铍针、砭石、长针、银簪、钻针等，同时代的赵学敏《串雅内外编》中也记载银簪放血，并记载挑四缝"周岁者用中号针，六七岁用大号针"的不同型号针。临床应用广泛，除了常规体表穴位刺络，还用于技术强度较高的一些部位放血，如《针灸逢源》中记载用银簪刺婴儿口腔牙上下合骨处治疗胎热牙龈肿不吸乳，用钻针刺眼皮下沿小瘤等。

此外，清代叶天士除了对温病采用刺络泻血外，在《临证指南医案》中提出"久病入络"的理论，对后世影响较大，除了针灸领域外，在中药处方影响颇大。叶天士久病入络理论源于《内经》，如《灵枢·百病始生》曰："是故虚邪之中人也，始于皮肤……留而不去，则传入于络脉……留而不去，传舍于经……稽留而不去，息而成积，或着孙络，或着络脉。"其认为"久病入络"病机为因虚致瘀、因虚致痰、痰瘀互结、虚实夹杂的"滞"、"虚"、"毒"、"伤"，形成了独特的采用辛温、补虚、虫类药、藤类药"以通为用"的特色。

二、少数民族络病理论

中国少数民族众多，刺络放血疗法应用广泛，但各族社会历史原因，有的在古代有文字记载，有的民族没有自己的文字，而是通过口头宣传。近些年对民族医药中的收集整理研究取得一定的成果，但是还需要进一步挖掘整理。就目前各民族刺络理论来看，藏医、回医、苗医、壮医、哈尼医、维医、纳西医、土家医、佤族医等都采用刺络放血治疗疾病，少数民族刺络放血与其生产生活工具密不可分，因多居住中国各方边疆地带，故各具特色。其中成书于公元8世纪（唐代）的藏医经典医籍《四部医典》中记载了依据病情及疾病的早、中、晚三时期放血，放血工具多为刀具，有羽状刀、平刃刀、斜背刀、斧状刀、月牙刀、直刃刀，放血时步骤为辨脉位、鼓脉、进刀、察血象、定血量等，具体操作较为详细。蒙医中刺络放血疗法也有着悠久的历史，从石器时代开始，放血理论受到原始本能放血到灵魂观，其放血工具有砭石、木质和骨质的血器、青铜针、铁针、金银针及日常生活所用的锥子、碗筷、陶瓷碎片等。藏医和蒙医在民族医中刺络放血影响较大，二者皆为游牧民族，常以刀放血，故放血面积较大，出血量也较多。此外其他如哈尼族、回族、壮族等虽未系统整理刺络理论，但是从现代一些报道推测仍然采用生产生活中尖锐器械放血疗法。

三、络病理论的现代研究

现代络病理论研究主要体现在针灸领域的刺络放血临床应用和从中药临证领域的研究。针灸刺络放血临床应用指导思想仍然和古代一致，主要治疗血热、疼痛、瘙痒、内外风证（如感冒、中风、面瘫等）等疾病，广泛应用于内、外、妇、儿科、皮肤、骨伤、五官等临床各科疾病。但是目前刺络放血研究主要为临床观察类，缺乏高质量的 RCT 研究，理论创新不足。

在络病理论的中药临证研究中，吴以岭院士开展了大量的临床和机制研究，进一步发展了络病理论。吴院士从中药辨证论治角度阐述古代络病学说理论形成于《内经》，张仲景《伤寒论》开创辛温和虫药通络的临床应用，叶天士《临证指南医案》中的"久病入络"、"久痛入络"将络病学说发展到历史高点。吴院士总结古代文献，对经络重新认识，认为经脉分为经（气）络与（血）脉络，经络运行经气，脉络运行血液，并提出营卫的"承"、"制"、"调"、"平"规律，其中"承"指营卫交会生化的自稳调控机制，"制"指血管病变状态下机体代偿性自我调节，"调"指"络以通为用"为总则的通络干预，"平"指重新恢复的效应目标。吴院士研究团队通过大量的临床研究和实验研究，建立了"脉络-血管系统病"辨证诊断标准，提出"营卫承制调平"为络气郁滞和虚滞的核心内涵，并对急性心梗、脑梗与糖尿病并发症以"微血管损伤"的共性病理机制，开展了通络干预保护"微血管损伤"为核心机制的心梗、脑梗、糖尿病微血管病变三大难治性疾病的动物机制和临床研究，并进行转化研究指导药物开发。通过研究总结，吴院士认为络脉病的发病因素为气候变化异常-外感六淫、社会心理应激-内伤七情、环境污染影响-毒损脉络、饮食起居异常-劳逸失度、代谢产物蓄积-痰湿瘀毒等，临床病机变化主要是络气郁滞（或虚滞）、脉络瘀阻、脉络绌急、脉络瘀塞、络息成积、热毒滞络、脉络损伤、络虚不荣等。

参 考 文 献

1. 郭太品，任玉兰，刘沂濒，等．中国古代针法特色历史演变．中华中医药杂志，2015，30（7）：2255-2258.

2. 臧凝子，庞立健，朱凌云，等．络脉学说之源流考究．辽宁中医药大学学报，2014，16（10）：68-71.

3. 郭太品，任玉兰，刘沂濒，等．古代冶炼工艺技术与毫针的形质及手法演变．中医杂志，2014，55（19）：11-14.

4. 杜广中，卜彦青，岳公雷，等．《黄帝内经》"络"字的统计分析研究．中医杂志，2011，52（3）：59-62.

5. 王芳．《黄帝内经》刺络放血应用研究．广州：广州中医药大学，2014.

6. 郭太品，梁繁荣，任玉兰，等．《黄帝内经》四时与五脏关系及在针灸中的运用．中医杂志，2013，54（5）：14-16，30.

7. 康婧青，张赛，郭义，等．《针灸甲乙经》之刺血疗法研究．西部中医药，2015，28（4）：47-49.

8. 何文菊，王超，郭义．《肘后备急方》刺络放血初探．针灸临床杂志，2010，26（9）：11-12.

9. 刘慧慧，甘君学，谢洲．《千金翼方》刺络放血之说．四川中医，2014，32（1）：41-44.

10. 胡明德．"金元四大家"刺络泻血疗法研究探析．北京：北京中医药大学，2013.

11. 翟润民，吴付花．金元四大家在刺络放血术上的贡献．甘肃中医学院学报，1993，10（2）：40-42.

12. 张蕾．刺血疗法在明清温病治疗中的运用研究．北京：中国中医科学院，2011.

13. 阿日克（ARAM，Armaghanyan）．明清时期刺络泻血疗法探析．北京：北京中医药大学，2014.

14. 孙良生，余海彬．久病入络学说的内涵及生理功能简释．中医药学刊，2004，22（10）：130-132.

15. 张兰坤，过伟峰，肖婧，等．从叶天士"络以通为用"学说谈通络药物的临床应用．中医杂志，2014，55（9）：89-90，93.

16. 马莎，郭义．中国不同民族刺络放血疗法的比较研究．天津中医药，2004，21（1）：43-45.

17. 仁增多杰，娘毛加，仁青东主，等．《黄帝内经》与《四部医典》放血方法探析．上海针灸杂志，2015，34（7）：94-96.

18. 图布新．蒙医放血疗法历史研究．通辽：内蒙古民族大学，2009.
19. 阿古拉．蒙医传统疗法学概述．中国民族医药杂志，2007，1：27-30.
20. 陈祖琨，柏跃华，杨梅，等．哈尼族特色治疗技法．河北中医，2014，36（1）：50-51.
21. 李光员．壮医陶针治疗小儿惊风简介．中国民族民间医药杂志，1995，2：46-47.
22. 马良．放血—回医特色疗法．医药养生保健报．2003-12-22.
23. 王超，高靓，郭义．近10年中国中医刺络放血疗法研究进展．中国中医急症，2010，19（7）：119-121.
24. 吴以岭．络病学说形成与发展的三个里程碑（一）．疑难病杂志，2004，3（2）：27-29.
25. 吴以岭．络病学说形成与发展的三个里程碑（二）．疑难病杂志，2004，3（3）：23-25.
26. 吴以岭，魏聪，贾振华，等．脉络学说概要及其应用．中医杂志，2014，55（3）：6-9.
27. 佚名．973计划项目"络病学说与针灸理论的基础研究"取得进展—973计划中医理论基础研究．中国中医药报．2008-7-18.
28. 袁国强，吴以岭，贾振华，等．脉络病变病因与发病机制探讨．中医杂志，2012，53（2）：91-94.
29. 袁国强，吴以岭，魏聪，贾振华．脉络病变基本病机探析．中医杂志，2012，53（13）：1088-1091.

（王建明　郭太品）

第九节　针灸适宜病谱的研究

一、概念

针灸病谱是指针灸疗法适宜的病症范围，即采用针灸疗法可达到治愈、临床治愈或缓解症状，或改善生活质量的病症。针灸病谱的研究旨在解决"针灸能够治疗什么疾病"的问题。

针灸病谱主要包括两方面内容：一是针灸基本病症谱：即针灸干预后只要有效就可纳入的病症，不管是只用针灸治疗还是针灸为主或为辅助性的治疗手段，只要针灸介入疾病的治疗就能产生效果，该疾病就可纳入针灸病谱。二是针灸等级病谱：即按照一定的规则把针灸治疗的疾病进行等级划分，根据规则的不同，分为效能针灸等级病谱和循证针灸等级病谱。

（一）效能针灸等级病谱

该病谱主要基于针灸的效能特点，针对针灸所适宜疾病的治疗程度、范围和治疗最具意义的环节进行分析，将针灸病谱划分为四个等级。

Ⅰ级病谱：系指可以独立采用针灸治疗并可获得治愈或临床治愈或临床控制的疾病，针灸能使本类疾病得到本质性治疗，治疗具有实质性意义，即针灸对本类疾病能发挥完全治疗作用，可称为"针灸完全治疗病谱"或"独立针灸治疗病谱"。

Ⅱ级病谱：以针灸治疗为主，对其主要症状和体征能产生明显的治疗作用的疾病，针灸可发挥主治疗作用，但难以达到疾病的完全治疗，称为"针灸部分治疗病谱"或"针灸主治疗病谱"。

Ⅲ级病谱：针灸治疗处于从属和辅助地位的疾病或某些疾病目前尚不清楚病因，病情顽固，而目前处于综合性治疗探索性阶段，针灸可缓解部分症状，但仅能作为综合治疗中的一种方法，难以发挥主导性治疗作用，可称为"针灸辅助或协同治疗病谱"。

Ⅳ病谱：系指针灸对疾病本身疗效不确切或其治疗已有明确的高效手段，很少再用针灸治疗的疾病，前者如各种恶性肿瘤，后者如肺结核、疟疾等。

由于目前对于第四类中的许多疾病还很难下结论，因此现阶段的研究主要集中在前三个等级病谱。

（二）循证针灸等级病谱

主要根据医学研究证据质量等级对针灸治疗病症的疗效进行评价和分析，将针灸病谱划分为三个等级：肯定有效病谱、很可能有效病谱、可能有效病谱。

这两种划分体系均具有各自的意义和特点：效能针灸病谱的等级划分具有可操作性，对临床理性选用针灸疗法更具有指导性；虽然目前的针灸文献难以到达循证医学证据对等级和文献质量的要求，但随着针灸临床研究文献质量的不断提高，循证针灸等级病谱也将会越来越重要。

二、针灸病谱的沿革

针灸的应用源远流长，从古到今一直发挥着不可磨灭的作用，那么针灸到底用来治疗什么疾病呢，哪些疾病可用针灸作为主要治疗手段，哪些疾病针灸可起到辅助的治疗作用。针灸病谱的研究大致主要经历了以下三个主要阶段：

（一）历代临床病例总结与探索阶段

1. 《内经》时代　《黄帝内经》的成书标志着针灸理论的形成，其中《灵枢》又称为《针经》，是第一次总结性著作，论述了以十二经脉为主的经络系统，及其内属脏腑、外布腧穴、运行气血，并且与天地相应的理论体系，总共记载了160多个穴位。《灵枢》对人体的疾病都是用阴阳不和来解释的，认为人体疾病的针灸治疗基本原则就是协调阴阳，使之平和。对五邪病、寒热病、癫狂、热病、厥病、周痹等病的发病机制及针刺补泻手法进行了论述。

2. 《针灸甲乙经》时代　《针灸甲乙经》全名为《黄帝三部针灸甲乙经》，是第二次总结性著作，是现存最早的针灸专著，书中所载各经穴名共349个。在前人经验的基础上，提出适合针灸治疗的疾病和症状等共计800多种。例如热病、头痛、痉、疟、黄疸、寒热病、脾胃病、癫、狂、霍乱、喉痹、耳目口齿病、妇人病等，并阐明针灸方法和临床禁忌。

3. 《针灸大成》时代　《针灸大成》是第三次总结性著作，第二部针灸专著，共载经穴359个，其中卷八总共分类介绍了23种门类的病症，例如伤寒门、痰喘咳嗽门、心脾胃门、霍乱门、疟疾门、汗门、妇人门、小儿门等，共记载了546种症状的选穴和刺灸方法。

4. 近现代　这一阶段从临床经验中探索针灸能防治哪些病症，主要体现在某些针灸临床专著上。具有代表性的著作有：代田文志的《针灸临床治疗学》涉及病症58种；朱琏的《新针灸学》涉及病症213种；邱茂良的《中国针灸治疗学》总结病症115个、陈佑邦的《当代中国针灸临证精要》总结病症142种病症；石学敏的《石学敏针灸临床集验》总结荟萃138种等。可见，临床病例总结和个人经验荟萃是这一阶段的主要研究方法，针灸临床专著是其主要表现形式。

（二）初步形成框架阶段

在 1979 年，世界卫生组织（WHO）正式向全世界推荐了 43 种针灸适应证，并在其机关刊物《世界卫生》刊登。这些针灸适应证在全世界产生了巨大的影响，世界针灸联合会也一直将其作为针灸的重要标准之一。WHO 把针灸能够防治的病症概括性的表述为"针灸适应证"，被学术界广泛接受和采纳。至 1996 年，WHO 在意大利米兰会议上又进一步提出针灸的适应证为 64 种，WHO 的两次报告初步勾画出现代针灸疾病谱的范围，标志着现代针灸疾病谱的初步形成。

（三）理论总结形成科学体系

2002 年杜元灏教授首次在国内明确提出"针灸病谱"和"针灸等级病谱"的概念，通过对针灸临床研究的论文按一定的标准进行收集、归纳、分析，最终整理针灸适宜病种461 种。这是现代针灸病谱研究的第一次大规模系统总结。根据针灸临床病谱的特点，初步对针灸临床常见病进行了等级划分，获得了针灸等级病谱。2006 年"十一五"国家科技支撑计划专项设立"针灸诊疗方案和评价研究"，其中针灸适宜病症研究要求明确提出了针灸适宜病症，形成对针灸治疗病症的科学分析，标志着现代针灸病谱研究进入了新的发展阶段。

此后国内对现代针灸病谱的研究日益深入。诸多研究充分说明针灸的适应证正逐步被扩大，针灸疗法适应证广，在国外已得到广泛应用，具有广阔的应用前景，可见研究针灸适应证对指导临床实践是非常必要的。

三、现代研究成果

目前针灸病谱的研究结果主要以杜元灏教授所著《现代针灸病谱》为标志，其中的等级划分内容为主要参考标准，结合其他学者对针灸病谱的研究，现总结如下表 11-1。

表 11-1　针灸适宜病谱及等级划分

序号	病症系统	Ⅰ 级病谱	Ⅱ 级病谱	Ⅲ 级病谱
1	肌肉骨骼系统和结缔组织	髌下脂肪垫损伤，单纯性腓肠肌痉挛，第 3 腰椎横突综合征，肱骨内上髁炎，肱骨外上髁炎，滑囊炎，肩关节周围炎，肌筋膜炎，腱鞘炎，棘上韧带炎，肩手综合征，颈型颈椎病，肌性斜颈，肋软骨炎，落枕，原发性腘窝囊肿，原发性梨状肌综合征，腰肌劳损，膝关节骨性关节炎	风湿性关节炎（慢性期），神经根型颈椎病，纤维肌痛综合征，腰椎间盘突出症，椎动脉型颈椎病，增生性脊柱炎	髌骨软化症，股骨头坏死，干燥综合征，骨质疏松症，交感型颈椎病，脊髓型颈椎病，类风湿关节炎，强直性脊柱炎，腰椎管狭窄
2	神经系统	风湿性舞蹈病，股外侧皮神经炎，吉兰-巴雷综合征，紧张性头痛，眶上神经痛，神经性头痛，臀上皮神经炎，头痛（非器质性），腕管综合征，血管性头痛，原发性坐骨神经痛，枕神经痛，周围性面神经麻痹	多发性末梢神经炎，继发性坐骨神经痛，假性球麻痹，肋间神经痛，面肌痉挛，偏头痛，三叉神经痛（原发性），小儿脑源性瘫痪，中风后遗症（恢复期、后遗症期）	多发性硬化，癫痫，肌萎缩侧索硬化症，震颤麻痹，植物状态（人）

序号	病症系统	Ⅰ级病谱	Ⅱ级病谱	Ⅲ级病谱
3	消化系统	便秘（非器质性），肠胀气（单纯性）肛门神经痛，功能性消化不良，颞下颌关节紊乱综合征（非器质性损伤），术后肠麻痹，胃肠痉挛（单纯性），小儿厌食症（功能性），原发性胃轻瘫综合征，肠激惹综合征	动力性肠梗阻（单纯性和不完全梗阻），胆石症，急性胃肠炎，慢性腹泻，慢性非特异性溃疡性结肠炎，胃下垂（轻中度），直肠/肛门脱垂（轻中度）	急慢性胆囊炎，急慢性阑尾炎（单纯性），机械性肠梗阻（单纯性不完全性），慢性消化性溃疡
4	泌尿生殖系统	动力性梗阻所致尿潴留，经前期紧张综合征，经行乳房胀痛，急性乳腺炎（初期未化脓），尿道综合征，乳腺增生病，原发性痛经，遗精，月经不调（功能性），遗尿症（非器质性），小儿遗尿	功能性子宫出血，慢性前列腺炎（非细菌性），尿石病，尿失禁，盆腔瘀血综合征，神经源性膀胱，围绝经期综合征，子宫脱垂（轻中度）	闭经（继发性），不孕症（女性相对不育症），机械性梗阻所致的尿潴留，泌尿系感染，慢性附件炎，慢性盆腔炎，慢性前列腺炎（细菌性），外阴白色病变，前列腺肥大
5	眼和附器	睑腺炎，急性结膜炎，假性近视（青少年），麻痹性斜视，视疲劳综合征，眨眼症	高眼压症及原发性开角型青光眼，结膜干燥症（泪液分泌不足），老年性白内障（初期），眼睑下垂（后天性，麻痹性，肌源性），视神经萎缩，视网膜动脉闭塞，中心性浆液性视网膜脉络膜炎	弱视（儿童），视神经炎
6	精神和行为障碍	短暂性抽动障碍，非器质性失眠（轻中度），考试综合征，梅核气（癔症性），神经衰弱，神经性呕吐，性功能障碍（非器质性），心脏神经症，癔病，抑郁症（轻度）	痴呆症，肠易激综合征，多动障碍，戒断综合征，焦虑症，慢性疲劳综合征，慢性运动或发声抽动障碍，脑震荡后综合征，强迫症	儿童孤独症，精神分裂症，精神发育迟滞（轻中度）
7	皮肤皮下组织	斑秃，急性淋巴管炎（浅表性），急性荨麻疹（无并发症），急性湿疹（无并发症），皮肤瘙痒症（精神性、老年性、季节性），寻常疣（Ⅰ度），痤疮	黄褐斑，神经性皮炎（局限性），雀斑	白癜风，慢性下肢溃疡，银屑病
8	传染病和寄生虫病	丹毒，带状疱疹（不伴有并发症），风疹（不伴有并发症），流行性腮腺炎（不伴有并发症）	病毒性脑炎后遗症，扁平疣，百日咳，脊髓灰质炎后遗症（恢复期），寻常疣，细菌性痢疾（急性非中毒性及慢性）	蛔虫症，慢性乙型肝炎
9	呼吸系统	单纯性膈肌痉挛（呃逆），急性扁桃体炎，急性单纯性喉炎，急性咽炎，慢性单纯性鼻炎，普通感冒，声带小结（初期），血管舒缩性鼻炎	变应性鼻炎，慢性单纯性咽炎，慢性支气管炎（缓解期），支气管哮喘（非急性发作期）	鼻衄，发热，肺炎，咯血，慢性鼻炎（萎缩性和肥大性），声带麻痹，支气管哮喘发作

续表

序号	病症系统	Ⅰ级病谱	Ⅱ级病谱	Ⅲ级病谱
10	循环系统	雷诺病（轻度），原发性红斑性肢痛症	单纯性下肢静脉曲张，多发性大动脉炎（头臂动脉型），低血压，脑动脉硬化症，血栓闭塞性脉管炎，痔疮	慢性冠状动脉硬化性心脏病，心肌缺血/心绞痛，休克，原发性高血压
11	损伤中毒外因后果	踝关节扭伤（轻度），脊髓震荡，急性腰扭伤（不包括肌疝，滑膜嵌顿），中暑（轻症和重症的热痉挛），周围神经损伤（不完全性）	脑损伤（恢复期），晕动病，一氧化碳中毒迟发脑病（恢复期）	关节脱位，骨折及并发症，输液过敏反应
12	妊娠分娩和产褥期	产后乳汁分泌不足，人工流产术综合反应，妊娠恶阻，胎位不正	产后子宫复旧不全，分娩痛，药物流产副反应（阴道出血，腹痛，恶心呕吐），滞产难产（由于产力异常所致）	产后出血，胎盘滞留
13	内分泌营养代谢病	单纯性甲状腺腺瘤（早期轻度），肥胖症（单纯性）	痛风，糖尿病并发症	单纯性甲状腺肿，高脂血症，甲状腺功能亢进症，甲状腺炎，糖尿病
14	肿瘤	血管瘤（浅表部位瘤体较小）	肿瘤放化疗后副反应（胃肠反应和白细胞减少症）	癌症发热及疼痛，子宫肌瘤
15	耳病	功能性耳鸣	感音神经性聋（非遗传性获得性，包括暴聋，药物中毒性聋）梅尼埃病	聋哑，器质性耳鸣，中耳炎
16	血液及造血器官病	单纯性变应性（过敏性）紫癜	白细胞减少症，过敏性紫癜（腹型、关节型），慢性原发性血小板减少性紫癜，营养性贫血	慢性再生障碍性贫血

　　针灸适宜病症涉及16个系统，主要集中在肌肉骨骼和结缔组织、神经系统、消化系统、泌尿生殖系统、精神和行为障碍、皮肤和皮下组织等系统。按照效能针灸等级病谱划分的方法，将16个系统的常见病按照Ⅰ级、Ⅱ级、Ⅲ级进行分类，其中Ⅰ级病谱近100种，多为慢性功能性的疾患，例如功能性消化不良、胃肠功能紊乱、肩周炎、颈椎病、睡眠障碍、慢性荨麻疹、神经性皮炎（局限性）等，或者单一症状，如疼痛、瘙痒等，说明针灸对于功能性疾病以及改善某些特定症状临床治疗优势显著，这与目前针灸临床的情况是相符的。

四、不足与展望

（一）研究方式有待进一步拓宽

　　总体来讲，目前国内对现代针灸病谱仍处于初步阶段，研究时间较短，从事研究的学者也相对较少，文献研究和专家调查是目前主要研究方式。

　　1. 文献研究方面　针灸学文献已有2000多年的积累，古今文献非常丰富，为我们研究针灸病谱奠定了坚实的基础，因此文献研究是目前针灸病谱研究的主要方法之一。但由于历史原因和传统医学自身的特点，中医针灸文献的质量参差不齐，符合现代循证医学方法的论文数量有限。古代医案、现代验案报道、疗效观察以及名老中医经验总结等均可以作为中医临床诊治的有力证据，能够有效提高临床疗效，而这类文章由于没有设立对照组和足够的随访，能否作为针灸病谱的证据是存疑的。

2. 专家调查方面　医学的实践性和经验性决定了个人的经验或意见的可贵性和实用性。特别是中医学本身就带有浓厚的个人经验色彩，目前获得专家的经验和意见是总结现代针灸病谱最重要的环节之一。但是，循证医学将证据按质量和可靠程度分为5级，专家意见被定为5级，属于最差级别。因此将专家经验，特别是部分在某个方面确有特长的专家个人经验为现代针灸病谱的研究证据应持谨慎态度。

3. 缺乏通过大量的临床研究和实验数据进行论证。

（二）研究方法亟需标准化和循证化

尽管针灸疗法的临床适应证的多样性已获得证实，现代针灸病谱的研究成果具有一定的统一性和层次性，但仍需要进一步扩展与完善。研究方法也需要更加标准化、循证化。从针灸病谱的研究发展看：

1. 现代针灸病谱的研究亟需具有广泛认同性、标准化较为严密的科学研究方法。针灸适宜病症的临床研究应借鉴循证医学的原理和方法，采取多中心随机对照研究，严格研究设计，严控研究质量，基于高级别的临床证据，建立科学的评价体系，科学、客观地论证其在治疗中具有的疗效优势。

2. 国内外针灸病谱研究从总体上肯定了针灸疾病谱的多样性，随着研究方法的不断完善，将逐渐开发新的针灸病谱，对已知的和新生的针灸病谱加深研究，优化治疗方案，提高针灸疗效。

3. 现代针灸病谱的研究将有利于整个社会知晓针灸治疗的优势所在，清楚针灸适宜病症有哪些，使更多的公众了解针灸、认识针灸、合理选择针灸治疗，从而进一步推动针灸的发展和普及。

总之，现代针灸病谱的研究对于推动针灸疗法的规范和科学选择病症具有重要的指导意义，对针灸临床合理选择针灸治疗病种、针灸科研立项和医保覆盖病种的制定以及针灸走向世界具有重要的参考价值。现代针灸病谱的研究还将继续开展下去，它将继承前人的研究成果，集成应用现代卓有成效的科学研究方法，不断完善自身的内涵和体系建设，力求从根本上回答针灸到底能治哪些病。

参 考 文 献

1. 杜元灏. 现代针灸病谱. 北京：人民卫生出版社，2008.

2. 何巍，童元元，赵英凯，等. 基于国外文献的针灸适应症分析. 针刺研究，2012，05：428-430.

3. 杜元灏，肖延龄. 现代针灸临床病谱的初步探讨. 中国针灸，2002，05：59-62.

4. 杨明晓，赵凌，杨洁，等. 国内针灸病谱研究规律的文献计量学分析及趋势展望. 针刺研究，2014，03：247-251.

5. 熊俊，杜元灏，黎波，等．现代针灸疾病谱的发展历史与研究现状．辽宁中医杂志，2009，12：2155-2157.

6. 董国锋，武晓东，韩焱晶，等．针灸知识产权基本问题研究．针刺研究，2011，06：457-460.

（冀雨芳）

附篇 针灸临床研究管理规范

总 则

第一条 《针灸临床研究管理规范》（简称《规范》）是针灸临床研究对象权益保障、临床研究设计、实施、报告，以及相关机构与人员管理的标准规定。

第二条 本《规范》根据针灸学科特点，参照国际协调会议（International Conference on Harmonization，ICH）公布的 GCP、《药物临床试验质量管理规范》及《医疗器械临床试验规定》等制定，适用于以针灸干预为基础，以人为研究对象的针灸临床研究。

第三条 制定本《规范》的目的在于通过规范针灸临床研究过程中的行为，使研究对象的权益得以保障，使研究结果真实，使研究结论可靠，为针灸有效、安全的使用提供依据。

第四条 基本原则

（一）保护患者与研究对象权益、隐私是针灸临床研究的基础。研究实施过程应符合《赫尔辛基宣言》以及卫生主管等部门有关医学伦理和研究伦理的要求。

（二）充分尊重针灸个体诊疗、复杂干预、技能干预与医患互动等临床特点和文化特征，遵循中医针灸的理论体系，鼓励对针灸新学说、新方法的研究。

（三）针灸临床研究包括干预性研究、经络穴位的诊断研究、针灸防治效果的预后研究以及针灸器具的临床评价研究和卫生经济学研究等。

（四）针灸临床研究将根据研究应采取阶梯递进的方法，既提倡在理想条件下使用随机对照试验方法验证其"效力"，也应积极开展在真实世界临床条件下针灸临床"效果"的比较研究与各种观察性研究。

（五）通过针灸临床研究信息全过程的透明化措施，保证研究的公允性，提升研究结果的公认度。所有针灸临床研究资料的记录、储存和分析过程都应可溯源，能保证资料的准确解释、核对和报告。

（六）针灸临床研究人员都应具有完成预期医疗和科研工作的足够资质和能力。而严格执行针灸临床研究方案、仔细观察并认真记录结果、及时发现并上报严重不良事件，是合格针灸临床研究人员应尽的义务。

第一章 组织管理

第五条 针灸临床研究可由政府机构、高等院校、科研院所、医疗机构和社会团体等组织机构发起。研究发起机构应以科研立项书的形式，确定研究立项，提出针灸临床研究目的。研究发起机构还承担着组织选聘研究主要负责人、批准研究预算、提供研究经费、监督研究进展、评估和验收研究结果等职责。

第六条 针灸临床研究过程一般均包括：（1）项目确定；（2）研究队伍组建；（3）研究设计、研究方案制定与伦理审核；（4）研究实施与数据收集；（5）数据统计分析；（6）研究报告撰写与发表临床研究实施；（7）如果研究涉及多中心，还应包括组织培训、临床预研究、数据管理与质量管理等内容。

第七条 多中心管理。多中心针灸临床研究，应根据研究目的与研究内容，选择具备充分资质的临床研究单位作为分中心。作为分中心的研究单位应提供相应的研究条件，积极组织培训，采取必要的措施保障研究质量，按承诺完成研究任务。

第八条   合同管理。临床协作活动，均应以具有法律效应的合同/协议书等文书形式，通过相关机构与研究负责人的签章确认来明确各方的研究任务、权利义务以及经费分配等。合同/协议书应进行存档。

第九条   经费管理。研究经费应实行专款专用，列入临床合作协议中的经费管理内容应当符合国家相关政策法规和项目经费预算、执行的财务管理要求，并由财务人员对经费的使用进行日常管理与记录，课题结题前应按规定通过相应的财务审计。

第十条   档案管理。针灸临床研究中所产生的所有资料（如影像、图像、录音、文本、电子文档等），应进行整理编号并在独立文件柜存放；应有专人保管和管理；应主动接受质量控制部门的检查。针灸临床的原始数据档案，应当允许相关的监查员、稽查员、伦理委员会成员和管理部门视察。在研究结束后，所有资料应保存至少5年以上。

第十一条   知识产权管理。对针灸临床研究中可能形成的相关专利、论文、科技成果等知识产权，均应在研究开始前对持有人、论文作者、共同作者、通讯作者、作者排名原则等，作出明确规定，并形成各相关人员签字的文件。

第二章   研究对象的权益保障

第十二条   针灸临床研究应符合世界医学大会《赫尔辛基宣言》临床研究伦理以及医学伦理的基本原则，在公正与尊重人格的前提下，力求使研究对象最大程度受益和尽可能避免伤害。

第十三条   针灸临床研究方案应通过伦理委员会审查和批准。伦理委员会应由5名以上委员组成，包括医药专业（其中含至少一名针灸专业人员）、非医药专业、法律专业以及外单位人员，并且应有不同性别的委员。对于针灸临床研究方案的审查，应有针灸的专业人士或独立的针灸顾问参加。

第十四条   针灸临床研究应在获得伦理委员会审批同意后方可实施；实施过程中，应依照伦理委员会的要求，及时提交修改的研究方案，发生严重不良事件时，应及时报告伦理委员会及项目主管部门。

第十五条   提供给研究对象签署的书面知情同意书，内容要符合知情同意书的一般要求，应对可能得到的替代治疗及其程序或过程加以说明；研究对象可以拒绝参加研究，或在任何时候退出研究，并且不会因此受到处罚或损失本来应当得到的治疗。

第十六条   对于利用临床病历信息与相关数据库资料进行的真实世界临床研究，也应经伦理委员会的审核批准，其中患者知情同意的内容和形式可按照医学伦理的要求执行。应特别关注对患者隐私、医疗信息知识产权的保护。

第三章   研究设计

第十七条   针灸临床研究设计主要包括医学设计、统计设计、伦理设计和管理设计等。根据针灸临床研究的特点，对于研究人员及研究对象的依从性和可能产生的各种偏倚，应有专门的分析与控制措施，对针灸操作应有严格的培训、一致性检验与现场操作的质量控制。应明确表述腧穴定位方法、操作技术及器具规范；应尽可能地采用国际、国家或行业的相关标准。

第十八条   针灸临床研究的医学设计首先应明确研究目的与要解决的临床实际问题，在充分吸纳前人经验的基础上，根据前期研究结论建立合适的临床研究假说，并能提供相关的证据。

第十九条　针灸临床研究应采取阶梯递进的研究方法，依据针灸干预方案的成熟度，将针灸临床研究分为干预方案的临床发现阶段、优化完善阶段、验证阶段与临床推广应用与再评价阶段。

每一阶段的临床研究设计，均应根据本阶段临床研究要素的具体情况，如干预措施、干预对象、干预效果、已有的其他标准化干预方法以及临床研究的环境因素等，确立适当的研究目的和研究假说；应根据影响针灸效应的穴位或刺激部位，以及人体状态等因素，审慎选择合理恰当的设计方案，尤其应注意根据研究目的选择合适的对照组，对照组的干预措施也应提供具体方法、选择依据以及出处；对于拟作为"假针灸"的对照方法，可经过小样本的临床预试验来确认其预设的对照作用。

第二十条　统计设计应首选可以确切反映临床效果、重要性强、可以量化测量、专业领域公认的评价指标。应对评估者盲法的实施制定详细的计划；应根据针灸临床研究阶段，选择合适的数据获取及管理方法；应做好统计分析计划，预先做好亚组分析的设计；应充分考虑针灸操作的实施情况、穴位或刺激部位动态、敏化特性、针灸效应与人体状态相关性等因素对设计类型、样本含量以及评估指标的影响。

第二十一条　伦理设计应根据研究对象权益可以得到充分保障，同时临床研究可以有效开展的要求，深入分析研究对象的受益与潜在风险；应对晕针、针孔出血、皮肤起疱等制定相应处理措施，尤其应对危险部位针刺等可能出现的意外设计相应的处理预案。应针对不同阶段针灸临床研究的人群特点，起草相应的知情同意书。

第二十二条　在临床研究管理设计中，应针对影响依从性的具体原因，制定可靠有效的管理措施，尽量减少病例脱落；对于研究者、操作者与指标评估者的管理、培训以及实际掌握水平制定详细的计划，做好培训掌握情况的一致性测评；应对针灸临床实施制定规范的操作规程，并有临床的质量监测措施，保障群体层次临床干预预期效果。

第二十三条　针灸是一种医患互动的复杂干预过程，在管理设计中，应认真分析研究者与研究对象互动对针灸临床研究结果的影响，制定相应的管理措施，保障研究基线的可比性以及研究结果的可靠性。

第四章　临床研究方案

第二十四条　针灸临床研究方案，是针灸临床研究培训、实施与质量控制、监督检查以及针灸临床研究信息公开的依据。应在研究负责人与研究发起机构共同商定的研究目标与研究内容基础上，由研究负责人组织起草，经伦理委员会审批后实施。

第二十五条　针灸临床研究方案宜在国际或者国内公开机构进行登记注册，向社会公布研究的目的、研究设计和主要内容。建议已经注册登记的针灸临床研究方案在相关杂志公开发表，增加临床研究的透明度。

第二十六条　针灸临床研究方案的基本内容如下，可以根据研究规模、研究目的以及立项部门的要求等适当调整。

（一）研究题目。

（二）研究发起机构、研究负责人、研究承担单位、统计单位及其负责人、数据管理单位及其负责人、监查单位及其负责人、研究者的姓名及资质、研究场所。

（三）研究摘要。

（四）研究背景。

（五）研究目的。

（六）研究设计类型。

（七）样本量及其计算依据。

（八）研究对象。

（九）干预措施/暴露因素与对照措施/合并治疗。

（十）评价指标（主要评价指标和次要评价指标）和评价方法。

（十一）不良事件监测、登记与处理方法。

（十二）研究流程图。

（十三）观察周期、随访时间和保证研究对象依从性的措施。

（十四）完成、中止研究的标准。

（十五）质量保证与质量控制。

（十六）数据管理计划。

（十七）统计分析计划。

（十八）研究对象权益保障措施。

（十九）参考文献。

第二十七条　临床研究中，若确有需要，可以按规定程序对研究方案作修改。重大修改须经伦理委员会批准后方可实施，修改后的方案应在研究发起机构处备案。

第二十八条　针灸临床研究应制定研究者工作手册与研究对象手册。研究者工作手册是对研究方案、培训方案以及临床研究中有关的临床资料和非临床资料的汇编。研究对象手册是向研究对象介绍和说明所参与临床研究的基本情况、参与内容以及研究对象的义务与权益等。

第三十条　研究者手册应至少包含以下内容：

（一）版本编号、发布日期；

（二）研究背景；

（三）目标与内容；

（四）研究任务分工及联系方式；

（五）各类记录文件填写说明及操作规范（standard operation procedure，SOP），如：①研究病例及病例报告表（case report form，CRF）填写的 SOP（含指标及术语解释等）；②研究对象日记卡以及量表等填写的说明与 SOP。

（六）各类操作规范（SOP），如：①操作方法的 SOP（含针灸操作、仪器操作等视频、图像、文档等形式的资料）；②质量控制的 SOP；③标本管理的 SOP（含标本检测、运输等）。

（七）各类研究人员的培训、考核安排以及多媒体培训教材清单。

（八）附件：①培训教材（多媒体）；②参考文献。

第三十条　研究对象手册至少包含以下内容：

（一）研究背景；

（二）研究内容介绍、受试对象受益与风险分析；

（三）研究对象的权利与义务；

（四）附件：①知情同意书；②研究对象日记；③与研究疾病相关的科普知识。

第五章 相关人员的资格与职责

第三十一条 大型的针灸临床研究及其相关人员包括研究负责人、研究秘书、研究助理、临床研究者、针灸操作者、指标评估者、统计人员、质量管理人员、数据管理人员、财务人员以及研究管理人员等。

第三十二条 参与针灸临床研究的人员应具备基本的科研素养，认真严谨的态度，高度的责任心，实事求是的精神；并经过系统的针灸临床研究方法培训，取得相应的资格认定。

第三十三条 参加研究的各类人员都应当具有相应专业技术职称任职和执业资格，获得所在单位的同意，签署科研诚信尽责承诺书，保证有充分的时间在方案规定的期限内完成研究任务，均需接受研究方案的专门培训并通过考核，保证按照方案执行。

第三十四条 研究负责人是针灸临床研究的首要负责人，负责研究目的、研究内容的确定以及研究设计与研究方案的制定；负责研究经费的预算与执行以及相关的奖励；负责选择承担临床研究的机构和研究者，负责其资格及条件的审定；在获得研究发起机构与伦理委员会批准后，负责研究方案的实施与质量保障；负责研究报告的起草与发表。研究负责人可选择具备资质的人员担任研究秘书。研究避暑按照研究负责人的要求，进行相关的文字和联络工作。研究负责人可以根据需要选聘研究助理。研究助理受研究负责人的委托管理相关方面的工作。多中心的、较大型的针灸临床研究可以成立由研究负责人领导的项目办公室，协助对项目实施管理。

列入国家与部门科技计划的针灸临床研究按照要求，实行研究负责人与牵头单位负责人双负责制，保证项目的顺利实施和经费的正常使用。

第三十五条 临床研究者是针灸临床研究现场实施的负责人，应严格按照研究方案实施，保证研究质量，及时处理各种不良事件和并发症；对于严重不良事件和严重并发症，应上报规定部门。研究者应负责将研究数据真实、准确、完整、及时、合法地载入病历和病例报告表。临床研究者根据研究需要，可以选聘针灸操作者。

第三十六条 针灸操作者是研究者根据需要选聘的临床操作人员。操作者应经过培训并考核合格，应在项目办公室登记备案，熟悉针灸操作的各种规程和程序，熟练掌握针灸操作的相关细节和参数，并接受研究负责人组织的操作效果一致性检查。操作者宜相对固定，操作接任者应重新培训与备案。

第三十七条 指标评估者应由不参与针灸操作和试验分组，但具有相关专业资质的人员担任，由研究负责人选聘。指标评估者应坚持公正、规范、科学、严谨的原则，不能主动了解临床研究的分组，以保证测量结果真实准确。

第三十八条 数据管理人员（又分为数据管理员、程序员、医学编码人员和录入员等）由研究发起单位选聘，大型研究可以由第三方的专业团队担任。数据管理人员应按照相应的操作流程与操作规范，负责数据管理工作，保障数据的质量。

第三十九条 统计分析人员应由专业生物统计学人员、临床流行病学专家或经过系统统计方法培训的人员担任，由研究负责人选聘。统计分析人员作为临床研究组的主要成员，在临床研究设计、临床研究统计计划制定、数据统计分析以及临床研究报告的数据图表准确表达中发挥重要作用。

第四十条　临床研究的财务人员由临床研究承担单位的财务工作人员担任，其职责是协助研究负责人确保临床研究的经费预算按照研究任务书的要求与国家有关部门研究经费管理的规定和制度进行，协助做好课题结题验收时的经费预算执行报告与审计工作。

第四十一条　研究管理人员应由临床研究承担单位相关科研管理部门的人员担任。其职责是协助研究负责人进行组织协调，指导与督促临床研究按照相关规定实施，监督研究经费的合理合规使用以及研究成果的发布与交流，并协助和督促做好临床研究组与承担单位相关部门的联系和协调工作。

第四十二条　临床研究承担单位宜设立独立的监查员。监查员应具有高度责任感，严格按照监查计划和操作规程，对所有纳入研究对象进行监查，重点监查针灸方案执行的真实性、规范性和依从性；每次监查后应向研究负责人递交书面报告并及时反馈研究中出现的问题；主动接受稽查和视察。

第四十三条　稽查员可由研究发起机构委派或指定，负责对临床研究人员的资质、培训情况以及临床研究实施情况进行系统性检查，以评价研究是否按照设计方案、标准操作规程以及相关法规要求进行，研究数据是否记录得及时、真实、准确、完整，负责对监查员的工作进行评估。

第四十四条　研究发起机构可组织视察员对整个临床研究工作进行全面或重点的检查、评估和指导。在每次视察后应形成书面文件，提交研究发起部门和研究负责人。

第六章　质量管理

第四十五条　针灸临床研究质量管理是通过制定与实施研究操作、数据产生、记录以及报告计划，并依据质量要求对研究过程中相关操作技术和活动开展查证来进行的。针灸的操作准确性、各指标评估与记录的真实可靠性是针灸临床研究质量管理的重点。

第四十六条　针灸操作培训是针灸临床质量保障的关键环节。对于临床干预方案，应组织所有研究者、针灸操作者进行现场培训；应制定详细的操作培训教材，利用视频、图像等多种形式，讲解操作要点。针灸操作者通过操作培训考核后，才有资格在研究中进行针灸干预的操作。

第四十七条　大型针灸临床研究建议采用内部质控、监查、稽查、视察四级质量控制体系。质量控制的主要内容应包含研究过程的伦理资料检查、入组标准的审核、操作与记录的完整性、一致性、及时性以及准确性；操作者对方案的依从性、研究对象真实性、针灸操作者、指标评估者的资质及评价过程，研究档案的保存、研究数据溯源等内容。真实世界针灸临床研究，也宜建立明确、有效的质量控制方法，保证临床数据的完整性、准确性、及时性等。

第七章　数据管理与统计分析

第四十八条　数据管理是临床研究中质量控制的重要环节，针灸临床研究应根据研究目的和设计方案选择适合的数据管理方法，以确保数据的可靠、完整和准确。

第四十九条　数据管理工作应当贯穿临床研究始终，为保证数据清理过程的真实性和数据的溯源性，数据清理过程中的文档均应保存。

第五十条　为了保证针灸临床研究中更好地实施盲法，尤其是大型的多中心的研究，建议采用合理的随机化方案和第三方数据管理，使临床研究结果客观公正。

第五十一条　在针灸临床研究中使用计算机系统的，应当确保系统本身和所运行环境的安全、稳定和可靠；操作系统的人员应该进行培训并具备相关的资质。计算机系统本身应该包括至少具备权限管理、痕迹稽查、数据备份等基本功能。为了研究数据汇交和深入利用，数据库设计时应当遵循国际、国内和行业有关数据和术语标准。

第五十二条　统计分析时应根据研究目的和数据特点，选择适宜的、规范的统计分析方法进行数据的统计分析。

第五十三条　针灸临床研究应在研究方案设计阶段预先制定出统计分析计划，包括具体的分析指标及统计分析方法，并形成正式的文档。若分析过程中发生变动，应说明理由。对于真实世界临床研究，要注意数据挖掘方法的合理应用。

第八章　临床研究报告

第五十四条　所有针灸临床研究结束后，应撰写临床研究报告，无论研究结果阳性或阴性，也无论临床研究是否按计划完成、是否达到研究目的。研究报告要特别关注研究结果的真实性与研究结论的可靠性，同时应保证如实采用临床研究报告中的数据，保证数据的准确性、完整性。

第五十五条　所有针灸临床研究报告均应提供给研究发起部门、相关管理部门、参与研究的临床机构、伦理委员会等。针灸临床研究报告是项目结题验收、成果鉴定、推广运用以及研究论文发表的重要依据。

第五十六条　鼓励所有注册登记的针灸临床研究，在适当的时间将研究结果和结论的摘要在登记注册部门公布；由政府部门资助的针灸临床研究结束后，应根据相关规定将原始数据库汇交至指定的部门，以便核查、数据共享和再利用。

第五十七条　鼓励公开发表研究结果和结论。在研究论文发表时应严格遵守中华人民共和国《著作权法》、《专利法》、中国科协颁布的《科技工作者科学道德规范（试行）》等国家有关法律、法规以及学术道德规范。

第五十八条　针灸临床研究论文发表时，要标明针灸临床研究登记注册号；对于已经登记注册的针灸临床研究论文，建议相关刊物予以优先发表。

第五十九条　临床研究报告是临床研究结果呈现的重要形式，病例报告表中记录的内容是临床研究报告的主要数据来源，报告应当与研究注册和方案发表时公布的研究方案保持一致，报告应当包含以下内容：

（一）题目：需反映研究设计类型，研究对象和主要干预措施。

（二）引言：研究背景、研究必要性、研究目的和拟解决的临床问题。

（三）研究基本信息：研究负责人、研究编号、项目经费来源、研究实施周期、研究参与单位、研究参与人员、研究注册信息。

（四）伦理学审批：提供伦理审批机构信息、伦理审批时间和伦理审批号。

（五）研究设计：研究设计类型、研究对象（纳入标准、排除标准、中止标准）、对照组设置方法、样本含量估算依据、干预措施、评价指标、数据管理、质量控制、统计学处理等。

（六）研究结果：基线资料、人口学资料、主要指标、次要指标、安全性分析。

（七）研究结论：要根据研究结果，在全面分析同类研究的同时，审慎、客观的提出研究结论，回答研究目的以及临床的指导意义。同时要对研究中存在的不足、进一步的研究计划等进行适当的阐述。

（八）根据临床研究类型不同，适当调整相应报告内容。

第六十条　针灸临床研究报告撰写时，应根据不同的研究类型参照以下规范：

（一）针灸临床干预措施报告标准：《针刺临床试验干预措施报告标准修订版：CONSORT 声明的扩展：STRICTA（2010）》；Extending the CONSORT Statement to Moxibustion；

（二）随机对照临床试验的报告规范：CONSORT 声明；

（三）随机对照临床试验的 meta 分析报告规范：QUOROM 声明；

（四）系统评价和 meta 分析优化报告规范：PRISMA 声明；

（五）非随机设计的研究的报告规范：TREND 声明；

（六）流行病学观察性研究的报告规范：STROBE 声明；

（七）流行病学观察性研究的 meta 分析报告规范：MOOSE 声明；

（八）诊断准确性研究的报告规范：STARD 声明；

（九）基因相关性研究的报告规范：STREGA 声明。

第九章　术　语

1. 针灸临床试验/研究（clinical trial/study of acupuncture and moxibustion）

以人为对象进行的任何意在发现或证实一种针灸疗法的临床疗效；和（或）确定一种针灸疗法的任何不良反应、安全性和（或）有效性的研究。

2. 针灸（acupuncture and moxibustion）

针灸是针法和灸法的合称，是中医学的重要组成部分之一，以传统针灸经络腧穴理论为基础，包括传统针灸疗法以及近年来发展的针灸新疗法。

3. 研究者（investigator）

针灸临床研究中的研究者是指参与针灸临床研究的各类专业人员，包括研究负责人、研究秘书、科研助理、随机申请员、针灸操作者、疗效评价人员、质控人员、数据录入员、研究管理人员等

4. 针灸操作者（manipulator of acupuncture and moxibustion）

指在针灸临床研究中针灸干预措施的实施人员。

5. 效力（efficacy）

指干预措施在理想条件下能达到的最大期望作用。效力强调理想条件下干预的自身作用，目的在于解释干预的作用机制。效力体现的是干预措施的净效应。

6. 效果（effectiveness）

指干预措施在实际真实条件下能达到的作用大小。效果是效力和医疗卫生服务条件、水平的综合结果。

7. 临床研究设计（clinical study design）

临床科研首先要有明确的研究目的，在此基础上，根据研究目的的需要提出科研假设，确定验证或检验该假设的适当的研究对象、适当的研究方法。这个过程被称成为临床研究设计。

8. 独立的伦理委员会（independent ethics committee，IEC）

一个由医学专业人员和非医学专业人员组成的独立机构（研究机构的、地区的、国家的或超国家的审评机构或委员会），其职责是保证参加试验对象的权益、安全性和健康；

并通过对研究方案、研究人员、设施以及用于获得和记录研究对象知情同意的方法和材料的合理性进行审评和批准/提供起促进作用的意见以对这种保护提供公众保证。

在不同的国家，独立的伦理委员会的法律地位、组成、职责、操作和适用的管理要求可能不适用，但是应当如本指导原则所述，允许独立的伦理委员会按 GCP 进行工作。

9. 机构审评委员会（institutional review committee，IRB）

由医学、科学和非科学成员组成的一个独立机构，其职责是通过对试验方案及其修订本，获得受试对象知情同意所用的方法和资料进行审评、批准和继续审评，确保一项试验的受试对象的权利、安全和健康得到保护。

10. 不良反应（Adverse reaction of acupuncture and moxibustion，AAMR）

AAMR 是指在正常针灸操作、强度下应用针灸进行预防、诊断或治疗疾病过程中，发生与治疗目的无关的有害反应。内容上排除了因针灸材料、器械等质量问题或不规范操作等所引起的反应。该术语用于药品是指在药品与不良反应之间的因果关系至少有一个合理的可能性，即不能排除这种关系。

11. 不良事件（adverse event，AE）

在针灸临床研究中临床研究对象中发生的任何未预期或不适的症状、体征、疾病或可能导致身体伤害，暂时地与针灸治疗有关联，但不一定与针灸治疗有因果关系的事件。

12. 真实世界研究（real world study，RWT）

真实世界是相对于"理想世界"而言的。二者主要是从临床科研实施的环境条件来区分的。真实世界的临床科研，是指在常规医疗条件下，利用日常医疗实践过程中所产生的信息，所开展的科研活动。在这一过程中，医务人员以患者为核心，以改善和保障患者健康状态为目标，充分发挥自己的主观能动性，选择适合的诊疗手段；所开展的医疗活动均非为了某种研究目的，而人为地对患者、医生、检测条件等进行特别的规定。目前，真实世界中日常临床诊疗实践所产生的信息，通过病历、各种理化检测手段、医嘱记录、住院记录等多种形式被保存下来。真实世界的临床科研，是利用临床诊疗记录所产生的数据上开展的科研。

理想世界的临床科研则要求根据研究目的，人为地通过一定的方法，使研究对象尽量保持高度的一致性，参与研究的医护人员、检验人员都要具有相同的资质，检测设备型号、试剂要一致，访视的时间要定期等，而收集数据的方法通常是用事先确定的、针对研究目标和观察内容的临床观察表特别进行记录的。是在通常医疗条件下，利用临床实际诊疗数据所开展的临床研究。

13. 临床研究要素（PICOST）

①研究对象（patient or population，患者或人群）；

②干预措施（intervention，如治疗方法以及诊断方法）；

③对照措施（comparison，即比较因素）；

④结局（outcome，即干预措施的诊疗效果）；

⑤研究场所（site，即研究场所）；

⑥研究观察所持续的时间（time，包含诊疗时间和疗程）。

14. 病例报告表（case report form，CRF）

设计用来记录研究方案要求向研究者报告的有关每一例对象的全部信息的印刷的、光学的或电子的文件。

15. 依从性（compliance in relation to trials）

遵循与试验有关的所有要求、临床研究管理规范（GCP）要求和适用的管理要求。

16. 偏倚（bias）

医学研究中偏倚是指在临床研究中，研究结果总是会或多或少的偏离真实情况，这种偏离也称之为误差（error）。

17. 临床试验管理规范（Good Clinical Practice，GCP）

是临床试验设计、实施、执行、监察、稽查、记录、分析和报告的标准，它为数据和所报告结果的可信性和准确性提供了保证，并保护试验对象的权利、完整性和机密性。

18. 独立的数据监察委员会（independent data and monitoring committee，IDMC）（数据和安全监察委员会，监察委员会，数据监察委员会）

由研究者设立一个独立的数据监察委员会，它定期对研究进展、安全性数据和有效性终点进行评估，向研究者建议是否继续、调整或停止试验。

19. 知情同意（informed consent）

一个对象在被告知与其作出决定有关的所有试验信息后，自愿确认他或她参加一个特定试验的意愿过程。知情同意采用书面的、签字并注明日期的知情同意书。

20. 对象/研究对象（subject/trial subject）

参加一个临床研究作为研究方法或方案的接受者或作为对照的个人。

21. 针灸临床研究的医疗机构（medical institution of acupuncture and moxibustion clinical study）

开展与针灸临床研究有关活动的医疗场所。

22. 质量管理（quality management，QM）

对整个质量评价的过程，包括质量保证（Quality Assurance，QA）和质量控制（Quality Control，QC）。

23. 标准操作程序（standard operation procedure，SOP）

为达到均一性完成一个特定职责指定的详细书面说明。

24. 临床研究透明化（hyalinization of clinical research）

临床研究透明化是指通过公开研究临床研究设计、实施过程，并通过各种管理监督措施，保证临床研究结果的公允性和公认度。